JN314523

Cancer 癌

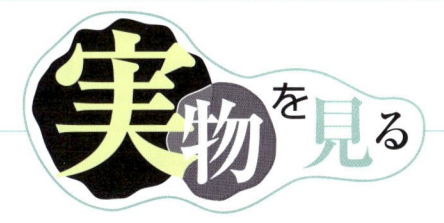

実物を見る

癌は球体である：肉眼像が教える癌発生のしくみ

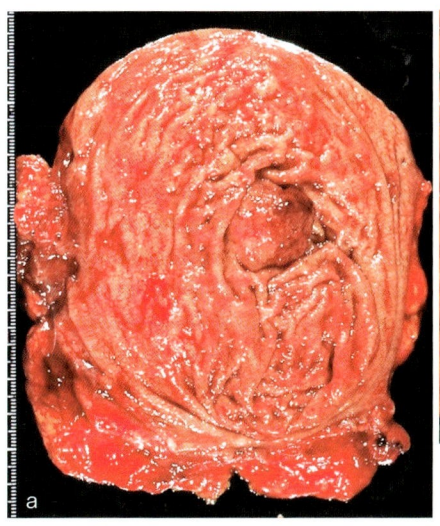

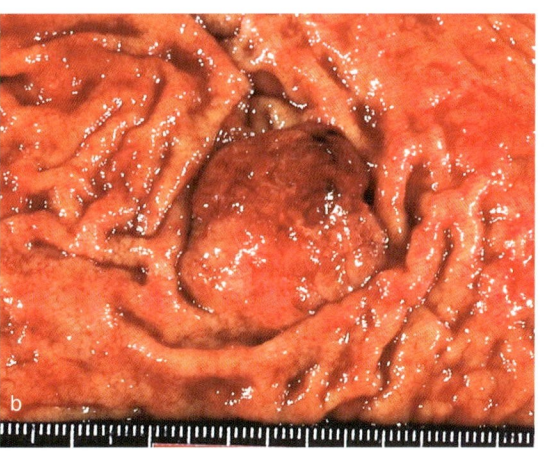

　まさに，摘出したばかりの75歳男性の胃癌の手術材料．小弯で開いた遠位胃亜全摘（2/3切除）標本である（a）．ホルマリンでいまだ固定されていないので，その粘膜は血液と粘液にまみれ，生体の中での姿と遜色はなく，実に生々しい．大弯にうねるように広がる粘膜襞の只中に，"球状"で周囲粘膜と全く異質な存在物がみられる．

　胃体部の中部の大弯に発生した4×5×4 cmの典型的なボルマンⅠ型の胃癌である．拡大してみると（b）表面に多少の浅い凸凹があるものの，まさに"丸い"．

　この丸い（球状）形態が，癌の発生のしくみをいみじくも教えてくれる．つまり，癌はこの球体の中心から発生したということであり，それは，1個の細胞から癌が発生したことを意味している．

　だから，三角形や星型や円筒型，はたまた，紐のような癌は存在しえないのだ．

　この胃癌は，胃粘膜上皮細胞である粘液を産生する円柱上皮細胞の"1つ"が，ある日，突然，癌化したことによって発生したのである．組織型は当然のことながら，腺癌 adenocarcinoma である．

Bone Marrow　骨髄

正常骨髄と白血病の骨髄

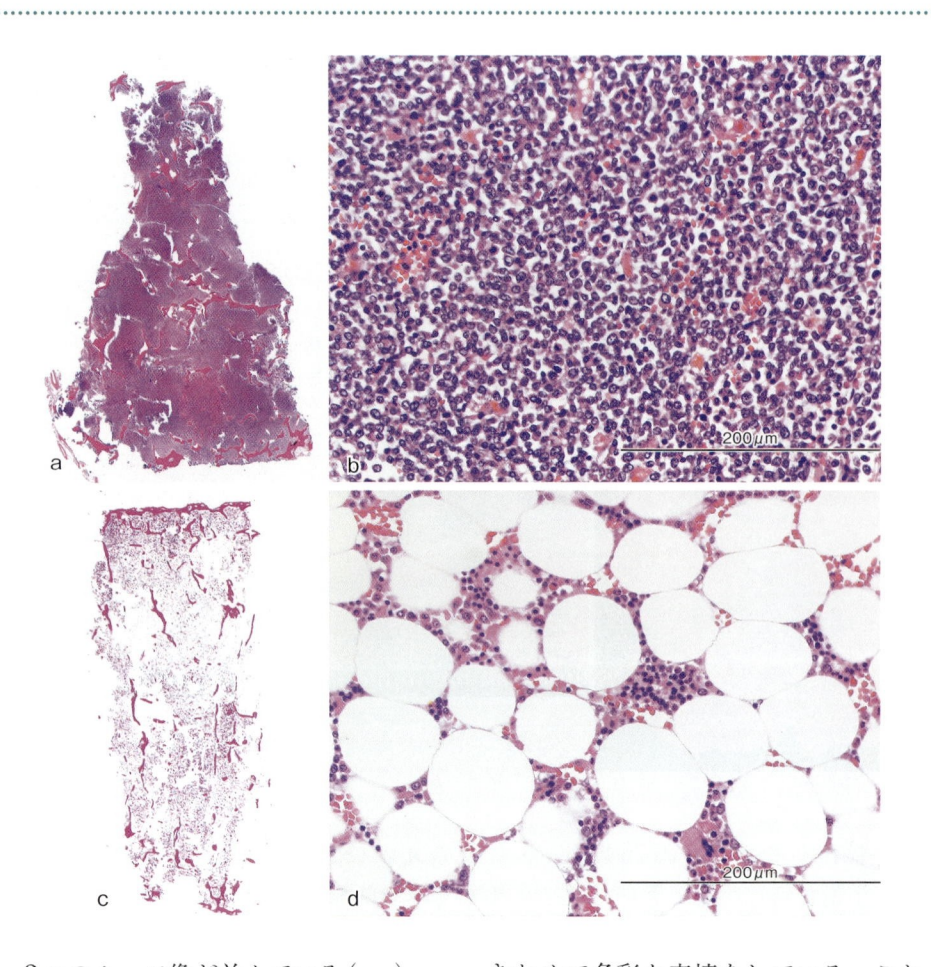

　2つのルーペ像が並んでいる(a, c)。これが骨髄(椎体骨である第4番腰椎から採取したもの)であることがわかるだろうか。ともに病理解剖から得られたのだが，aは80歳男性，cは84歳男性のものである。全く異質な骨髄であることが一目瞭然だ。cは弱々しい骨梁で骨粗鬆症を示しているが，その骨髄は正常である。一方，aの骨髄は急性骨髄性白血病(AML)の骨髄である。

　拡大を上げてそれぞれの組織をのぞいてみようか。正常骨髄(d)は脂肪細胞が豊富で，その間に，赤血球系(赤血球に分化する)・骨髄球系(白血球に分化する)・巨核球(血小板を生み出す)の3系統の細胞ラインがみられ，きわめて多彩な表情をしている。これを，ヘテロジェナス heterogenous (不均一)といい，正常な組織や炎症性疾患の形態学的に重要な所見である。ところが，白血病(b)はというと，正常骨髄成分は消失し，びっしりと増殖する白血病細胞 blast と，消えてしまいそうな既存の毛細血管としか見えない。白血病細胞は，核だけが目立ち，細胞質は乏しい(核細胞質比が高いという)細胞で，皆，同じ顔をしている。まさに，"軍団のごとし"である。これを，モノトナス monotonous (均質)といい，腫瘍(新生物 neoplasia)の最も基本的な形態学的な所見である。

Fibrin Thrombus　フィブリン血栓

DICで出現するフィブリン血栓を腎糸球体に見る

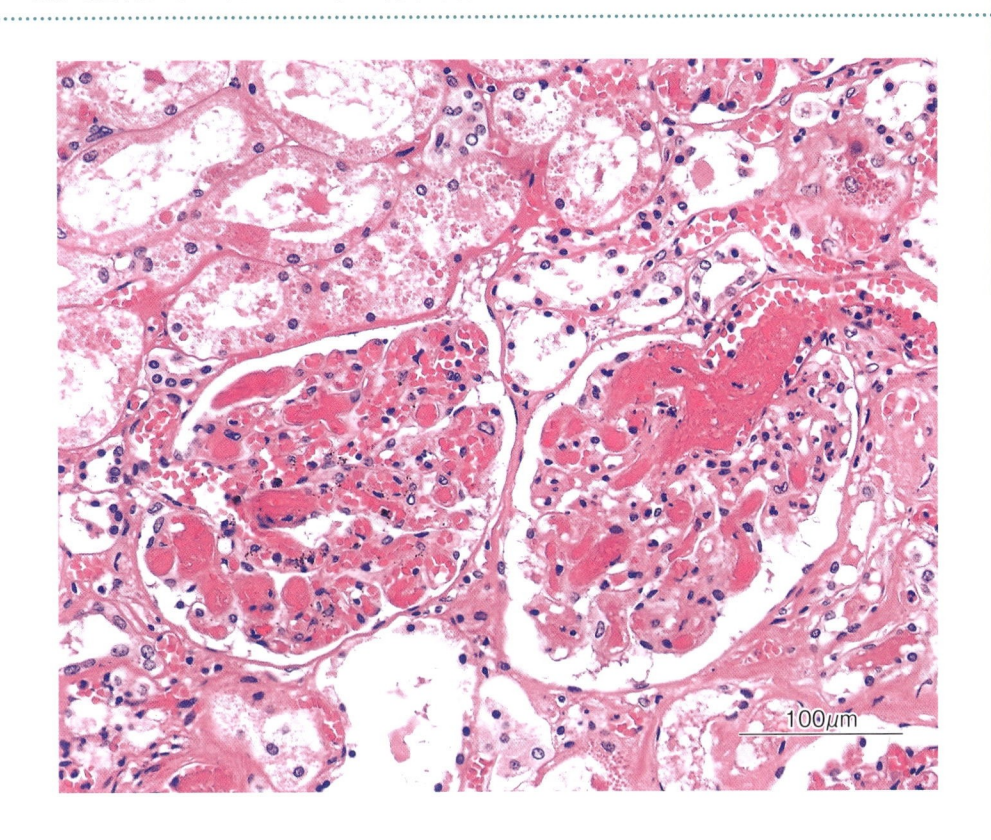

　播種性血管内凝固症候群（DIC）という言葉を臨床の現場で聞くことは少なくない。組織破壊による組織因子の大量出現によりフィブリノゲンが大量に消費され，全身の血管の中にフィブリン血栓が出現する病態である。血小板が減少し，FDP（あるいはD-dimer）の上昇，フィブリノゲンの低下，赤沈の遅延で特徴づけられるこのDICの主役は，血管内フィブリン血栓である。実物を見てみよう。図は，89歳女性。臨床的に急性呼吸促迫症候群（ARDS）の状態で急速に死に至った症例の剖検腎の組織である。2つの糸球体がみえる。糸球体毛細血管ループは不規則に拡張している。この不規則性の原因はびっしりと毛細血管内腔を閉塞するフィブリン血栓の存在である。右糸球体では輸入（あるいは輸出か？）細動脈から末梢に伸びるフィブリン血栓が，左糸球体は血管極と尿細管極が同時にとらえられた貴重な像であるが，糸球体末梢の毛細血管に多数のフィブリンの沈着が確認できる。これが，フィブリン血栓だ。当然，血流はそこで停滞する。その上流の血管内圧は上昇し，血管の拡張，ひいては血管壁の破綻による出血がおこってくる。このようなフィブリン血栓が全身の臓器の血管に出現し，血流障害に基づくさまざまな臨床像を作り上げていく。この図では明瞭ではないが，尿細管周囲毛細血管にも多数のフィブリン血栓が確認される。その影響もあり，尿細管上皮細胞には多数のヒアリン顆粒が出現しており，上皮細胞が変性していることを示している。

Aorta 大動脈

正常大動脈の組織構造

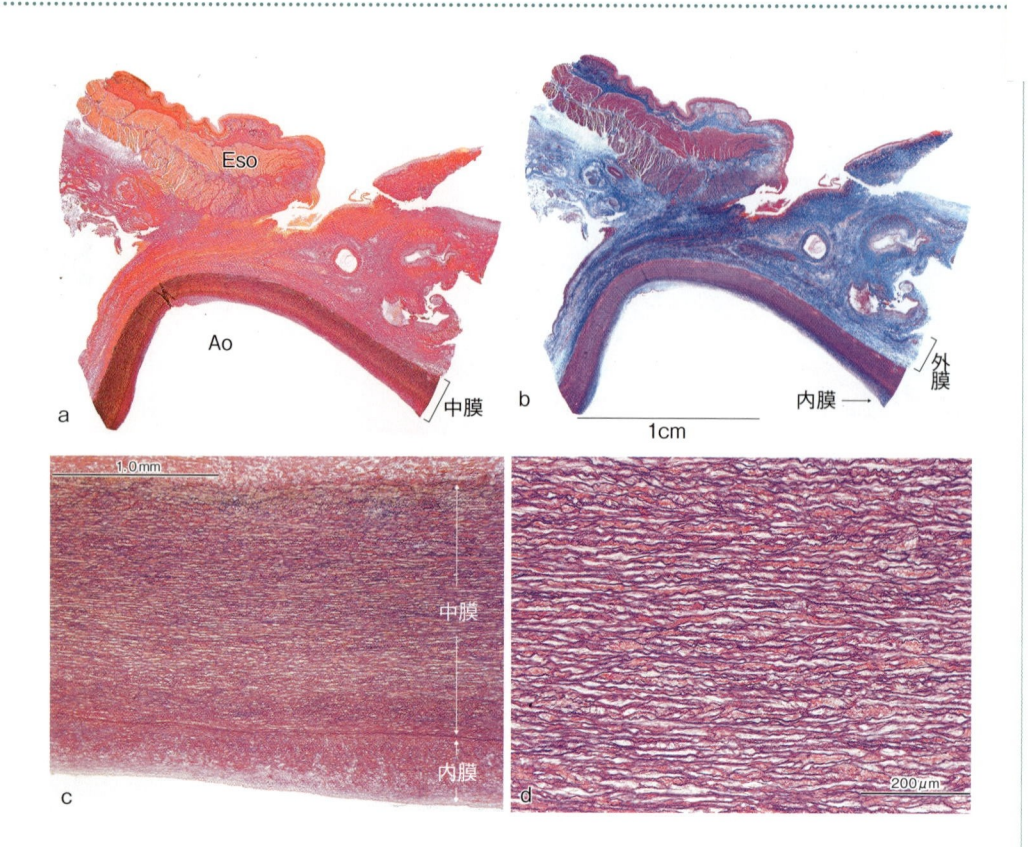

大動脈は人体で最大の血管である。人差し指が通るぐらいの内腔をもち、弾力性に富むしっかりとした壁をもつ。だから、静脈と違い血液を抜きとっても内腔が虚脱し、ぺちゃんこになることはない。提示した大動脈は、食道癌で化学療法と放射線療法開始から数か月後に突然死した、60歳男性の病理解剖で得られた胸部下行大動脈である。食道の断面が見えることからわかるように、縦隔を横断した断面で示してある。aは弾性線維染色、bは膠原線維を青く染めるアザン染色のルーペ像である（Ao：Aorta大動脈，Eso：Esophagus食道）。血管構造は動脈であれ静脈であれ、内膜・中膜・外膜の3層構造をもつ。この構造性が最も堅牢でわかりやすいのは大動脈である。

まず、その弾力性を誇るかのように、豊富な弾性線維からなる中膜が抜きん出て目立つ（a）。その組織像をc, dで見よう。厚さ約1.5mmの中膜は縮れたような弾性線維が密に配列し、その間隙を平滑筋細胞がしっかりと埋めて構成されていることがわかる。しかも、この大動脈の断面は横断面なので、弾性線維の配列は輪状であることもわかる。

内膜は約400μmでわずかに肥厚している。しかし、60歳の年齢を考えるとほとんど動脈硬化のない大動脈といえる。

bに示した外膜は、線維芽細胞と膠原線維からなるのだが、その境界が明瞭ではなく、周囲の縦隔の結合組織に移行しているようにみえる。その厚さは1～1.5mmである。

Alveolus　肺胞

ガス交換を担う肺胞の構造：肺の実質は空気である

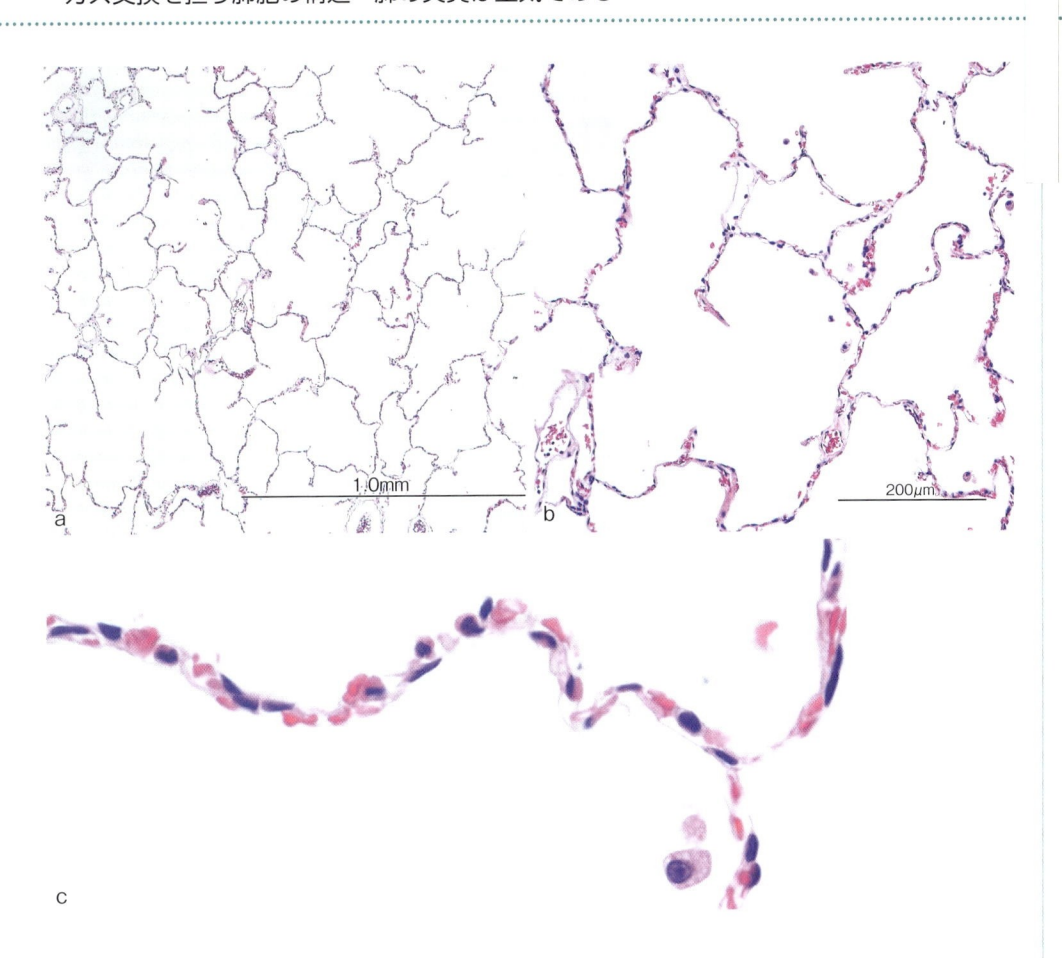

呼吸によって取り込まれた空気（21％の酸素を含む）は，その輸送系であるしっかりした一層の線毛円柱上皮に覆われた気管-気管支系の旅を終えると，ガス交換の場である肺胞に至る。そこは，全く異質な場，人体の中で最も摩訶不思議な領域である。それは，まるで空気しかないようにみえるのだ。空気以外に見えるものといえば，その空気を弱々しく区分けする細い糸のようなものが虚ろに漂っているばかりだ（a）。すこし，拡大を上げれば，その糸に赤血球がまとわりついているようにみえる（b）。さらに拡大すると，この糸は赤血球がかろうじて通過できる毛細血管そのものであり，紡錘形の血管内皮細胞と四角いⅡ型肺胞上皮細胞（サーファクタントを分泌する細胞）がところどころに見える（c）。ガス交換の主役であるⅠ型肺胞上皮細胞は，きわめて細胞質が薄く広くひろがり，その核は扁平なため，簡単に確認することはできない。肺胞内に生息し，外敵の侵入に眼を光らせている肺胞マクロファージが右下に1つ見える。ガス交換がなされる肺の実質 parenchyma は，まさに空気そのものであり，その間質 stroma は毛細血管と肺胞上皮ということになる。

Acute Pneumonia　急性肺炎

急性肺炎の2つの形：肺胞性肺炎と間質性肺炎

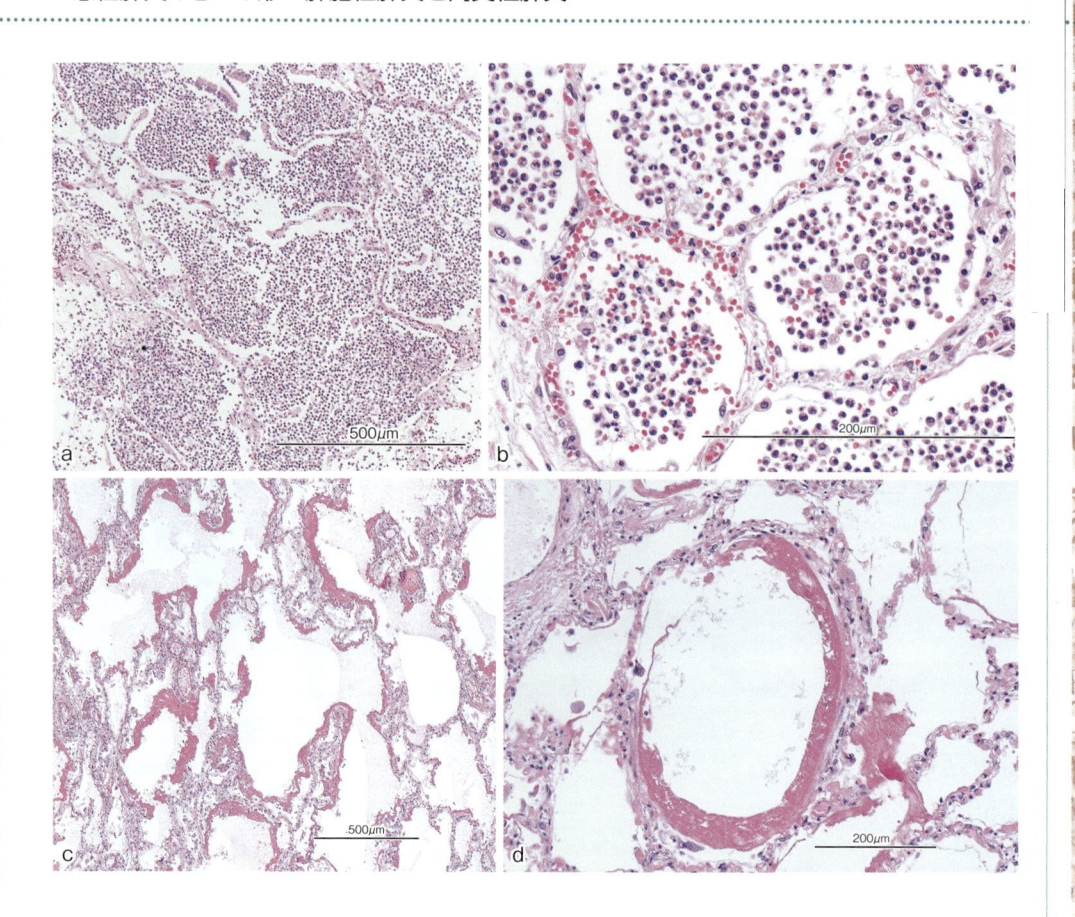

　肺炎とひとことでいっても，種類がある。通常，肺炎といえば細菌性肺炎を意味することがほとんどだろう。例えば，MRSA肺炎も細菌性肺炎に入る（事例の松村さん，→p.98）。この場合，肺の実質である肺胞が炎症の場になる。図a, bは細菌性肺胞性肺炎の典型的な組織像である。肺胞の中に好中球が充満している。間質である肺胞隔壁の毛細血管は拡張し，充血している。しかし，図c, dを見ていただこう。同じ肺なのに，全く違った状況が一目瞭然である。つまり，肺胞内には浮腫液があるのみで空虚である。これは，肺の実質には炎症が存在しないことを示している。注目すべきは，肺胞隔壁の内面をピンク色の厚い膜が覆っている。

硝子膜 hyaline membraneである。これは肺胞上皮が変性壊死を起こし脱落した残骸である。肺胞隔壁は浮腫で厚くなっている。これでは空気中の酸素を毛細血管に取り込むことはできまい。これが，原因不明の急性間質性肺炎である（事例の御子柴さんの肺はまさにこの状態であった。→p.104）。つまり，この肺炎は実質ではなく，肺の間質である肺胞の隔壁に炎症がおこったのである。したがって，肺炎は実質を中心におこったのか，間質を中心におこったのかで，その臨床経過は全く異なったものとなる。一般に，急性間質性肺炎は進行が早く，予後不良である。しかもその原因は，ウイルス，ショック，薬剤など多岐にわたる。

Kidney　腎臓

腎臓の機能要素：糸球体と尿細管と尿細管周囲毛細血管

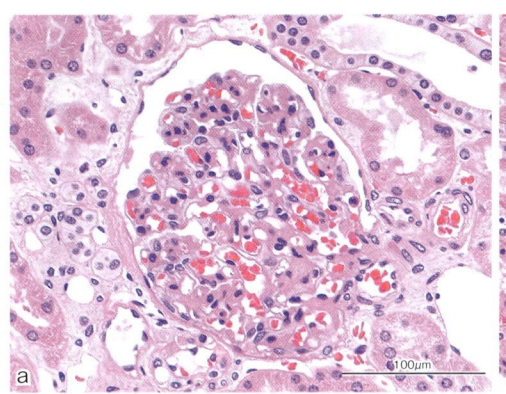

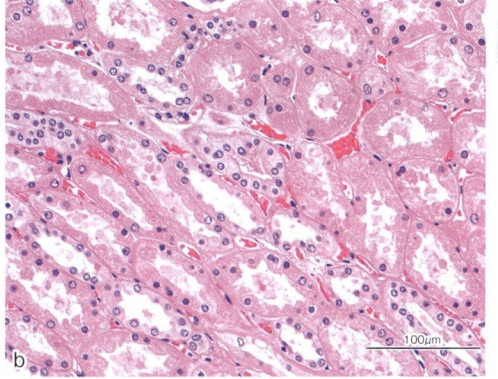

　尿を作り出す腎臓の機能要素をネフロン nephron という。それは，糸球体と尿細管からなる。尿細管は近位および遠位尿細管と，その両者を U 字型につなぐヘンレ係蹄からなり，毛細血管が寄り添うユニークな構造物だ。糸球体は直径 $200\,\mu m$ の球状物で，肺の機能要素である肺胞，インスリンを分泌するランゲルハンス島と同じサイズだ。

　糸球体の組織像を観察しよう（図 a：HE 染色）。赤い赤血球が糸球体毛細血管の中にたくさん見える。青色に染色されているのが細胞の核。3 種類の核が区別される。ということは，まりのようにグルグル巻いた糸球体毛細血管の塊には 3 つの細胞が存在することを意味する。毛細血管の内皮細胞，毛細血管の間を埋める血管間膜であるメサンギウムに存在し，収縮能をもつメサンギウム細胞，糸球体表面を広く覆い，翻転してボウマン嚢を裏打ちする上皮細胞である。糸球体に接して右下にあるのは輸入あるいは輸出細動脈だろう。残念ながら尿細管極はここでは見えない。糸球体の回りを埋めつくす尿細管を見よう（図 b：HE 染色）。おおむね横断された尿細管がぎっしりと詰まっている。ピンク色が近位尿細管，少し淡いピンク色が遠位尿細管だ。そして，その間隙に赤い赤血球が見えるが，ここに尿細管周囲毛細血管が走っている。

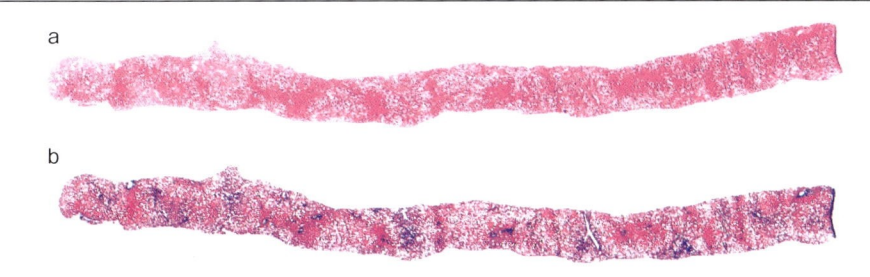

肝臓針生検の実物（P.179 参照）

32 歳男性。肝機能異常をみとめ，非アルコール性脂肪性肝炎 non-alcoholic steatohepatitis（NASH）が疑われた。肝臓障害を正確に評価するため，超音波ガイド下に肝臓右葉から肝組織が採取された。長さ 15 mm，厚み 1 mm の組織標本のルーペ像である。a は HE 染色，b はアザン染色標本。白く抜けて見えるところが，脂肪沈着の領域。比較的高度な脂肪肝と軽度な線維化が確認され，NASH と診断された（東京厚生年金病院病理科標本）。

Isle of Langerhans　ランゲルハンス島

ランゲルハンス島は確かに島に見える

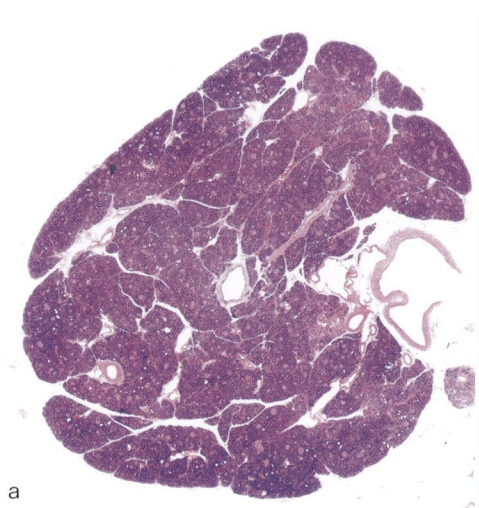

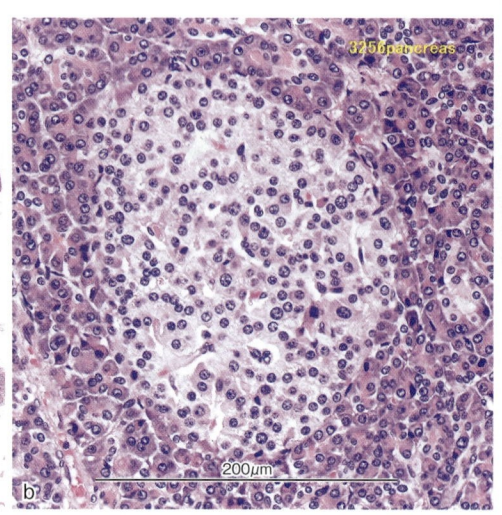

　1つの臓器に内分泌と外分泌の機能をもつものには，膵臓・精巣・卵巣があるが，膵臓はその代表と言っていいだろう。いまだ活性化されていないトリプシンやリパーゼなどの消化酵素と，重炭酸イオン（HCO_3^-）を大量に含むアルカリ性の液は，外分泌腺部で産生され，膵管に集まり，十二指腸に分泌される。膵臓組織の大部分（80％）をこの外分泌腺が占めるのだが，その中にあたかも埋没するように存在するのが，内分泌機能を担うランゲルハンスLangerhans島である。HE染色した膵臓尾部の横断ルーペ像（a）を見ると，青く染まった外分泌腺部の中に，淡染する点が散在して見える。拡大した図bを見れば，外分泌腺より淡く染色された細胞の集団からなる円形（実は球状）の構造物であることがわかる。これがランゲルハンス島である。まさに，"外分泌腺の中に浮く島"といってさしつかえなかろう。インスリンを分泌するβ(B)細胞，グルカゴンを分泌するα(A)細胞，ソマトスタチンを分泌するδ(D)細胞，そして膵臓ポリペプチドを分泌するF細胞の4種類の細胞集団である。当然ながら，β細胞が70％と最も多く，α細胞は20％である。しかし，インスリンやグルカゴンといったタンパク質を特別に免疫染色で染めない限り，それぞれを特定することはできない。これらの細胞は血液に富む毛細血管からなる類洞に取り囲まれ，いわば，血液の海に細胞が浮かんでいるといえる。だから，各細胞が分泌するホルモン（タンパク質）は直接，毛細血管の中に分泌され，体循環をめぐり，全身の細胞にその影響が及ぶことになる。特定の場所だけに展開されるのが外分泌機能であるなら，全身の細胞にくまなく作用するのが内分泌機能だということを，膵臓の構造はみごとに我々に教える。この島は膵臓頭部より尾部に多く，その数は100-200万個，その直径は$200\mu m$で，肺胞や腎臓糸球体と同じ大きさである。ちなみに，$200\mu m$（0.2mm）は肉眼で見えるぎりぎりの大きさである。

疾病論

人間が病気になるということ

第2版

井上　泰

医学書院

著者略歴

井上　泰（Tohru Inoue）
1977年　大阪医科大学卒業，卒後8年間の内科実地臨床
1985年　東京大学医学部病理学教室入局
1987年　東京大学医学部助手，癌研究所病理部嘱託研究員
1988年　死体解剖資格認定
1989年　国立国際医療センター臨床検査科病理室長
1990年　医学博士（東京大学）
1991年　東京厚生年金病院病理科部長
2014年　国保直営総合病院君津中央病院病理診断科部長兼科長
2020年　公立学校共済組合関東中央病院病理診断科部長
　　　　日本病理学会認定病理医・指導医
　　　　日本臨床細胞学会認定細胞診指導医

著書　『在宅ケアへのアプローチ─訪問看護の確立をめざして』．医学書院，1988（共著）．
　　　『超音波消化器病学』．南江堂，1996（共著）．
　　　『これだけは知っておきたい疾病のなりたち』．医学書院，2000（翻訳）．
　　　『なぜ？がなるほど！病態生理絵解きゼミナール』．メディカ出版，2008（単著）．
　　　『病理形態学で疾病を読む』．医学書院，2009（単著）．
　　　『身体が見える・疾患を学ぶ 解剖アトラス』．メディカ出版，2014（監訳）．
　　　『なぜ？がなるほど！病態生理絵解きゼミナール』第2版．メディカ出版，2014（単著）．
　　　『慢性疾患看護と疾病論』．医歯薬出版，2020（共編著）．

疾病論　第2版
人間が病気になるということ

発　行　2001年7月15日　第1版第1刷
　　　　2010年5月15日　第1版第8刷
　　　　2011年3月15日　第2版第1刷Ⓒ
　　　　2021年2月1日　第2版第3刷

著　者　井上　泰
発行者　株式会社　医学書院
　　　　代表取締役　金原　俊
　　　　〒113-8719　東京都文京区本郷1-28-23
　　　　電話　03-3817-5600（社内案内）
印刷・製本　真興社

本書の複製権・翻訳権・上映権・譲渡権・貸与権・公衆送信権（送信可能化権を含む）は株式会社医学書院が保有します．

ISBN978-4-260-01019-1

本書を無断で複製する行為（複写，スキャン，デジタルデータ化など）は，「私的使用のための複製」など著作権法上の限られた例外を除き禁じられています．大学，病院，診療所，企業などにおいて，業務上使用する目的（診療，研究活動を含む）で上記の行為を行うことは，その使用範囲が内部的であっても，私的使用には該当せず，違法です．また私的使用に該当する場合であっても，代行業者等の第三者に依頼して上記の行為を行うことは違法となります．

JCOPY　〈出版者著作権管理機構　委託出版物〉
本書の無断複製は著作権法上での例外を除き禁じられています．複製される場合は，そのつど事前に，出版者著作権管理機構（電話 03-5244-5088，FAX 03-5244-5089，info@jcopy.or.jp）の許諾を得てください．

第2版によせて…むずかしいことをやさしく，そして，深く書く

『学生のための疾病論―人間が病気になるということ』を世に問うたのは2001年の7月であった。幸いにも多くの読者に恵まれ，様々なご批判も評価もいただいた。そのことが筆者により質の高い疾病論に改訂しなければならないという緊張感と責任感を喚起し続けたのだが，時間はそんなことなど微塵も意に介さず流れた。

高度で複雑なシステムをもつ人間が，病気になるとはどういうことなのか，あたかも小説のように病気の成り立ちを語り伝えるという基本方針はそのままに，改訂の目標は10項目あった。疾病の成り立ちを理解するために不可欠な免疫学の知識をしっかりと入れ込むこと。悪性新生物（癌）の記述を深めること，とりわけ，増加の著しい乳癌と前立腺癌，しずかに増え続ける悪性リンパ腫を加えること。生活習慣病の合併症である心筋梗塞や脳血管障害の理解にどうしても必要な粥状動脈硬化症の病理，特に，急性心筋梗塞への移行のリスクの高い急性冠症候群 acute coronary syndrome（ACS）発生に重要なアテローム血栓症を詳述すること。今日，増加傾向にあるARDSとして姿を現し急激に発症する間質性肺炎および緩やかに進行する特発性肺線維症に代表される慢性びまん性肺疾患を追加すること。院内感染の代名詞ともなったMRSA肺炎の実情を記載すること。今後，腎疾患の主流になるIgA腎症と肝疾患の主流になるであろう非アルコール性脂肪性肝疾患（NAFLD）を取り上げること。突如出現する頭痛を経験した患者さんの"特別な不安"対象である脳腫瘍の実像を提示すること。脳血管性認知症の皮質下深部白質病変であるビンスワンガー病を加えること，そして，導入部として設定した病気を担った患者さんの日常風景の描写をより深く書き込むことであった。

"むずかしいことをやさしく，やさしいことを深く，深いことを愉快に，愉快なことを真面目に書く"という井上ひさし氏の"ものを書く気骨"を反芻しながら，10の課題を書き切ったといえる。だから，初版よりかなり内容は濃くなっているはずである。

疾病の成り立ちをしっかり理解しようとしても，そう簡単に"その理解"を手に入れることはできない。しかし，学習の厳しさから逃げず辛抱して突き抜けたとき，"その理解"が，病める患者さんを前にした臨床現場で，君の瞬時の対応の中に生かされた臨場感を必ずや実感するに違いない。いや，されんことを願ってやまない。

しっかりと君の手の中に握られた"その理解"は，あの懐かしい空の青さだ。

2011年3月

井上　泰

初版 まえがき

　細菌は1個の細胞からなる．人間は60兆個の細胞からなる．細胞の数が増えるほど，その生物はより複雑なシステムを備える必要に迫られる．人間に備わった，循環器系・呼吸器系・消化器系・内分泌系・泌尿生殖器系・中枢神経系・筋肉骨格系などは複雑で高度に秩序づけられたシステムといえる．しかし，高度で複雑なほどその維持は難しく，さまざまな病気になる可能性は増してゆく．"人間が心筋梗塞で死ぬことはあっても，心筋梗塞で細菌が死ぬことはない"のである．

　本書は，小児から老人までの47疾患を選び，この高度で複雑なシステムをもつ人間が，病気になるということはどのようなことなのかを解説したものである．あたかも小説のように，病気のなりたちを語り伝えようとするものである．

　筆者にとって，紋切り型でない，このような病態生理学の教科書を書くことが長い間の夢であった．病気のなりたちを学ぼうとする多くの学生たちに，そして，医療の現場で悪戦苦闘している多くの人たちに筆者の思いが通じますように．

2001年6月

東京厚生年金病院病理科にて　　井上　泰

目次

巻頭カラー　実物を見る

癌は球体である：肉眼像が教える癌発生のしくみ……… **i**
正常骨髄と白血病の骨髄……… **ii**
DICで出現するフィブリン血栓を腎糸球体に見る……… **iii**
正常大動脈の組織構造……… **iv**
ガス交換を担う肺胞の構造：肺の実質は空気である……… **v**
急性肺炎の2つの形：肺胞性肺炎と間質性肺炎……… **vi**
腎臓の構成要素：糸球体と尿細管と尿細管周囲毛細血管……… **vii**
ランゲルハンス島は確かに島に見える……… **viii**

第1章　血液疾患　　1

鉄欠乏性貧血　最もよくみられる貧血……… **2**
自己免疫性溶血性貧血　見過ごしやすい黄疸を伴う貧血……… **6**
悪性貧血　悪性だなんてとんでもない。診断されれば必ず治る貧血……… **9**
再生不良性貧血　白血病に似た治療のむずかしい貧血……… **12**
急性白血病　貧血・出血傾向・易感染性を見抜きなさい……… **15**
多発性骨髄腫　これは血液の癌なのです……… **22**
播種性血管内凝固症候群（DIC）　出血と凝固が同時におこる不思議な病態……… **25**
血友病　男児に発生する伴性劣性遺伝疾患……… **31**
悪性リンパ腫　コリコリと首にしこりが……… **33**

第2章　循環器疾患　　41

高血圧　姿の見えない怖いやつ（その1）……… **42**
狭心症……… **49**

1：安定狭心症（労作狭心症）
　　　　顛末がわかっており，あわてず対応できる狭心症………49
　　2：不安定狭心症（急性冠症候群）
　　　　顛末が予想できない，パニックに陥る狭心症………51
　急性心筋梗塞　死の不安がよぎる突然の胸痛・呼吸困難………70
　完全房室ブロック（Ⅲ度房室ブロック）　むくみ・呼吸困難・そして理解できない意識消失………77

　循環器病態生理の基礎①　重要なのは毛細血管なのです………47
　循環器病態生理の基礎②　粥状動脈硬化へのプロセス………66
　循環器病態生理の基礎③　心臓はまさにポンプだ………76
　循環器病態生理の基礎④　ひたすら心臓の収縮刺激を送り続ける………80

第3章　呼吸器疾患　　83

　気管内異物　突然の咳が，突然止まったら………84
　気管支喘息　闇の淵に沈む，恐怖の呼吸困難………86
　自然気胸　この胸痛は，一体何だ?!………92
　マイコプラズマ肺炎　なかなか咳がとれない肺炎………96
　MRSA肺炎　幕引きは日和見感染症………98
　急性間質性肺炎（ハンマン・リッチ症候群）　日常の風景が突如変わるとき
　　　………104
　慢性間質性肺炎（特発性肺線維症）　コンコンという咳から始まる呼吸不全への長い道………110
　慢性肺気腫　ゆるやかに進行する呼吸困難………116
　肺結核　古くて新しい感染症………122
　肺癌　タバコは肺癌の危険因子の1つです………127

　呼吸器病態生理の基礎①　すべては肺胞でなされる………89
　呼吸器病態生理の基礎②　肺はまことにしなやかな臓器です………95
　呼吸器病態生理の基礎③　果てしなき呼吸運動「吸って吐いて，また吸って」………121

第4章　消化器疾患　　135

　食道癌　早期発見のむずかしい消化管の癌………136
　出血性ショックを伴った胃潰瘍　潰瘍で死ぬわけにはいかない………139
　胃癌………143

1：進行胃癌　　見つかったときには進行癌………**143**
　　　2：早期胃癌　　内視鏡手術で治ってしまう胃癌もあります………**144**
　肥厚性幽門狭窄症　　有名な噴水状の嘔吐………**148**
　腸重積症　　小児の腸閉塞（イレウス）………**151**
　大腸癌　　問題は血便です………**153**
　潰瘍性大腸炎　　粘血便と慢性の下痢………**157**
　クローン病　　腹痛と慢性の下痢………**158**
　胆石症　　発作性の突き刺すような右季肋部疝痛………**161**
　急性膵臓炎　　この炎症は膵臓だけにとどまりません………**164**
　慢性肝炎から肝硬変，そして肝臓癌へ　　これは必然的な結果である………**168**
　非アルコール性脂肪性肝疾患（NAFLD）　　知らぬ間に肝硬変になることがある
　　………**174**

　胃・十二指腸潰瘍の病態生理　　細菌感染が潰瘍に関与している………**142**

第5章　腎・泌尿器疾患　　　　　　　　181

　ネフローゼ症候群　　大量のタンパク尿と浮腫………**182**
　急性腎不全　　急激な乏尿………**190**
　慢性腎不全　　ゆるやかに進む乏尿………**194**
　腎盂腎炎　　悪寒戦慄を伴う腎臓の感染症………**200**
　IgA腎症　　最も多い糸球体の病気………**202**
　前立腺癌と前立腺肥大症　　前立腺癌は男性の乳癌といっていい………**210**

　腎臓の病態生理①　　尿の原料は血液です………**184**
　腎臓の病態生理②　　1,000 mLの血液から1 mLの尿ができます………**193**
　腎臓の病態生理③　　血液の状態を一定に保ち続ける………**198**

第6章　内分泌・代謝疾患　　　　　　　225

　甲状腺機能亢進症（バセドウ病）　　いらいら・どきどき・汗っかき………**226**
　クッシング症候群（副腎皮質機能亢進症）　　高血圧と糖尿病を発症する………**233**
　糖尿病　　姿の見えない怖いやつ（その2）………**238**
　痛風（高尿酸血症）　　これは，「贅沢病」です………**253**
　乳癌と乳腺症　　乳房に腫瘤を触れたとき………**256**

甲状腺機能亢進症の病態生理
　　　コロイドの中で生まれる甲状腺ホルモン………**230**
　　インスリン作用と糖尿病の病態生理　インスリン今昔物語………**247**

第7章　中枢神経疾患　　　　　　　　　　269

　　脳腫瘍　不意に襲う未知の不安………**270**
　　くも膜下出血　突然の頭痛と意識障害，しかし麻痺はない………**277**
　　脳出血　突然の意識障害と片麻痺………**283**
　　脳血管性認知症（脳血栓と梗塞）　控えめな認知症………**293**
　　アルツハイマー病　活発な認知症………**297**
　　パーキンソン病　あせれども，身体進まず………**303**
　　筋萎縮性側索硬化症（**ALS**）　過酷な進行性運動麻痺………**309**

　　中枢神経の構造と機能①　背中を走る中枢神経………**282**
　　中枢神経の構造と機能②　片麻痺や失語症はなぜおこる………**288**
　　アルツハイマー病の脳神経病理
　　　ニューロンの数よりシナプスの数が重要………**301**
　　パーキンソン病の脳神経病理　問題はドパミンの不足なのです………**308**

第8章　膠原病・自己免疫疾患　　　　　313

　　全身性エリテマトーデス（**SLE**）　若い女性の代表的な膠原病………**314**
　　関節リウマチ（**RA**）　左右対称におこる関節痛………**319**
　　川崎病（**MCLS**）　心筋梗塞は，小児でもおこります………**323**

　　病気と免疫①　免疫を理解する―リンパ球とその機能を知る………**326**
　　病気と免疫②　アレルギー，過敏症，そして自己免疫疾患………**333**

さくいん………**353**

Blood

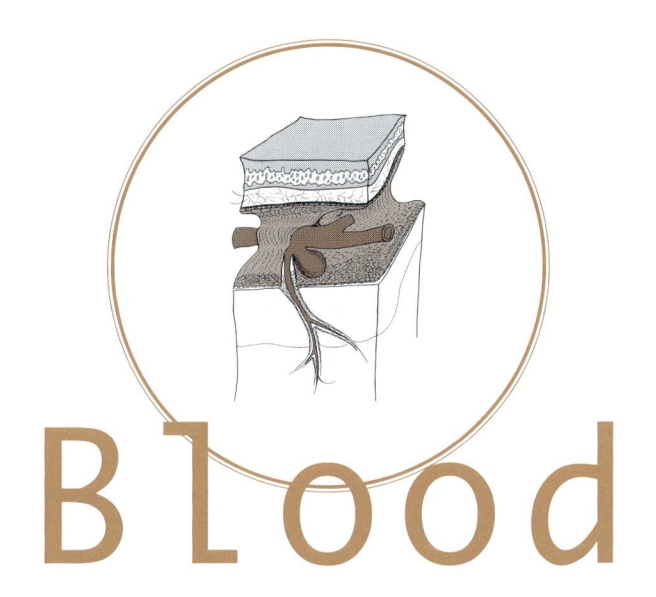

血液疾患

三千世界に赤と緑あり。赤は動物の血の色だ。緑は植物の"血"の色だ。

2 鉄欠乏性貧血

6 自己免疫性溶血性貧血

9 悪性貧血

12 再生不良性貧血

15 急性白血病

22 多発性骨髄腫

25 播種性血管内凝固症候群（DIC）

31 血友病

33 悪性リンパ腫

Iron Deficiency Anemia　鉄欠乏性貧血

鉄欠乏性貧血
最もよくみられる貧血

　今年50歳になる関口さんは，派手な人である。性格は派手とはいえないのに，外見は派手である。アイシャドウは深い緑，マニキュアは明るい緑，派手なTシャツと黒のタイツ。
　彼女は，おなかが痛くても，
「昨日から胃が痛くてネ。つらいんです」
と笑いながら軽やかに語る。アルコールは全くの下戸，タバコは1日50本のヘビースモーカー。60歳の陽気で酒好き，ゴルフ好きの亭主と"葬儀屋"を営んでいる。
　彼女は慢性C型肝炎と胃潰瘍で山内医師の外来を定期的に訪れる。高血圧と糖尿病をもつ夫と一緒に。
　1か月前，そんな彼女が神妙な顔つきで，

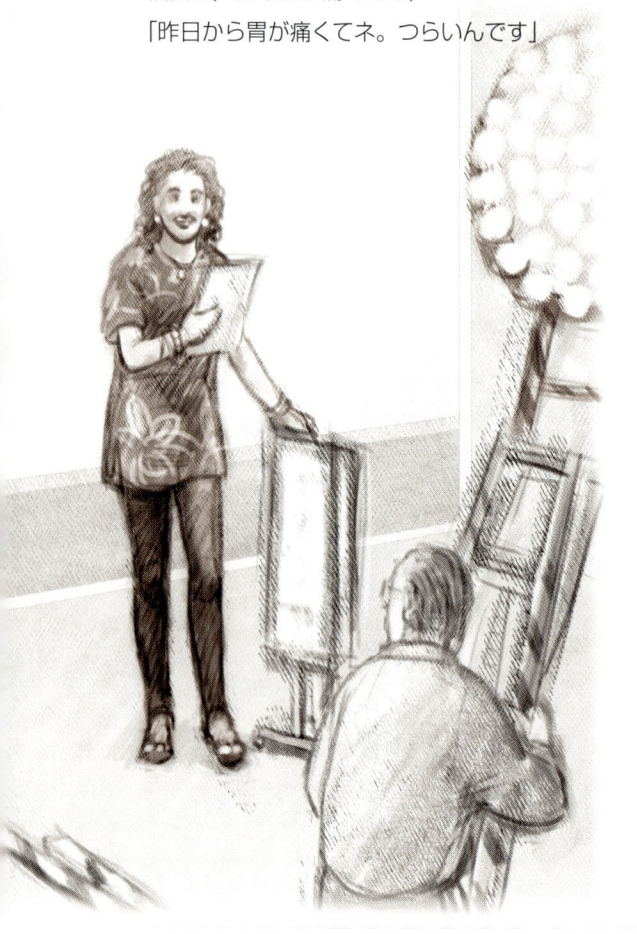

「先生，最近何かしんどいんです。気力が続かないんです。それに，何か手足がやけに冷えるんです」
と言う。診察すると，眼瞼結膜が白く，明らかに貧血が出ている。脈拍も94/分と頻脈である。
「関口さん，貧血が出ていますよ。最近何か変わったことはなかったかな。便に血がまじっているとか」
「実は，そろそろ終わりと思っているんですが，生理の量がやたら多いんです」
　さっそく超音波検査をしてみると，子宮体部に手拳大の筋腫がある。
「関口さん，大きな子宮筋腫があるよ。不正出血の原因はこれだな」
　血液検査の結果，ヘモグロビン10g/dL，小球性低色素性貧血・血清鉄低下・鉄結合能上昇・フェリチン低下で，典型的な鉄欠乏性貧血であることがわかった。
　彼女は経口的に鉄剤を服用している。もし，これで貧血の改善が得られなかったら，子宮筋腫の手術が必要だと説明されている。

　最もよくある貧血が鉄欠乏性貧血である。生理的な出血がある女性（閉経前）は常に鉄欠乏性貧血のリスクがあるといってもよい。原因が何であれ，出血は鉄欠乏性貧血の原因になるが，一時的な出血であればかなりな量であっても速やかに骨髄の造血が亢進して改善する。問題は慢性で持続的な出血（例えば，胃潰瘍・胃癌・大腸癌・子宮癌・子宮筋腫など）と食生活の極端な偏りである。

鉄欠乏性貧血とは…

体内に存在する鉄は，2-5g である

体内の鉄の65％は赤血球中のヘモグロビンにある。残りは**貯蔵鉄**で肝臓や脾臓，骨髄に存在する。

鉄は，1日1mg失われる

体内の鉄はきわめて再利用効率がよく，120日で死亡する赤血球のヘモグロビン中の鉄は完全に再利用される。体外に生理的に失われるのは，爪・毛髪・汗・便・尿などに限られる。この量は1日1mgである。これが食事でとらなければならない1日の必要量である。生理的な出血のある女性，成長期の子供，妊婦では，より多くの鉄を必要とする。鉄は多くの食品に含まれるが，とりわけ獣肉・大豆・シジミ・ほうれん草・切り干し大根に多い。これらの食品をバランスよく食べていれば，**鉄欠乏性貧血**になることはない。しかし，関口さんの場合のように，異常な出血がおこると，鉄必要量を食事だけでまかなうには無理があり，止血するための手術や鉄剤の経口投与が必要となる。

鉄は，十二指腸と空腸で吸収される

鉄は**二価鉄**（Fe^{2+}）のほうがはるかに吸収されやすい。ところが食品中の鉄のほとんどは**三価鉄**（Fe^{3+}）である。鉄は胃で吸収されることはないが，胃液は三価鉄（Fe^{3+}）の二価鉄（Fe^{2+}）への還元を助ける。胃の切除を受けた人に，悪性貧血だけでなく，より早期に鉄欠乏性貧血がおこってくるのは，このためである。胃液同様，ビタミンC（アスコルビン酸）も三価鉄の還元を助ける（図1）。

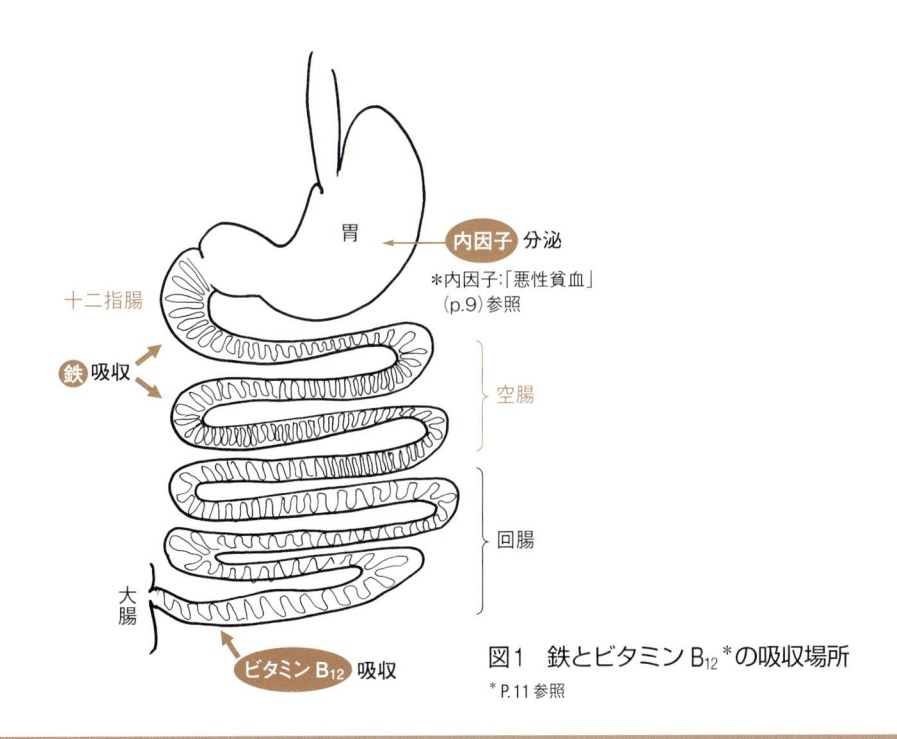

図1　鉄とビタミンB_{12}*の吸収場所
* P.11参照

Iron Deficiency Anemia　鉄欠乏性貧血

鉄欠乏性貧血とは…

鉄は，トランスフェリンで運ばれ，フェリチンのかたちで貯蔵される

吸収された鉄は，**トランスフェリン**という肝臓でつくられる糖タンパク質に結合して，必要な場所に運ばれる。過剰な鉄は，アポフェリチンという鉄結合タンパク質に結合して**フェリチン**となり，肝臓や脾臓に貯蔵される。鉄欠乏性貧血では，フェリチンは低下する。

鉄欠乏性貧血では，赤血球は小さく，赤みも少なくなる

鉄が欠乏すれば，ヘモグロビンのヘム鉄の低下がおこる。赤血球容積が減り（**小球性貧血**），酸素結合性が低下（**低色素性貧血**）する結果，鮮やかな赤から色あせた赤に変化する（図2, 3）。

赤血球の造血因子は，エリスロポエチンである

エリスロポエチンは腎臓でつくられる糖タンパク質で，骨髄における赤血球の産生を刺激する。このタンパク質は**血中ヘモグロビン濃度**に敏感に反応し，ヘモグロビン濃度が低下すればエリスロポエチン濃度が上昇し，骨髄の赤血球産生を刺激する。関口さんの場合も，このエリスロポエチンは上昇し，骨髄を刺激していたに違いない。

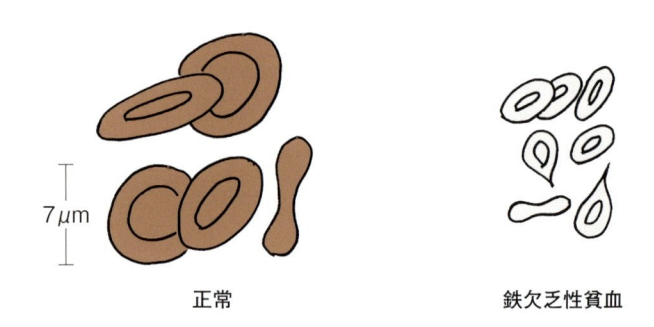

図2　鉄欠乏性貧血の赤血球　鉄欠乏性貧血では，小型で薄く，楕円形や尾を持った赤血球が出現する。

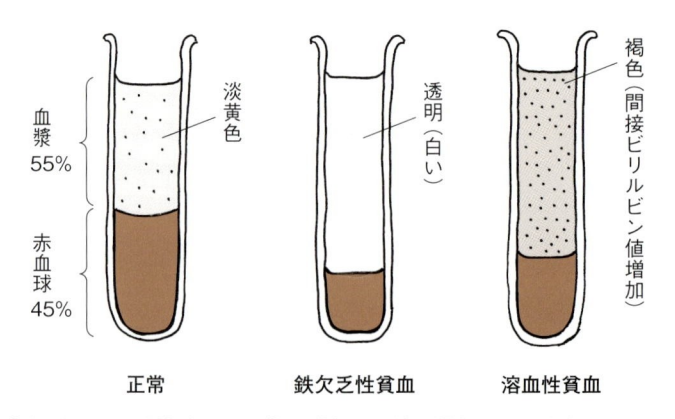

図3　貧血の血液の性状　溶血がおこると間接ビリルビン値が増加し血漿は褐色調で，黄疸の原因となる。

鉄欠乏性貧血

貧血は，心臓に負担をかける

貧血は原因が何であれ，細胞への**酸素運搬能**が低下した状態である。必要な酸素を供給するために，心臓がいち早く反応する。心拍数と1回拍出量を増し，より多くの労働をしなければならない。

> 貧血の一般的な症状
> ① 一般的な症状 ☞ すべての貧血に共通する症状で，細胞への酸素供給不足による
>   易疲労感・頻脈・動悸・息切れ・立ちくらみ・めまい・顔面蒼白・頭痛など
> ② 貧血の原因に基づく症状 ☞ 貧血の原因により異なる（例えば，黄疸・神経症状・消化管症状など）

鉄欠乏性貧血に特有な症状として異食症がある

この**異食症**（pica）という症状がみられるとき，鉄欠乏性貧血と考えてまず間違いない。むやみに氷をカリカリ嚙りたくなる，豆をボリボリ音をたてて食べたくなる…。本人がこのことを訴えることは少ないが，「最近，やたらに氷や豆をかじるようになっていませんか」と問えば，「エッ，実はそうなんです！ でも，どうしてわかるんですか」と，逆に問いかけられるだろう。この摂食行動の変化の機序は不明である。鉄剤の投与で貧血が改善すれば，異食症はいつのまにか消失する。

貧血で痒みがみられることがある

鉄欠乏性貧血に限らず，貧血で痒みが生じることがある。これまた原因は不明である。

鉄欠乏性貧血の臨床像
① 慢性的な出血がどこかにあることが多い（消化管，泌尿・生殖器など）
② 爪の変形（縦走する亀裂，扁平化，光沢低下，スプーン爪）
③ 小球性低色素性貧血，血清鉄とフェリチン低下
④ 異食症は鉄欠乏性貧血に特有

Autoimmune Hemolytic Anemia 自己免疫性溶血性貧血

自己免疫性溶血性貧血
見過ごしやすい黄疸を伴う貧血

　浜田さんは32歳。ベッド数200床の病院の外来の看護師である。ここ2～3か月ぐらい，熱はないのに全身倦怠感がある。車いすを押したり，階段を急いで駆け上がったりすると動悸がする。生理も順調だし，貧血があるとは思えないのだが……。

　1か月後，夜勤の看護師からの申し送りが終わった時に同僚から，

「浜田さん，体の調子悪いんじゃないの。最近，顔色が悪いし，今日は眼が少し黄色いよ」
と指摘された。

　診察を終えた内科医は，
「浜田さん，貧血と黄疸が出ています。精密検査をしましょう」
と説明した。尿検査で，尿中ウロビリノゲンが増加。血液検査の結果，ヘモグロビン濃度の低下・網状赤血球数の上昇・間接ビリルビン値の上昇・血清LDH上昇がみられ，"溶血性貧血"であることが判明した。その根拠として，直接クームス試験が陽性であり，自己免疫性溶血性貧血と診断された。その他の検査では，超音波検査で脾臓の腫大（脾腫）を認めたのみで，甲状腺や肝臓に異常はなかった。

　現在，彼女は入院し副腎皮質ホルモンによる治療を受けている。治療後1週間でヘモグロビンの上昇と間接ビリルビンの低下傾向が認められているが，まだ安心はできないと説明されている。

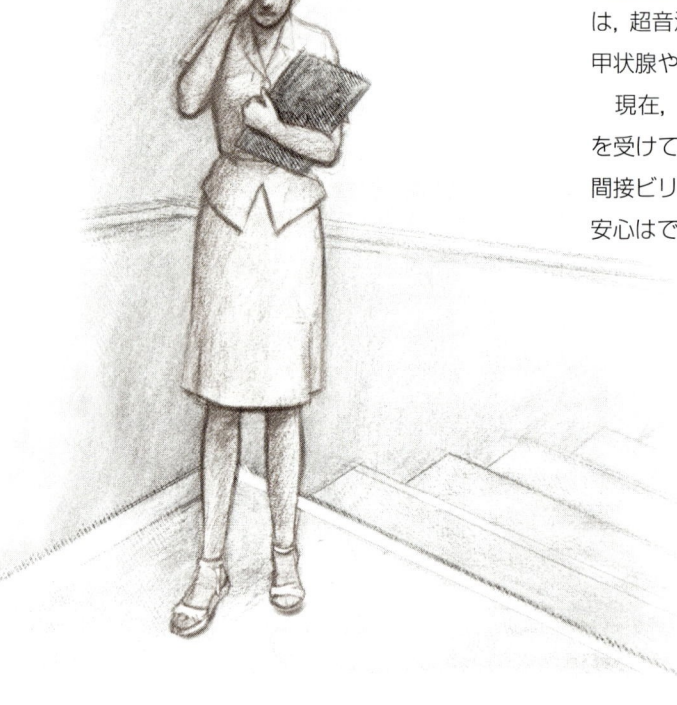

溶血性貧血にはいろいろあるが，赤血球膜に自己抗体（IgG）が結合することによって溶血がおこる自己免疫性溶血性貧血の事例である。

自己免疫性溶血性貧血とは…

溶血は，①赤血球が生まれつきこわれやすい（**遺伝性球状赤血球症**），②後天的にこわれやすくなる（**自己免疫性溶血性貧血**），③ブドウ球菌・レンサ球菌・コレラ菌などの細菌感染の時，細菌が産生する**溶血素**による場合がある。

もし，溶血直後の**血漿**を見ることができるなら，無色透明な血漿がパッと赤く染まることだろう。白血球や血小板もこわれることはあるが，溶血とはいわない。溶血は**赤血球の破壊**にのみ使われる表現である。赤血球がこわれ放出されたヘモグロビンは速やかに代謝されていく。

ヘムは鉄を含む**ポルフィリン**体である。その中に含まれる鉄は再利用され，ポルフィリンは分解されて**間接ビリルビン**となる（図4）。

| 溶血は，赤血球膜が破壊されヘモグロビンが血中に飛び散ることをいう |

| ヘモグロビンは，ヘムとグロビンタンパク質からなる |

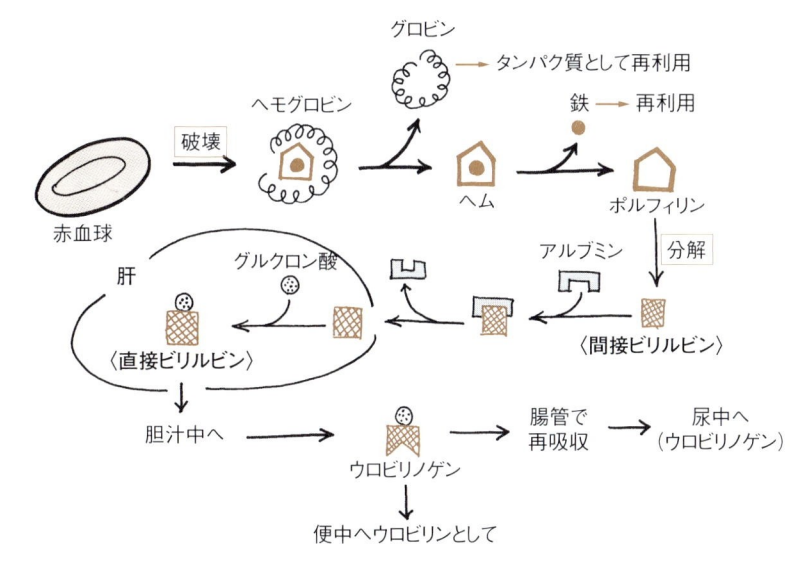

図4 ヘモグロビン代謝：ビリルビンはヘモグロビンから生まれる

| 溶血時の黄疸は，間接ビリルビンの増加による |

血中に増加した間接ビリルビンは，血漿中の**アルブミン**と結合して肝臓に運ばれてグルクロン酸抱合を受け，**直接ビリルビン**に変換される。そして胆汁→便と排泄されていく。

| 便中のビリルビンは，ウロビリノゲンとなる |

便中に排泄された直接ビリルビンは，腸内細菌の還元を受けて**ウロビリノゲン**となり，腸管から再吸収され尿中ウロビリノゲンとして腎臓から尿に排泄される（尿の色のもと）。再吸収されず残ったウロビリノゲンは，酸化されウロビリンとして便中に排泄される（便の色のもと）。

Autoimmune Hemolytic Anemia　自己免疫性溶血性貧血

自己免疫性溶血性貧血とは…

溶血がおこると尿中ウロビリノゲンが増加する

　浜田さんの貧血の場合，なぜ，**溶血現象**がおこったのだろうか。
　自己免疫性溶血性貧血では，赤血球の膜表面に免疫グロブリンの1つであるIgGからなる自己抗体が結合しているので，**マクロファージ**（**細網内皮系細胞**）が，この赤血球を異物と認識し，膜を破壊し溶血がおこる。なぜ自己抗体ができるのかは，まだ不明である（参照：病気と免疫②「Ⅱ型過敏症反応」p.339）。

溶血性貧血では，赤血球寿命は短縮する

　赤血球寿命は120日より短くなる。輸血された赤血球も同様に自己抗体が結合するので破壊され，治療としての輸血に意味はない。細網内皮系細胞の集中している脾臓を摘出すること（**脾摘**）は，赤血球を破壊する細胞（脾臓の細網内皮系の細胞）を量的に減らすという意味で治療法となりうる。

クームス試験は，赤血球の自己抗体を検出する方法である

　赤血球自己抗体は赤血球膜に結合した**免疫グロブリン**（**IgG**）である。これを検出するのが**クームス試験**で，抗グロブリン試験ともいう。赤血球膜表面の自己抗体を直接検出するのが直接クームス試験，血漿中の赤血球自己抗体に対する抗体（抗赤血球自己抗体）を検出するのが間接クームス試験である。

網状赤血球の増加は，造血の亢進を意味する

　成熟した赤血球には核がない。赤芽球がその核を放出して（**脱核**）生まれるからである。実は成熟赤血球と赤芽球の間に**網状赤血球**というもう1つの段階がある。核はないのだが，細胞質がもやもやとしているため網状という。その本体は，わずかに残った**細胞小器官**（**リボソームRNA**）である。急速に造血が亢進すると，網状赤血球は増加する（図5）。

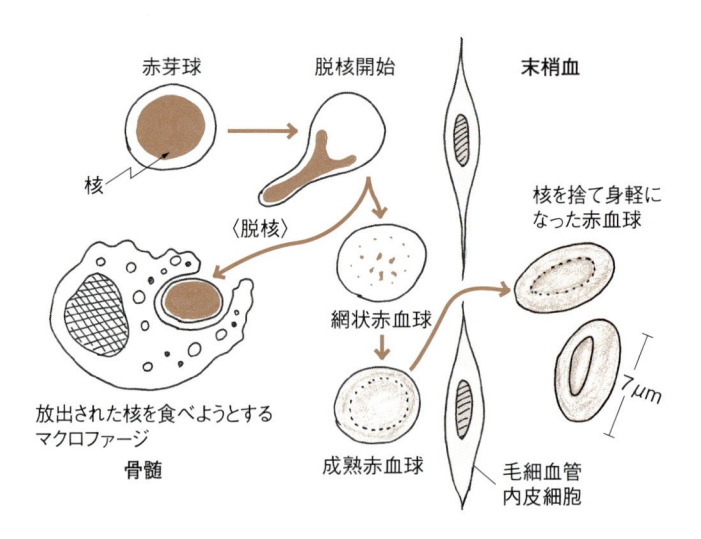

図5　赤血球の成熟過程

自己免疫性溶血性貧血の臨床像
①溶血による黄疸を伴う貧血
②赤血球に対する自己抗体があり，クームス試験陽性
③輸血は無効である

Pernicious Anemia 悪性貧血

悪性貧血

悪性だなんてとんでもない。診断されれば必ず治る貧血

　56歳の石川さんは、郵便局の局長である。最近白髪が急に増えたなと思っている。しかし、このところ彼を悩ませているのは、むしろ両下肢の"しびれ感"である。かなり前からしびれ感はあったが、最近は太股のあたりまでしびれる。昨日、熱いシチューがやけに舌にしみるので、鏡で見ると"赤くてツルツル"した舌である。「これは尋常ではない」と病院に行くことにした。

　「石川さん、舌が炎症をおこしていますね。貧血もあるようです。下肢のしびれ感は貧血と関係しているかもしれません。血液検査で詳しく調べてみましょう」
　と医師は自信ありげに話した。
　血液検査の結果、大球性高色素性貧血で網状赤血球は正常であった。
　「血液中のビタミンB_{12}が低下していました。石川さんはアルコールは飲まれないようなので、ビタミンB_{12}欠乏の原因は、胃にあるかもしれません」
　胃の検査の結果、胃酸分泌が高度に低下していること、高度な萎縮性胃炎があることがわかった。シリング試験でビタミンB_{12}の吸収能を検査すると、2%と低下を示した（正常：11〜40%）。

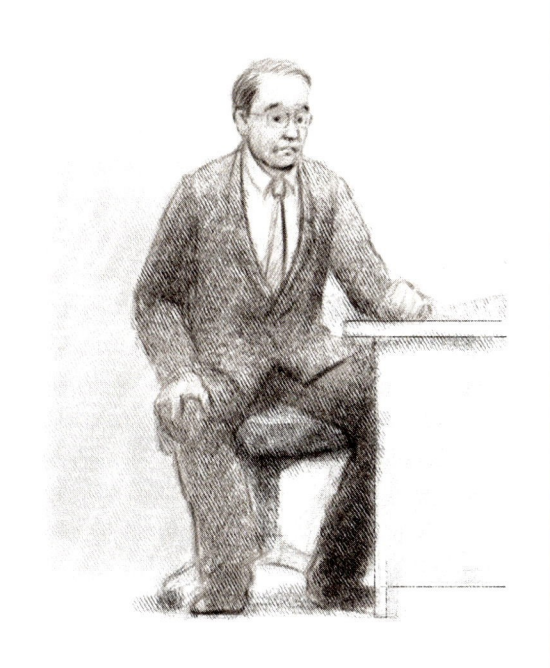

　知覚障害と舌炎を伴った悪性貧血の事例である。悪性貧血は胃壁細胞から分泌される**内因子**（ビタミンB_{12}の吸収に必要なタンパク質）の低下に基づく貧血である。その本体は**ビタミンB_{12}欠乏**に基づく巨赤芽球性貧血である。"悪性貧血"という名前は誤解を生みやすいが、悪性腫瘍でもなければ、治らない病気でもない。その昔、原因がわからないまま、治療もできず、患者が亡くなっていった時代の悪戦苦闘の歴史が病名として今日に残った一例である。現代では、悪性貧血は診断がつけば完全に治療可能である。

Pernicious Anemia　悪性貧血

悪性貧血とは…

> 悪性貧血は，胃の壁細胞が分泌する**内因子**の低下・欠乏により，回腸からの**ビタミンB_{12}**の吸収が障害されておこる赤血球のサイズが大きい(**大球性**)貧血である。しかも，大きいために色素含量が多い(高色素性)。

悪性貧血は，内因子欠乏によるビタミンB_{12}欠乏症である

悪性貧血では，高度な萎縮性胃炎が存在することが多く，胃粘膜上皮の壁細胞に対する抗体(**抗壁細胞抗体：90％**)や**抗内因子抗体**(60％)がみつかることから，自己免疫疾患の可能性が高い。もちろん，癌などで胃の全摘術を受ければ10年以上の経過で発症してくる(**参照：病気と免疫②「Ⅱ型過敏症反応」p.339**)。

悪性貧血は，大球性高色素性貧血である

大球性貧血は，**ビタミンB_{12}**のみならず**葉酸**の欠乏でもおこる。つまり，内因子の欠乏がなくてもビタミンB_{12}や葉酸が欠乏すれば**大球性貧血**になる。

ビタミンB_{12}と葉酸が欠乏すると，骨髄での赤血球造血細胞の核のDNA合成が障害される。核はぼんやりと大きくなり，**巨赤芽球** megaloblast とよばれる細胞ができあがる(このため巨赤芽球性貧血ともよばれる)(**図6**)。

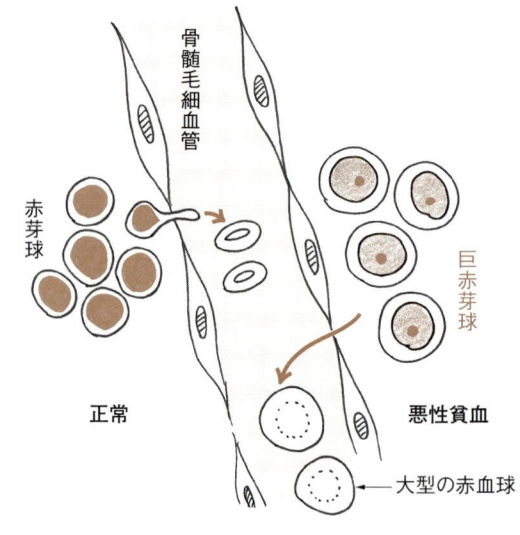

悪性貧血では，赤芽球の核が正常に形成されず，ぼんやりとした大型の核をもつ巨赤芽球が出現する。この巨赤芽球は，通常より大型だが，寿命の短い赤血球である。

図6　悪性貧血の骨髄

巨赤芽球は成熟途中で多くが死んでしまう(無効造血)

ところが，巨赤芽球は成熟途中で多くが死んでしまう(**無効造血**)。この無効造血の結果，成熟して末梢血に出ていく赤血球の数は著明に低下する。また巨赤芽球の崩壊により**乳酸脱水素酵素(LDH)**と**間接ビリルビン値**が増加する。溶血性貧血と同じようなことがおこるわけである。

悪性貧血

内因子に結合したビタミン B_{12} は，回腸末端で吸収される

おもしろいことに**ビタミン B_{12}** だけが**回腸**で吸収され（参照：P.3 図1），その他のビタミンは，ブドウ糖・アミノ酸・鉄のような他の栄養素と同じように空腸と十二指腸で吸収される。吸収の場所が回腸中心の物質は，ビタミン B_{12} と胆汁酸ぐらいなものである。

ビタミン B_{12} 欠乏は，神経障害の原因になる

悪性貧血では**知覚障害**がおこるが，これは**ビタミン B_{12} 欠乏**の結果，脊髄の側索と後索に脱髄がおこるためである。これらの障害は，ビタミン B_{12} の投与（筋肉内注射）で改善する。

悪性貧血の臨床像
①胃液の内因子低下によるビタミン B_{12} 欠乏症
②知覚神経障害（下肢のしびれ）を伴う巨赤芽球性貧血
③白髪や舌炎もみられる

Aplastic Anemia 再生不良性貧血

再生不良性貧血
白血病に似た治療のむずかしい貧血

　駅前で惣菜屋を営む須藤さんは，これまで重い病気をしたことはなく，4人の子供を育ててきた。毎年，市民健診のハガキがきてもチラッと一瞥するだけだったが，50歳になる今年は，税金もちゃんと納めていることだし受けることにした。

　検診結果には「貧血があります。さらに，白血球と血小板の数が少し低下しています。近くの医療機関で精密検査を受けてください」とある。貧血？…そんなにしんどいと思ったことはないのだが…。

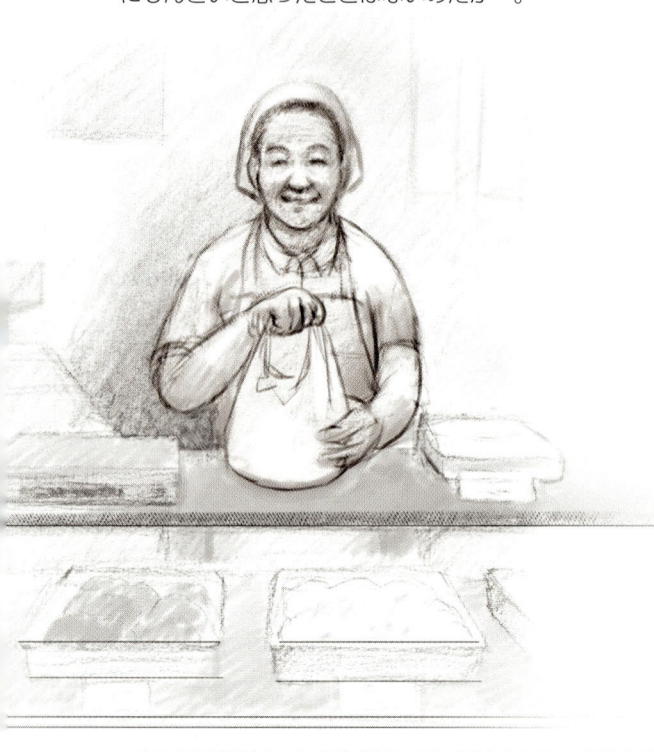

　子供に話すと，「もう年なんだからちゃんと診てもらわないとダメ」と強く勧めるので，近くの医院に行くことにした。

　「眼の結膜の赤みが少なくて，脈が速い。貧血がありそうですね。須藤さん，貧血といってもいろいろあってね。急に貧血が出てくればすごくしんどくなるんだが，あなたの場合は，ゆっくり貧血が出てきたから，あまりしんどさを感じないということなんだ。血液検査をしましょう」

　医師は，噛んで含めるようにゆっくりと説明してくれた。

　血液の精密検査では，ヘモグロビン8.5g/dLで正球性正色素性貧血，白血球3,600/μL，血小板80,000/μLと汎血球減少症を認めた。血清鉄は上昇しており，鉄欠乏性貧血ではなかった。ビタミンB_{12}と葉酸は正常であった。ビリルビン値の上昇はなくクームス試験も陰性で溶血はなかった。血液中エリスロポエチンは増加していた。

　「須藤さん，どうも再生不良性貧血という貧血らしい。つまり血液をつくる骨髄というところがあまり働いてくれていないということなんだな。まだ症状がはっきり出ていないが，早めに精密検査を受けたほうがいい」

　須藤さんは，市民病院に入院して骨髄の検査を受けることになった。

骨髄の造血機能の低下に基づく，再生不良性貧血の症例である。急激に発症すれば，貧血による動悸・息切れ，血小板減少による出血傾向，白血球の減少による易感染性がおこり，白血病と同じ症状を示すが，須藤さんのように慢性にゆっくりと進行する例では自覚症状に乏しい。しかし，まもなく症状が出現するだろう。

再生不良性貧血とは…

再生不良性貧血は，すべての骨髄細胞を生み出す"幹細胞（stem cell）"の障害により，すべての造血細胞が減少する（図7）。

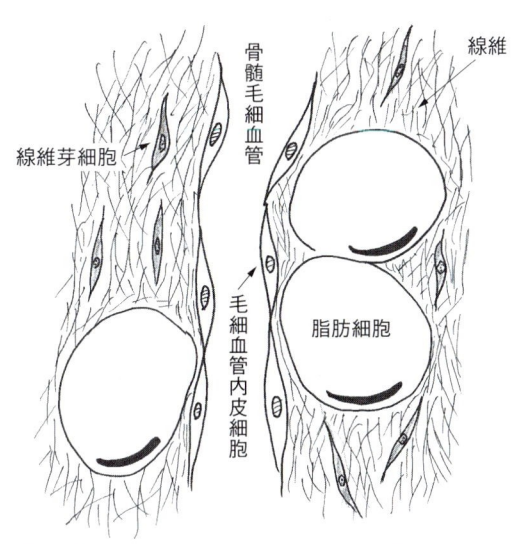

正常骨髄細胞はなくなり，線維や脂肪に置き換わる。　図7　再生不良性貧血の骨髄

再生不良性貧血では，赤血球・白血球・血小板のすべてが減少する

骨髄は本来赤いはず（赤色髄）なのに，脂肪に置き換わり黄色くなってしまう（黄色髄）。

末梢血では，赤血球・白血球・血小板のすべてが減少する**汎血球減少症**となる。症状は似ているが，白血病や多発性骨髄腫のような骨髄の腫瘍ではない。薬物（クロラムフェニコールなど）によってもおこるが，原因が不明なものが多い。

再生不良性貧血の治療では，副腎皮質ステロイド薬は無効である

治療は重症例では**骨髄移植**が最も効果的だが，通常は症状の程度に応じて免疫抑制薬・タンパク質同化ホルモン（アンドロゲン）の使用や輸血などで対応する。しかし，副腎皮質ホルモン薬（ステロイド薬）に造血能の改善作用はない。

再生不良性貧血は，骨髄病理組織検査に基づき，軽症・中等症・重症の3段階に分けられる。かつて重症例は，感染と出血で3か月以内に死亡していた。しかし，現在では**補充療法（輸血）**に加えて**骨髄移植**や**免疫抑制療法**（シクロスポリン）によって80%が長期生存可能となってきた。タンパク質同化ホルモンが軽症・中等症に造血能改善の目的で使われることはあるが，肝障害をきたしやすい。輸血は，日常生活が可能なヘモグロビン濃度10g/dLを目安とする。抗胸腺細胞グロブリン（抗ヒト胸腺細胞ウログロブリン）も効果がある。

Aplastic Anemia 再生不良性貧血

再生不良性貧血とは…

再生不良性貧血は，正球性正色素性貧血である

再生不良性貧血では赤血球の数は減少するが，大きさも色素含有量も正常な**正球性正色素性貧血**で赤血球の形態に変化はない。

赤血球の大きさと色(**ヘモグロビン含量**)は，貧血の原因を知るうえで重要な情報を提供する(**表1**)。

赤血球の大きさと色は，貧血の種類によって異なる

表1　赤血球の大きさと色による貧血の鑑別

	低色素性	正色素性	高色素性
小球性	鉄欠乏性貧血	—	—
正球性	—	再生不良性貧血	—
大球性	—	—	悪性貧血

鉄欠乏性貧血は小型で色の薄い(**小球性低色素性**)赤血球，悪性貧血は大型で色素量の多い(**大球性高色素性**)赤血球である。しかし，再生不良性貧血では赤血球の大きさも色も正常赤血球と同じなので(**正球性正色素性**)，赤血球の大きさと色で推定することはむずかしい。

ファンコーニ貧血は先天性再生不良性貧血である

常染色体劣性遺伝形式をとる**ファンコーニ貧血** Fanconi anemia は先天性再生不良性貧血である。進行性の汎血球減少症と多発奇形(低身長・小頭症など)，皮膚色素沈着，性器発育不全がみられ，白血病を始めとする悪性腫瘍が発生する。*FA*(ファンコーニ貧血)遺伝子異常により**DNA修復異常**がおこり，造血細胞がアポトーシスをおこしやすくなるのがその原因と考えられている。16歳までに死亡することが多い。骨髄移植の適応がある。

赤血球の大きさと色は，平均赤血球容積(MCV)と平均赤血球ヘモグロビン量(MCH)が指標である

赤血球の大きさの指標：
　平均赤血球容積(MCV)＝ヘマトクリット値(%)÷赤血球数($10^6/\mu L$)×10
　【基準範囲は 80〜94 μL】

赤血球の色の指標：
　平均赤血球ヘモグロビン量(MCH)＝ヘモグロビン量(g/dL)÷赤血球数($10^6/\mu L$)×10
　【基準範囲は 27〜32 pg】

再生不良性貧血の臨床像

①骨髄機能低下による貧血
②赤血球だけでなく白血球・血小板も低下する(汎血球減少症)
③白血病と同じ症状(貧血・出血傾向・易感染性)がみられる

Acute Leukemia 急性白血病

急性白血病
貧血・出血傾向・易感染性を見抜きなさい

　佐藤さん，29歳女性。丸の内のオフィス街に勤務するOLである。1か月ぐらい前から微熱が続き，疲れやすく，最近では立ちくらみもおこるようになってきた。
　今朝，課長に呼ばれてあわてて立ち上がったところ，右の膝を机にぶつけてしまった。
　「イタイ！」
　おもわず膝頭を押さえた…。みるみる皮下出血が広がり膝全体に及んだ。
　同僚の勧めもあり，近くのクリニックを受診した。医師は眼瞼結膜をみて「貧血があるのはまちがいないが，膝の皮下出血は貧血のせいだけではない。緊急に血液検査と骨髄の検査が必要です」といい，大学病院を紹介してくれた。
　大学病院での検査の結果，ヘマトクリット値20％，赤血球数200万/μL，血小板数30,000/μL，白血球数45,000/μLで異常な白血球が多数みられた。胸骨から採取された骨髄検査で白血病細胞の浸潤が広範に認められ，急性骨髄性白血病と診断された。

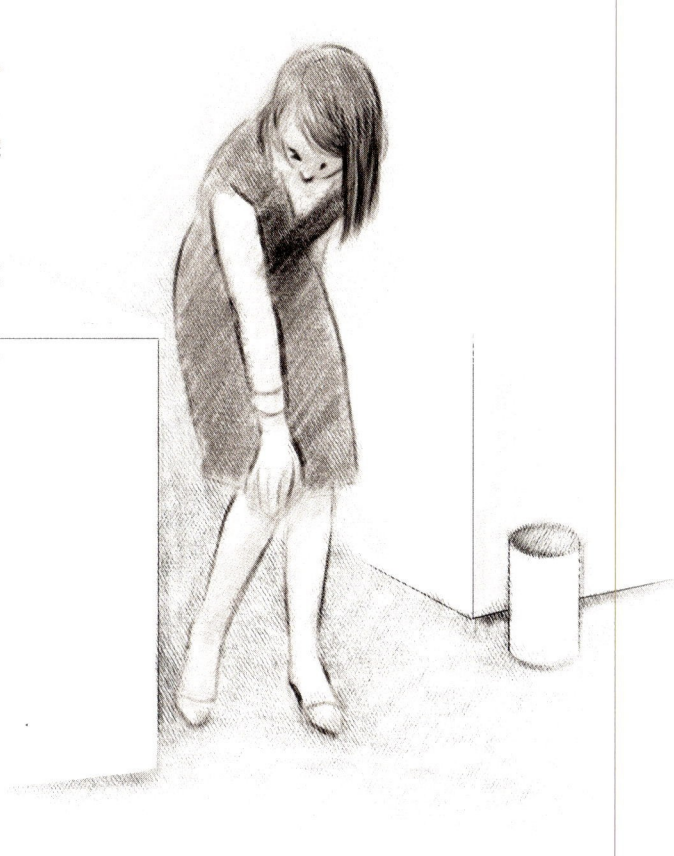

> この事例は，急性白血病が発症してまもなくの典型的な状態を示している。血液では赤血球のみならず，白血球・血小板も減少しており，汎血球減少症といわれる異常な状態である。

Acute Leukemia　急性白血病

急性白血病とは…

> 骨髄は骨の中にあり，硬い骨皮質によって守られている。

骨髄は，骨髄球系・赤血球系・巨核球系・リンパ球系の4系統からなる

血液の細胞成分は，すべて骨髄で生まれる（**造血**という）。骨髄といっても，実はさまざまな細胞集団からできている。**骨髄球系**（顆粒球性白血球と単球をつくる），**赤血球系**（赤血球をつくる），**巨核球系**（血小板をつくる）および**リンパ球系**（B細胞とT細胞をつくる）の，合計4種類の細胞集団からなる。

各系統は，はじめから白血球・赤血球・血小板・リンパ球になるのではない。それぞれが幼若な細胞から成熟した立派な細胞までいくつもの段階を経ていくため，多彩な細胞集団ができあがる。これが正常の骨髄である（図8）。

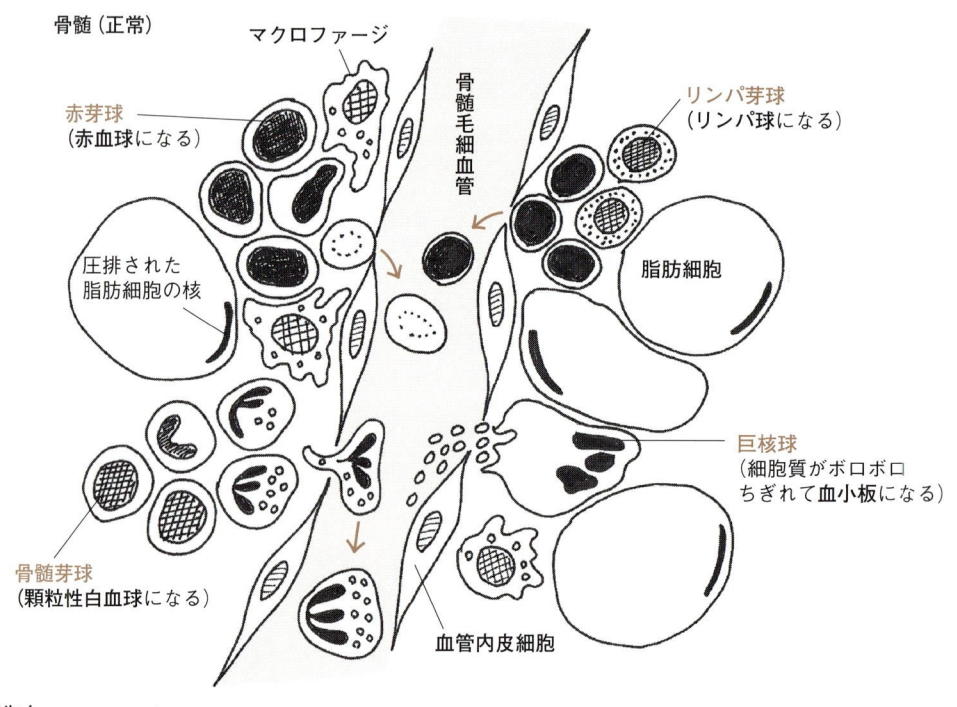

図8　正常骨髄の造血　"さまざまな"細胞が"仲よく"集団をなす——これが正常骨髄だ！

骨髄のすべての細胞は，"造血幹細胞"から生まれる

すべての骨髄細胞を生み出すことのできる祖先細胞の存在は予想されていたが，骨髄の細胞があまりにも多彩なため，確認することがきわめて困難であった。最近，ようやくその姿をとらえることができた。これを"**幹細胞** stem cell"とよぶ。正式には**造血幹細胞** hematopoietic stem cellと表現する。

造血幹細胞は刺激を受け多分化能幹細胞に分化する

造血幹細胞は骨髄の中で，シーキット c-kitをリガンドとして結合する幹細胞因子 stem cell factor（SCF）によって刺激され，**多分化能幹細胞** pluripotential stem cellに分化する。この多分化幹細胞はさらに多数のイン

急性白血病

ターロイキンを中心とするサイトカインの刺激を受けながら，リンパ系細胞と骨髄系細胞の2つのラインを生み出すリンパ球前駆細胞 lymphoid progenitor cell と骨髄球前駆細胞 myeloid progenitor cell に変化する。

リンパ球前駆細胞はリンパ球を生み出す

細胞質に顆粒を持たない**無顆粒性白血球**はリンパ球と単球に大別されるが，**リンパ球前駆細胞**は，さらにサイトカインの刺激を受け，リンパ球のすべて，つまりB細胞・T細胞・ナチュラル・キラー（NK）細胞を生み出す。

骨髄球前駆細胞はリンパ球以外のすべての細胞を生み出す

リンパ球以外となると多彩である。それは赤血球・血小板・顆粒性白血球（好中球・好酸球・好塩球）・単球・肥満細胞などだが，抗原提示細胞の代表である樹状細胞 dendritic cell（プロフェッショナル抗原提示細胞の別名をもつ）や骨吸収能をもつ特徴的な形をした多核巨細胞である破骨細胞 osteoclast も含まれる。まず，赤血球/巨核球前駆細胞 erythroid/megakaryocytic progenitor cell から**赤血球**と**血小板**が，顆粒球/単球前駆細胞 common granulocytic/monocytic progenitor cell から**好中球**，**単球**，**樹状細胞**そして**破骨細胞**が，好酸球/好塩球前駆細胞 common eosinophil/basophil progenitor cell から**好酸球**と**好塩球**が生まれる。しかし，**肥満細胞** mast cell は骨髄前駆細胞から直接誘導される。当然，これらの細胞の連鎖には多種多様のサイトカインやホルモンが関与している。

このようにみてくると，リンパ球の世界とそれ以外の血液細胞の世界がまるで別の世界をなしているかのようだ。図9に造血幹細胞が生み出していく曼荼羅模様をまとめてみよう。

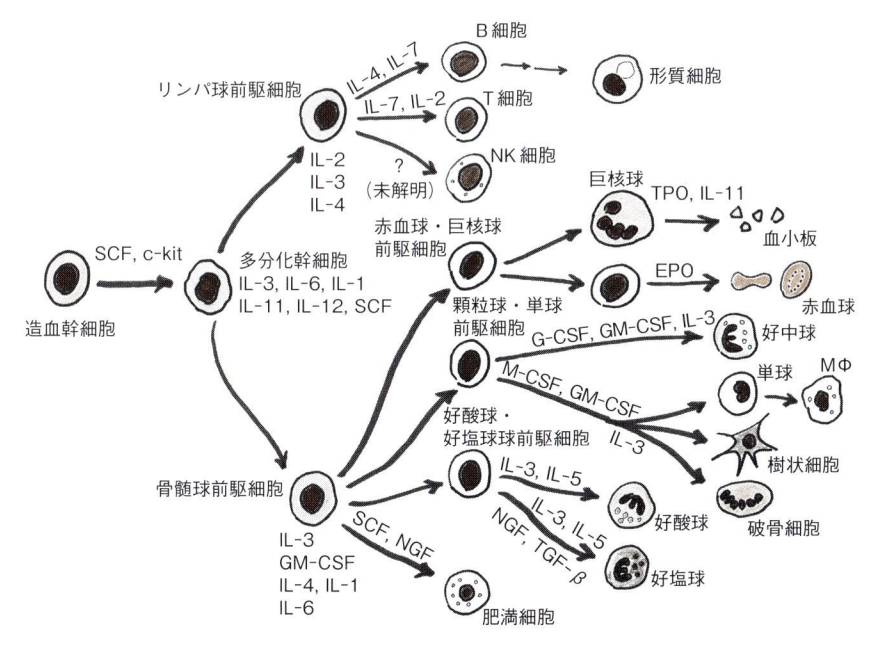

図9 造血幹細胞から生れ出る多彩な細胞達

SCF：stem cell factor（c-kitのligandである），IL：interleukin，NGF：nerve growth factor，CSF：colony-stimulating factor，TGF：transforming growth factor，TPO：thrombopoietin，EPO：erythropoietin，MΦ：マクロファージ

Acute Leukemia　急性白血病

急性白血病とは…

脊椎骨・胸骨・腸骨・肋骨は，一生涯造血を続ける

人体には約**200個の骨**がある。乳幼児期には，これらすべての骨は**造血機能**をもっている。しかし，20歳を境に大部分の骨は造血機能を失っていく。例えば，大腿骨などの長骨も例外ではなく，骨端部にのみ機能を残すこととなる。一生涯造血を続ける骨は，脊椎骨・胸骨・腸骨・肋骨などに限られる。**骨髄穿刺**の検査に胸骨や腸骨が使われる理由で，佐藤さんも胸骨穿刺を受けている。その結果，佐藤さんの骨髄は多彩な細胞からなる正常骨髄像ではなく，異常な白血病細胞の増殖がみられ全く風景が変わっていた（図10）。

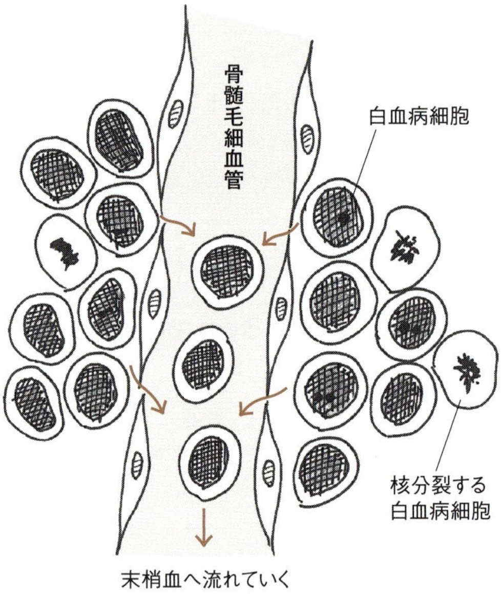

図10　急性白血病の骨髄　　正常骨髄細胞はなくなり，"同じ顔"をした白血病細胞が軍団をなす。

白血病は，骨髄のある1つの細胞が急に増殖を始めることから始まる

この増殖は，生理的な増殖ではなく全くでたらめな増殖で，とどまることを知らない。白血病は**骨髄の悪性腫瘍**であり，正常な赤血球系・白血球系・血小板系・リンパ系すべてが傷害されていく。その結果，貧血・易感染性・出血傾向がおこる。

白血病では，血液中に白血病細胞が出現する

骨髄内で増殖した白血病細胞は，**末梢血液**中にあふれ出す。
末梢血の白血球数は異常に増加するが，正常な白血球の増加ではなく**異常白血病細胞**の増加である。

白血病には，急性と慢性がある

急性白血病と**慢性白血病**の比率は，4：1である。急性白血病と慢性白血病の根本的な差は，急性白血病細胞は，全く異常な細胞で正常な**骨髄機能**を微塵たりとも示さないが，慢性白血病では，ある程度成熟した骨髄細胞の機能を残すという点にある。

急性白血病

白血病には骨髄性とリンパ性がある

骨髄性白血病と**リンパ性白血病**の比率は，成人では4：1，小児では1：4である。

フィラデルフィア染色体（Ph¹）は慢性骨髄性白血病で出現する

フィラデルフィア染色体（Ph^1と略す）は，今から40年前，1960年にノウェルとフンゲルフォルトがフィラデルフィアで**慢性骨髄性白血病**の症例にみつけた染色体異常である。常染色体の9番長腕と22番長腕の間で転座〔t（9；22）〕した結果生じる。事例の佐藤さんの白血病は，骨髄性だが急性なので，このフィラデルフィア染色体は認められなかった。

骨髄移植は，効果的な化学療法が行われたのちに施行する

白血病の治療にとって**骨髄移植**が重要なことは確かだが，白血病細胞が骨髄にあふれているような状態〔通常1,000億（10^{11}）個の白血病細胞が存在する〕で骨髄移植を施行していても意味はない。十分に白血病細胞を殺した後〔完全寛解の状態：白血病細胞が1億（10^8）個以下になることで，白血病細胞が消失した状態ではない〕に施行する必要がある。

フィラデルフィア染色体の正体がわかった…BCR-ABLタンパク質

慢性骨髄性白血病（CML）の腫瘍細胞に特徴的な異常染色体であるフィラデルフィア染色体（CMLの90％以上の症例に出現する）は染色体のt（9；22）（q34；q11.2）転座の結果生じた異常に短い第22番染色体であることはすでに述べた。この異常が，常染色体9番長腕のバンドq34の切断点breakpointに存在する癌遺伝子である*ABL1*（遺伝子はイタリックで書くのが慣例）が，常染色体22番長腕のバンドq11に存在する遺伝子*BCR*（切断点クラスター領域breakpoint cluster regionに由来する名前）の場所に転座して生じた新たな**融合癌遺伝子**（キメラ癌遺伝子ともいう）であることが判明した。つまりフィラデルフィア染色体上にこの融合癌遺伝子（*BCR-ABL*という）が乗っているわけで，その遺伝子産物である**BCR-ABLタンパク質**，**チロシンキナーゼ**こそがフィラデルフィア染色体が腫瘍増殖に関与している本体であることがわかったのである。この発癌タンパク質であるBCR-ABLは210キロダルトン（kD）の分子量をもつので$p210^{BCR-ABL}$と表現される。$p210^{BCR-ABL}$はその異常なチロシンキナーゼ活性により，過度な腫瘍細胞増殖と腫瘍細胞の**アポトーシス**apoptosisを抑制するのでCML細胞の増殖は持続することになる。これが慢性骨髄性白血病の発生機序である。図11にフィラデルフィア染色体と*BCR-ABL*の関係を描いておこう。

発生機序の解明は根本的治療につながる…分子標的治療薬イマチニブ

CMLが染色体の転座により生じたBCR-ABL融合癌遺伝子によって発症することが判明するや，その融合癌遺伝子産物であるチロシンキナーゼtyrosine kineseを直接選択しATPの結合を阻害する分子標的治療薬**メチル酸イマチニブ** imatinib mesilate（商品名：**グリベック®** *Glivec*）が1996年に登場した。その後，この薬剤の効果は顕著であり，今日CMLは治療可能な白血病となってきたのである（CMLに対するグリベック®の治療薬承認は2001

Acute Leukemia　急性白血病

急性白血病とは…

図11　相互転座によって出現するフィラデルフィア染色体とBCR-ABL遺伝子

第9番染色体上の*ABL1*と第22染色体上の*BCR*はともに切断点で切り離されるわけだが，これら遺伝子は2つに分割されるのでそのすべてがフィラデルフィア染色体に移動してしまうわけではない。

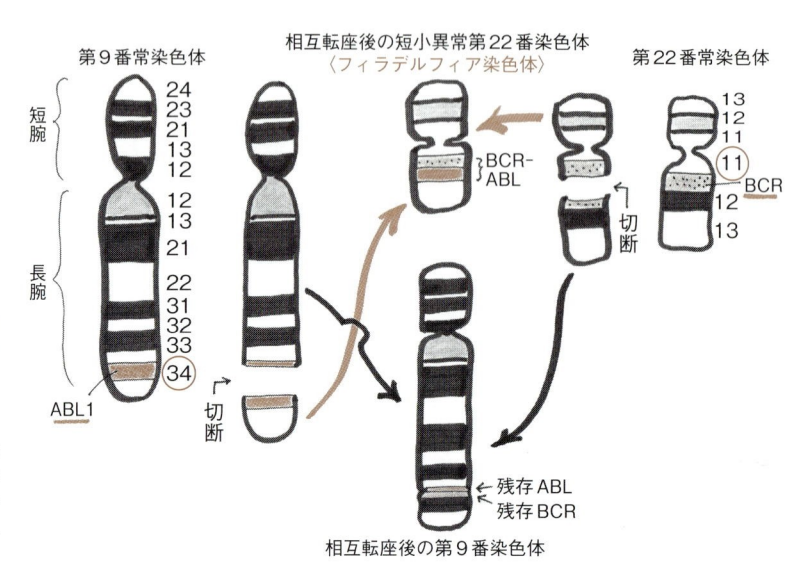

年12月であった）。また，成人の急性リンパ性白血病ALLの中にフィラデルフィア染色体陽性でBCR-ABL1融合癌遺伝子が確認されるものがあり（～30％），急性白血病でもグリベック®の効果が期待されるものがあることもわかってきた。ちなみに，このような急性リンパ性白血病で確認されるBCR-ABL1は分子量が190kDと少なくp190$^{BCR\text{-}ABL}$と表現される。

図12はBCR-ABL融合癌遺伝子産物であるタンパク質BCR-ABLチロシンキナーゼとイマチニブのATP結合阻害の様子である。今日，臨床で使用が承認されている悪性腫瘍に対する分子標的薬剤を**表2**にまとめた。

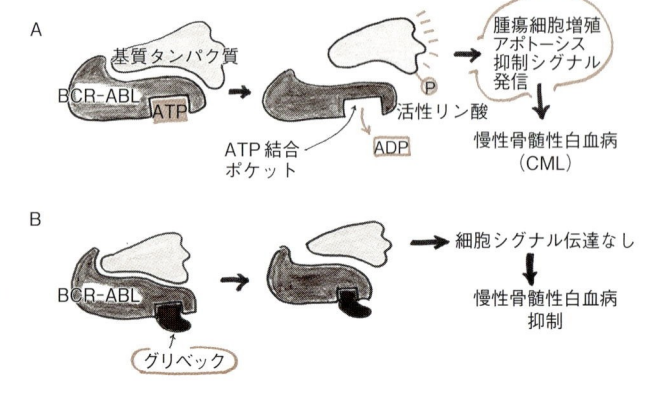

抗悪性腫瘍分子標的薬剤のすべてが癌を完治させるものではない

慢性白血病に対するグリベック®が最も奏功した場合，白血病の増殖を抑制するわけだが，このような効果がすべての分子標的薬剤にあるわけではない。非小細胞肺癌に対するイレッサ®，浸潤性乳癌に対するハーセプチン®，切除不能大腸直腸癌に対するアバスチン®などの効果は，癌を制圧するわけではない。

図12　BCR-ABL産生タンパク質のBCR-ABLチロシンキナーゼのCML発生機序とグリベック®によるATP結合抑制によるBCR-ABLチロシンキナーゼの選択的抑制の効果

A) 慢性骨髄性白血病発症機序：BCR-ABLのチロシンキナーゼドメインのATP結合ポケットにATPが結合して基質タンパク質（substrate protein）がリン酸化され活性化されると腫瘍細胞増殖とアポトーシス抑制の細胞シグナル伝達が持続的におこり，白血病細胞は持続的な増殖を開始する。B) イマチニブ（グリベック®）を投与するとBCR-ABLのチロシンキナーゼドメインのATP結合ポケットに結合しATPの結合は阻害される。しかして，異常細胞増殖シグナルの発信は断たれるのだ。

急性白血病

表2 承認されている抗悪性腫瘍分子標的薬剤

薬剤名（一般名）	商品名	作用機序	適応悪性腫瘍
メチル酸イマチニブ imatinib mesilate	グリベック®	① BCR-ABLチロシンキナーゼ選択的阻害 ② KITチロシンキナーゼ選択的阻害	①慢性骨髄性白血病およびフィラデルフィア染色体陽性 BCR-ABLチロシンキナーゼ陽性急性リンパ性白血病 ② KIT陽性消化管間質腫瘍（gastrointestinal stromal tumor：GIST）
ゲフィチニブ gefitinib	イレッサ®	EGFRチロシンキナーゼ選択的阻害	手術不能・再発肺癌の非小細胞癌
トラスツズマブ trastuzumab	ハーセプチン®	抗HER2ヒト化モノクローナル抗体。HER2に特異的に結合し、NK細胞・単球（マクロファージ）による抗体依存性細胞障害（ADCC）で癌細胞を攻撃する	HER2タンパク質が過剰発現した転移性乳癌
ベバシズマブ bevacizumab	アバスチン®	抗VEGFヒト化モノクローナル抗体。ヒトVEGFが血管内皮細胞膜表面に特異的に発現しているVEGF受容体との結合阻害し、腫瘍の血管新生を阻害。	切除不能進行・再発結腸癌と直腸癌

これら新たに創薬された分子標的薬剤は敵を具体的に特定し攻撃する理想的な薬剤ではあるが、イレッサの間質性肺炎に代表されるような重篤な副作用もあり、その使用は適応悪性腫瘍を正確に選択し慎重でなければならない。KIT：c-kit遺伝子産物でチロシンキナーゼ型受容体，EGFR：epidermal growth factor receptor上皮成長因子受容体、HER2（c-erbB-2ともいう）；human epidermal growth factor receptor type2，ヒト上皮細胞増殖因子受容体タンパク質、癌遺伝子である HER2/neu (c-erbB-2) が産生する膜貫通タンパク質，VEGF：vascular endothelial growth factor血管内皮細胞成長因子。トラスツズマブ trastuzumab（ハーセプチン®）がそうであるが、一般名の末尾に-mab（マブ）がついている場合、モノクローナル抗体 monoclonal antibody を意味し、遺伝子組み換えによって作られたヒト化モノクローナル抗体を意味する。一方、イマチニブ imatinib（グリベック®）がそうだが、末尾に-tinib（チニブ）が付いている場合はチロシンキナーゼ阻害剤 tyrosinekinase inhibiter であることを示している。イロ文字が白血病関連である。

これらの薬剤の効果は生命予後を一定延長することであるのが実情である。したがって、患者さんに対する説明は正確かつ慎重でなければならない。

かつては急性白血病の予後は悲惨であった。その多くは、診断後3か月以内に死亡していた。しかし、化学療法や骨髄移植の進歩によって、現在その予後は大きな改善をみている。

小児急性リンパ性白血病の50％以上、成人急性骨髄性白血病の30％以上が治癒する

> 参考：急性白血病における末梢顆粒球数と感染頻度
> 　顆粒球数*) ≦1,000/μL ── 10％以上の感染率
> 　　　　　　≦100/μL ──── 40％以上の感染率（クリーンルーム入室必要）
> 　*) 末梢血白血球のうち、正常な顆粒球（好中球・好酸球・好塩基球）の数
>
> 参考：血小板数と口腔ケア
> 　血小板≧5万/μL　普通歯ブラシ、2～5万　やわらかい歯ブラシ、1～2万　やわらかい歯ブラシにガーゼを巻く、≦1万/μL　綿棒・含嗽・ウオーターピック・スポンジ性ブラシ

急性白血病の臨床像
①血液の悪性腫瘍である
②正常な赤血球・白血球・血小板がすべて低下する（汎血球減少症）
③貧血・出血傾向・易感染性がみられる

Multiple Myeloma 多発性骨髄腫

多発性骨髄腫
これは血液の癌なのです

　高村さんは62歳。某一流新聞社の記者として35年間世界を駆けめぐり，"飛んで行く風船"といわれた男である。

　定年退職して2年。きれい好きでいささか神経質な妻が，

　「あなた，南側の樋なんだけど，変なところから水が落ちてきて困ってるの。ちょっと見てくださらない」

　暇をもてあましていた彼は，愛想よく屋根に登った。この25坪の一戸建てを無理して買ったのは25年前。その間一度だって樋を点検したことはない。2階の出窓から屋根に出て覗いてみると，何と枯れ葉と土が層をなしてたまっている。

　「かあさん，これはヒドイや。樋はいたんでいないんだけど樋ではなくなっている」

　などとブツブツ言いながら素手でその堆積物を取り除こうとした途端，背中に激痛が走った。何とか体を支えたものの，屋根から転落してもおかしくない痛みだった。

　診察を終えた医師は，

　「高村さん，第4腰椎が圧迫骨折をおこしています。強い力が加わったわけでもないのに骨折がおこったということは，腰椎骨に何か異常があった可能性があります。精密検査も必要ですから，入院してください」と説明した。

　血液検査は，赤沈60mm/時間，正球性正色素性貧血。血清タンパクは上昇し，単クローン性の異常な免疫グロブリンタンパクがみられた。尿検査ではタンパク尿があり，ベンス–ジョーンズタンパク質であることが判明した。全身の骨のX線検査の結果，椎体骨以外にも頭蓋骨に打ち抜き像（punched-out lesion）が見られた。骨髄検査では，形質細胞が異常に増加（40％）していた。多発性骨髄腫であると説明され，化学療法が開始された。

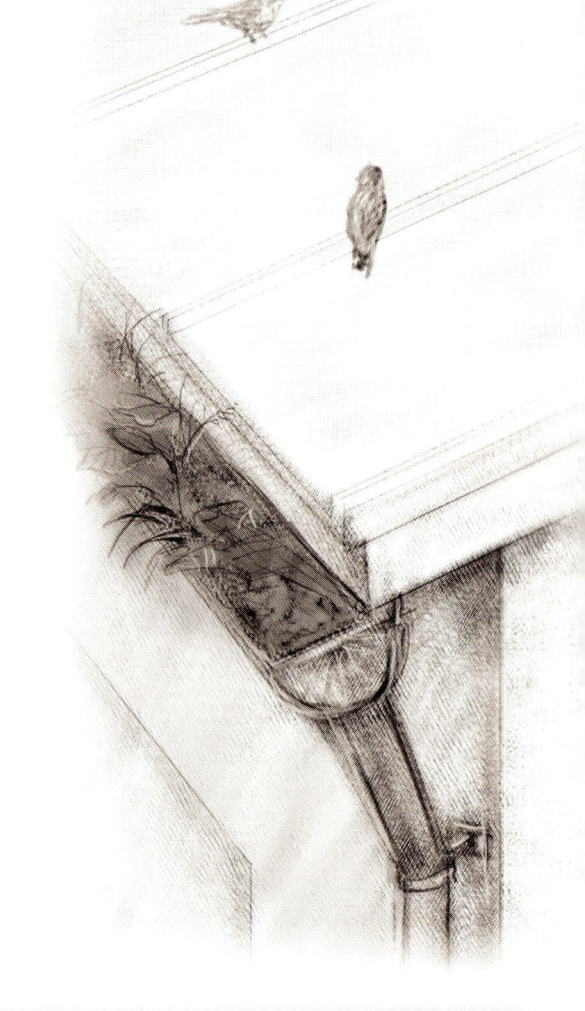

病的骨折（外傷もないのに些細なことでおこる骨折）が契機となり，日常生活が突然変化してしまった多発性骨髄腫の事例である。骨髄の悪性腫瘍であるが，白血病とは臨床像が異なる。

多発性骨髄腫とは…

多発性骨髄腫は，形質細胞が腫瘍化したものである

多発性骨髄腫は，骨髄の中のたった1つ，つまりリンパ球のB細胞から分化する**形質細胞**だけが異常に増殖する悪性腫瘍である（骨髄の形質細胞数が全体の10％以上になる）。異常な形質細胞が無限に増殖する腫瘍なので，正常骨髄構造を破壊する。

多発性骨髄腫は，貧血・感染・出血・骨破壊（病的骨折）をおこす

その結果，①**貧血**（赤血球の抑制），②**易感染性**（白血球の抑制），③**出血傾向**（血小板の抑制），さらに④**病的骨折**（骨髄腫細胞の骨浸潤）がおこる。

上記①～③は白血病と同じである。形質細胞は元来，免疫グロブリン（抗体）をつくる細胞である。この細胞が腫瘍化したとき，免疫グロブリンに似てはいるが，免疫グロブリンでない奇怪なタンパク質をつくる。このタンパク質は均質で**Mタンパク質**（**モノクローナルタンパク質**）とよばれ，電気泳動すると免疫グロブリンの分画に急峻なピークが出現する（図13）。

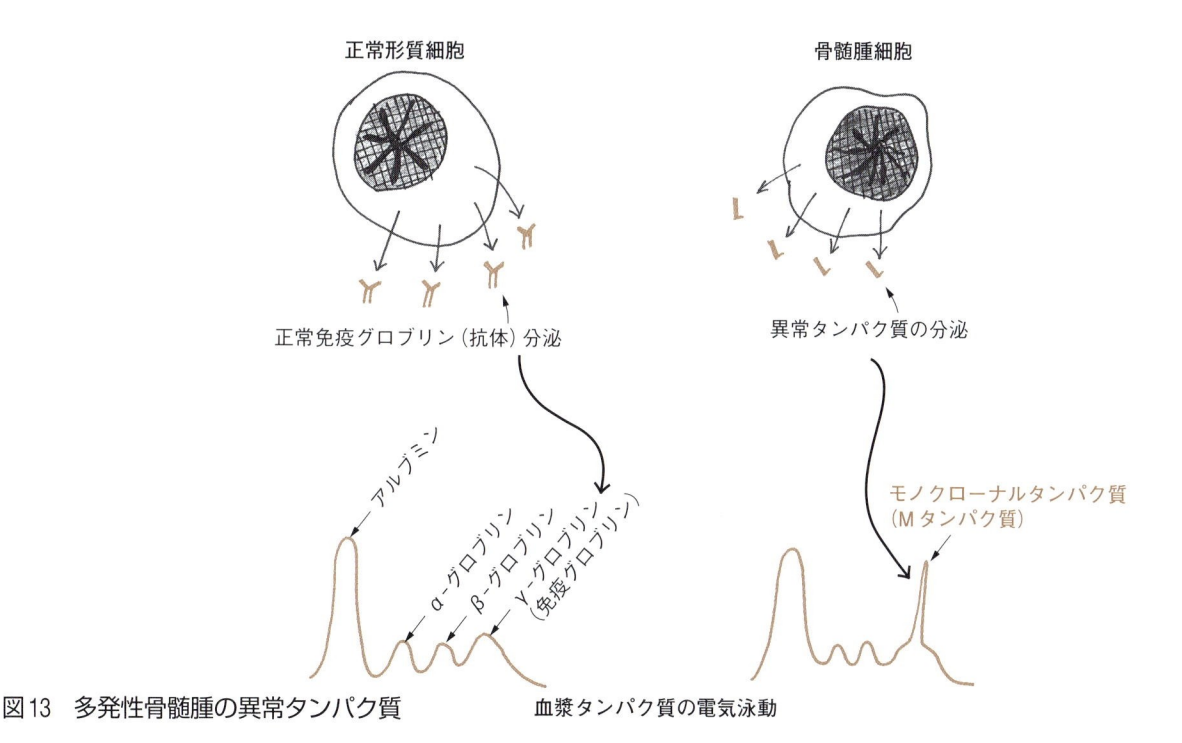

図13　多発性骨髄腫の異常タンパク質

多発性骨髄腫は，Mタンパク質を産生する

これが尿中に出現したとき，ベンス-ジョーンズタンパク質とよばれる。骨髄腫細胞により異常に産生された抗体の軽鎖 light chain が尿中に排泄されたものである。50～60℃で凝固し90～95℃で再溶解する性質を持つ。軽鎖なのでκ型とλ型がある。

Multiple Myeloma 多発性骨髄腫

多発性骨髄腫とは…

骨髄腫で出現する異常尿タンパク質をベンス-ジョーンズタンパク質という

この異常尿タンパク質（**ベンス-ジョーンズタンパク質**）は，腎臓から排泄されてタンパク尿の原因となるだけでなく，尿細管や間質に沈着し**骨髄腫腎**といわれる腎障害をおこす。この腎障害を予防するためには，多量の水分をとる必要がある（1,500〜2,000 mL／日）。

多発性骨髄腫は，腎障害をおこす（骨髄腫腎）

同じ骨髄に発生する悪性腫瘍でも，多発性骨髄腫と白血病とは次の3点で異なる。
(1) 骨を破壊する性質があり，**病的骨折**や骨の痛みを生じる。
(2) 末梢血中に**骨髄腫細胞**が流出することはない。
(3) 異常尿タンパク質を産生し，**腎障害**をおこす。

形質細胞疾患として多発性骨髄腫をみると…

形質細胞疾患 plasma cell disorders はB細胞系の共通した前駆細胞が単クローン性に増殖する腫瘍性疾患と定義することができるが，多発性骨髄腫・ワルデンストロームマクログロブリン血症 Waldenstrom's macroglobulinemia（IgMが分泌され，リンパ節腫大と肝臓と脾臓の腫大がみられ，**過粘稠症候群** hyperviscosity syndrome が臨床像の中心），原発性アミロイドーシス，重鎖疾患 heavy chain disease などが含まれ，単純ではない。その代表的な疾患である多発性骨髄腫の臨床像の病態生理を**表3**にまとめてみよう。

表3　多発性骨髄腫の臨床の病態生理

多発性骨髄腫の臨床所見	その原因と病態生理
高カルシウム血症・病的骨折・骨粗鬆症・骨疼痛	腫瘍細胞の浸潤・腫瘍細胞が分泌する破骨細胞活性化因子・骨芽細胞抑制因子
腎不全	高カルシウム血症・免疫グロブリン軽鎖の沈着・アミロイドーシス・尿酸塩腎症（痛風腎）
貧血（易疲労性）	腫瘍細胞の骨髄浸潤・溶血・エリトロポエチン低下
易感染性	低ガンマグロブリン血症・ヘルパーT細胞（CD4＋T細胞）減少・好中球の遊走能の低下
神経学的症状	過粘稠症候群・クリオグロブリン血症・アミロイド沈着・高カルシウム血症
嘔吐と嘔気	腎不全・高カルシウム血症
出血凝固異常	凝固因子に対する抗体・血管内皮細胞のアミロイドによる傷害・血小板機能不全・血小板に対する抗体

アミロイドーシス amyloidosis は線維構造をもつ異常タンパク質であるアミロイド（類澱粉質）が全身の臓器・組織の間質に沈着し障害をおこす疾患である。アミロイドL鎖タンパク質（amyloid light chain protein：ALアミロイドタンパク質）の沈着による。

＊B細胞の分化や体液性免疫に関しては，「病気と免疫①」（p.329）を参照のこと。

播種性血管内凝固症候群(DIC)

出血と凝固が同時におこる不思議な病態

　文筆家の山城さん（60歳）が，黄疸に気づき入院したのは1か月前である。精密検査の結果，手術不能の膵臓癌であった。ドレーンを肝内胆管に留置し，胆汁を体外に排泄してから（経皮経肝胆汁ドレナージ：減黄術）すこし楽になったが，食欲は一向に出てこない。

　最近は，静脈注射をした跡に大きな出血斑ができるようになった。徐々に腹水がたまってきた。下血と血尿が始まった。

　血液検査では，赤沈の遅延・血小板減少・フィブリノゲン低下・FDP上昇・D-ダイマー上昇がみられた。

　主治医は家族をよび，

「血液が凝固しやすい状態になっています。播種性血管内凝固症候群といわれるものです。体のいたるところで出血がおこります。癌の末期的な状態と考えられます」と説明した。

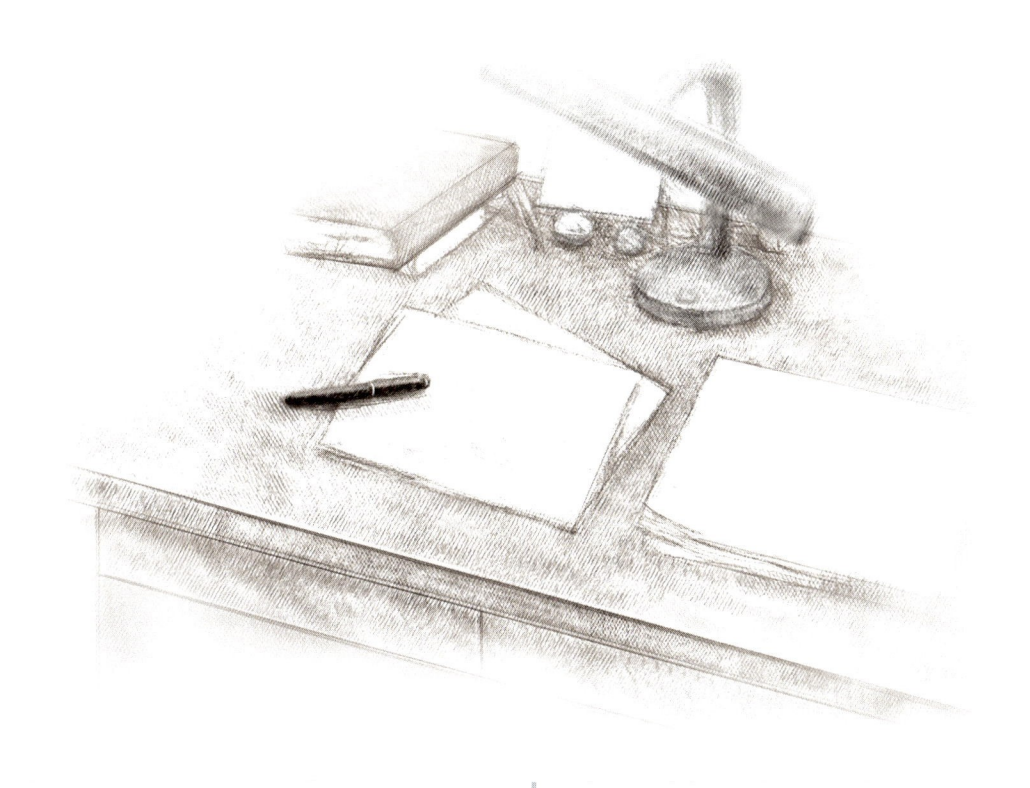

進行癌に続発した重篤な播種性血管内凝固症候群（DIC）の事例である。体のいたるところの細動脈内にフィブリン血栓ができる。その結果，フィブリノゲンが消費され，出血しやすくなる。凝固と出血という正反対の現象が同時におこる病態である。

Disseminated Intravascular Coagulation　播種性血管内凝固症候群

播種性血管内凝固症候群(DIC)とは…

> 播種性血管内凝固症候群(DIC：disseminated intravascular coagulation)は，感染症(グラム陰性菌による敗血症など)・産科的合併症(前置胎盤早期剥離や羊水塞栓など)・悪性腫瘍(白血病・悪性リンパ腫・進行癌)・高度な熱傷などの，組織が広範に破壊される基礎疾患のうえに発生してくる。
> 　山城さんの場合は，膵臓癌が進行し，広範な転移をおこしている状況で，播種性血管内凝固症候群(DIC)が発症してきた。

播種性血管内凝固症候群(DIC)は，重篤な基礎疾患のうえに発生する

　その病態は，重篤な基礎疾患により広範な組織破壊がおこり，大量の組織因子(凝固第Ⅲ因子：組織トロンボプラスチン)が流血中に出現することによる細血管内の微小な**フィブリン血栓**形成と，その血栓を溶解するための線溶系の過度な活性化(**出血傾向**)の両者からなる。つまり，播種性血管内凝固症候群(DIC)では，凝固と出血という相反する現象が同時におこっているのである。

血液は凝固因子・凝固阻止因子・血栓溶解因子が調節している

　止血は生物が生きていくうえできわめて重要な機構で，その中心をなすのが**凝固機構**だが，話はそう単純ではない。生物にとって重要なことは，血管の中を血液が淀みなく流れることである。血液が簡単に血管の外に出たり(**出血**)，血管の中で固まったり(**凝固**)したのでは話にならない。出血と凝固がともにおこらないような，きわどい範囲で調節が行われているのである。

凝固反応には，速効型の外因系と安全確実型の内因系がある

　凝固反応は，まず**血管内皮細胞**の損傷から始まる。
　損傷された内皮細胞の下にあるコラーゲン線維に血小板が凝集していく。そして，内皮細胞の損傷によって遊離した組織因子(凝固第Ⅲ因子：組織トロンボプラスチン)が，**外因系凝固反応**を発動させ**血小板血栓**(色が白っぽいので"**白色血栓**"という)をつくる。

血小板血栓ができるまでの時間を「出血時間」という

　このやわらかな血小板血栓(白色血栓)の形成までを"**一次止血**"とよぶ。また，血小板血栓ができるまでの時間を「**出血時間**」という。

内因系凝固反応は，より硬いフィブリン血栓を形成(二次止血)する

　一次止血の最終産物である血小板血栓は，数分以内にできあがる急場しのぎの血栓である。確実な止血が保証されるためには，**内因系凝固反応**が完了しなければならない。
　凝固反応の最終目標は，可溶性タンパク質の**フィブリノゲン**(凝固第Ⅰ因子)を不溶性のフィブリン(線維素)に変換することである。その最も強力な反応系が，内因系凝固反応である。外因系凝固反応が，血管内皮細胞の傷害で遊離した組織トロンボプラスチン(第Ⅲ因子)の活性化で始まったのと同じように，内因系は，接触因子といわれる**第Ⅻ因子**の活性化で始まる。

播種性血管内凝固症候群

**プロトロンビンを
トロンビンへ変換するのは，
凝固第X因子である**

　トロンビンが活性化されてはじめて，フィブリン血栓が形成され"**二次止血**"の完了となる。つまり，プロトロンビン（凝固第Ⅱ因子）のトロンビンへの変換が，凝固反応のキーポイントである。
　第X因子は重要である。速効型外因系凝固反応が，確実安全型内因系凝固反応と合流するその地点に，**凝固第X因子**は存在するからである。

プロトロンビン時間（PT）は，外因系凝固反応の検査，部分トロンボプラスチン時間（PTT）は内因系凝固反応の検査である

　この一連のプロセスで，出血時間は，血小板機能を全体としてみる検査であったが，**プロトロンビン時間（PT）**は，外因系凝固反応の検査，**部分トロンボプラスチン時間（PTT）**は内因系凝固反応の検査である。

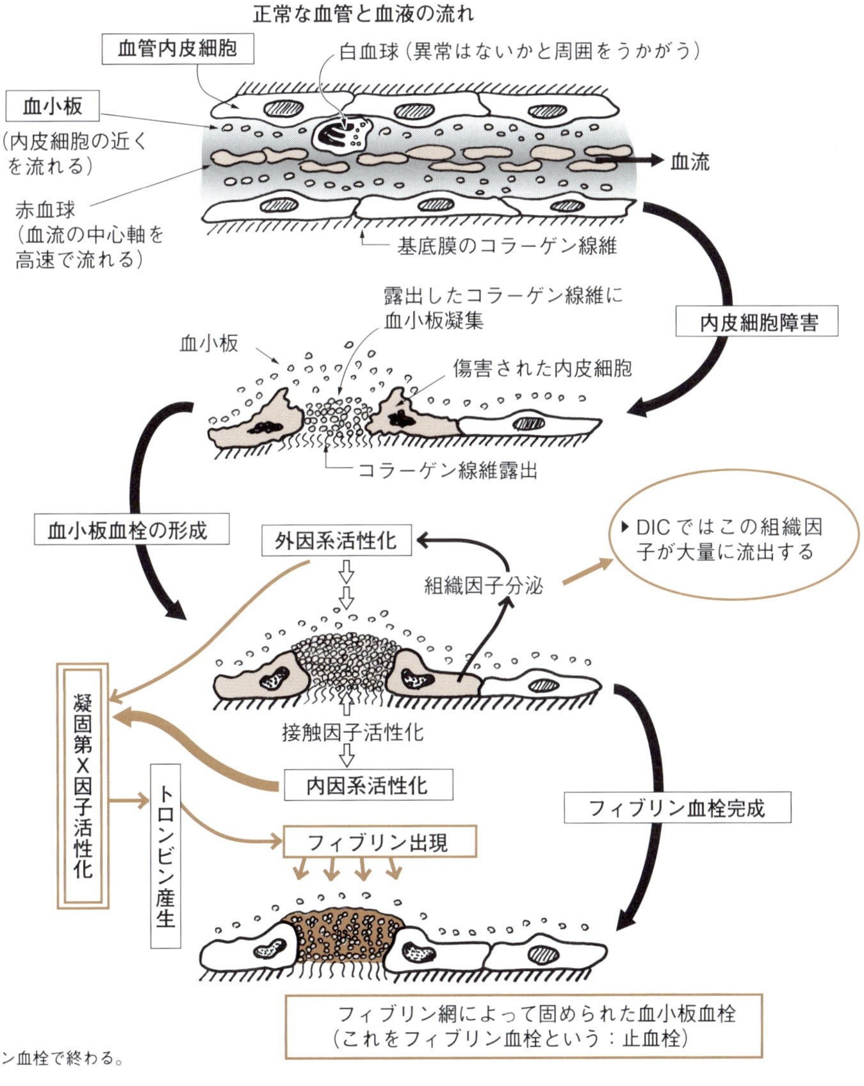

図14　血液の凝固過程
内皮細胞の傷害に始まり，フィブリン血栓で終わる。

Disseminated Intravascular Coagulation　播種性血管内凝固症候群

播種性血管内凝固症候群（DIC）とは…

　以上が，凝固因子の活性化による凝固過程の概略である（図14）。
　しかし，凝固は必要最小限でなければならない。このためには，
① 血小板をもうこれ以上凝集させないこと（**抗血小板系**）
② 凝固因子をもうこれ以上活性化させないこと（**抗凝固系**）
③ 過剰にできてしまったフィブリン血栓を溶解すること（線維素溶解系：**線溶系**）
の3つの機構が必要となる。抗血小板系は傷ついていない血管内皮細胞から分泌される因子（プロスタサイクリンや一酸化窒素）によって，抗凝固系は血管内皮細胞と深くかかわっている凝固阻止因子による。

凝固阻止因子は，アンチトロンビンⅢとヘパリンと血管内皮細胞である

　肝臓で合成される**アンチトロンビンⅢ**は血液中を流れる凝固因子阻害物質で，第Ⅸ，Ⅹ，Ⅺ，Ⅻ因子を抑制する。**ヘパリン**はアンチトロンビンⅢの作用を促進する。
　一方，**血管内皮細胞**の膜表面にはトロンボモジュリンというタンパク質がいつも顔を出しており，余分なトロンビンが流れてこないかと監視している。

トロンボモジュリンは，トロンビンを捕捉してフィブリン血栓の形成を抑制する

　つまり**トロンボモジュリン**はトロンビンと結合することにより，トロンビン作用を封じ込めて，それ以上の凝固を抑制しているのである（図15）。
　フィブリン血栓ができあがると，傷害されていない血管内皮細胞は線維素溶解系（線溶系）を活性化する物質（組織プラスミノゲン活性化因子：t-PA）を分泌して，プラスミノゲンを活性化し，**プラスミン**をつくり出す。このプラスミンが過剰につくられたフィブリン血栓を溶解するのである。

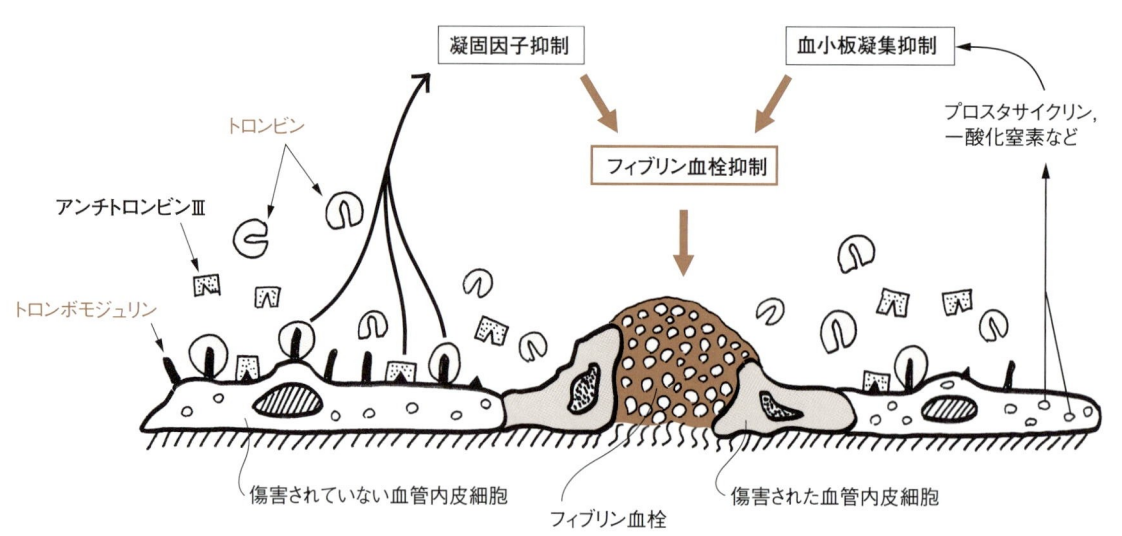

図15　凝固はどのように停止するのか
トロンボモジュリンは血管内皮細胞表面にあり，トロンビンと結合する。アンチトロンビンⅢも内皮細胞膜表面に結合して凝固因子を抑制する。血小板凝集を抑制するプロスタサイクリンなども分泌される。内皮細胞の多機能に注目。

播種性血管内凝固症候群

プラスミンは、フィブリン血栓を分解し、FDP を産生する

FDP（フィブリン分解産物 fibrin degradation product：より特異的には D-dimer ダイマー）はすでに形成された**フィブリン血栓**をプラスミンが溶解した産物である。つまり、フィブリン血栓が形成されていなければ出現しないものである（図 16 (a), (b)）。

以上の血液凝固系、凝固抑制系、線維素溶解（線溶）系のしくみから、DIC をまとめてみよう。

① 重篤な基礎疾患による組織の広範な破壊
② 破壊組織からの大量の組織因子（凝固第Ⅲ因子：組織トロンボプラスチン）の流出
③ 凝固系の亢進（トロンビンの活性化）→ 血小板とフィブリノゲンの消費
④ フィブリン血栓の広範な出現 → 血栓傾向
⑤ 線溶系（プラスミン）の過剰反応 → 出血傾向 → FDP（D-ダイマー）上昇

つまり DIC の血栓は、組織因子の大量放出によるフィブリン血栓の過剰産生である

DIC の出血は、線溶系（プラスミン）の過剰反応による

図 16 (a)　線維素溶解（線溶）系はどのように活性化されるのか？
傷害されていない血管内皮細胞から組織プラスミノゲン活性化因子が分泌され、フィブリン血栓内でプラスミノゲンがプラスミンに変換され、過剰フィブリンが溶解される。

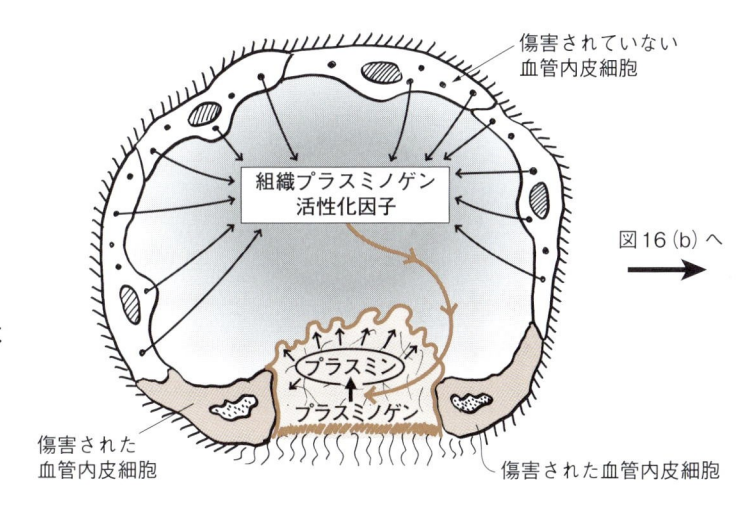

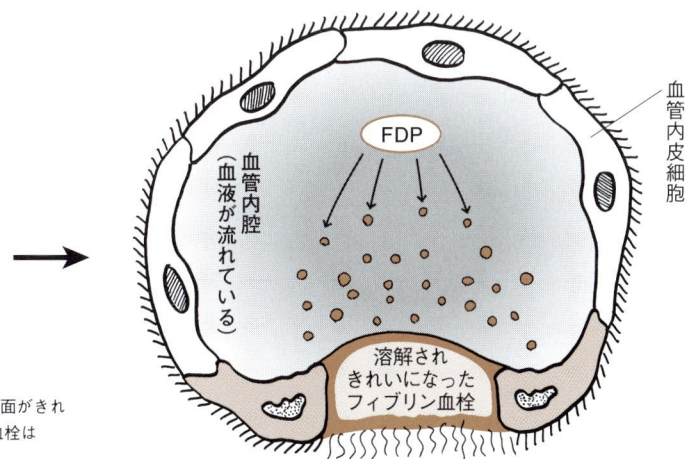

図 16 (b)　FDP の出現
線溶系（プラスミノゲン-プラスミン系）により表面がきれいになったフィブリン血栓。過剰なフィブリン血栓は FDP（フィブリン分解産物）として血流中へ。

疾病論・血液疾患

Disseminated Intravascular Coagulation　播種性血管内凝固症候群

播種性血管内凝固症候群（DIC）とは…

DICでは血小板とフィブリノゲンは低下し，FDP（D-ダイマー）は上昇する

赤沈(せきちん)は，血中フィブリノゲン濃度を反映する

このように，DICではフィブリン血栓の過剰産生による血流の障害（**梗塞**）と，線溶系の過剰反応による**出血**という相反する病態が同時に出現することになる。

つまり，赤沈（赤血球沈降速度）は濃度が増せば亢進し，低下すれば遅延する。DICではフィブリノゲンが消費されるので遅延する。赤沈は簡便なので，緊急時の貴重な検査である。
（DIC で見られるフィブリン血栓は巻頭の"実物を見る" p. iii を参照のこと）

> 参考：皮下出血と血小板数
> 　血小板数≦30,000/μL ── 点状出血がおこりやすくなる。
> 　　　　　≦10,000/μL ── 点状出血が頻発する。
> ＊5mm以下を点状出血，5mm以上を斑状出血とよぶ。

播種性血管内凝固症候群（DIC）の臨床像

①基礎疾患がある（感染症・悪性腫瘍・産科的合併症・高度な熱傷など）
②血栓傾向
③出血傾向
④全身の主要臓器（腎・脳・肺・肝・消化管など）が傷害される

Hemophilia 血友病

血友病
男児に発生する伴性劣性遺伝疾患

　幸太郎君は生後9か月になる。最近は，3歳のお姉ちゃんのおもちゃに興味があるようで，ハイハイしてさかんに近づこうとする。

　ある日，お母さんは幸太郎君を抱き上げてアレッと思った。幸太郎君の両膝が黒ずんでいる（溢血斑）。打撲した形跡はない。

数日間様子をみたが，溢血斑はきれいに消失しない。県立こども医療センターを受診した。血液検査では，血小板数は正常，出血時間・プロトロンビン時間も正常で，活性化部分トロンボプラスチン時間だけが延長しており，血友病であることが判明した。

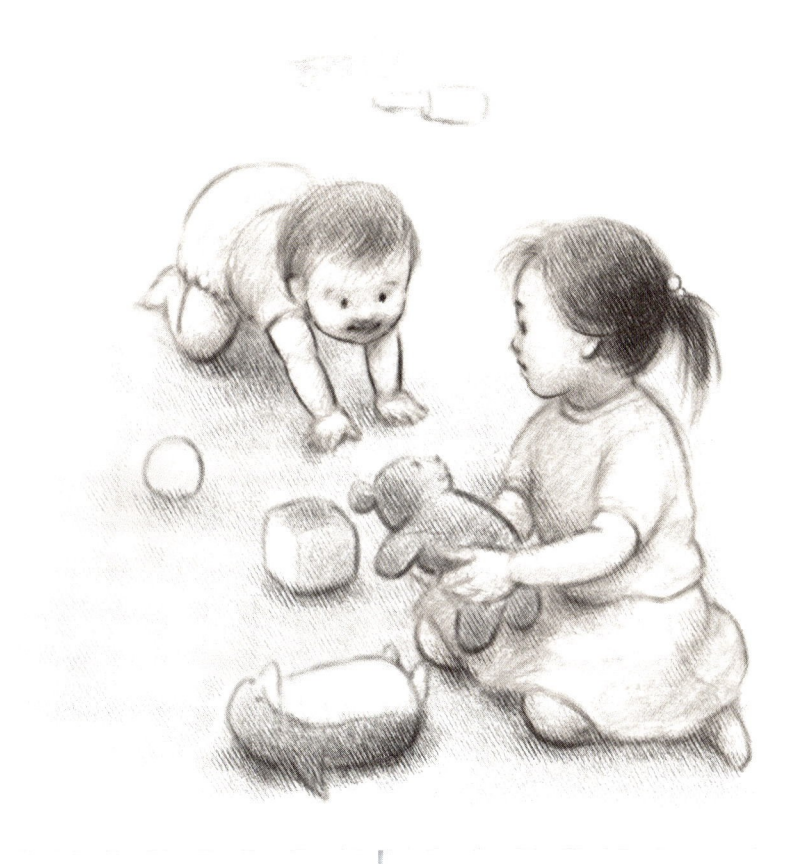

> 中等症の血友病の事例である。物理的な力が加わる部分に溢血斑が出現する。歩行するようになると足関節・膝関節腔内に出血がおこり，腫大・疼痛・機能障害をきたす。出血は内臓におこることもある。

Hemophilia 血友病

血友病とは…

血友病は，血液の非細胞成分である凝固第Ⅷ(Ⅸ)因子の先天的欠乏によっておこる**"易出血性"**(ささいなことで出血しやすい体質)である。**伴性劣性遺伝**形式をとり，女性は保因者となるが発病するのは男性である。血液凝固因子(**表4**)は15種類あるが，その先天性欠損症の中で，伴性遺伝をするのは，第Ⅷと Ⅸ因子だけである。

表4　血液凝固因子

因子 (F : factor)	慣用名 (同義語)	因子 (F : factor)	慣用名 (同義語)
F Ⅰ	フィブリノーゲン	F Ⅷ	抗血友病因子
F Ⅱ	プロトロンビン	F Ⅸ	クリスマス因子
F Ⅲ	組織因子 (組織トロンボプラスチン)	F Ⅹ	
F Ⅳ	カルシウム	F Ⅺ	
F Ⅴ	不安定因子	F Ⅻ	ハーゲマン因子(接触因子)
		F ⅩⅢ	フィブリン安定化因子
F Ⅶ	安定因子		プレカリクレイン(接触因子)
			高分子キニノーゲン(接触因子)

〔注〕1) 15種類が知られているが，12種類は国際委員会によって定められローマ数字が用いられる。
2) 第Ⅵ因子は欠番。Ⅰ,Ⅱ,Ⅲ,Ⅳ因子は慣用名が用いられる。
3) Ⅲ(全身の組織細胞で合成)，Ⅳ,Ⅷ(食細胞で合成)因子以外は肝臓で合成される。
4) ⅩⅣ因子はプレカリクレイン，ⅩⅤ因子は高分子キニノーゲンなのだが，すでに知られていた物質だったので表のごとく因子番号を与えられなかった。

> 凝固第Ⅷ因子の欠乏を血友病A，凝固第Ⅸ因子の欠乏を血友病Bという

血液検査では，内因系凝固反応の指標である**活性化部分トロンボプラスチン時間(APTT)**だけが異常(延長する)を示す。

凝固第Ⅷ因子は，正常を100%とすると20%以下に低下している。1%未満を重症，5%以上を軽症という。

> 血友病では，出血時間は正常である(つまり血小板が正常ということ)

血友病の**関節内出血**は有名だが，この出血は，歩行が可能になってからの出血である。

出血がおこると，腫脹・熱感を伴った激しい痛みがくる。出血が繰り返されると，関節変形・運動障害(可動域の低下)を残す(**血友病性関節症**)。

> 血友病AとBで症状に差はない

ただし，血友病Bのほうが出血の程度は比較的軽い。

治療は**凝固因子の補充療法**である。献血液から精製された濃縮製剤と遺伝子組換え技術によってつくられた製剤がある。HIV感染の原因となったのは輸入血液製剤であった。1985年以降，濃縮製剤はすべてウイルス不活化処理が施されている。

血友病の臨床像
① 男児に発病(伴性劣性遺伝)
② 第Ⅷ(Ⅸ)凝固因子の先天的な欠乏，血小板や出血時間は正常
③ 易出血性・溢血斑・関節内出血

Malignant Lymphoma 悪性リンパ腫

悪性リンパ腫

コリコリと首にしこりが…

　小栗判官と数奇な運命で結ばれたという照手姫伝説で知られる侍従川と六浦川が平潟湾に流れ込み，金沢八景の入り江をなしている。真っ青に澄み渡った空を背景に，色とりどりの小舟が，その穏やかな波間に揺れている。お揃いの制服を着た小学生の一群が，甲高い声で話しながら通り過ぎていく。大寒を過ぎたとはいえ，いまだ底冷えのする，入り江に沿った花水木の並木道を歩む坂口康助は，コートのポケットから出した左腕を伸ばし，時計を見た。「4時限の講義は，2時40分からだったな。少し，早く着きすぎたか」と独りごちた。そして，その手は無意識に左頸部に移動している。コリコリとしたしこりが3つ数珠つなぎのごとく触れる。痛みはない。公園のベンチに腰を下ろし，タバコに火を付けた。シーサイドラインのまるで箱庭のおもちゃのようなモノレールが，入り江を縁取りながらゆっくりと通り過ぎていく。「ようやく，今日で後期最終授業だ。時間は意識すると，突然，その歩がにぶくなる…」もうひとつ独りごちた。

　坂口康助はK大学の哲学の講師をしている。彼が左頸部のしこりに気づいたのは，もう2か月前のことだ。それは，カミュと対比しながらサルトルの実存哲学の講義を終え，教壇を降りて何気に首に触ったときだった。少し風邪気味だったこともあり，それでリンパ節が腫れているんだろうと，とりたてて気にもせずうっちゃっておいたのだが，そのしこりは一向に消えない。しかも，わずかだが大きくなっているように感じられる。しかし，発赤も疼痛もない。人知れず静かにあるその有り様が，なんとも，彼には気に入らない。

　この2か月，妻が休んでから，インターネットとの格闘の日々だった。日本だけではなく欧米のウェブサイトも詳細に検索し，"頸部リンパ節腫大"についてできうる限りの情報を集めた。そして，彼の結論は「悪性リンパ腫 malignant lymphoma」であった。

　現在，63歳の彼には，2人の子供がいる。しかし，2人とも結婚し，経済的に自立している。父が胃癌，叔母が子宮癌で亡くなったこともあり，45歳のときに癌保険に入ったのだが，さしたる大病もせず，ふと気づいてみれば，すでに還暦を過ぎている。『なんとか癌にならずに来たね。どうだい，保険料も結構な額だし，解約してその分老後の貯えに回そうか』と昨年の正月，妻と差し向かいで炬燵にあたりながら話したのだった。そのとき，「お父さん，解約した途端に，

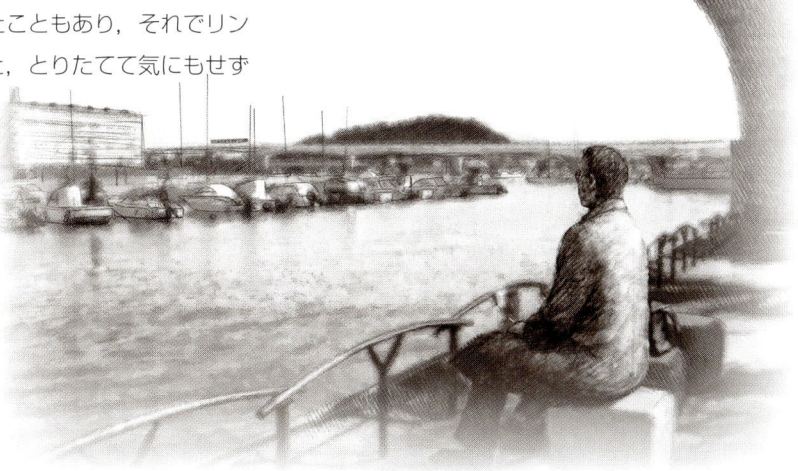

癌になった方が多いと言うわよ。安心料として，もうすこし続けましょう」と妻は応じたのだった。

「確かに，頸部リンパ節が腫れていますね。坂口さんのおっしゃるとおり，炎症性のリンパ節腫大より悪性リンパ腫の可能性が高いでしょう。しかし，厳しい表現ですが，癌の頸部リンパ節への転移の可能性もあります。したがって，その鑑別をしなければなりません。方法は，リンパ節を針で突いて調べるリンパ節の吸引針生検細胞診（ABC：aspiration biopsy cytology）と，リンパ節の一部を手術で取り出して，病理組織検査をする方法があります。坂口さんの場合，悪性の可能性が高いので，病理組織検査をお勧めします。この方法ですと，取り出した組織を迅速病理診断で悪性リンパ腫か癌の転移か炎症性のものかの判断が一挙にできます。もし，悪性リンパ腫なら，遺伝子学的な検索を含め悪性リンパ腫の種類と今後の治療方針の策定に重要な情報が得られますし，癌の転移だとその癌の原発部位を推定する情報を得られる可能性もあるからです」
大学病院の血液内科の担当医の説明は明瞭だった。

とりたてて，日常生活が障害されるような身体状況ではなかった。だから，妻には，はっきりとした結論が出てから伝えようと思っていたのだが…。病院から帰って夕食をとり，炬燵にあたり，向き合ってお茶を飲み終わった，そのなんとも絶妙な間合いで，「お父さん，それで，どうでしたの」ときた。まじまじと妻の目を見ると，なんと，微笑んでいる。「おまえ，知っていたのか！」「だって，インターネットの印刷物がゴミ箱に一杯。みんな，悪性リンパ腫って書いてあるんですもの。毎日，捨てる前に，私，読ませていただきました。貴方より，勉強したかも…」

頸部リンパ節組織生検の結果は，悪性リンパ腫。そのタイプは「びまん性，大細胞性，B細胞型」であった。そして，この悪性リンパ腫が局所的なものか，他に広がっているかの確認作業が必要で，治療はその後になると説明を受けた。

入院当日，都心には珍しく雪が激しく舞った。妻と子供2人に付き添われた坂口康助は，不断に飛び交う雪をながめながら，不思議な気持ちに襲われている。春が来るためには，厳しさを抜けねばならんというわけか…。妻の髪に無言でまとわりつく雪，子供らの肩に静かに降り積む雪。そして，自らの頸部に音もなく生じたリンパ腫…。一段と強く乱舞する吹雪の中に，昨晩聴いたバーバー Barber の"弦楽のためのアダージオ Adagio for Strings"の荘厳な音が彼方から緩やかに押し寄せてくる。リンパ腫を背負いながらこれからもまた生きていくことになる。坂口康助はおおきくうなずいた。

悪性リンパ腫は，胃癌・肺癌・乳癌・大腸癌といったメジャーな癌腫 carcinoma の陰に隠れてはいるけれども，今日，急速に増加している悪性腫瘍の1つである。坂口さんが診断された"びまん性，大細胞，B細胞型"は，その増殖速度が月単位で中 intermediate から高悪性度 high grade malignancy に分類される悪性リンパ腫である。悪性リンパ腫は，化学療法や放射線療法の効果が期待できるので，生命予後は癌腫に比べ良好といえる。

悪性リンパ腫とは…

悪性リンパ腫はリンパ組織に発生する悪性腫瘍である

いわゆる，リンパ・造血器系に発生する悪性腫瘍は2つ，悪性リンパ腫と白血病である。白血病が骨髄に発生し，腫瘤を作らず，末梢血に癌細胞が出現する悪性腫瘍なら，悪性リンパ腫はリンパ組織に発生し，腫瘤を作り，その癌細胞は末梢血には出現しない悪性腫瘍ということになる。

そして，この悪性リンパ腫は"リンパ節に発生する悪性腫瘍"である，と断定したいところだが，リンパ節だけがリンパ組織ではない。リンパ組織は**表5**のように全身に広く配置され，中枢性と末梢性リンパ組織に分類される。

表5　リンパ組織の成り立ち

①中枢性リンパ組織	：骨髄と胸腺
②末梢性リンパ組織	：リンパ節・扁桃腺（口蓋扁桃）・アデノイド（咽頭扁桃）・虫垂・脾臓・小腸パイエル板・粘膜関連リンパ組織 mucosa associated lymphoid tissue（MALT）など

中枢性リンパ組織とはリンパ球を生み育てる場所であり，**末梢性リンパ組織**は成熟したリンパ球が生息する場所で，いわば，外来抗原（病原微生物や異物タンパク質）の侵入情報を集め，その侵入物を掃討するために選ばれたリンパ球特殊部隊の派遣基地といえるだろう。悪性リンパ腫の発生は主にこの末梢性リンパ組織であり，リンパ節はその中でも抜きん出て悪性リンパ腫の発生頻度が高い。だから，悪性リンパ腫はリンパ節に発生すると表現してもあながち間違いではない。

頸部リンパ節は悪性リンパ腫の好発部位である

悪性リンパ腫は深在性リンパ節（縦隔，傍大動脈，腸間膜・後腹膜リンパ節など）に発生することはあるが，表在性リンパ節の**頸部リンパ節**に発生することが最も多い。したがって，自ら触れることのできる腫瘍として乳癌と同様な状況をもっている。炎症を示唆する発赤も疼痛もない。しかし，決して消失せずゆるやかに増大していくシコリとして出現する。この臨床経過こそが，事例の坂口さんをして不気味な不安におとしめた原因である。

単純な悪性リンパ腫の分類…びまん性か濾胞性か

悪性リンパ腫の組織分類には他の悪性腫瘍と異なった側面がある。それは，純粋形態学的に①びまん性 diffuse と②濾胞性 follicular の2つに分けることができることである。**びまん性リンパ腫**とはリンパ腫細胞が局所的に集団をなすことなく増殖する場合で，ほとんどの悪性リンパ腫は"びまん性"リンパ腫に分類される。一方，**"濾胞性"リンパ腫**では，正常リンパ節の皮質に見られる濾胞に似た濾胞構造をとるリンパ腫であり，見事な腫瘍性の濾胞がはっきりと肉眼で確認できることもある。この構造が確認できれば，それだけでも濾胞構造をとるリンパ腫を強く疑うことができる。このようなリンパ腫の代表は，正常濾胞の芽中心を模倣する濾胞性リンパ腫 follicular lymphoma だが，マントル細胞リンパ腫 mantle cell lymphoma や濾胞辺縁帯リンパ腫 marginal zone lymphoma なども含まれる。これらは後述するB細

Malignant Lymphoma　悪性リンパ腫

悪性リンパ腫とは…

胞悪性リンパ腫に分類される。図17をみればびまん性と濾胞性の差は一目瞭然であろう。

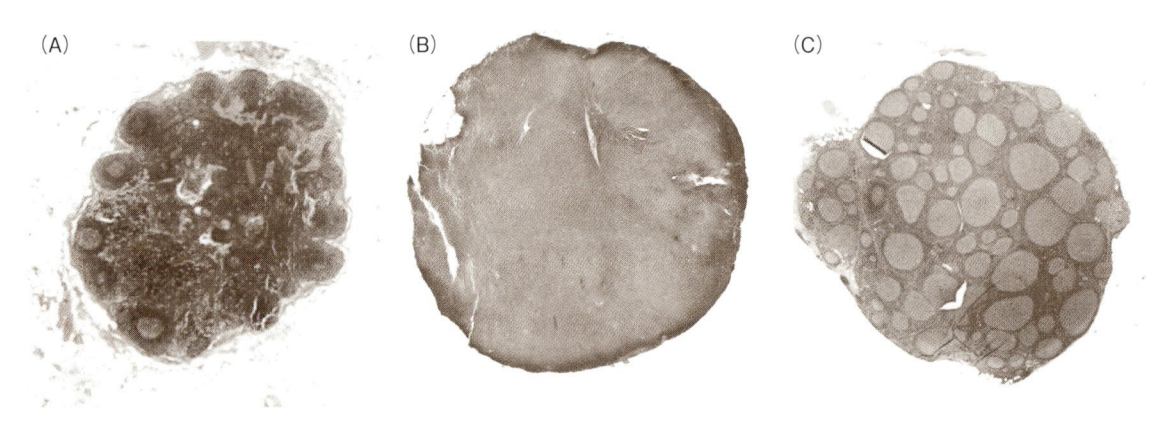

図17　正常リンパ節と悪性リンパ腫のリンパ節ルーペ像（HE染色標本）
A）正常2mmのリンパ節である。リンパ節の構造が見てとれる。B）頸部リンパ節に発生した2cmのびまん性リンパ腫。C）頸部リンパ節に発生した1.5cmの濾胞性リンパ腫（東京厚生年金病院病理診断科標本）。

悪性リンパ腫の2大分類
…ホジキンリンパ腫か非ホジキンリンパ腫か

ホジキン病 Hodgkin disease という病名は有名である。19世紀半ば，脾臓に発生しためずらしい腫瘍を報告したロンドンのガイ病院病理医トーマス・ホジキン（1798-1866）の名前に由来する。"腫瘍"と表現せずに"病"と名づけられたのは，肉眼では明らかに腫瘍にみえるにもかかわらず，顕微鏡で組織を見ると炎症細胞だらけで腫瘍と認識できなかったからだ。今日では，おびただしい炎症細胞の中にまみれて存在する少数の大型細胞（単核のものをホジキン細胞，多核のものをリード・ステルンベルク細胞とよぶ）が腫瘍細胞であることが確認され，**ホジキンリンパ腫** Hodgkin lymphoma と名称は変更され，リンパ腫の一型として確固たる位置を占める。その結果，悪性リンパ腫はホジキンリンパ腫と**非ホジキンリンパ腫**に大別される。わが国では，ホジキンリンパ腫はきわめて少なく，全リンパ腫の5％に過ぎない。しかし，欧米では30〜40％とはるかに多く，悪性リンパ腫の組織型が世界的にみると均一でないことがわかる。

非ホジキンリンパ腫の分類
…由来はB細胞かT細胞，それともNK細胞？

リンパ球は骨髄で生まれるのだが，生まれたときにすでに成熟しているわけではない。幾多の段階をへて未熟な細胞から**成熟細胞**へと分化していく。この成熟段階のどの時期のリンパ球が腫瘍化したのかによって悪性リンパ腫は組織分類される。リンパ球のラインはすでに述べたように，**B細胞・T細胞・NK細胞**の3つのラインがあり，未熟な段階のリンパ球と末梢リンパ組織に定住した成熟リンパ球に大別することができる。なおNK細胞は広い意味でT細胞系に属すため，分類上NK/T細胞系と表現されることが多い（**表6**）。

悪性リンパ腫

表6 非ホジキンリンパ腫の組織分類

	未熟（前駆）型	成熟型
B細胞リンパ腫	Bリンパ芽球性白血病/リンパ腫	慢性リンパ性白血病/小リンパ球性リンパ腫 マントル細胞リンパ腫（MCL） 濾胞性リンパ腫（FL） MALTリンパ腫 形質細胞腫瘍（形質細胞腫・骨髄腫など） びまん性大細胞リンパ腫（DLBCL） バーキットリンパ腫 …
T/NK細胞リンパ腫	Tリンパ芽球性白血病/リンパ腫	鼻・鼻型NK/T細胞リンパ腫 成人T細胞白血病/リンパ腫（ATLL） 菌状息肉腫/セザリー症候群 末梢T細胞リンパ腫 未分化大細胞リンパ腫（ALCL） …

*ここには主だった組織型のみを記してある。

ATLLは日本特有の悪性リンパ腫である…日本の地域性と世界の中の日本

　日本は欧米と比較してホジキンリンパ腫が少なく、T細胞リンパ腫が多いことはよく知られた事実である。**表7**をみていただこう。日本、韓国、欧米の比較と日本を九州地方とそれ以外の地域でみたデータである。

表7 悪性リンパ腫組織型の頻度からみた地域性

分類	日本	九州	九州以外	韓国	欧米
B細胞リンパ腫	69%	54%	75%	71%	60〜75%
T/NK細胞リンパ腫	25	40	18	24	2〜9
ホジキンリンパ腫	4	4	5	5	30〜40
濾胞性リンパ腫	7	5	8	6	17〜33
びまん性大細胞リンパ腫	35	30	38	43	25〜30
成人T細胞白血病/リンパ腫（ATLL）	8	20	2	0	0

下段の3行はB細胞リンパ腫、T/NK細胞リンパ腫の代表的な組織型の頻度である。イロ文字は欧米との比較で大きく異なっているところである。
（中村栄男，梶本和義，今井裕：悪性リンパ腫の疫学，医薬ジャーナル社，p.59-63, 2002を一部改変）

　日本にしろ外国にしろ、B細胞リンパ腫が最も多いことに変わりはない。しかも、B細胞リンパ腫のびまん性大細胞リンパ腫がその主役である。ただ、濾胞性リンパ腫が欧米に多くアジアに少ないこと、ホジキンリンパ腫が確かに欧米に多いことがわかる。しかし、最も際立った違いは、韓国を含めたアジアに比べ欧米のT細胞リンパ腫の頻度は明らかに少ないことである。しかも、日本でも九州地方に圧倒的にT細胞リンパ腫が多く、その原因が**成人T細胞白血病/リンパ腫（ATLL）**によることが了解される。韓国・欧米ではATLLは発生していないのだ（**表7**最下行参照）。

　ATLL（adult T-cell leukemia/lymphoma）はヒトT細胞白血病ウイルスI型（HTLV-I）の感染により発症する最も悪性度の高い白血病/リンパ腫である。腫瘍細胞はCD4陽性のT細胞形質を示す。

Malignant Lymphoma　悪性リンパ腫

悪性リンパ腫とは…

> 実は，西南日本，特に九州地方ではHTLV-Iのキャリアが多く，そのため，ATLLが高頻度に発生する。とりわけ，九州南部と長崎の五島列島では悪性リンパ腫の50％をATLLが占める。このような日本の特殊事情が，世界的にみた悪性リンパ腫の組織型頻度の差を生んでいる。

悪性リンパ腫の組織分類を治療戦略に結びつける…"悪性度"

1980年後半以降，腫瘍組織診断において白血病と悪性リンパ腫ほどその内容が細分化され，あわただしく変貌をとげ，さらにとげ続けている悪性腫瘍はないだろう。その原因は，分子生物学の進歩に伴い，染色体異常（相互転座など）や遺伝子異常（重複，欠失，点突然変異，癌抑制遺伝子の過剰メチル化など），さらにウイルス（EBV，HHV-8，HTLV-1，HTLV-2*など）関連リンパ腫の発見とその臨床像の特定が進み，その診断に最も効果のある治療を選択するという理想的な指向性をもつスタイルが姿を現したことにある。つまり，臨床の治療戦略に直結する組織診断の要請の高まりである。それは，**分子標的治療**〔その代表は，CD20を標的にした抗CD20抗体（商品名リツキサン®）による治療〕や，より効果的な**化学療法**（CHOP療法**など）の開拓にむけられたものであり，臨床現場では"**悪性度**"という指標の中に託されている。表8に主だった非ホジキンリンパ腫の悪性度による分類を示そう。

表8　非ホジキンリンパ腫の悪性度分類

	B細胞性	T細胞性
低悪性度	小細胞性 MALT 辺縁帯B細胞性 濾胞性（grade 1,2,3a）	菌状息肉腫症 慢性成人T細胞性
中～高悪性度	形質細胞腫 マントル細胞 濾胞性（grade 3b） びまん性大細胞型	末梢T細胞性 血管免疫芽球性 NK/T細胞性，鼻型 未分化大細胞型
超悪性度/急性	リンパ芽球型 バーキット	リンパ芽球型 成人T細胞性

低悪性度とは，経過観察の可能な，ゆるやかに，具体的には年単位で進行するものであり，**超悪性度**とは，その進行が日あるいは週単位に刻々と目に見えて進行し，診断が下るや即刻治療を開始しなければならないものという意味合いをもつ。その中間の中～高悪性度群は，月単位の進行ということになる。

---

* EBV：Epstein Barr virus, HHV：human herpesvirus, HTLV：human T-cell lymphoma/leukemia virus
** CHOP療法（チョップ療法）：シクロホスファミド（C），ドキソルビシン（H），ビンクリスチン（O），プレドニゾロン（P）を組み合わせた化学療法

悪性リンパ腫

悪性リンパ腫は急速に増加している

　胃癌，大腸癌，肺癌，肝細胞癌，子宮頸部癌，乳癌，前立腺癌といった主要な癌腫をマラソンの先頭集団になぞらえるなら，リンパ・造血系の**悪性リンパ腫**や**白血球病**は食道癌・膵臓癌・胆管癌からなる第2集団に属しているといえるだろう。この第2集団の死亡率と罹患率の年次推移を男女別で示しておこう（**図18, 19**）。白血病の罹患率はプラトーに達し，横ばいの曲線を示しているが，悪性リンパ腫は増加しており，その死亡率も特に女性で増加傾向を示している。この傾向は膵臓癌に似ている。主要部位の悪性腫瘍のトレンドに関しては，前立腺癌と乳癌の章を参照されたい。

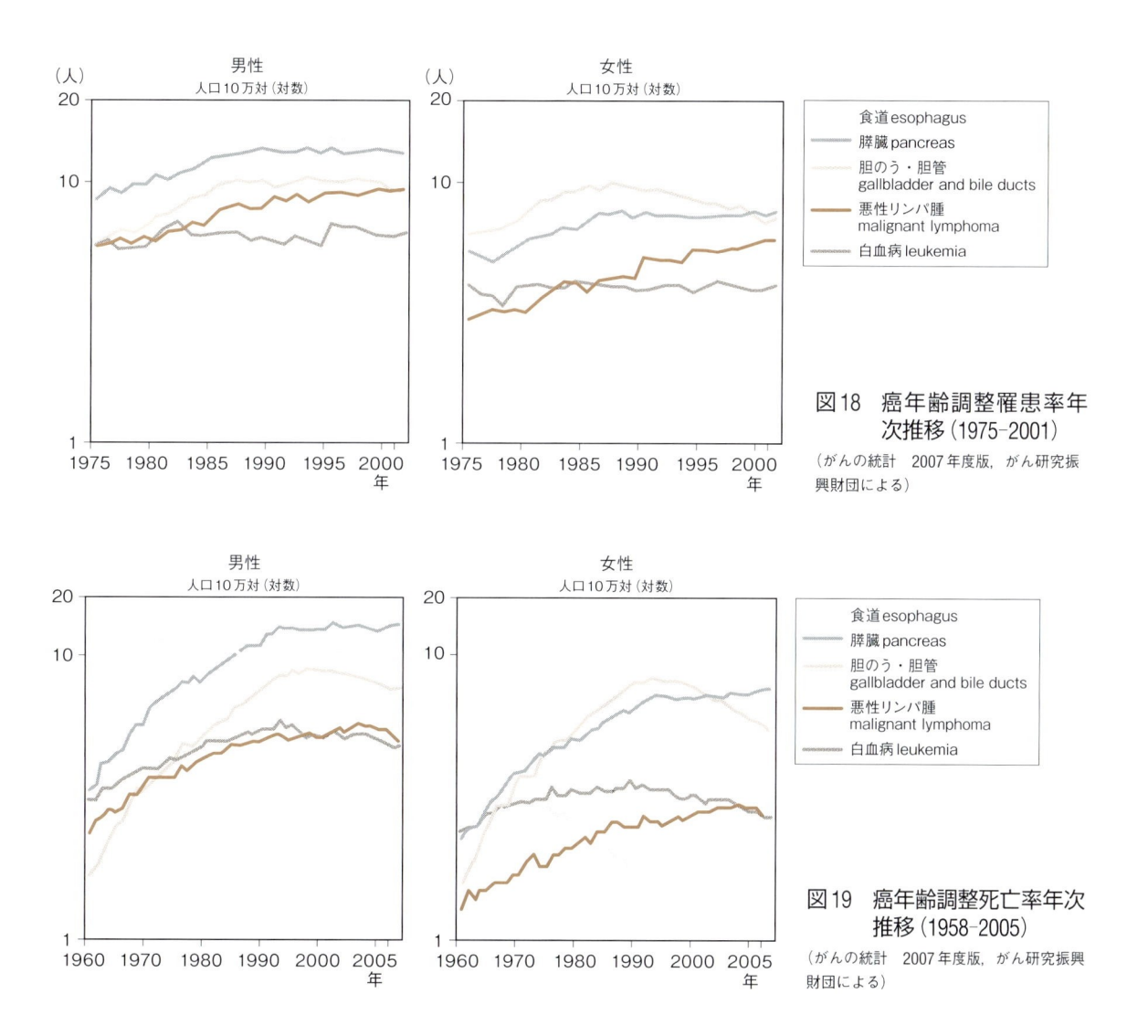

図18　癌年齢調整罹患率年次推移（1975-2001）
（がんの統計　2007年度版，がん研究振興財団による）

図19　癌年齢調整死亡率年次推移（1958-2005）
（がんの統計　2007年度版，がん研究振興財団による）

Circulation

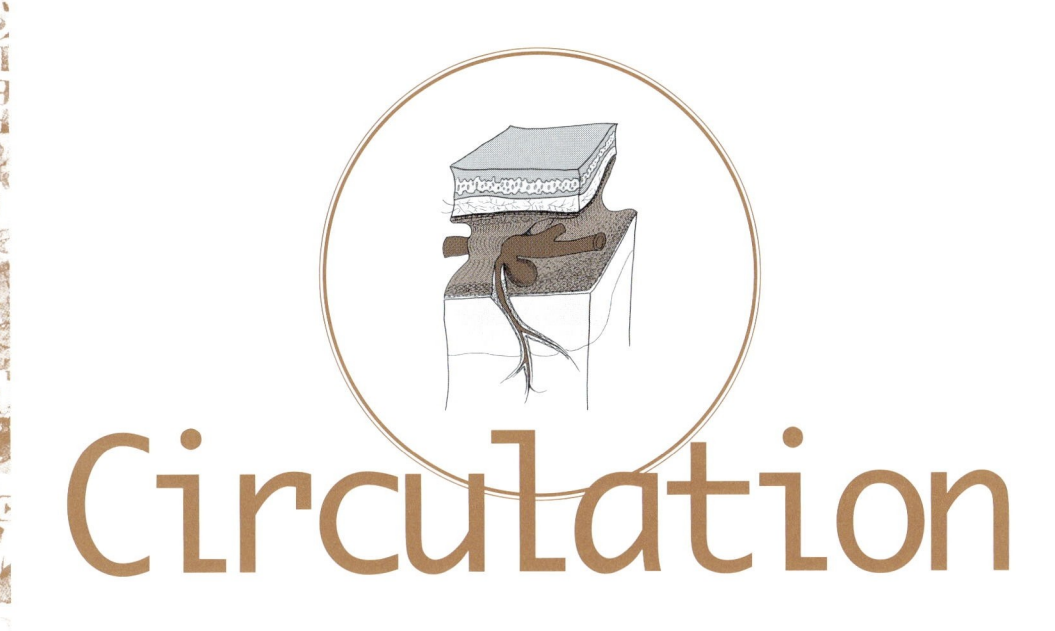

循環器疾患

この流れは，時に速く，また限りなくゆるやかにたゆとうている。
しかし，とどまることは許されない。

42
高血圧

49
狭心症
1：安定狭心症（労作狭心症）
2：不安定狭心症（急性冠症候群）

70
急性心筋梗塞

77
完全房室ブロック

Hypertention 高血圧

高血圧
姿の見えない怖いやつ（その1）

　道願寺は町の南東にデンと構える石臼山の中腹にある。そのおこりは古く，室町時代後期ともいわれ，曹洞宗の名刹である。

　寺の規模は大きくないが，山門を入ると，両手をあげ行く手を阻むようにそびえ立つ楠がある。樹齢500年。この大木の存在が，本格的な改修をされないまま今日に至った本堂をよりみすぼらしくしている。参拝客は多く見積もっても年間1,000人程度。つまり，1日3人ということだ。

　雲海和尚がこの寺の住職である。早朝，朝霞の中に朗々と響く彼の読経は，淀むことを知らない。

　むしょうに暑かった夏が終わり，急に冷え込んできたある夜更け，激しい頭痛が彼を襲った。しばらくの間我慢し，呼吸を整えていると頭痛はおさまったが，不快な頭重感が残った。

　広い境内には，彼の身の回りの世話をしている老夫婦と雑種犬ゴンしかいない。

　「こんな頭痛は，初めての経験だな。原因はわかっている。そろそろ顔を出したということか…。いかに仏門の修行を積んだとて，自ら生まれながらに背負っているものは押さえ込めぬということか…」

　彼は，今年58歳になる。父は52歳で脳卒中をおこし，数日で死亡した。母は56歳で心筋梗塞で死亡。祖父は体がむくみ，尿が出なくなって死んだと聞いている。坊主になることを嫌い，東京で骨董品店を経営している55歳の弟も高血圧で降圧薬を飲んでいる。

　町の北西に緑ヶ池がある。水辺には四季折々の草花が群生し，野鳥の絶好の餌場でもある。この池の畔に神崎医院がある。院長の神崎洋一郎は，雲海和尚と中学・高校の同級生である。理屈っぽい雲海とフワッとした神崎はなぜか気が合い，友情は今でも続いている。

　診察と検査を終えた神崎は，
　「確かに，雲海のいうとおりだな。血圧は196/

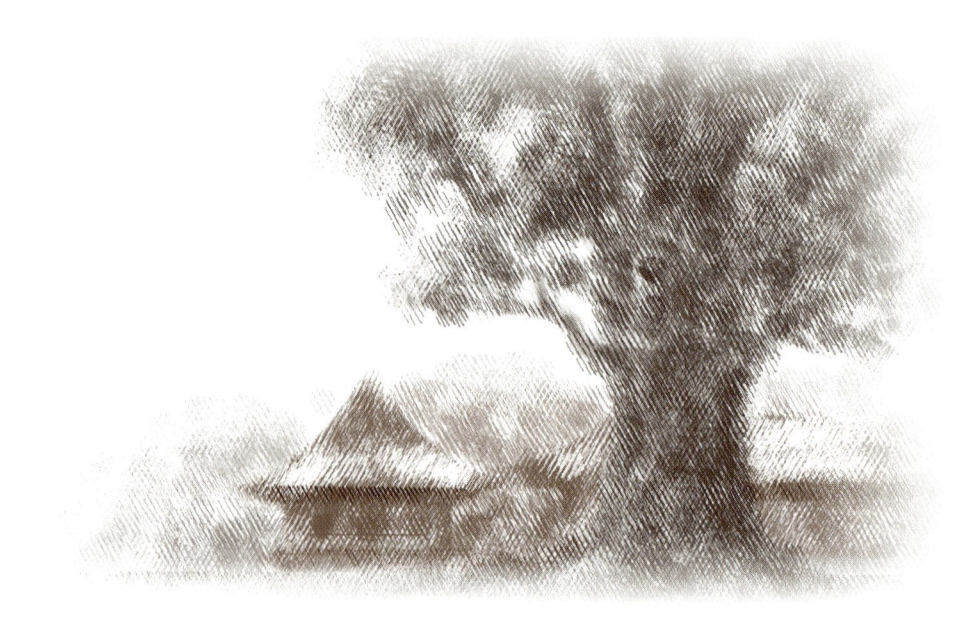

110 mmHgもある。心臓も肥大があり，尿にはタンパクが少し降りている。眼底検査でも網膜の動脈にわずかだが狭窄がみられる」

「心筋梗塞，脳出血，腎不全のリスクがあるということだな」

「…そのとおりだ。しかし，なぜ，高血圧の家族歴があるんだからもっと早く相談してくれなかったんだ。高血圧状態になったのは，2年や3年前ではないぜ」

「予想はしていた。そのこともあって節制した生活を送ってきた。しかし，症状をはっきり自覚したのは今回が初めてだった。俺は高血圧を甘く見すぎていたようだ。これほどしたたかなやつだとは…」

「酒もタバコもやらず，美食も避けてきたおまえだものな…。おまえの精進と一途さの前では，俺なんか何もいう資格などないんだが，…。だけど雲海，まだ決して遅くはないぞ」

いつになく神崎医師は真剣なまなざしで雲海和尚を見た。

「酒・タバコ・肥満といった生活習慣からくる環境因子の是正は，おまえには不要なんだ。必要なのは，体に合った降圧薬を確実に飲んで，血圧をコントロールすることだ。そうすれば合併症は確実に防ぐことができるよ」

「確実にか…。とにかく降圧薬は飲むよ。よろしく頼む」

「うん。釈迦に説法だが，薬を飲むことに加え，交感神経を興奮させる精神的なストレスをコントロールすることも必要だな」

「おまえが坊主で，俺が医者になればよかった。ハッハッハッハッ…」

2人の笑い声に驚いて，水辺の野鳥が夕闇迫る西の空に飛び立った。

高血圧病期分類（WHO，1993年）の第Ⅱ期に相当する本態性高血圧症の事例である。雲海和尚がいみじくもいったように，本態性高血圧症は血圧が高くなったとしても自覚症状は出にくく，自覚症状が出現し始める頃には，心血管系に傷害がすでに現れていることが多い。

Hypertention 高血圧

高血圧とは…

> 人間は生存するために，次の3つの循環系を一生の中で経験する。
> (1) **胎児循環系**：母体内での胎児の生存を保障する循環系。
> (2) **体循環系**：身体を構成する細胞に酸素と栄養を供給する循環系。
> (3) **肺循環系**：酸素を取り入れ，二酸化炭素を排除する循環系。
> それぞれの循環系には，①血圧の高い**動脈系**と，②血圧の低い**静脈系**の2系統がある。

（参照：循環器病態生理の基礎 ① p.47）

高血圧とは，体循環系の動脈血圧の上昇をいう

人体を構成する60兆個の細胞に酸素と栄養を輸送するために，体循環系の**動脈系**が正常より**高い血圧を必要**とする状態が高血圧症である。

高血圧は，心臓と動脈に，より多くの労働を強制する

心臓は，通常より強い収縮を求められ，**動脈**は高い血圧に耐えることを強いられる。しかし心臓や動脈は，強制労働にある程度耐えられる予備能力を備えている。

高血圧は自覚症状が出現するまでに長い年月を経る

心臓と動脈がその過重労働に耐えられない状態になると，突然，高血圧症の症状は出現する。自覚症状の出現が突然であっても，高血圧が突然発症するのではない。症状の出現までに，心臓と動脈が高血圧に耐えた長い時間が存在するのである。

高血圧に特有な症状はない

昔から有名な高血圧による頭痛（古典的な**高血圧性頭痛**）とは，"朝起床時におこる後頭部がズキズキする頭痛で，前額部に放散する。しかし，自然におさまる"といわれたものである。しかし，その頭痛が出現しているときの血圧は必ずしも高くない。また，拡張期圧が100mmHg以上では，頭痛・鼻血・耳鳴り・めまい・肩こり・夜間多尿などが出現しやすいが，これら症状の出現頻度は血圧が高くない人との間に統計的な有意差がなかったため，現在では高血圧に特有な症状ではないと考えられている。とはいえ，これらの症状や徴候が**高血圧の家族歴**や**肥満**がある患者にみられるとき，軽視してはならない。

高血圧は心臓と動脈を傷害する

高血圧による合併症（臓器障害）は，次の2つからなる。
① 高血圧自体による障害（高血圧 → 臓器障害）
② 動脈硬化症の増悪による障害（高血圧 → **動脈硬化** → 臓器障害）

①では，**心臓**に対して心肥大から心不全へ，**血管**に対しては小動脈の内・中膜を傷害する結果，腎硬化症から腎不全・脳出血・網膜動脈出血などがおこる。②では，**中・大動脈**の内膜を傷害し粥状動脈硬化症がおこり，狭心症・心筋梗塞・脳梗塞などを引きおこす。つまり，高血圧合併症には，高血

高血圧

圧自体によるものと動脈硬化を介するものがある。

高血圧の臓器障害により明らかな自覚症状が出現する

通常，臓器障害（心臓・腎臓・脳）が現れると，本人が明らかに自覚する症状が出現する。心臓が障害されれば**心不全**，腎臓だと**腎不全**，脳なら**脳出血**や**血栓・梗塞**である。しかし，臓器障害（高血圧の合併症）が出てからでは遅いのである。臓器障害がおこらない限りはっきりした自覚症状が出現しないという事実こそが，**生活習慣病**の代表である高血圧の"怖さ"であり，後述する糖尿病にも共通する点である。この臓器障害と自覚症状の関係を表現したものが，1993年に提起された高血圧病期分類（**表1**）である。

表1　臓器障害による高血圧分類：高血圧病期分類（WHO/ISH 1993年）

第一期　臓器障害の他覚的徴候が認められない。
第二期　下記の臓器障害の徴候のうち，少なくとも1つが認められる。
　● 左心肥大（X線，心電図，心エコー）
　● 網膜動脈のびまん性および局所性の狭細化
　● タンパク尿あるいは血漿クレアチニンの軽度上昇
　● 粥状硬化性プラーク*の超音波またはX線所見（頸動脈，大動脈，腸骨動脈，大腿動脈）
第三期　臓器障害の結果として，下記の症状と徴候がともに現れる。
　● 心：狭心症，心筋梗塞，心不全
　● 脳：一過性脳虚血発作（TIA），脳卒中，高血圧性脳症
　● 眼底：乳頭浮腫を合併または非合併の網膜出血および滲出
　● 腎：血漿クレアチニン値上昇（2.0mg/dL以上），腎不全
　● 血管：解離性動脈瘤，有症候性の閉塞性動脈疾患

*動脈の内膜に脂肪の沈着がおこり，黄色の扁平な隆起が生じた状態。

高血圧には，本態性高血圧と二次性高血圧がある

原因がわからないものを**本態性高血圧**，原因がわかっているものを**二次性高血圧**という。

高血圧の90％以上は，本態性高血圧である

血圧は，運動・食事・排泄・**精神的動揺**など，さまざまな要因で刻々と変化している。したがって，1回の血圧測定で高血圧症と診断してはならない。白衣を着た医師のいる病院で血圧が高値を示しても，自宅に帰りリラックスすれば正常血圧域になるケースは多い（**白衣高血圧**：white coat hypertension）。また，**加齢**に伴い血圧は上昇（特に収縮期血圧）する。1か月以上の経過観察で数回の血圧測定値を参考に高血圧症の診断をする（**表2**）。

表2　高血圧の診断基準（日本高血圧学会高血圧治療ガイドライン2014年を一部改変）

	至適血圧	正常血圧	正常高値血圧	高血圧
収縮期血圧（mmHg）	120未満 and	130未満 and	130-139 or	140以上 or
拡張期血圧（mmHg）	80未満	85未満	85-89	90以上

正常血圧域を至適血圧，正常血圧，正常高値血圧に分けていることに注意。

Hypertention 高血圧

高血圧とは…

収縮期圧140mmHg以上か，拡張期圧90mmHg以上のどちらかを満たせば高血圧である

血圧値は高血圧の予後（臓器障害の出現）を決定する重要な因子である。その意味から血圧値による高血圧の重症度を分類する（表3）。

表3 血圧値による高血圧重症度分類（日本高血圧学会高血圧治療ガイドライン2009年）

	Ⅰ度高血圧	Ⅱ度高血圧	Ⅲ度高血圧	収縮期高血圧
収縮期血圧（mmHg）	140〜159 or	160〜179 or	180以上 or	140以上 and
拡張期血圧（mmHg）	90〜99	100〜109	110以上	90未満

脂質異常症・糖尿病・心血管病の家族歴および喫煙は，高血圧の危険因子である

血圧値以外に高血圧症の予後に影響を与えるもの（危険因子）のうち，心血管病の**家族歴**は避けることのできない因子だが，家族性でない**脂質異常症・肥満を伴う糖尿病・喫煙**は努力すれば避けることのできる因子である。血圧値のコントロールに加え，これら因子のコントロールが高血圧の治療の目的となる。

二次性高血圧には，腎性と内分泌性がある

二次性高血圧は頻度が低い。しかし，原因が確認されれば，治療によって完治することもあるので，臨床症状から二次性高血圧が疑われる場合にはその検査は不可欠である。

腎性高血圧は腎実質性（慢性糸球体腎炎・腎盂腎炎など）と腎血管性（腎動脈狭窄）があり，二次性の主たるものである。**内分泌性**は褐色細胞腫・クッシング症候群・原発性アルドステロン症などがあるが，有名なわりに少ない。

高血圧の臨床像
①臓器障害がおこっていない高血圧には，特有な症状はない
②高血圧による臓器障害（心臓と動脈）が出現すると，症状と徴候が明らかとなる
③血圧値・脂質異常症・糖尿病・喫煙・心血管病の家族歴が，危険因子である

循環器病態生理の基礎 ①

重要なのは毛細血管なのです

動脈に拍動あり，静脈とリンパ管に弁あり

動脈と静脈にリンパ管を加えて脈管（vessel）という。**脈管**は基本的に同じ構造をしている。

脈管は内膜・中膜・外膜の三層構造をとる

内膜は一層の内皮細胞，中膜は多層の平滑筋細胞，外膜は多層の線維芽細胞からなる。これが基本構造である。

動脈はこの構造が静脈よりしっかりしている点と，**弾性線維**を圧倒的に多く含む点が異なる。**リンパ管**には静脈と同じように逆流防止弁があり，その構造は静脈と同じで，流れるものがリンパ液か血液かの違いしかない（図1）。

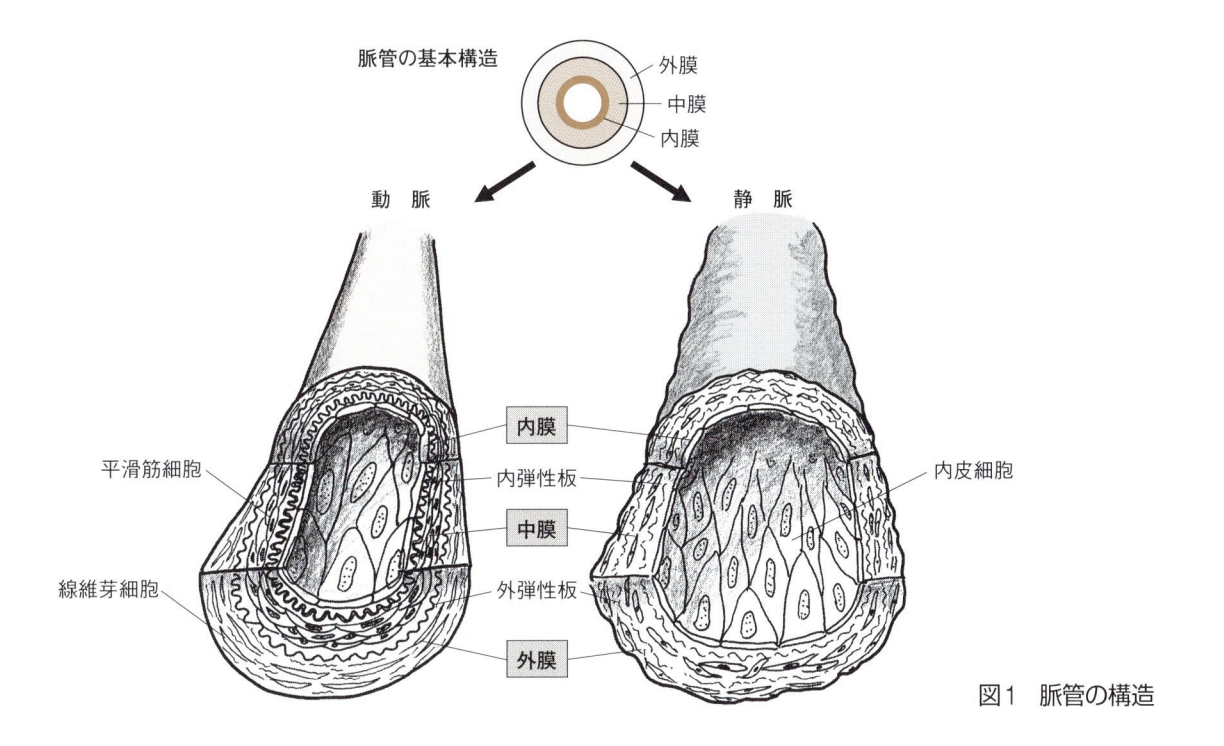

図1　脈管の構造

血液は毛細血管に到達するために流れている

大動脈から細動脈までは血液の**輸送系**であり，できるだけ速く流れる必要がある。大動脈では血液は30cm/秒（安静時）で流れている。運動時なら100cm/秒以上にもなる。しかし目的地である**毛細血管**は，60兆個の細胞に直接，酸素と栄養を渡し，老廃物を受け取る究極の場所である。

毛細血管は血液の終着駅であり，物質の交換場所である

毛細血管の血液の流れは，最もゆるやかである。その速度は0.3mm/秒で，大動脈の血流速度の1/1,000である（大動脈の断面積は毛細血管の断面積の総和の1/1,000である☞流速と断面積は反比例の関係にある）。毛細血管での血流がいかにゆるやかであるかは理解できるだろうが，問題は**毛細血管の長さは1mm以下しかない**ことである。

循環器病態生理の基礎①

> 重要なのは毛細血管なのです

毛細血管での物質交換（酸素と二酸化炭素，栄養と老廃物）は3秒以内になされる

想像できないぐらいの速さである。これはどうの，あれはどうの，と選択する時間は全くなく，あたりまえのように速やかにその行為は完了する。したがって，毛細血管は一層の**内皮細胞**のみからなり，余分なものは何ひとつ身につけていない。

左心系（動脈系）は輸送系で，右心系（静脈系）は回収系である

酸素と栄養素を毛細血管に送る**左心系**（動脈系）は血圧が高い高圧系で，二酸化炭素と老廃物を回収して心臓に戻る右心系（静脈系）は血圧が低い低圧系である。

最も低い血圧を示す脈管は，大静脈である

血液は圧力の高いところから低いところに流れるのだから，血液が心臓（右心房）にたどりつくためには**大静脈**が最も低くなければならない。

影の主役であるリンパ管系を忘れてはいけない

動脈と静脈は有名である。赤い血液が流れ確認しやすいからである。しかし，透明な**リンパ液**が流れている**リンパ管**は見えないので，リンパ管が全身をくまなく巡っていることに気づく人はいない。リンパ管系は影の主役である。細胞と細胞の間を埋める**間質**（stroma）の**組織液**（血漿よりタンパク質が少ない）を回収して大静脈に還流する。さらに，免疫を担うおびただしい**リンパ球**が流れる。人間はリンパ管のおかげで体がむくむ（浮腫）ことなく，また，感染症の脅威から守られているのである（図2）

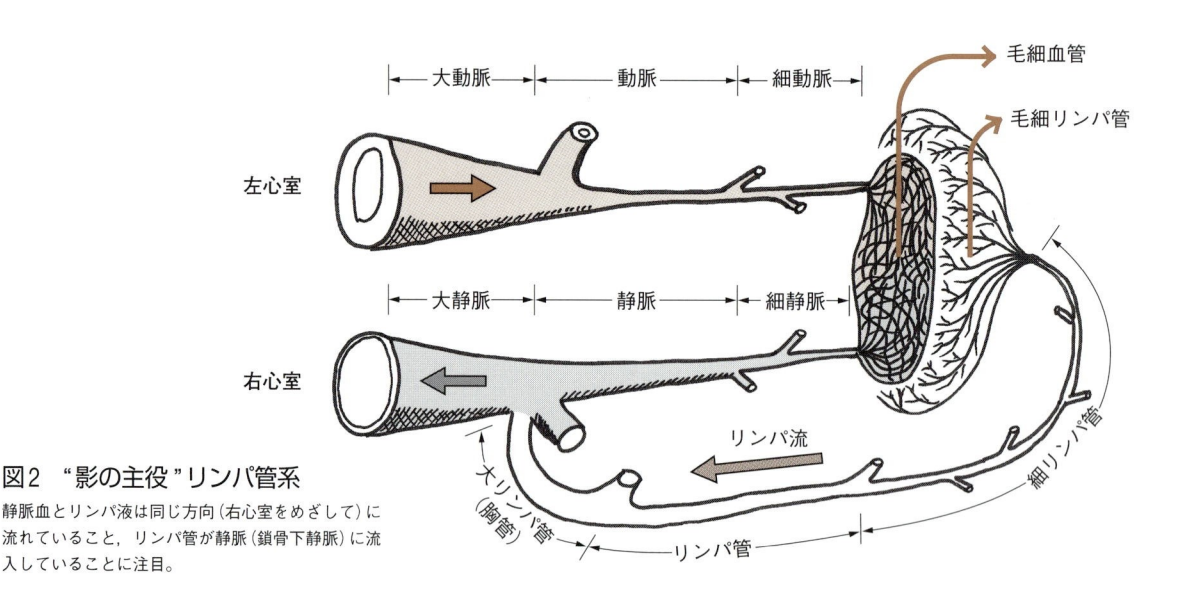

図2　"影の主役"リンパ管系
静脈血とリンパ液は同じ方向（右心室をめざして）に流れていること，リンパ管が静脈（鎖骨下静脈）に流入していることに注目。

Angina Pectoris 狭心症

狭心症
1：安定狭心症（労作狭心症） 顛末がわかっており，あわてず対応できる狭心症

　朝4時に起床。朝靄の中，山川田公園をゆっくりと独り散策する。その公園のほぼ中央にあるこんもりとした高台に立ち，西の空に浮かぶはずの富士と対峙する。今日は，いい天気だ。空気も乾いている。冠雪を頂いた富士の雄姿が，まるで眼前に迫ってくるようだ。「それにしても，すげえ山だ」。思わず合掌。自宅にもどり，歯を磨き，食卓につき，デジタル血圧計を腕に巻く。138／85mmHg。自宅血圧帳に鉛筆でしっかりと2つの黒点（●）を刻む。コメント欄に "快晴。フジミユ" と小さく記載する。それを食卓の片隅にある飴色の竹細工の籠に入れる。

　まず，味噌汁からはじめる。「うん，今日は大根だな，根菜は薄味の白味噌に合う。」炊き立ての白米を一口かみ締める。「いい炊き具合だ。」小皿に佃煮の昆布とともに添えられた色鮮やかな梅干の果肉の一片をほおばる。「この酸味は，落ち着くな。」昆布を湯気がたゆとう白米の上にたっぷりと載せ，一気に，残りの飯を搔きこむ。「いくら，高血圧で狭心症といっても，これだけはやめられんな。」残りの梅干をなめながら，渋茶をゆっくりといただく。飲み干した湯呑茶碗をコトリと机に置く。わずか，15分の朝食だ。

　無言で給仕していた妻が，「おとうさん，今日は，富士がみえましたね。」ふわりと語りかけた。

　鎌田芳治は庭師だ。もともと宮大工だったのだが，常時人の住む空間より，それを取り巻く空間に興味が移ったという。仲間内では，京都の桂離宮を見て，「この構図のどこがいいのか，俺にはわからねえ」とつぶやいたことが語りぐさになっている。高血圧を指摘されたのは，55歳のときだ。そして，あの忌まわしく激しい前胸部圧迫感を伴った胸痛を体験したのが，65歳。10年前のことだ。あの日，救急車で病院に運ばれ，あわただしい検査，そして，心臓カテーテルの結果，心筋梗塞に至っていなかったものの，左冠状動脈前下行枝に60％狭窄が確認された。担当の医師は，「鎌田さん，幸い心筋梗塞ではなかったのですが，心臓を栄養する冠状動脈の1本に動脈硬化による狭窄がおこっています。今回の出来事は，あなたが百日紅の大木の移植という力仕事をやっている最中におこりました。労作時に起こった狭心症です。今後，高血圧の治療とともに，胸痛発作時の頓服薬として，ニトログリセリンの服用が必要となります」

　爾来，茶色の仕事着の右ポケットには，小さな黒色プラスチック製容器に3錠のニトログリセリンが入っている。下戸で酒の飲めない彼が，その大好きなタバコをやめたこと以外，仕事に出る前の朝の日常に微塵の変化もない。あの発作を経験した当初，彼は "狭

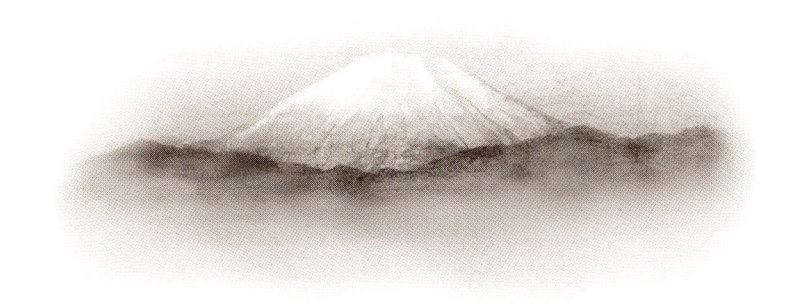

心症"という病気の名前も知らなければ，その病態など理解の埒外にあった。肥満はなく筋肉質で小柄な彼は，ある意味で自分の身体に絶対的な自信をもっていたのだった。だから，仕事のやり方を取り立てて変えたわけではない。ところがだ，急に力仕事が必要になり集中して全力を投入すると，途端に，胸が苦しくなるのだ。そして，思いだしたようにニトログリセリンをなめると，その胸部不快感は2-3分後に見事に消失するという経験の繰り返しが，自らの仕事量を，それなりにコントロールすることになっていったのだった。

昨年，2回目の心臓カテーテル検査を受けた。幸い，狭窄に大きな変化はなく，回旋枝と右冠状動脈にほとんど動脈硬化性変化は出現していなかった。血清コレステロール値は198 mg/dL，LDLコレステロール95 mg/dL，中性脂肪 86 mg/dL，血圧もカルシウム拮抗剤を服用しているが，140/80 mmHg前後である。糖尿病はない。

「先生，このニトロという薬，すごいもんですな」

「狭心症の昔からの特効薬です。でも，湿気や太陽光線にあててはだめですよ。効果がなくなりますから。それから，鎌田さん，貴方の狭心症と高血圧は，良好なコントロール状態です。この調子でいってください」

朝食を終え，湯呑茶碗を机に置きながら，「おまえにはわからないだろうが，狭心症によって，俺は自分の身体のことがわかったような気がする。身体を使いすぎると，心臓が"ちょっと待った"といいやがる。ニトロはすげえ薬だ。…だがな，もっと深いことを狭心症は教えてくれた。死の恐怖だ。あんな恐怖はどこにも書いてねえ。寺の坊さんにも聞いたことはねえ。だから，生きていることの意味合いをな，鳥肌立って感じたのよ。…なんか，むしろ，俺は長生きしそうな気がする。万事，よろしく頼むぜ」

軽く頭を下げた夫を横目に見ながら，「おとうさん，今日も，お山が見えましたね。」12歳年下でまことに小柄で細身の妻は，にっこり受けた。

狭心症 (angina pectoris) といっても，そのスペクトルムは実に広い。ここに描写した狭心症は，①胸痛の出現が決まって身体運動（労作）後であること，②安静で和らぎ，ニトログリセリンがみごとな効果を表すこと，③心臓カテーテル検査で冠状動脈の動脈硬化による狭窄が明らかに存在すること，以上3つすべてを満たしており，安定狭心症 (stable angina) の典型，労作狭心症 (effort angina) である。

鎌田さんがいみじくも語っているように，"身体運動（労作）による胸痛の惹起→安静とニトログリセリンによる自覚症状の消失"という体験学習が，自己の身体管理への主体的な自覚を導いているという点で，"一病息災"の典型といえるかもしれない。

Angina Pectoris　狭心症

狭心症
2：不安定狭心症（急性冠症候群）顛末が予想できない，パニックに陥る狭心症

　暗い闇だ，眼を凝らしても何も見えない。漆黒の闇だ。どうやら，私は仰向けに寝ているようだ。と，何者かが私の胸を強烈な力で押さえつけてきた。思わず，その手を払いのけようとするのだが，わが手は両脇に貼り付けられ，石のように動かない。足もそうだ。急速に胸が絞扼されていく。と同時に，眼前に異様に大きな2つの眼，人の眼ではない。胸元をみると不気味にほのかな緑の蛍光を発する3本のごつごつとした足がわが胸を砕こうとしている。これは巨大な鴉，うおっ，八咫鴉だ！視線が合ってしまった，突如，大口を開け，ギャーアと雄叫びをあげ，真っ赤なのど晒して迫ってくる。「わああああ…。」「あなた，あなた，目を覚まして！」遠くで妻の声が聞こえたようだった。気がつくと，布団の上に四つん這いになって喘いでいる。「あなた，大丈夫？すごい汗！」「ニトロをもってきてくれ，速く！」

　58歳の檜山進一郎は，中東・インド・中国・東南アジア・韓国を足場に，さまざまな物産を扱う貿易商を営んでいる。社員は各国の駐在員を核に100人にのぼる年商20億の中堅企業の社長である。彼が，経験したことのない"胸痛"を初めて自覚したのは，丁度，仕事がうなぎのぼりで，拠点を倍増した5年前のことだ。入院して精査の結果，高血圧，糖尿病，脂質異常症，高尿酸血症と，当時の生活習慣病（life style disease），いまでいうメタボリック・シンドローム（metabolic syndrome）の総合商社の状態であった。

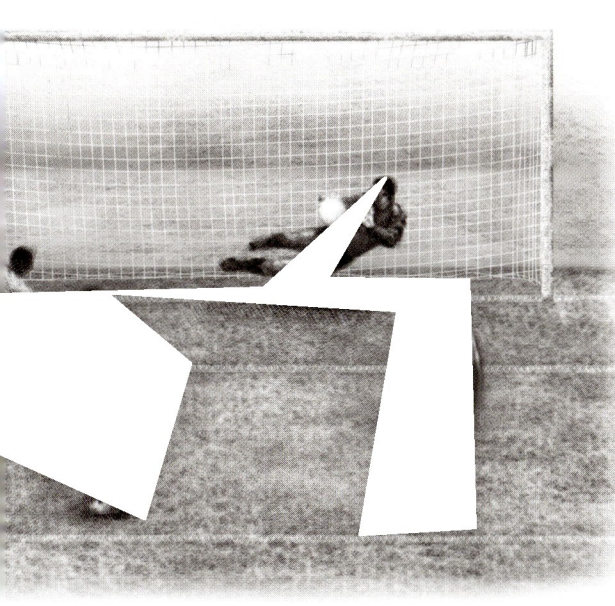

　高校，大学とサッカーのゴール・キーパーで鳴らし，身長185cm，75kgとみごとな肉体を誇った檜山だったが，救急収容された時，その面影はなく，BMI 30を大きく超えた巨漢に変貌していた。心臓カテーテル検査で，左冠状動脈主幹部に30％狭窄があり，前下行枝に60％，右冠状動脈には50％狭窄が確認された。その後，4種類の内服薬とニトログリセリンを携えて，各国を飛び回る日々。少なくとも1か月に1回の外来受診が必要と，主治医で循環器内科専門医の榊原医師から厳しく言われていたのだが，3か月に1回外来できればいいほうだった。酒もタバコもやめられない。血清コレステロール290 mg/dL，LDL-コレステロール200 mg/dL，中性脂肪300 mg/dL，HbA$_1$c 9.6％。しかし，仕事は順調だ，業績も上がっていく。不思議なことに業績が上がれば，体調もいいのだ。胸痛も，感情的に興奮したり，坂道を急いで登ったときにおこるのが常で，せいぜい，1～2か月に1回程度，しかも，静かにしてニトロを舌下すれば，速やかにおさまるのだった。

　その胸痛が，このところ，頻度が増し，持続時間も長く，ニトログリセリンの効果は芳しくない。しかも，安静時でもおこるのだ。それは，えもいわれぬ不安につながっていく。明日の経営戦略会議は部長に任せて，榊原先生の外来に行こうと決めた。ところが，あの商談がまとまったと韓国から報告が入った。それは，半年もの時間をかけて交渉に当たっていた［極上キムチ］の専売許可が下りたというものだった。

俄然、気分は高揚し、いつもより酒の量をすごし、機嫌よく床についたのが午前2時。その明け方、あの忌まわしい八咫烏の夢に打ちのめされたことになる。

　救急収容され、記録された心電図は、前胸壁誘導に広汎なST低下と陰性T波を示していたが、ST上昇の出現はなかった。血液検査でも、CK-MB（クレアチニンキナーゼMB分画）とトロポニンの明らかな上昇はなく、心筋の傷害（injury）あるいは壊死（necrosis）は否定的であった。しかし、榊原医師は、臨床症状の経過と急性左心不全を想起させる呼吸苦の一過性の出現から、急性冠症候群（acute coronary syndrome）であり、増悪型不安定狭心症だが、非ST上昇型心筋梗塞の可能性も否定できないと判断し、ICUでの厳重な監視下の入院を指示した。入院の翌日、午前4時。再び強い胸痛が彼を襲った。その心電図は広汎なST上昇を示している。速やかに施行された心臓カテーテル検査は、左冠状動脈主幹部におそらく新鮮フィブリン血栓によると思われるほぼ完全な閉塞がみられた。緊急の血栓溶解療法で閉塞は解除されたものの、その内腔は80％狭窄の状態であり、引き続きステントの留置が行われた。

　胸痛が去り、こんこんと深い眠りに落ち込んでいる檜山の表情は、穏やかで、別人のようだ。心拍監視装置の規則正しい音と持続点滴注入装置の人工的な赤色の点滅の中で、彼の呼吸はいかにも静かだ。そのベットの枕頭に、榊原医師が独り立っている。

　「檜山さん、あなたにお話ししていた、最悪のシナリオになりましたね。でも、よかった、とりあえず、こうしてお話できる状況をなんとかつくることができました。それにしても、お互いの心臓に悪いですよね。私ができることはこれまで。いろいろあるでしょうが、もう少し、あなたの身体をいたわってあげてはどうでしょう。人間は、懇親会などで乾杯、乾杯とむやみに高揚してお酒を飲みますが、心臓の細胞達は、ただ、ひたすら、無言で働いているのですからね。彼らあってのあなたなのですから。…」

　檜山進一郎の眥から、涙がスーッと流れ落ちたのを、榊原医師は見たのか見なかったのか…。

狭心症（angina pectoris）といえば、労作狭心症（effort angina）と相場は決まっていた。ところが、狭心症といっても労作狭心症のように慢性で安定している狭心症は、その一部であり、心筋梗塞に移行するリスクをもつさまざまな不安定な狭心症の存在がわかってきた。今日、このような不安定で厳重な監視が必要なものを、急性冠症候群（acute coronary syndrome：ACS）といい、不安定狭心症（unstable angina）と非ST上昇型心筋梗塞（non-ST elevation myocardial infarction）が含まれる。檜山さんは、まさに、安定狭心症から不安定狭心症に移行し、心筋梗塞に至った典型的な事例である。

狭心症 angina pectoris とは…

だれが angina pectoris を狭心症と訳したのだろう

アンジーナ・ペクトーリス angina pectoris，舌を噛みそうで，鹿爪顔が似合う，なんとも不思議なこの病名は，1772年，英国の医師，ヘバーデン（Willium Heberden：1710-1801）が最初に用いたものだ。だから，**ヘバーデン・アンギーナ Heberden angina** ともいう。

angina は「激しい絞扼される痛み」，pectoris は「胸」を意味する。これを「狭心症」と翻訳した人は，"狭心症"の持病があったのではなかろうか，と，思わず連想してしまうほど絶妙な日本語訳である。

狭心症は心筋虚血による虚血性心臓病の1つである

心筋虚血 myocardial ischemia は，心筋の酸素要求 demand と心筋への酸素供給 supply がうまくかみ合わない（アンバランス）ため急速に生じる病理現象である。ここでいうアンバランスとは，酸素供給の低下による心筋虚血をさし，**虚血性心臓病** ischemic heart disease（IHD）という疾患群を形成する。そして，その顛末は，沈黙の虚血 silent ischemia・安定狭心症 stable angina・不安定狭心症 unstable angina・ST上昇を伴うあるいは伴わない急性心筋梗塞 acute myocardial infarction（AMI）・突然死 sudden death というようにまことに広いスペクトルをもつ。

狭心症の胸痛は酸素供給低下による代表的な心筋虚血性胸痛である

胸痛 chest pain は心筋虚血による胸痛が臨床的に重要であり有名だが，胸痛の原因は大きく心筋虚血によるものとそうでないもの，その虚血が心臓にかかわるものとそうでないものに大別され，実に多彩である。**表4**に胸痛の原因を列挙してみよう。

この表をみれば，臨床症状として重要な胸痛をおこす原因はかくも多いのかと驚かざるを得ない。心臓に異常がなくても，貧血や慢性肺疾患や甲状腺機能亢進症，はたまた，消化器疾患や心因性でも胸痛が起こりうるのである。

心筋虚血による胸痛の特徴

狭心痛の特徴は，明瞭な痛みではなく鈍い痛みで，絞扼されるような，圧迫されるような痛みとして出現し，思わず前胸部（胸骨部分）を手でかばう。その胸痛は30秒以内に完成し，5〜15分（典型的には2〜5分）以内に徐々に消失する。**ニトログリセリン**を舌下すればより速やかにおさまる。もし，痛みが治まらない場合（30分以上持続）は**急性心筋梗塞**を疑わねばならない。

典型的な**狭心痛**では，頸部・左肩・左上肢（典型的には前腕と手掌の尺側 ulnar side）に**放散痛** radiation pain がおこる。下顎・歯・心窩部に放散することもあるが，臍より下および上顎より上に放散することはない。また，肩に放散することはあっても，心膜炎にみられるような僧帽筋 trapezius muscle への放散痛はない。

胸痛はなぜおこるのか？

心筋に虚血がおこると，なぜ上記のような胸痛がおこるのか。その原因物質は特定されてはいない。しかし，心筋虚血によりアデノシン・ブラジキニン・ヒスタミン・セロトニン・リポキシゲナーゼ合成産物（ロイコトリエ

Angina Pectoris　狭心症

狭心症 angina pectoris とは…

表4　胸痛の原因
イロ文字の原因による胸痛疾患群の中に虚血性心臓病の1つである狭心症が含まれる。

心筋虚血による胸痛	心筋虚血によらない胸痛
心臓に由来するもの	**心臓に由来するもの**
A. 酸素供給低下による ● atherosclerosis のある冠状動脈 　1. 明らかな atherosclerosis 　2. 冠状動脈血栓症 ● atherosclerosis のない冠状動脈 　1. 大動脈・冠状動脈解離 　2. 冠状動脈スパスム 　3. 心筋内微小動脈スパスム B. 酸素需要上昇による 1. 肥大型および拡張型心筋症 2. 大動脈狭窄 3. 前負荷上昇（大動脈弁・僧帽弁閉鎖不全症） 4. 頻脈	1. 心膜炎 2. 大動脈解離
心臓に由来しないもの	**心臓に由来しないもの**
A. 酸素供給低下による 1. 貧血 2. 低酸素血症（睡眠性無呼吸・慢性肺疾患・肺塞栓症） 3. 過粘稠度症候群（多血症など） 4. 一酸化炭素中毒 B. 酸素需要上昇による 1. 甲状腺機能亢進症 2. 温熱療法	1. 消化管系 　（胃十二指腸潰瘍・逆流性食道炎・胆石・膵臓炎） 2. 心因性不安症候群（過呼吸・パニック）・うつ病・心臓神経症 3. 呼吸器系（肺塞栓・気胸・胸膜炎・肺炎・肺高血圧症） 4. 神経骨筋肉系 　（肋骨軟骨炎・骨折・帯状疱疹・胸鎖関節炎・胸郭出口症候群・ティーツェ Tietze 症候群*） *上部第2～5肋骨の肋骨軟骨移行部に発生する非化膿性有痛性腫脹

(Cecil Medicine 23th ed. Saunders Elsevier, 2008 p.480 の表を参考に作成)

ン・プロスタグランジン）が放出されることは確認されている。そして，これらが心筋に広く分布している**化学受容体**と**機械受容体**を刺激し，交感神経と上部胸髄神経を介して視床そして大脳皮質へ信号を送る。このことが胸痛の発生に関与していると考えられている。

冠状動脈の粥状動脈硬化が狭心症の主たる原因である

　心臓を栄養する**冠状動脈**は，①心臓表面の心外膜直下を走行する太い冠状動脈，②心筋内に突入して細くなった動脈（細動脈より太い動脈），そして，③細動脈と心筋組織にネットワークする毛細血管網の3つに分けて考えることができる。狭心症の原因となる冠状動脈とは，①の心外膜直下の太い冠状動脈 large epicardial coronary artery である。
　側副血行路 collateral circulation が全く形成されていない正常な心臓の冠状動脈が完全に閉塞した場合，その閉塞が20分以内であれば，その閉塞した冠状動脈が支配する領域の心筋細胞の傷害は可逆的であるが，20分以上となると傷害は非可逆的となりその領域の**心筋は壊死** necrosis に陥る。しかし，このような実験的なデータではなく，われわれの日常生活の中でいうな

狭心症

ら，**冠状動脈**の内腔が50%までの**狭窄**であれば，運動（労作）を適度に制限することにより**狭心痛**をまぬがれることができる。しかし，その狭窄が80%以上となると安静にしていても狭心痛が出現するようになる。そして，この冠状動脈の狭窄の最も重要な原因として**粥状動脈硬化** atherosclerosis があるのだ（参照：循環器病態生理の基礎② p.66）。

狭心症を分類すると… 安定狭心症と不安定狭心症

狭心症の分類は重要である。急性心筋梗塞への移行のリスクを正確に把握する必要があるからだ。

まず，誘因で分類するなら，①**労作狭心症** effort angina と②**安静狭心症** angina at rest に，発生機序に注目すれば，①**器質性狭心症**と②**攣縮性狭心症**ということになる。器質性とは冠状動脈に粥状動脈硬化がしっかりと存在している場合であり，攣縮性とは冠状動脈にほとんど粥状動脈硬化がない冠状動脈の攣縮（スパスム spasm）による狭窄が原因である。この分類は理解しやすいのだが，急性心筋梗塞のリスクの把握という重要な臨床的事項からすれば，これらの分類の有用性は低い。そのような点を考慮すれば，狭心症を①**安定狭心症**と②**不安定狭心症**に分類するのがよいだろう。

急性冠症候群（ACS）：不安定狭心症から急性心筋梗塞に至る疾患概念

近年，労作性狭心症のように慢性で安定している狭心症以外に，心筋梗塞に移行するリスクをもつさまざまな**不安定狭心症**の存在がわかってきた。粥状アテロームが破裂し，急速にフィブリン血栓形成が進み**急性心筋梗塞**に至るもので，このような不安定で厳重な監視の必要な病態を，**急性冠症候群**（acute coronary syndrome：ACS）という。この急性冠症候群には，不安定狭心症およびST上昇の見られない非ST上昇型急性心筋梗塞（non-ST elevation myocardial infarction）と，ST上昇の見られる通常の心筋梗塞，心臓突然死が含まれる。

典型的狭心症と非典型的狭心症

そして，狭心症の診断に実際的な分類がある。それは，狭心症の症状が典型的に揃っているものを典型的狭心症 typical angina，狭心症と思われるが症状の成り立ちが典型的でない非典型的狭心症 atypical angina と分けて考えるものである。その鑑別はきわめて簡単。

①その胸痛は胸骨の後ろ substernal に感じられるのか。
②運動（労作）によって出現するのか。
③ニトログリセリンを舌下すれば速やかに消失するか。

この3つをすべて満たせば，**典型的狭心症**となる。しかし，3つのうち2つしか満たさなければ，そして，それが狭心症なら**非典型的狭心症**となり，3つとも満たさないか，わずか1項目だけなら，その胸痛は心臓由来の胸痛ではないと判断するわけだ。女性は非典型的狭心症の頻度が高いので，痛みの性状や場所が非典型的だからといって，安易に心因性と判断するのは危険である。高齢者や糖尿病患者でも非典型的な場合が多い。不安定狭心症でも

Angina Pectoris　狭心症

狭心症 angina pectoris とは…

非典型的狭心症として出現することがあるが，そのことは後述する。(**表5**)。

表5　簡便な狭心症の分類

誘因(運動負荷の程度)	発生機序(病態生理)	心筋梗塞のリスク	症状の成り立ち
労作狭心症	器質性狭心症(粥状動脈硬化あり)	安定狭心症	典型的狭心症
安静狭心症	攣縮性狭心症(粥状動脈硬化なし)	不安定狭心症	非典型的狭心症

動脈硬化，粥状動脈硬化，そしてアテローム血栓症

動脈硬化 arteriosclerosis はよく耳にする言葉である。しかし，粥状動脈硬化 atherosclerosis となると一般の日常生活の中で聞くことはないだろう。ましてや，**アテローム**(粥状)**血栓症** atherothrombosis となると耳触りのする言葉でしかないだろう。

動脈硬化は，動脈のサイズをとわず，しなやかな弾力性を失った壁が硬く厚くなった動脈の一般的な表現である。しかし，**粥状動脈硬化**のできる動脈は，中等度から太い筋性で弾性をもつ大きな動脈をさす。したがって，心臓なら心外膜下の太い冠状動脈，脳なら内・外頸動脈，椎骨動脈，前・中・後大脳動脈，四肢末梢の太い動脈，そして大動脈が含まれる。

アテローム(粥状)**血栓症**は動脈壁のコレステロール沈着・炎症・細胞外基質の変質，そしてフィブリン血栓の形成が複合する動脈の病態だが，粥状動脈硬化に**フィブリン血栓**が発生したものと考えればよいだろう。とするなら，すでに粥状動脈硬化で動脈内腔はそこそこ狭窄しているのだから，新たにフィブリン血栓が出現すれば，当然狭窄の度合いは強くなり，**虚血** ischemia は悪化し，非可逆的な**壊死** necrosis へと急速に進行するリスクが増す。具体的には，不安定狭心症・急性心筋梗塞，脳梗塞，四肢の壊疽 gangrene の発症となる。

こうした虚血性心臓病を理解するには，粥状動脈硬化に至るプロセスを知っておくことが不可欠である。その詳細は「循環器病態生理の基礎②」"粥状動脈硬化へのプロセス"(p.66)を参照してほしい。

粥状動脈硬化の危険因子…主役はLDLコレステロール

動脈硬化症の危険因子ほど巷(ちまた)で話題になる医学的な事項はないだろう。その標的は脂質異常症 dyslipidemia，とりわけコレステロールなのだが…。だから，ここで**粥状動脈硬化の危険因子**を考察するとしよう。

血液中に存在する脂質は，コレステロール・中性脂肪(トリグリセリド)・リン脂質・遊離脂肪酸などが含まれる。だが，脂肪は疎水性であるわけで，そのままでは血液中でその安定性を保つことはできない。だから，その安定性を得るために**アポタンパク** apoprotein と複合体を形成する。この複合体を**リポタンパク** lipoprotein という。リポタンパクは超遠心分離で比重の差により5つの分画，①カイロミクロン(比重0.93以下)，②超低比重リポタンパク(VLDL：比重0.93〜1.006)，③中間比重リポタンパク(IDL：比重1.006〜1.019)，④低比重リポタンパク(LDL：1.019〜1.064)，⑤高比重

表6 WHO脂質異常症分類

	増加するリポ蛋白	増加する血清脂質
Ⅰ型	カイロミクロン	中性脂肪
Ⅱa型	LDL	コレステロール
Ⅱb型	LDL VLDL	コレステロール 中性脂肪
Ⅲ型	カイロミクロンレムナント IDL	コレステロール 中性脂肪
Ⅳ型	VLDL	中性脂肪ときに コレステロール
Ⅴ型	カイロミクロン VLDL	中性脂肪

表7 脂質異常症診断基準（日本動脈硬化学会 2002年）

高コレステロール血症	総コレステロール	220 mg/dL以上
高LDLコレステロール血症	LDLコレステロール	140 mg/dL以上
低HDLコレステロール血症	HDLコレステロール	40 mg/dL未満
高トリグリセリド血症	トリグリセリド	150 mg/dL以上

リポタンパク（HDL：1.063〜1.21）に分類される。この分画に基づき**脂質異常症**を分類したものがWHO分類である（**表6**）。粥状動脈硬化の病理発生のところ（参照：循環器病態生理の基礎② p.66）で述べることだが、アテローム斑の中心に蓄積する脂質は中性脂肪ではなく**LDLコレステロール**が主役をなしているわけで、WHO分類に照らしてみれば、LDLコレステロールの上昇する**Ⅱ型脂質異常症**が粥状動脈硬化の危険因子として浮かび上がってくる。

しかし、抗粥状動脈硬化因子としてのHDLコレステロールに関してはこの表は何も語らない。**表7**に日本動脈硬化学会の脂質異常症診断基準を示そう。ここではLDLの高値は当然のことながら、HDLの低下（低HDLコレステロール血症）が脂質異常症の診断基準の1つとなっている。

最近ではLDLコレステロール値が検査結果に明示されることが多くなったが、通常、脂質検査結果は**総コレステロール値**（TC）、**中性脂肪値**（TG）、**HDLコレステロール値**だけが報告されることが多い。そのような場合、LDLコレステロール値はTC、TG、HDL値から計算することができる。

$$LDL = TC - (HDL + TG/5) \quad (Friedewaldの式)$$

ただし、中性脂肪が400 mg/dL以上ではこの式は適応できず、LDLコレステロールは直接測定法で確認しなければならない。

LDLコレステロール以外の危険因子

さて、粥状動脈硬化の**冠状動脈疾患危険因子**は、LDLコレステロール以外に以下のものがある。

①加齢（45歳以上の男性，55以上の女性），②高血圧，③糖尿病（耐糖能異常を含む），④喫煙，⑤冠動脈疾患の家族歴，⑥低HDLコレステロール血症

これらLDL以外の主要な冠危険因子を配慮し、TC、LDL、HCL、TGを目標値に設定した**粥状動脈硬化**の患者カテゴリー管理基準を**表8**に示す。これは、脂質異常症の管理による粥状動脈硬化による冠状動脈疾患の管理基準と言っていいだろう。

すでに心筋梗塞や狭心症を発症している場合（カテゴリーC）、LDLコレ

Angina Pectoris　狭心症

狭心症 angina pectoris とは…

表8　脂質値を目標値に設定した粥状動脈硬化性冠状動脈疾患管理基準

患者カテゴリー		脂質管理目標値（mg/dL）				その他冠危険因子管理		
冠動脈疾患*	LDL以外の主要冠危険因子**	TC	LDL	HDL	TG	高血圧	糖尿病	喫煙
A　なし	0	＜240	＜160	≧40	＜150	参照　高血圧学会のガイドライン	参照　糖尿病学会のガイドライン	禁煙
B1　なし	1	＜220	＜140					
B2　なし	2							
B3　なし	3	＜200	＜120					
B4　なし	4個以上							
C　あり		＜180	＜100					

*冠動脈疾患とは，確定診断された心筋梗塞・狭心症。**LDL以外の主要冠危険因子は上記の6項目をさす。
●原則としてLDL値で評価し，TG（中性脂肪）は参考値とする。●脂質管理はまずライフスタイルの改善から始める。●脳梗塞・閉塞性動脈硬化症の合併はB4扱いとする。●糖尿病があれば，他の危険因子がなくともB3とする。●家族性高コレステロール血症は別に配慮する。（日本動脈硬化学会（編）：動脈硬化性疾患診療ガイドライン2002年度版）

ステロールは100mg/dL未満，総コレステロール（TC）は180mg/dL未満にすべきである。**冠状動脈疾患**の家族歴のない60歳男性で，高血圧があり喫煙がやめられない場合は，カテゴリーB3となり，禁煙して，LDL 120mg/dL未満かつTC 200mg/dL未満を目標にすべきである。**虚血性心臓病**の既往も全くなく，高血圧，糖尿病をはじめとする危険因子がない場合（カテゴリーA）でも，LDLコレステロール160mg/dL未満，TC 240mg/dL未満に維持すべきであるとこの管理基準は示している。そして，HDLコレステロール値は40mg/dL以上を目標にする。

安定狭心症とは…

安定狭心症は，胸痛発作の持続時間とニトログリセリンの有効性が数か月以上にわたって安定しているものをいう。当然，粥状動脈硬化による冠状動脈の狭窄が存在しているわけだが，その狭窄度がほとんど変化せず安定していることを意味する。それは冠状動脈狭窄病変である粥状動脈硬化の責任病変，アテローム斑 atheroma plaqueの病理組織学的構造による。安定型狭心症に見られる**アテローム斑**は，厚い線維性の被膜に覆われた崩れにくいアテローム斑だ（線維性アテローム斑，線維脂肪性硬化巣ともいう）（図3）。したがって，狭窄の度合いは変化しにくいのだが，そもそもの狭窄が60％，70％，80％，90％では，狭心痛が発生する運動（労作）の程度には大きな開きがあることを示している。当然，高度狭窄ではわずかな運動でも胸痛が出現するわけで，**ニトログリセリン**が効くといったところで，日常動作は著明に傷害されることになる。となると，抗狭心薬による薬物療法では対応できなくなり，**経皮経管冠状動脈形成術** percutaneous transluminal coronary angioplasty（PTCA）や**冠状動脈バイパス術** coronary artery bypass graft（CABG）が必要となる。

狭心症

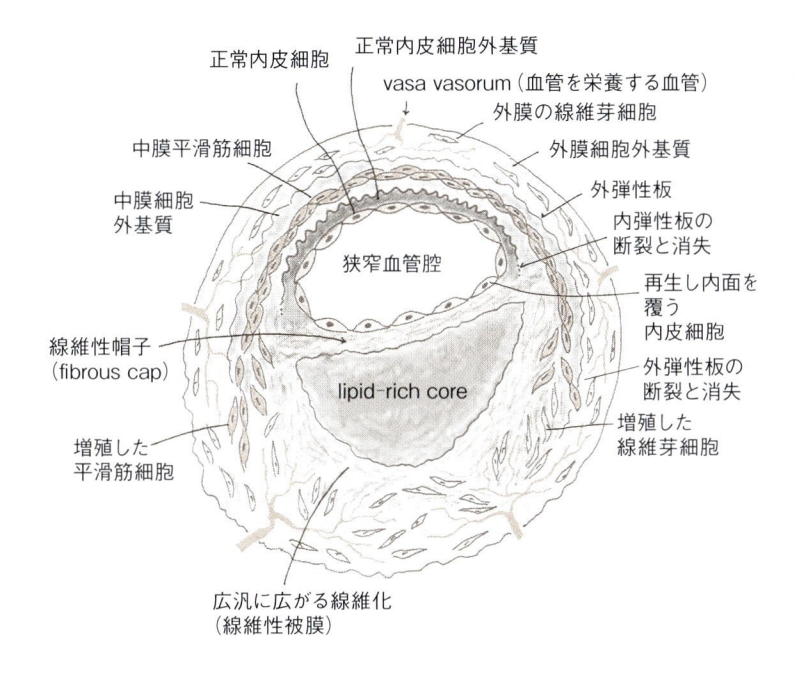

図3 安定狭心症のアテローム斑（心外膜下冠状動脈の横断像）

脂肪に富んだ中心部 lipid-rich core の周辺に既存の血管内膜下構造を破壊し線維化 fibrosis によって置き換わった被膜がある。約60％狭窄した血管内腔に面したアテローム斑表面は堅牢で安定した線維性被膜 fibrous cap によって覆われている。このような正常内膜よりははるかに傷つきやすいとはいえ、病理的には安定した線維性アテローム斑は、図7-B（p.69）に示すアテローム斑の表面が不安定にならず修復過程が穏やかに進行した結果と考えることができる。この図では、いわゆる全周性あるいは求心性 concentric ではなく、偏心性 eccentric の典型的なアテローム斑が描いてある。脂肪（コレステロール）の蓄積を中心に持ち、その周囲に線維化が取り巻く。内弾性板と外弾性板は破壊消失し、アテローム斑が内皮下から中膜を超え外膜にまで及んでいる。狭窄した血管内腔に面した線維性被膜を線維の帽子 fibrous cap とよぶ。この帽子が不安定狭心症の舞台となる。マクロファージやリンパ球などの炎症細胞の浸潤がそれなりに見られるのだが、この図では省略してある。

不安定狭心症とは…

では、**不安定狭心症**はどのような病態であろうか？ 当然のことながら、狭心症の病態が不安定であるわけだが、具体的には、最近3か月以内にすでにあった狭心症が増悪した場合をさす。その増悪内容とは、胸痛を惹起する運動負荷の程度の低下（安静時、あるいは、些細な労作で胸痛が起こる）、胸痛の程度と持続時間の増悪（以前経験した胸痛より強く、次第に増強し、通常10分以上持続する）、そして、**ニトログリセリン**の効果が低下した状況をさす。そして、重要なのは、新たに発生した（4〜6週間以内）狭心症も不安定狭心症に分類されることだ（表9）。

表9 不安定狭心症の臨床定義と分類

不安定狭心症	①最近3か月以内に増悪した狭心症	②新たに発生した狭心症

この不安定性はどこから来るのか。安定狭心症を思い起こせば、当然、想像できるだろう。あの以前からあった安定した**アテローム斑**が急に不安定になったか、それとも、できたてほやほやの不安定なアテローム斑なのかということだろう。不安定狭心症の多くは、元来、形成されていたアテローム斑の線維性被膜表面に亀裂が入った（アテローム斑の破裂 plaque rupture）とか、アテローム斑内部で出血がおこりその形態が変化したとか、その結果、血管内腔のアテローム斑表面に構造的変化（おもに糜爛 erosion）が生じ**フィブリン血栓**の形成が突然出現することによる。つまり、不安定性を伴った**冠状動脈内腔**のさらなる狭窄の増強である（図4）。

してみれば、当然、完全閉塞の危険性は飛躍的に高まるわけで、**急性心筋**

Angina Pectoris　狭心症

狭心症 angina pectoris とは…

図4　不安定狭心症のアテローム斑（心外膜下冠状動脈の横断像）

安定していたアテローム斑 atheroma plaque に破裂（深い亀裂）が起こり，急速にフィブリン血栓が発生し残存していた狭窄冠状動脈の内腔は急速に閉塞へ向かっている。急性冠症候群 acute coronary syndrome の病態生理であるアテローム（粥状）血栓症がまさに発生した状況が描いてある。安定していたはずのアテローム斑線維性被膜（fibrous cap）の表面を覆っていた内皮細胞が破壊され，内皮細胞下の間質が剥き出しになるや，凝固系が速やかに活性化されフィブリン血栓が出現する（凝固系活性化プロセスは播種性血管内凝固症候群 DIC の項（p.25）を参照されたい）。図ではおよそ90％狭窄に至った新鮮なフィブリン血栓による冠状動脈の狭窄状態を示している。この状態でおさまるなら不安定狭心症，さらに血栓が成長して，あるいは，血栓の一部が遊離して末梢の冠状動脈を完全閉塞するとなれば急性心筋梗塞の発生となる。本文で触れたように，不安定狭心症は安定狭心症から移行する場合と新たに発生した狭心症の2つに分類されている。この図は，まさに前者の安定型から不安定型への移行を描いているのだが，図7-B（p.69）に示す状況から一気にフィブリン血栓の形成へ移行するなら，まさに，新たな狭心症がアテローム（粥状）血栓症の状況に陥った場合をいうわけで，この図の中にその状況を想像することは難しいことではない。図の詳細な説明は図3を参照されたい。

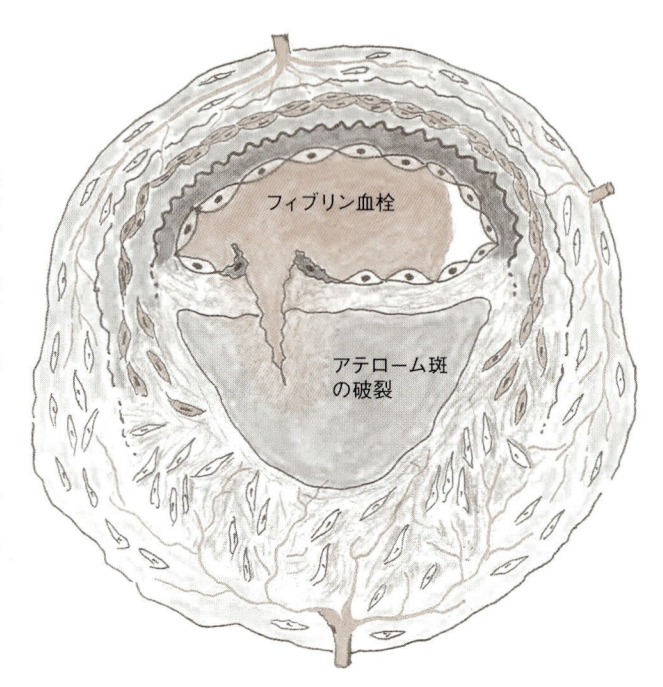

（図中ラベル：フィブリン血栓／アテローム斑の破裂）

梗塞が発症しても不思議ではない病態ということになる。新たに発生した狭心症でもそのアテローム斑の不安定性は同質であるわけでフィブリン血栓が急速に大きくなる可能性が十分あるということだ。したがって，ニトログリセリンの投与で凌げる保証はなく，coronary care unit（CCU）管理下で厳重に監視治療が必要となる。症例の檜山さんはまさにこの状況にあったわけだ。なお，不安定狭心症の中で粥状動脈硬化によるアテロームが破裂し，急速に**フィブリン血栓形成**が進み，急性心筋梗塞に至るリスクが高まる状況を**急性冠症候群** acute coronary syndrome（虚血症候群 ischemic syndrome ともいう）と表現されることがある。そして，この急性冠症候群には，前述のように，①通常のST上昇をみる急性心筋梗塞，②ST上昇をみない急性心筋梗塞，③不安定狭心症，④心臓突然死が含まれる。つまり，不安定狭心症は急性心筋梗塞と同質の治療と対応が必要な虚血性心臓病なのである。

表10 に病態生理を加味した不安定狭心症の分類をまとめておこう。

表10　不安定狭心症の病態生理分類

①アテローム斑の破裂あるいは完全閉塞に至っていないフィブリン血栓を伴った糜爛したアテローム斑（最も頻度が高い）…もし，フィブリン血栓の一部やアテローム斑の欠片が遊離すると，その冠状動脈の末梢に塞栓をおこし，心筋梗塞を発生しうる。
②急速進行性のアテローム斑の発生あるいは経皮的冠状動脈操作 percutaneous coronary intervention（PCI）後の急速な再狭窄
③機能的冠状動脈閉塞（スパスム coronary spasm），プリンツメタル異型狭心症が代表（後述する）

狭心症

最後に一言，不安定狭心症やST上昇のない急性心筋梗塞の50％は女性であることだ。ST上昇を伴う通常の急性心筋梗塞の75％が男性であることを思えば，その病態生理は単純ではない。だから，狭心痛とおぼしき訴えをたずさえて来院した患者さんに対する対応は慎重でなければなるまい。

狭心症の心電図について

典型的な**労作狭心症**（安定狭心症）では，安静時の心電図は正常であってもおかしくはない。しかし，陳旧性心筋梗塞の所見がみられることもある。左室肥大，ST部分やT波変化，そして，頻脈は心筋虚血を反映することはあるが安定狭心症の特異的な所見ではない。心膜炎・心筋炎・弁膜疾患はたまた食道疾患や不安でも生じるからだ。しかし，**狭心痛**がまさにおこっている場合に記録された心電図で，ST部分およびT波の変化が確認され，胸痛の消失とともに正常化したとなれば，それは狭心症の特異的な心電図所見といえる。とはいえ，そううまい具合に心電図が記録されることはあまりない。したがって，安定狭心症の診断には**トレッドミル**による**運動負荷試験**が必要となる。運動負荷によって安静時と比較しST部分の1mm（0.1mV）以上の水平な低下（horizontal depression）が0.08sec（80msec）以上持続することを確認すれば心筋虚血ありと判断される。

図5に**安定狭心症**の負荷心電図を示そう。

> 運動負荷を中止する目安は，患者さんの自覚症状が重要で，胸部不快感・息切れ・めまい・強い疲労感の出現である。また，ST低下が2mm（0.2mV）以上，血圧の収縮期圧が10mmHg以上低下，そして，心室性頻脈性不整脈の出現も運動負荷中止の目安となる。

不安的狭心症では，ST低下，一過性のST上昇，T波逆転が30〜50％にみられる。新たに出現したST変化は，たとえ，その変化が0.05mVであったとしても重要な予後不良因子である。T波の変化は心筋虚血に敏感ではあるが，新たな0.3mV以上の深いT波逆転でない限りその特異性は低い。

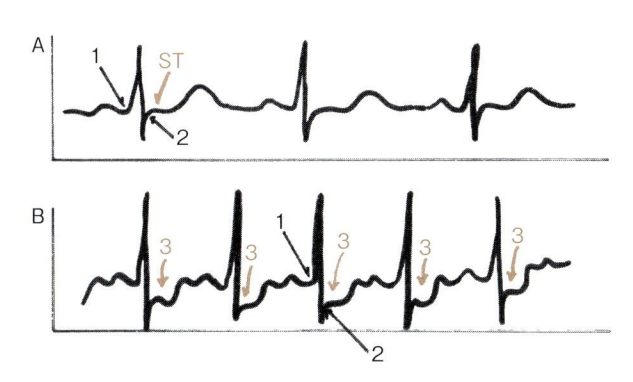

図5 心筋虚血に関連した典型的なST低下

(A) 安静時の胸壁誘導V5の心電図波形。(B) 最大運動負荷 peak exercise 時の同じ心電図V5波形の変化。1は基準ラインとなるPQ接合部 junction，2はJポイントで，3がJポイントから80msec持続するST低下 ST segment depression で0.4mV（4mm）の水平型 horizontal 低下であり上向性 upsloping 低下ではない。これこそが，典型的な心筋虚血によるST低下パターンである Typical ischemic ST segment depression。

Angina Pectoris　狭心症

狭心症 angina pectoris とは…

冠状動脈の粥状動脈硬化の出現する場所

　冠状動脈の狭窄あるいは閉塞といっても，具体的に冠状動脈のどのような場所にアテローム斑による変化がおこっているのだろう．不安定狭心症を含む**急性冠症候群**に施行された冠状動脈血管造影検査でその実態をみてみよう．
　①左冠状動脈主幹部病変…5%
　②三枝病変（すべての冠状動脈に病変 three-vessel lesion）…15%
　③二枝病変（3本の冠状動脈のうち2本に病変 two-vessel lesion）…30%
　④一枝病変（3本の冠状動脈のうち1本に病変 single-vessel lesion）…40%
　⑤病変なし…10%
　3本の冠状動脈は左冠状動脈として前下行枝，回旋枝の2本，右冠状動脈が1本であるのが普通である．これらのうち1本だけに**粥状動脈硬化**による狭窄が著明で臨床症状を作り出す責任病変である場合 single-vessel disease が最も多いことがわかる．また，狭窄病変なしが10%にみられるが，この中に，粥状動脈硬化のほとんどない冠状動脈の機能的なスパスムによるものが含まれていることは当然であろう．

冠状動脈スパスムによる不安定狭心症…忘れてはならないプリンツメタル異型狭心症

　冠状動脈に形態的な変化がほとんどないにもかかわらず狭心症の発作がおこる場合がある．つまり，"証拠を残さない"狭心症とでもいえようか．
　1959年，米国の心臓病専門医プリンツメタル Prinzmetal（1908-1994）らが発表した狭心症はそのような"訴えを聞いても，即座に信用できない"狭心症の代表である．これは，安静時におこる**安静狭心症**で，しかも，発作時に心電図 ST 上昇が一過性におこる狭心症である．労作で誘発される労作狭心症が発作時に ST が低下する典型的な狭心症であるとすれば，それと対比して "**異型狭心症** variant form of angina" あるいは "**プリンツメタル異型狭心症** "Prinzmetal variant angiona" とよぶ．
　臨床的には，喫煙を除けば，糖尿病・高血圧・脂質異常症などの冠状動脈粥状動脈硬化のリスク因子はない．胸痛は夜間から早朝におこる．その胸痛の程度は安定狭心症より明らかに強く，心電図で胸痛発作時に一過性 ST 上昇がある．この ST 上昇は，一過性ではあるものの通常の狭心症ではおこらない軽微な心筋の壊死を伴うことがあり，胸痛が通常以上に持続すれば，CK-MB*やトロポニン troponin**のような心筋由来の血清タンパク質の軽微な上昇がおこることがある．つまり，機能的な冠状動脈のスパスムであっても，そのスパスムによる完全に近い閉塞の持続によって**心筋虚血**の程度は通常の狭心症を超えることを示している．そのため，とりわけ粥状動脈硬化のリスク因子をもたない痩せた患者さんが狭心痛を訴えてきた場合，安易に心因性と判断してはならず，異型狭心症の可能性を丹念に評価する必要がある．

狭心症

> * クレアチンキナーゼ creatinine kinase（CK）は，筋肉（M型）と脳（B型）の2つがある。M型のアイソザイムにはMMとMBがあり，MBは横紋筋より心筋に特異性が高く，心筋壊死により血液中に流出する。CKは以前 creatine phosphokinase（CPK）とよばれた。
>
> ** 心筋壊死のより特異的で感受性の高いマーカー，トロポニンの中でも心筋トロポニンIと心筋トロポニンTが心筋特異性がより高く，心筋梗塞では発症後3-4時間で上昇し，12-24時間でピークに達する。

冠状動脈血管造影で，この機能的なスパスムによる冠状動脈狭窄あるいは閉塞を確認することができる。それによると，粥状動脈硬化性のアテローム斑が少なくとも冠状動脈の一枝の近位（太い部分）に存在することが多い。もっとも，このアテローム斑は狭心症の責任病変となるほどではないが，スパスムはこの軽度なアテローム斑から1cm以内でおこるのが普通である。しかも，局所的なスパスムは右冠状動脈におこることが最も多い。このスパスムを血管造影検査で確認するには，薬物的にエルゴノビン ergonovine やアセチルコリン acetylcoline，その他の**血管収縮剤**を用いるか，**過呼吸** hyperventilation によるスパスム誘発を試みればよい。なお，過呼吸は安静狭心症・ST上昇も誘発させることが可能である。

異型狭心症がまさにおこっている場合なら診断はたやすいだろうが，通常，患者さんは**胸痛**をなんとか凌いだあとで医療機関に来るだろう。しかし，その時点で狭心症の証拠を押さえることはむずかしい。したがって，プリンツメタル異型狭心症を疑ったら，速やかに，24時間監視の**ホルター心電図**を適用する。狭心痛の出現時に一過性のST上昇をホルター心電図の連続記録の中に確認できれば診断できる。

治療は，高血圧にも用いられる血管の緊張を解き拡張させる**Ca拮抗剤**（ノルバスク・アムロジン・カルブロック®など）がきわめて効果的である。しかし，心臓の収縮力を抑制する交感神経β受容体遮断剤（インデラール・ミケラン®など）は避けねばならない。

プリンツメタル異型狭心症の心電図をみる

たまたま狭心症発作で来院し，そのときに記録された心電図（12誘導心電図）である（図6）。12方向から3次元的に心臓を観察し，波形をPQRSTの順に記録する12誘導心電図において，Ⅱ，Ⅲ，aVfの方向で明らかなST上昇と2：1ブロックがみられ，下壁の急性心筋梗塞と診断しICU入院。しかし心筋の逸脱酵素の上昇は軽微であり，心電図は正常化した。心臓カテーテル検査では冠状動脈に狭窄を認めず，冠状動脈のスパスムによるプリンツメタル異型狭心症と最終診断された症例である。

Angina Pectoris　狭心症

狭心症 angina pectoris とは…

図6　プリンツメタル異型狭心症の貴重な心電図
54歳男性，(A) が発作時，(B) は胸痛消失後。胸痛発作時には明らかに ST 上昇（矢印）していたが，発作消失後，嘘のように ST 部分が正常化している（矢印）。（厚生年金病院循環器科症例）

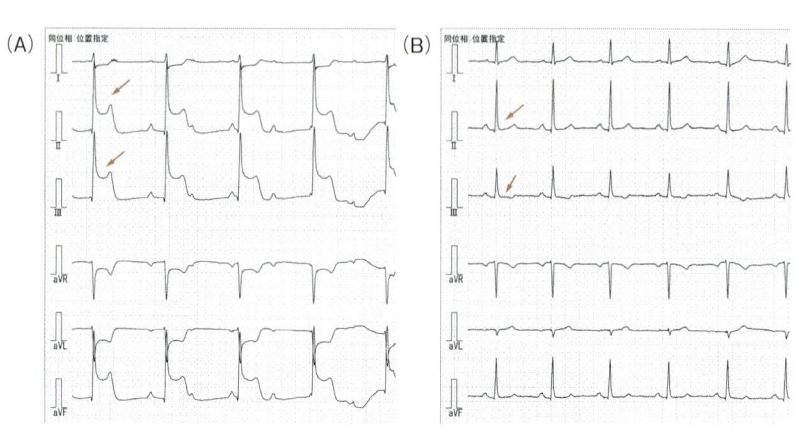

狭心症の日常生活機能障害

狭心症（広くは虚血性心臓病）で日常生活を障害されるとは，具体的にどのような障害なのかを把握することは，外来管理上のきわめて重要な事項であろう。ニューヨーク心臓協会機能分類（New York Heart Association Functional Classification）とカナダ心臓血管協会機能分類（Canadian Cardiovascular Society Functional Classification）の2つを表11に示す。

表11　虚血性心臓病の日常生活機能障害に基づく分類

クラス	ニューヨーク心臓協会機能分類	カナダ心臓血管協会機能分類
I	通常の生活は障害されない。したがって，日常生活での労作で倦怠感・動悸・呼吸困難・狭心痛は出現しない。	日常生活の運動，例えば，歩行・階段昇では狭心症発作は起こらない。しかし，仕事やリクレーションで，激しい or 急速な or 長時間におよぶ運動では狭心症発作がおこる。
II	安静なら大丈夫だが，通常の日常生活で倦怠感・動悸・呼吸困難・狭心痛が出現する。軽度運動制限（slight limitation）の状態。	通常生活は軽度運動制限（slight limitation）の状態。具体的には，早い歩行・階段昇，登り道の歩行，食後や寒冷時の歩行や階段昇降，情動的なストレスや夜間目覚めた後の歩行や階段昇，二区画以上の持続的な早い歩行やいつものペース，いつもの身体状況にかかわらず一気に階段を1段以上駆けあがったりすれば心臓症状が出現する。
III	日常生活の高度な制限（marked limitation）。安静にしていればなんともないが，通常の日常動作よりも軽い労作ですら倦怠感・動悸・呼吸困難・狭心痛が出現する。	日常生活の高度な制限（marked limitation）。いつもの身体状況なのに一〜二区画のふつうの歩行，1段以上のふつうの階段昇で心臓症状が出現する。
IV	どのような日常動作でも不快感なしに実行することはできない。安静にしていても心不全や狭心症症状が出現しうる。すこしでも動こうものなら心臓症状の程度は速やかに増強する。	どのような日常動作でも不快感なしに実行することはできない。安静にしていても狭心症症状が出現しうる。

（L Goldman et al：Circulation 64：1227, 1981 を参考にして作成）

この表をみるとニューヨーク分類よりカナダ分類のほうがより具体的である。クラスIとIIは薬物療法導入下で外来管理可能の状況である。III，IVともなれば入院管理治療が必要なことは明らかである。

狭心症

狭心症を含む虚血性心臓病における画像診断 Diagnostic Imaging

　古くから臨床の場で実施される**心電図** electrocardiography は，患者さんの負担はなく，ただベットに目を閉じて仰向けにリラックスするだけで有用な情報がえられる臨床検査である．しかし近年になって，心臓形態を描出する画像診断が出現してきた．まず1980年代に瞬く間に広がった**心臓エコー検査** echocardiography，1990年代後半から急速に進歩を遂げている**陽電子放射断層撮影** positron emission tomography（PET），拡散シンチグラフィー diffusion scintigraphy である**シングルフォトン・エミッション・コンピュータ断層撮影** single-photon emission computed tomography（SPECT）である．いずれも患者に対してはやさしく多くの情報を与える高度な検査である．

　ここでは心電図，エコー，PET，SPECTの運動負荷，薬物負荷検査をその感受性 sensitivity と特異性 specificity で比較しておこう（**表12**）．負荷心電図検査は感受性は低いものの特異性はきわめて高いことがわかるだろう．現代医療の象徴ともいえる PET は感受性も特異性も高いのだが…．しかし，PET など重装備が必要で高価な検査装置と比べれば心電図がいかに経済効率がよいかを皮肉にも表している表でもある．

表12　虚血性心臓病診断の検査の感受性と特異性の比較

診断手技	感受性 sensitivity	特異性 specificity
負荷心電図		
＞1mV ST 低下	0.70	0.75
＞2mV ST 低下	0.33	0.97
＞3mV ST 低下	0.20	0.99
拡散シンチグラフィー		
運動負荷 SPECT	0.88	0.72
薬物負荷 SPECT	0.90	0.82
心臓エコー		
運動負荷	0.85	0.81
薬物負荷	0.81	0.79
PET	0.95	0.95

（Committee on Management of Patients with Chronic Stable Angina, Circulation 107：149-158, 2003）

循環器病態生理の基礎 ②

粥状動脈硬化へのプロセス

　ここで虚血性心臓病の理解に不可欠な粥状動脈硬化成立への道を概括してみよう。まず，正常動脈を概観する。

　動脈の構造は内膜 intima，中膜 media，外膜 adventicia からなる。と，言ってしまえば，いかにも単純な構造物のように聞こえるが，そうではない。とりわけ**内膜**は，扁平な内皮細胞がゆるやかに結合し一層の薄い膜としてあるのだが，この構造の単純さからは想像だにできない重要な生理的な機能をもつ。それは下記の3つに要約される。

　①抗血栓機能…血液が淀みなく流れ続けることを保証する
　②抗接着・抗遊走機能…流血中の単球 monocyte が血管壁に接着 adhesion し，血管壁内に遊走 migration してマクロファージとして活性化されないようにする
　③平滑筋細胞調整機能…中膜の平滑筋の緊張を和らげ，平滑筋細胞の増殖を抑制する

　中膜は平滑筋細胞からなり，動脈壁と細胞外基質（プロテオグリカン）や線維（エラスチン・コラーゲン）のトーンを高めて維持する。**外膜**は線維芽細胞・細胞外基質・vaso vasorum（血管を栄養する血管）からなる。

粥状動脈硬化への4つの段階

　それでは，粥状動脈硬化に移ろう。それは以下の4つの段階を経る。

　①血管内皮細胞機能不全
　②リポタンパク質の血管壁内侵入と浸潤
　③炎症と免疫反応とコレステロール輸送不全
　④偏心性に出現する血管の再構築 eccentric vascular remodeling

　①から③は内膜に始まる**初期粥状動脈硬化**のプロセスであり，④は中膜と外膜をも巻きこんで進行した**粥状動脈硬化**に相当する。

第1段階：血管内皮細胞機能不全

　一酸化窒素 nitric oxide（NO）は，そもそも陰茎を勃起させるものとして発見されたのだが，その後の研究で内皮細胞が分泌する内皮細胞由来血管弛緩因子であることが確認された。NOの重要性は，内皮細胞が自ら分泌しながら自分自身に作用（**オートクライン** autocrine）し，さらに近くに存在する平滑筋細胞や線維芽細胞や vaso vasorum にも作用（**パラクライン** paracrine）することにある。粥状動脈硬化はこの**内皮細胞 NO 合成**の低下が主役となって始まる。

　そのNO合成低下は，①流血中リポタンパク質の酸化と動脈壁内侵入を許し，②流血中単球が壁内浸潤し，マクロファージとして活性化され炎症を惹起する。そして，③平滑筋細胞の増殖，④細胞外基質の増加と変質と沈着，

循環器病態生理の基礎②

⑤血管収縮を引きおこしていく。この病的過程の完成は，血管腔内にフィブリン血栓が発生する準備状態の完成と等価である。

内皮細胞 NO 合成低下による血流パターンの変化

この内皮細胞 NO 合成低下の結果の次に来るものは，**生理的血流パターン**の変化である。とりわけ，動脈が曲がりくねったり分岐する領域でその変化はより強いものとなる。それは内皮細胞に対してかかる不自然な力（**ずれ応力 shear stress** という）として作用する。この局所的なずれ応力の変化が内皮細胞の遺伝子に病的なシグナルを送ることになる。

まず**細胞接着分子 cell adhesion molecules（CAMs）**の発現である。この分子は細胞間，細胞-細胞外基質間の接着を調節する細胞膜貫通糖タンパク質で，セレクチンスーパーファミリーに属し，細胞間接着因子1と血管接着因子1がその代表である。この分子の発現が単球の血管内皮細胞への接着を誘導するのだ。そして，高血圧によるずれ応力の増強，高脂血症・糖尿病・喫煙・流血中血管作動性アミン・免疫複合体に代表されるさまざまな**粥状動脈硬化リスク因子**が加わることになる。

第2段階：リポタンパク質の血管壁内侵入と浸潤

内皮細胞機能不全の結果，**低密度リポタンパク low-density lipoproteins（LDLs）**の内皮細胞下への侵入が始まる。すると，細胞外基質タンパク質（プロテオグリカン・コラーゲン・フィブロネクチン）とアポリポプロテイン B（apo B）との間でイオン的反応がおこる。とりわけ，プロテオグリカンと酸化 LDLs の反応は，リポタンパク質の蓄積を増強し炎症反応をおこすので**粥状動脈硬化発症**の必須要件となる。そして，転写核因子 NF-κB が活性化され，CAMs の発現は強化され単球の接着と動脈壁内遊走は加速される。

第3段階：炎症と免疫反応とコレステロール輸送不全

粥状動脈硬化が病的なプロセスであるということは，**自然 inate 免疫**および**獲得 adaptive 免疫**が関与してくることが予想される。粥状動脈硬化における自然免疫で最も重要なものは，マクロファージや好中球，さらに多くの上皮細胞（特に肺や消化管）におびただしく発現しているパターン認識受容体である**トル様受容体 toll-like receptors（TLRs）とマクロファージ清掃受容体 macrophage scavenger receptor** である。とりわけ TLR4 はフィブロネクチンとリポタンパク質の蓄積や組織傷害によって産生された内因性自己抗原を認識し，内膜内に線維芽細胞とマクロファージを集め，そのコロニーを誘導する。また，TLR4 の刺激は NF-κB の活性化による CAMs 合成をさらに加速し単球の接着と壁内浸潤を促進する。

一方，**マクロファージ清掃受容体**である scavenger receptors（SRA）と CD36 は酸化 LDL の取り込みにかかわり，マクロファージを脂肪を貪食した**泡沫細胞 foam cell** に変貌させる。

循環器病態生理の基礎②

粥状動脈硬化へのプロセス

　ところで，高密度リポタンパク質 high-density lipoproteins（HDLs）のことも語っておかねば不公平だろう。HDLs は動脈壁（具体的には脂肪貪食マクロファージ，すなわち泡沫細胞）からコレステロールを移動させる。特に，HDL2 はこの脂肪輸送の要である。また，HDLs には LDLs の酸化抑制作用があり，動脈壁への過剰な脂肪沈着を抑える。というわけで，HDL は"善玉コレステロール"，LDL を"悪玉コレステロール"と綽名されるわけだ。

　では獲得（後天性）免疫の関与はどうだろう。**獲得免疫**は自然（先天性）免疫と比較するとその戦術ははるかに高等なのだが，その発動には時間がかかる。通常，その開始から完了まで数日から2-3週間かかる。とまれ，粥状動脈硬化によって生じた自己抗原に対するT細胞およびB細胞受容体を介した**細胞性免疫**と免疫グロブリン（抗体）を介する**体液性免疫**が関与していることは明らかである。したがって，粥状動脈硬化の発生進展を抑制する治療の戦術として，この自然および獲得免疫の制御という視点が生まれることが期待される。

第4段階：
偏心性 eccentric に出現する血管の再構築 remodeling

　そして，内膜病変のみならず粥状動脈硬化が中膜および外膜へと進展していく段階となると肉眼的に確認できる形態の変化が出現してくる。それは，**血管の偏心性の再構築** eccentric vascular remodeling という形で現れる。それは言ってみれば，なんとかしてこの病態を凌ごうとする血管の健気な順応現象とでもいえようか…。

　この偏心性血管再構築は**偏心性アテローム（粥状）斑** eccentric atheromatous plaque（アテローム斑 atheroma plaque，あるいは，単に斑 plaque とよばれることもある）として姿を現す。人体における病理的な形態変化はとかく平等ではない。粥状動脈硬化といっても動脈のすべての内膜面が平等に侵されるわけではない。はっきりとした病的な内膜面とほとんど変化のないきれいな内膜面が共存するというのが一般である。事実，全周性 concentric にアテローム斑が出現せず部分的（偏心性）に出現するから，この偏心性粥状（動脈硬化）斑の出現はその代表かもしれない。

　この偏心性再構築を構成する要素は，でんと座り込んで微動だにしない脂肪の座布団の上に成立する，vaso vasorum の**血管新生**とアテローム斑内出血 intraplaque hemorrhage，そして，中膜と外膜に発生する炎症である。実に，この病理的構築の上に，フィブリン血栓は姿を現すチャンスを窺っている。この不安定な危険きわまりない病態が不安定狭心症 unstable angina あるいは**急性冠症候群** acute coronary syndrome を生み出す基盤なのだ。

　粥状動脈硬化の発生進展過程を図7に示そう。

循環器病態生理の基礎②

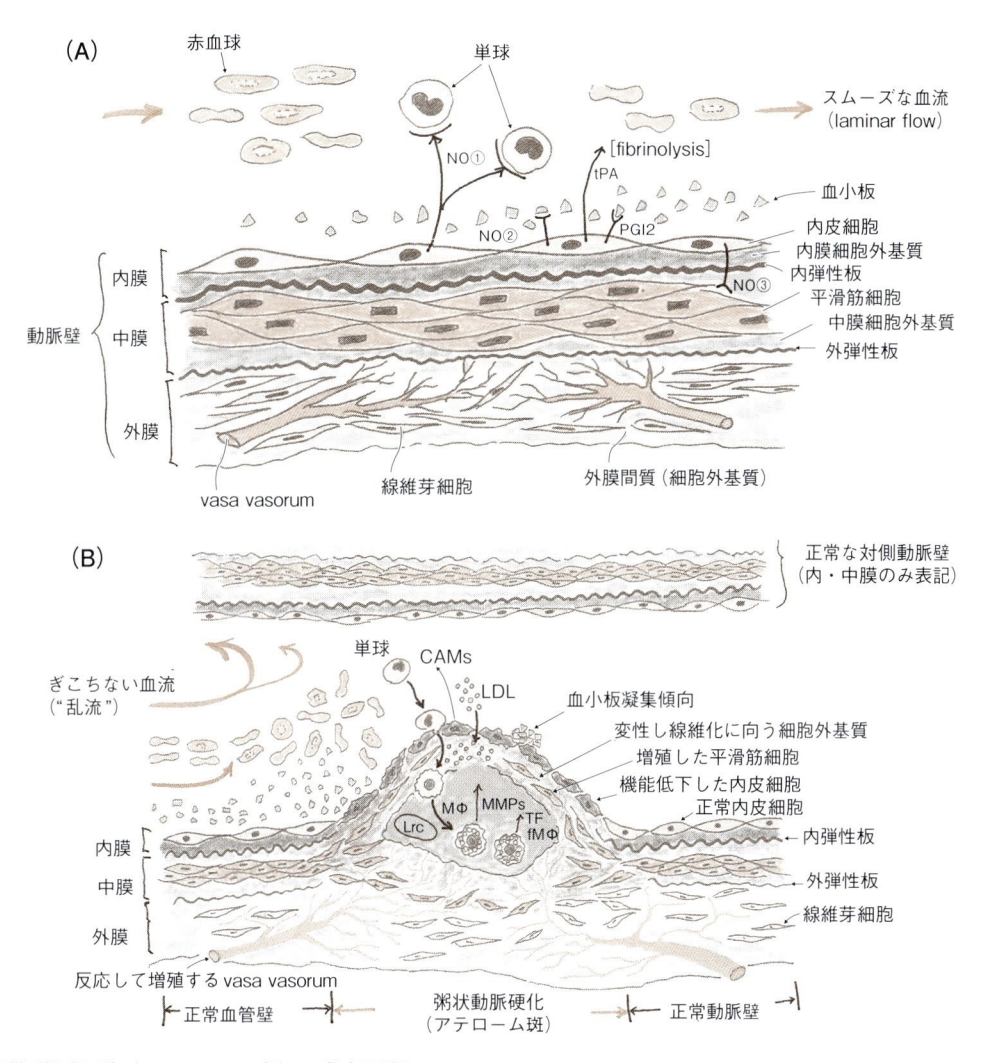

図7 粥状動脈硬化（アテローム斑）の成立過程

A. 粥状動脈硬化リスク因子のない正常動脈壁の組織学的構造と内皮細胞の分泌する一酸化窒素 NO の生理学的な機能。NO①は単球 monocyte の内皮細胞接着抑制と内皮細胞下への遊走とマクロファージとしての活性化抑制，NO②はプロスタグランジン抑制因子2　prostaglangin inhibitor 2 (PGI2) と共同して血小板の凝集抑制を担い，さらに組織プラスミノーゲン活性化因子 tissue plasminogen activator (tPA) の分泌によって線維素溶解 fibrinolysis を刺激する，その結果，抗血栓 antithrombotic 機能が維持される。NO③は中膜の平滑筋細胞の弛緩と異常増殖の抑制機能を示す。血管内腔の血液細胞要素は，白血球のほかの要素（リンパ球や好中球に代表される顆粒性白血球）は省略してある。

B. 内膜下にアテローム（粥状）斑 atheroma plaque が形成され，弾性板を突き破り発育する状態。アテローム斑発生中期でいまだ安定していない状況。図は管状の動脈を縦断したものである。NO産生が低下した機能不全に陥った内皮細胞に覆われたアテローム斑は，脂質に富んだ中心部 (lipid rich core；Lrc) を持ち，その中に脂肪を貪食したマクロファージ foamy macrophage (MΦ) (MΦ泡沫細胞) が存在し，基質メタロプロテイナーゼ matrix metalloproteinases (MMPs) と組織因子 tissue factor (TF) を分泌し，細胞外基質の変性と血栓形成の準備状態を惹起させる。この図ではアテローム斑の形成により血管内腔の50％以上の狭窄状態にある。CAMs：cell adhesion molecules

Acute Myocardial Infarction 急性心筋梗塞

急性心筋梗塞
死の不安がよぎる突然の胸痛・呼吸困難

　山根さんは15人の従業員を抱える印刷工場の経営者である。小太りで赤ら顔のエネルギッシュな56歳だ。母親は高血圧で3年前に脳出血で亡くなっている。そんなこともあり，2年前から市民健診を受けるようになった。それまで医者にかかったことはない。最近では，25年来のつきあいである地元の信用金庫が運用資金の融資を渋るようになり，従業員の給与の支払いの確保に追われる毎日である。

　昨日，市民健診の結果が郵送されてきた。報告用紙には，【血圧：160/98mmHg，総コレステロール：320mg/dL，血糖：150mg/dL（空腹時），尿酸：9.0mg/dL，（コメント）肥満度30％で体重オーバー・脂質異常症・高尿酸症があり，高血圧と糖尿病の傾向が出ています。かかりつけの医院で精密検査を受けてください】とある。

　めっきり冷え込んできた12月の早朝，寝間着姿で洗面をしていると，突然これまで経験したことのない胸痛をおぼえ，思わず座り込んだ。呼吸を整えようとしたがかなわず，痛みは激烈で冷汗が出てきた。しばらく耐えていたが胸痛はとれない。さらに左の肩と上肢にも痛みが広がり，呼吸困難も出現してきたので妻を呼んだ。

　胸痛出現後4時間で救命センターに送られた山根さんは耐え難い胸痛を訴えた。ニトログリセリンは全く無効であった。塩酸モルヒネが皮下注射で投与された。

　心電図の標準四肢誘導のI・aV$_L$と胸壁誘導のV$_1$からV$_6$でST上昇とT波の増高がみられ，広範囲の左心室前壁梗塞と診断された。動脈血ガス分析で低酸素血症がみられたので酸素投与が行われた。血液検査では白血球増多・トロポニンTとCK（クレアチンキナーゼ）の明らかな上昇とAST（アスパラギン酸アミノトランスフェラーゼ）の上昇がみられた。しかし，HBD（αヒドロキシ酪酸脱水素酵素）とLDH（乳酸脱水素酵素）の上昇はまだ始まっていなかった。心エコーでは左心室前壁の広範な運動低下が認められた。

　緊急心臓カテーテル検査の結果，左冠状動脈主幹部に75％の狭窄があり，前下行枝には100％の閉塞が確認された。速やかに血栓溶解剤（ウロキナーゼ）の投与が行われた。その後，100％閉塞は70％に再開通したので引き続き緊急PTCA（経皮的冠状動脈拡張術）が施行され，50％狭窄に改善された。現在，不整脈の出現はなくCCU（coronary care unit）で治療中である。

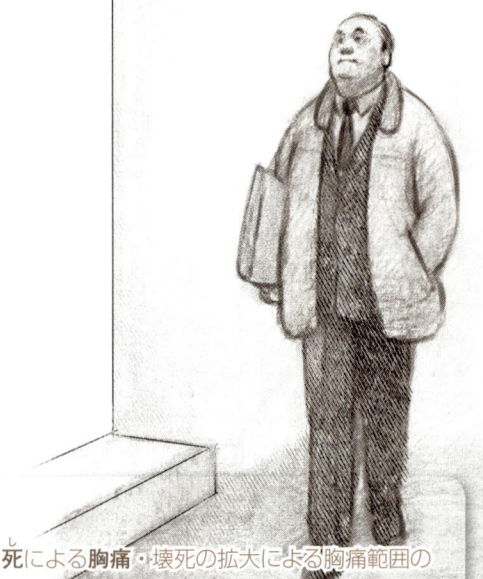

かなり重篤な急性心筋梗塞の初回発作の状態である。心筋の**壊死**による**胸痛**・壊死の拡大による胸痛範囲の拡大（**放散痛**）・左心不全による**呼吸困難**を示している。

救急救命センターに送られた山根さんは，**心臓カテーテル検査**を含む迅速な対応で救命されたことになる。

急性心筋梗塞とは…

心筋に栄養する冠状動脈は左右2本ある。**左冠状動脈**は左心室前壁と心室中隔に，**右冠状動脈**は右心室と左心室の後壁に酸素と栄養を供給している。

急性心筋梗塞は，左心室（前壁）に多い

冠状動脈の血液は拡張期に流れる。右心室は左心室より**内圧**がはるかに低い（1/5の内圧）ので，**左心室**では収縮期に血液は流れないが，**右心室**ではある程度流れている。この生理解剖学的な差が，左心室に心筋梗塞が好発する理由の1つである（参照：循環器病態生理の基礎②　p.66）。

急性心筋梗塞は，冠状動脈の狭窄（75％以上），あるいは閉塞でおこる

山根さんは，**左冠状動脈**主幹部の75％**狭窄**と，前下行枝の100％**閉塞**が心臓カテーテル検査（冠状動脈撮影）で確認されている。その結果，左心室前壁に広範な心筋梗塞が出現したことになる（図8）。

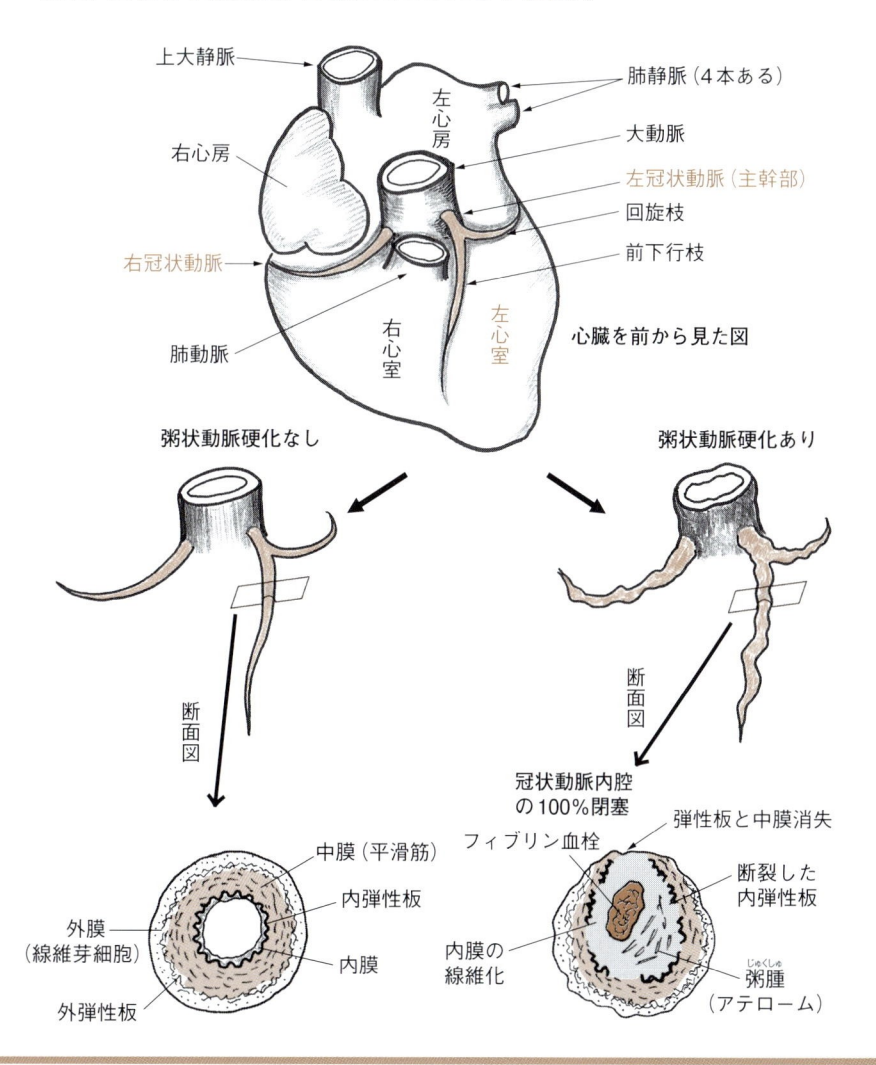

図8　心臓の栄養血管—冠状動脈

Acute Myocardial Infarction　　急性心筋梗塞

急性心筋梗塞とは…

心筋梗塞には，ピンからキリまである

その閉塞・狭窄は，**粥状動脈硬化症**に血栓形成が重なりおこる。

心筋の壊死の量がきわめて少なければ，軽い胸痛のみで知らないうちにおさまってしまうだろう。これも心筋梗塞である。しかし，壊死の量が増加するにつれ，**胸痛は強くなり**，心臓機能の低下（心拍出量の低下）がおこり，重篤な**心不全**で死亡するリスクが増す。きわめて広範な壊死が急速におこると心臓破裂をおこし即死する。つまり，心筋に壊死がおこれば**再生**はない。致死的でなければ壊死した心筋部分は線維組織で置き換わり，ポンプとしての機能が低下する（壊死量により程度はさまざまだが，無理のきかない心臓となる）にとどまる（冠状動脈の粥状硬化，アテローム血栓症に関しては，p.66「循環器病態生理の基礎②」を参照）。

急性心筋梗塞に移行する危険性のきわめて高い急性冠症候群（ACS）に関しては，「狭心症」の項の解説（p.55）を参照のこと。

心筋が壊死すると，心筋細胞からさまざまな酵素が血液中に流出する

昔，臨床症状だけで急性心筋梗塞を正確に診断することはむずかしかった。心電図と血液中の酵素（**逸脱酵素**という）の測定が可能となって飛躍的に診断の精度は向上した。最も特異性が高く早期に上昇するのは，**CK**（クレアチンキナーゼ）である。**AST**（アスパラギン酸アミノトランスフェラーゼ），**LDH**（乳酸脱水素酵素），**HBD**（αヒドロキシ酪酸脱水素酵素）がそれに次ぐ。非特異的な検査として最も早期に反応する**白血球**（発作後数時間で好中球増多がおこる）と，反応は遅いが長期にわたり亢進する**赤沈**（赤血球沈降速度）も診断と経過の評価に有用である（図9）。

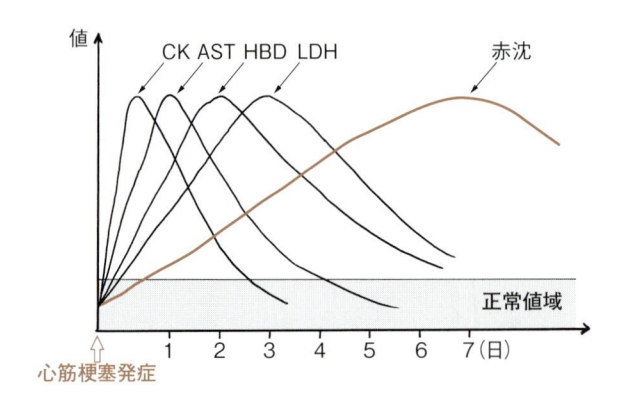

図9　急性心筋梗塞発症後の血清逸脱酵素と赤沈の変化

心筋壊死の進行につれて心電図は変化する

血清中の逸脱酵素は心筋細胞の壊死の程度（量）を反映したが，**心電図**はより詳しく心筋細胞の壊死へ至る過程を反映する。心筋細胞が正常に機能するためには，十分な酸素を必要とする。もし，その酸素量が低下すると，心筋細胞は次の経過をたどる。

虚血（ischemia）→ **傷害**（injury）→ **梗塞**（infarction）

虚血は，酸素が補給されれば元に戻ることのできる状態。梗塞は，心筋細

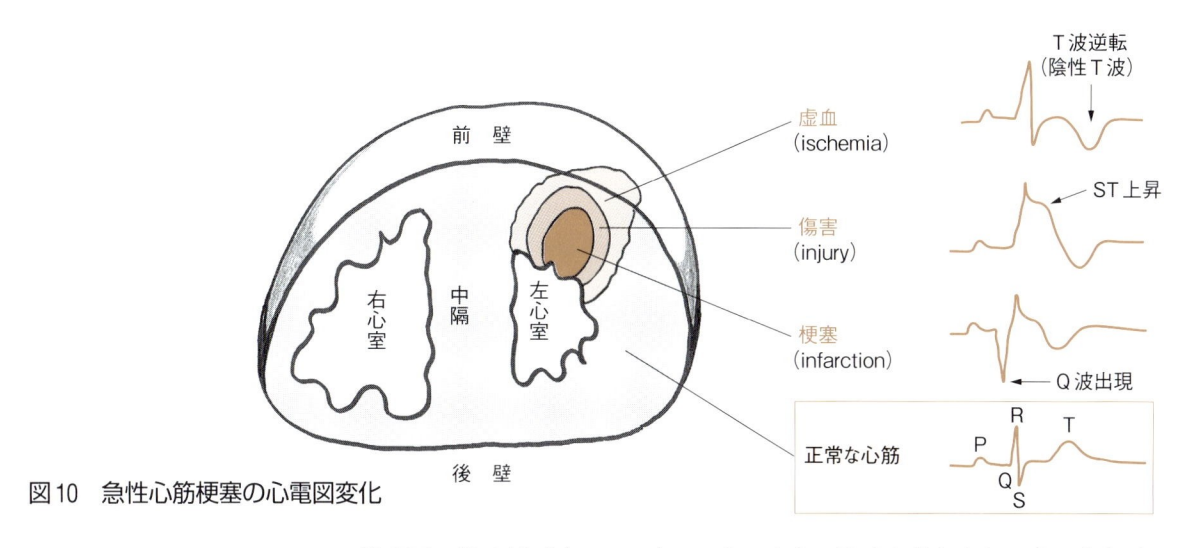

急性心筋梗塞

図10　急性心筋梗塞の心電図変化

胞が死に陥る**壊死**（necrosis）のことであり，酸素が投与されても，もう元に戻れない状態である（図10）。

したがって，治療目的はこの致死的な不整脈の早期発見と心不全の治療（心筋ポンプ機能の温存・維持）である。

> この急激に出現する急性心筋梗塞で命を失う原因は，急性心不全と不整脈（心室細動）の2つである

> 新しい心筋梗塞（壊死）の特異的な生化学的指標（biomarker）…トロポニン

心筋梗塞の壊死にクレアチンキナーゼ creatin kinase（CK）よりはるかに敏感に反応する**トロポニン** troponin は，トロポミオシン tropomyosin とともに骨格筋と心筋に存在するカルシウム制御タンパク系の構成要素である。トロポミオシン結合に関与するトロポニンT，収縮阻害能をもつトロポニンI，カルシウムを結合するトロポニンCのサブユニットからなる。横紋筋である心筋と骨格筋の筋原線維はIフィラメントとAフィラメントから構成されているが，Aフィラメントはアクチン actin，Iフィラメントはミオシン myosin とトロポミオシンとトロポニンからなる。

トロポニンCは心筋と骨格筋でそのアミノ酸配列に差はないが，**トロポニンTとI**では微妙に異なっている。したがって，トロポニンTとIの測定により，心筋壊死と骨格筋壊死を鑑別することが可能である。

日常臨床で汎用されるのは心筋トロポニンTであるが，トロポニンTの一部（約6％）は心筋細胞質内に可溶性の状態で存在し，残りはIフィラメントの構成要素として不溶性の形で存在する。したがって，心筋障害がおこるとまず心筋細胞膜の透過性が増大して細胞質由来の可溶性トロポニンTの血中流出がおこる。障害が持続し**心筋壊死**となって拡大するとIフィラメント構成要素である不溶性トロポニンTの血液流出が加わることになる。可溶性

Acute Myocardial Infarction　急性心筋梗塞

急性心筋梗塞とは…

トロポニンTは心筋障害 injury 後3〜4時間で上昇がみられ，11〜18時間でピークとなる．不溶性トロポニンTは明らかな心筋壊死 necrosis とともに上昇を開始し，4日前後でピークに達する．したがって，急性心筋梗塞の**心筋トロポニンT濃度**は2相性のグラフを描き，心筋壊死にまで至らない不安定狭心症では細胞質由来の可溶性トロポニンTのみの単相性のピークを示す（図11）．

今日では，心筋壊死に対する特異性の高さから，心筋トロポニンTあるいは心筋トロポニンIの血清濃度を心電図および臨床症状に加えた**急性心筋梗塞の診断基準**が用いられるようになっている．

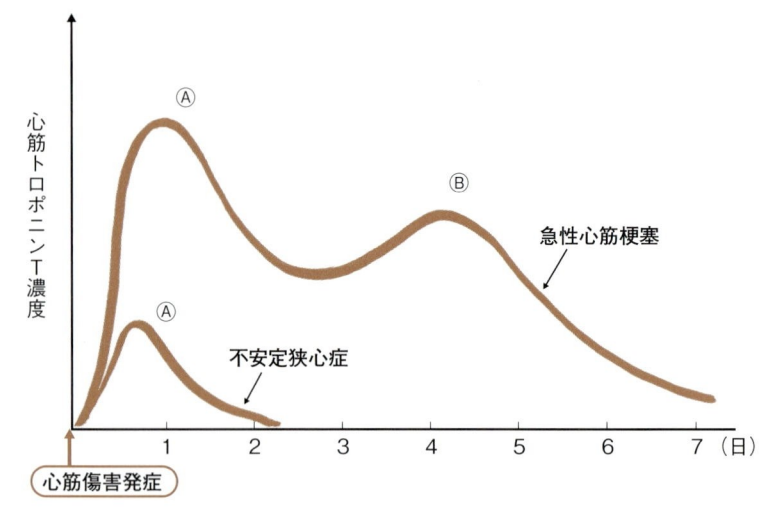

図11　心筋傷害・壊死と心筋トロポニンT濃度の時間的推移（急性心筋梗塞と不安定狭心症）

2相性のピークを示す急性心筋梗塞と単相性ピークを示す不安定狭心症（壊死としての進行はなく，心筋障害のレベルでおさまる）．Ⓐ：細胞質内可溶性トロポニンT流出による．Ⓑ：Ⅰフィラメント構成要素の不溶性トロポニンT流出による．

新しい心不全の特異的な血液学的指標（biomarker）…ナトリウム利尿ペプチド

ナトリウム利尿ペプチド natriureic peptide は循環系や体液の調節に重要な役割を果たす新しい**心臓ホルモン**で，主に心房の心筋細胞が分泌する心房性ナトリウム利尿ペプチド atrial natriureic peptide（ANP）と主に心室から（一部は心房から）分泌される脳性ナトリウム利尿ペプチド brain natriureic peptide（BNP）が重要である．心室性ナトリウム利尿ペプチドとよばずに**脳性ナトリウム利尿ペプチド**とよぶのは，この利尿ペプチドが日本でブタの脳から初めて単離同定された（1988）という経緯による．

ANPとBNPともにナトリウム利尿・血管拡張・アルドステロン分泌抑制・心筋肥大抑制・心筋線維化抑制作用を持ち，アンギオテンシン作用に拮抗する．したがって，**心筋の保護作用**を持っているといえる．しかし，ANPは心房壁の伸展刺激により，BNPは心室の負荷の増加により分泌が増加するため，心不全の臨床生化学的な指標としてきわめて感度が高い．特に，BNPは心不全のマーカーとして頻用されている．

血中基準値はANP：40 pg/mL以下，BNP：20 pg/mL以下である．BNP

急性心筋梗塞

＞100で心臓の負荷は増加していると判断する。慢性心不全の外来管理では，BNP値200以下を目標にする。

また，ANPはBNP同様**心不全マーカー**として用いられるが，急性心不全の治療薬としてもすでに臨床の現場で使用されている〔カルペリチド（α型hANP）製剤，商品名ハンプ®〕。

急性心筋梗塞の臨床像

①ニトログリセリン無効の胸痛
②典型的なものでは心電図でST上昇あり（非ST上昇型もある），その後Q波出現
③血清酵素のCKがまず上昇し，次いでAST，そしてLDHとHBDが上昇する
④心筋の壊死の量により，軽症から死に至る重症まである（CKの値が壊死量に比例）
⑤冠状動脈の粥状動脈硬化が基礎にある
⑥新しい心筋壊死の特異的バイオマーカー（トロポニン）と心不全の特異的バイオマーカー（ANPとBNP）の上昇

循環器病態生理の基礎 ③

心臓はまさにポンプだ

血液を循環させる力は心臓のポンプ作用による

人体を構成する筋肉は，横紋の有無によって横紋筋と平滑筋に分けられ，機能的な差によって随意筋と不随意筋に分けられる．一般に**横紋筋**は**随意筋**で骨格筋がその代表であり，**平滑筋**は**不随意筋**で自律神経の支配を受け，内臓筋，特に管腔臓器（子宮・消化管・血管など）に分布している．

心筋は横紋筋でありながら不随意筋である

しかも，**心筋細胞**がポンプ作用を発揮するためには，すべての心筋細胞が連動して同じ運動をしなければならない．そのために，心筋細胞は細胞質が枝分かれし，介在板ですべての細胞がつながっている．**介在板**は特別な細胞接着装置である（図12）．

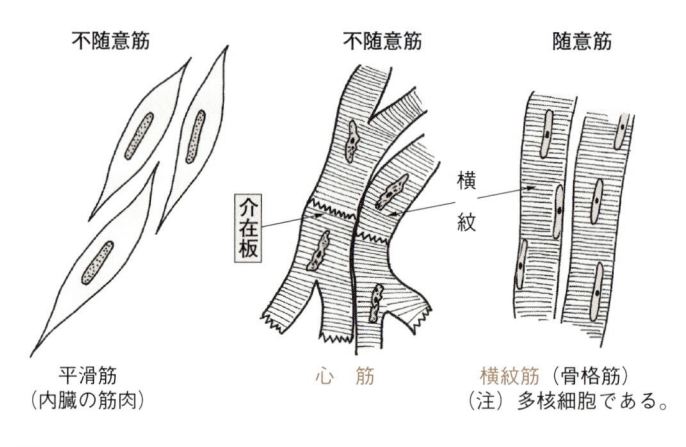

不随意筋　　　不随意筋　　　随意筋

介在板　　　横紋

平滑筋　　　心　筋　　　横紋筋（骨格筋）
（内臓の筋肉）　　　（注）多核細胞である．

図12　心筋細胞の構造

心拍出量（CO：cardiac output）は5L/分である

1分間に心臓から出ていく血液量を**心拍出量**とよぶ．

1回拍出量（SV：stroke volume）は70mLである

人間の血液量は体重の8％なので，例えば60kgの体重だと4.8Lとなる．つまり，1分間に全血液が一循環するわけだ．もし，酸素の必要性が高まった場合は，**心拍数**と同時に**1回拍出量**も増加するので，心拍出量は高度な増加を示す．約2倍程度まで増大可能である．

心臓周期は収縮期と拡張期からなる

直感的に収縮期のほうが短いと感じられただろうか．全身を巡る血液を一気に押し出す**収縮期**は短時間で強力なほうがよい．**1心周期**は心拍数が70/分だから，60秒÷70＝0.86秒である．このうち0.34秒が収縮期で，拡張期は0.52秒である．つまり，拡張期のほうが収縮期の1.5倍長い．ところが，**心拍数**が増加するにつれ，拡張期が短くなる．心拍数120/分となると両者は等しくなる．

心臓を養う冠状動脈の血液は拡張期に流れる

したがって，脈が速くなると心臓を流れる血液は余裕をもって流れにくくなる．狭心症や心筋梗塞にとって**心拍数増加**（脈拍数増加）が不利になる理由がここにある．

Complete Atrioventricular Block 完全房室ブロック

完全房室ブロック（Ⅲ度房室ブロック）
むくみ・呼吸困難・そして理解できない意識消失

　94歳の山下さんは若いころ電気技師として活躍し，シベリアで抑留生活を送った経験をもつ。両親も4人の兄弟もみな90歳以上の長寿家系でもある。

　高血圧と胆石症で近くの診療所に外来通院している。医師は「脈拍が少し遅いですが，血圧もまずまずですよ」といってくれるが，最近，歩いて外来に通うのがつらい。何か，胸が重く息苦しさを感じるのである。

　今朝，食卓で向き合って食事をしていた妻が，「お父さん，顔がむくんでるんじゃない？」という。

　自分では気づかなかったことなので驚いたが，特に答えず「ウンウン」とうなずいただけだった。

　数日後，彼はトイレに行こうと立ち上がったとたん，意識を失った。大きな物音にビックリし，とんできた妻は，「あなた！　あなた！」と体を強くゆすった。

　山下さんは気がつき，

　「…オッ，どうしたんだ」とけげんな顔で妻を見た。

　その日は外来通院の日だったので，急いでタクシーをよび診療所にかけつけた。医師は話を聞くや，

　「脈が不規則で遅い。顔と手足にむくみも出ています。すぐ心電図をとりましょう」

　心電図検査の結果，

　「山下さん，心臓の電気刺激が伝わりにくくなっています。その結果，心不全の状態になっています。また，意識を失う危険性もあります」という。

　年のせいではなく病気でしんどかったのか…。

　「なるほど。で先生，今度意識を失ったらそのまま往きませんかね…」

　医師は背筋を伸ばし，ジッと彼を見つめていたが，「…山本さん。私は今46歳です。あなたのちょうど半分の人生を送ってきた医者です。何もせず，このまま放置した場合，山本さんがいわれる往生ができるかどうかは保証できませんし，保証する気もありません。私があなたに説明できることは，ペースメーカという人工的な心臓刺激装置を心臓に埋め込むことによって，あなたの日常性を障害している症状はほぼ完全に消失するだろうということです。しかも，その手術の方法はほぼ完成されたもので，危険性は少ないと思います」

　かなりの沈黙があった。

　「いささか，先生に甘えすぎたようですな。そのペースメーカとやら，…お願い申します」

　元電気技師で，ごく最近まで秋葉原の専門店に出入りし，いとも簡単に精密な自作ラジオを制作してしまう山本さんですら，自分の心臓の中に電気発信器が植え込まれたことを頭では理解しても，94歳の体は納得しなかったようだ。ペースメーカを装着してから2か月間は，その違和感に悩まされたものの，心不全の症状は完全に消失した。山下さんは，

　「そろそろお迎えがと思っているんですが…」

　といいながら徒歩で妻と一緒に外来に通院している。

完全房室ブロック（Ⅲ度房室ブロック）で心不全とアダムス・ストークス発作をおこした典型的な経過である。

90歳以上の超高齢者でありながら，日常生活に急激な乱れもなく今日まできたのだが，長年の高血圧と動脈硬化症を基礎に刺激伝導系に比較的強い障害が発生した事例である。（参照：循環器病態生理の基礎③ p.76）。

Complete Atrioventricular Block　完全房室ブロック

完全房室ブロックとは…

　心不全という医学用語は曖昧に使われる傾向がある。有名人が亡くなったときの新聞報道の記載によくみられる死因の1つだろう。
　心不全は心臓に何か重篤な異常がおこり，心拍出量が低下した結果おこる病態である。その診断はそう簡単ではない。完全房室ブロック（**図9**）は，心房から心室への興奮伝導が全く伝わらない（ブロック）場合をいうが，心不全の症状を引きおこすだけでなく，"**意識消失発作**"をおこす。
　この発作は"**アダムス-ストークス症候群**"といわれるが，心臓の病気でなぜ意識が失われるの？と思わずつぶやいてしまう不思議な病態といえる。

完全房室ブロックでは，脈が異常に遅く（徐脈）なる	脈が遅いと，人間生活をするために不可欠な脳の働きを保証する**脳血液循環**が低下してしまう。
完全房室ブロックで出現する意識消失発作は，脳血流の低下による	ほとんど身体を動かさず，ごろごろ寝ているばかりの人ならともかく，おきて活動的な生活をしている人だと，**徐脈**による脳血液循環の低下は"意識消失発作"として突然現れる。
心不全は心臓のポンプ作用の低下（心拍出量低下）でおこる	この脳血流の低下は心臓の**拍出量**の低下に基づいており，その影響を最も受けやすい脳が正直に反応する結果である。心拍出量の低下はさまざまな症状を引きおこすが，すべてをまとめて"**心不全**"の症状という。
ゆっくりおこる心不全を慢性心不全，急激なものを急性心不全という	心不全には，ゆっくりとおこってくる場合と，急激におこる場合がある。急性心不全の代表は，**急性心筋梗塞**である。**慢性心不全**の代表は，弁膜症・高血圧・心筋症などがある。若年で発症してくる心筋症は，心臓移植の適応疾患でもある。
心不全は左心（室）不全と右心（室）不全の2つに分けられる	左心室のポンプ力の低下を左心不全，右心室の低下を右心不全という。
左心不全では，肺うっ血（または肺水腫）の結果，呼吸困難がおこる	**左心不全**では，左心室から十分な血液が大動脈を介して体循環系へ送り出されないため，左心室に血液が残留し，肺静脈からの血液の流入が障害され，肺うっ血（より高度なときは肺水腫）をきたし呼吸困難がおこる。
右心不全では，静脈還流障害によって浮腫・肝臓腫大・腹水がおこる	**右心不全**では，右心室から十分な血液が肺動脈を経由して肺循環系に出ていかないため，血液が右心室に残留し，右心内圧が上昇する。その結果，下大静脈と上大静脈からの血液が右心室に戻りにくくなり（静脈還流の障害という），肝臓腫大・浮腫・腹水が出現する。

完全房室ブロック

心拍出量の低下で血液はよどんでくる

いずれにせよ，心臓のポンプ力の低下（心拍出量の低下）がおこると，血液はサラサラと流れず，よどむようになる。

その結果，人体を構成する60兆個の細胞は，酸素・栄養不足と老廃物の蓄積にあえぐようになる。これらは，毛細血管の血流の停滞の結果である（参照：循環器病態生理の基礎① p.47）。

ペースメーカには一時的なものと永久的なものがある

刺激伝導系の異常がある場合は，人工的に電気刺激を心臓に与えることで救命できることがある。**完全房室ブロック**では永久的にペースメーカを植え込む適応となる。なお，**急性心筋梗塞**など一時的に危険な不整脈が出現した場合，ペースメーカを植え込んで危険状態が去るのを待つ場合もある。

ペースメーカは，右（心）室に植え込む

ペースメーカが必要となる病態は，洞房結節と房室結節の連絡（参照：図14）が切断されているので，右（心）房を刺激しても心室の収縮は得られない。したがって，心室を刺激する。心室に到達するには静脈から電極を挿入するほうが簡単なので，右心室に挿入，固定される。右心室へのペースメーカ挿入には，鎖骨下静脈・内頸静脈・大腿静脈からの3つの経路がある（図13）。

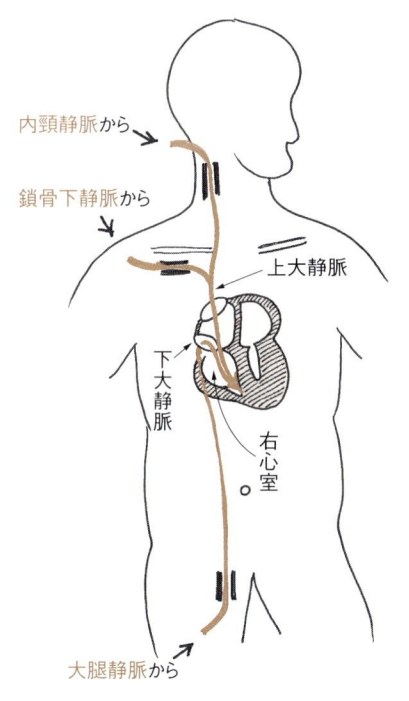

図13　ペースメーカの挿入ルート

完全房室ブロックの臨床像
① 徐脈と突然の意識消失発作（アダムス-ストークス症候群）
② 心不全症状（浮腫や呼吸困難）
③ 永久ペースメーカが必要

循環器病態生理の基礎 ④
ひたすら心臓の収縮刺激を送り続ける

心臓の拍動は洞房結節に始まる

洞房結節（SA node：sinoatrial node）は右（心）房の上大静脈開口部近くにあり，自発的に1分間70回の興奮（刺激）が規則正しくおこっている。この興奮を洞房結節の歩調取り pacemaker とよび，心臓興奮（拍動）の原点である。ここから出た興奮はまず心房筋を収縮させ，**房室結節**（AV node：atrioventricular node）→**ヒス束**→**プルキンエ線維**と伝わり，左右の心室筋の心筋細胞を収縮させる。この興奮伝導経路を**刺激伝導系**とよぶ。刺激伝導系は神経ではなく，心筋細胞の特別なもので，形態的には通常の心筋細胞と大きな差はない（図14）。

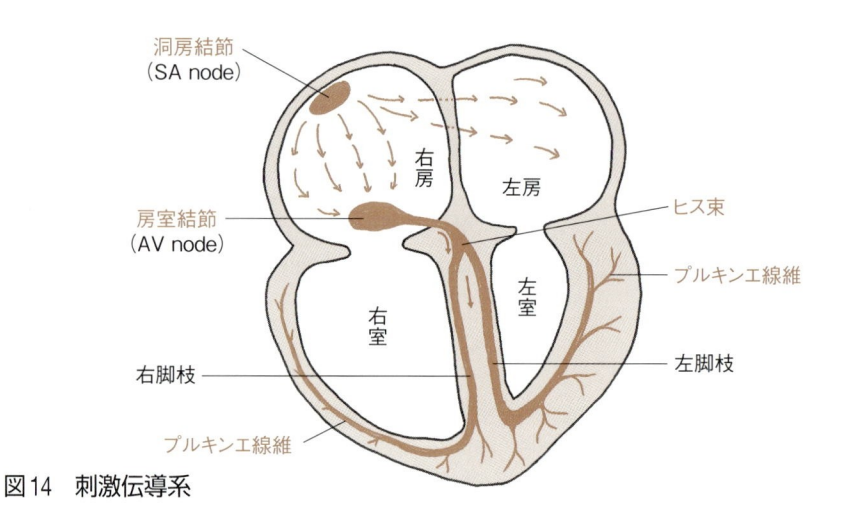

図14　刺激伝導系

刺激伝導系の役割は，拍動の刺激と協調的収縮の確保の2つである

1. どんな事態になっても心臓を**拍動**させる刺激を出し続けること。
2. 心房と心室の効率のよい**協調的収縮**を確保すること。

洞房結節が何らかの理由で興奮できなくなると，房室結節が速やかに興奮を始め，第2の歩調取りを演ずる。さらに，房室結節が興奮できなければヒス束が，ヒス束が興奮できなければプルキンエ線維が，第3・第4の歩調取りとなっていく。この"しつこさ"が人間の生存を保証している。

わずか0.34秒の収縮で70mLの血液を駆出するためには，きわめて効率のよい心臓の収縮が必要となる。心房と心室が"阿吽の呼吸"で収縮してこそ可能となる。刺激伝導系の存在は，この協調的収縮を支えている。

心臓の拍動が不規則になった状態を不整脈という

何かの拍子に心臓がドッキンと打つことがある。これは不整脈の1つで，**期外収縮**といわれ，特に心臓疾患が背景になければ無害な不整脈である。しかし，病的で放置できない不整脈がある（図15）。

循環器病態生理の基礎④

正常心電図　P波　QRS　T波

完全房室ブロック　P波　幅広いQRS

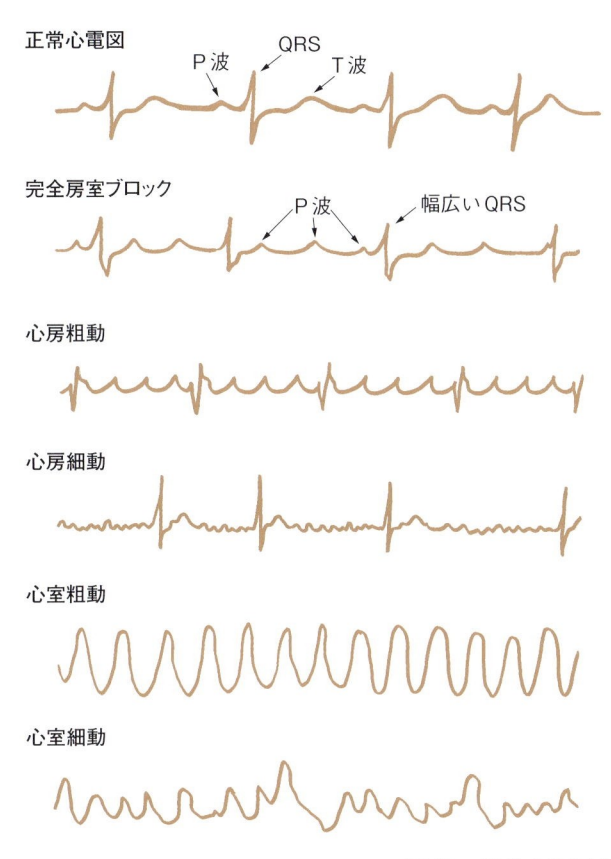

心房粗動

心房細動

心室粗動

心室細動

図15　正常心電図と放置できない不整脈

房室ブロックとは，洞房結節-房室結節間の刺激伝導不全をいう

　房室ブロックには程度の差によってⅠ度からⅢ度まである。**Ⅰ度房室ブロック**は房室結節の伝導がいささか遅れるだけで洞房結節の刺激はきちんと伝わる。**Ⅱ度房室ブロック**になると，時どき伝わらない。例えば，洞房結節の刺激が2回のうち1回しか房室結節に伝わらないとか，3回に1回しか伝わらない状態になる。これを2対1ブロック・3対1ブロックとよんでいる。**Ⅲ度房室ブロック**となると，洞房結節と房室結節間は切断された状態で洞房結節の刺激は全く伝わらず，心室は房室結節の刺激によって収縮する。つまり，心房は洞房結節の刺激で収縮するが，心室は勝手に房室結節の刺激で収縮する事態がおこっている。その結果，心臓の効率のよい収縮はできなくなり，心臓のポンプ作用は低下する（心不全の状態）。Ⅲ度房室ブロックのことを**完全房室ブロック**ともいう（Ⅰ度とⅡ度は不完全房室ブロックともよぶ）。

循環器病態生理の基礎④

ひたすら心臓の収縮刺激を送り続ける

粗動は規則的収縮，細動は不規則な収縮である

興奮刺激が異常に多くなった場合を，粗動・細動という。心房の場合は，心房粗動・心房細動という。**心房粗動**では心房筋は1分間に300回の刺激を受ける。刺激は多いが，心房は何とか規則的に収縮する。しかし，すべての刺激は心室に伝わらず，房室ブロックがおこる。**心房細動**では1分間に500回の刺激がおこり，心房は痙攣状態になる。そして，心室に到達する刺激は全くデタラメで，脈をとると全く不規則な脈となる。

絶対性不整脈と致死性不整脈

心房細動を**絶対性不整脈**という。

心室の場合は，心室粗動・心室細動という。この場合にはもはや心房筋の収縮はない。心室だけの収縮である。**心室粗動**は1分間に300回の規則的な収縮であり，**心室細動**は不規則な収縮で心室の痙攣である。血液は心臓からほとんど送り出されない。だから，心室細動では脈は全く触れない。速やかに意識は消失する。迅速に治療しないと死亡する。

心室細動を**致死的不整脈**という。

Respiration

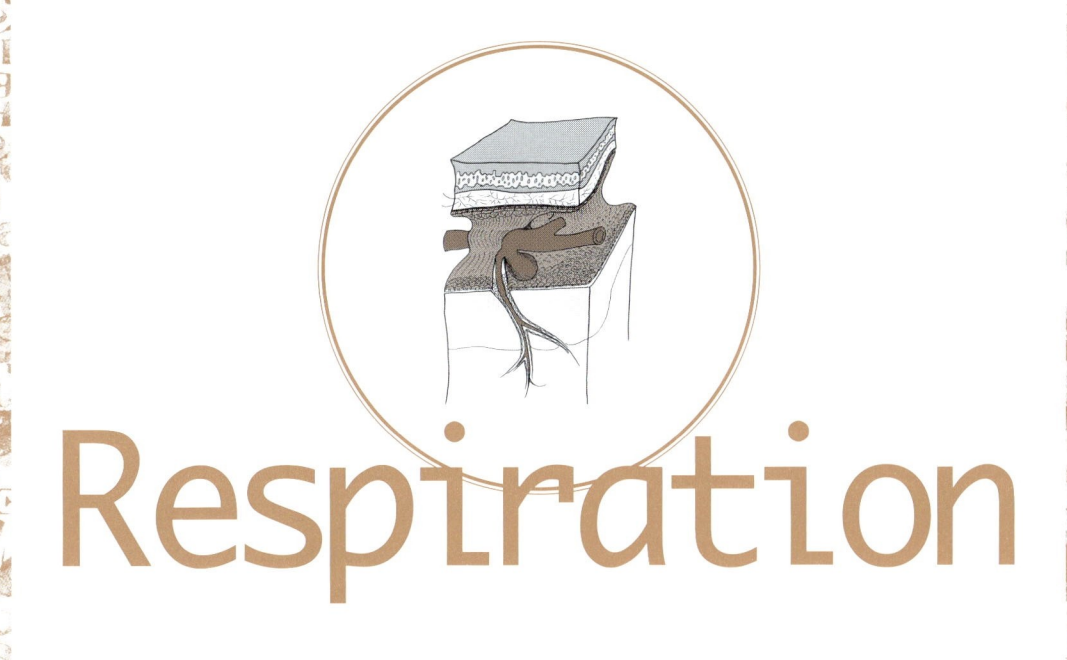

呼吸器疾患

吸息で始まり，呼息で終わる．"阿"行でおこり，"吽"行でおさまる．
両者合わせて，これ，"阿吽"の呼吸．

84 気管内異物

86 気管支喘息

92 自然気胸

96 マイコプラズマ肺炎

98 MRSA 肺炎

104 急性間質性肺炎（ハンマン・リッチ症候群）

110 慢性間質性肺炎（特発性肺線維症）

116 慢性肺気腫

122 肺結核

127 肺癌

Trachea Foreign Body　気管内異物

気管内異物
突然の咳が，突然止まったら

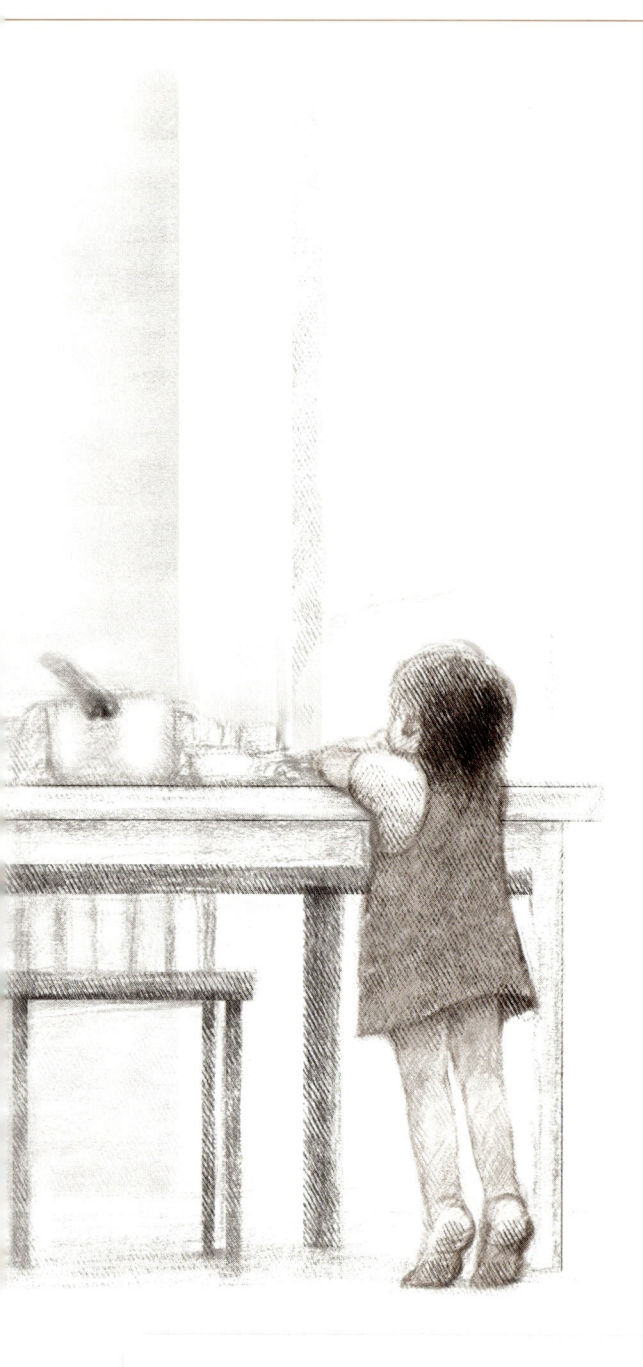

　アユミちゃん。3歳3か月のやんちゃな女の子。お母さんが洗濯物を整理していてちょっと目を離した隙に，机の上にあったピーナッツを口の中に入れた。とたんに咳込んでバタバタと苦しみ始めた。
　お母さんはその物音に驚きとんできて，アユミちゃんを抱きあげた。すごい咳である。
「どうしたの！ 何を口に入れたの！」
　背中をなでながら問いかけるが，泣きじゃくりながら咳込むばかり。
　まもなくすると，途端に咳がやんだ。
「よかったね，咳が止まったね」
　アユミちゃんも泣きやみ，何ごともなかったように積み木で遊びはじめた。

　2日後，アユミちゃんは39℃の高熱を出した。近くの小児科医院で診察を受けると，「右の肺に少し異常な音があるのでX線写真をとりましょう」と言われた。その結果，右肺下葉の肺炎と診断され，市民病院を紹介された。

　入院し，抗生物質の治療にもかかわらず，熱は下がらず，肺炎の陰影は拡大し，呼吸困難が出現してきた。主治医は首をかしげた。
「お母さん，アユミちゃんは発熱する前に，何かいつもと変わったことはありませんでしたか」
「2日ほど前に，何か口に入れてすごく咳込んだことがありましたが，嘘のように咳は止まりましてね…」
　主治医はいそいで外科に連絡をとった。

気管内異物の典型的な症例である。太い気管・気管支の中に異物があると強烈な咳嗽刺激となる。しかし，細い気管支では咳嗽刺激にならない。

気管内異物とは…

気管内異物は右気管支に入りやすい

取り込まれた空気が左右の肺に均等に分布するために，左右に**気管支**が存在する。

気管は，内径2cmの管で，その前3/4周を軟骨が囲み，残りの1/4周は軟骨を欠き後面をなし，膜様部とよばれる。この**膜様部**は食道に接している。気管は第5胸椎の高さで左右気管支に分岐する。**右気管支**は**左気管支**より太く短く，分岐角度は小さい（図1）。したがって，気管内異物は右気管支に入りやすい。

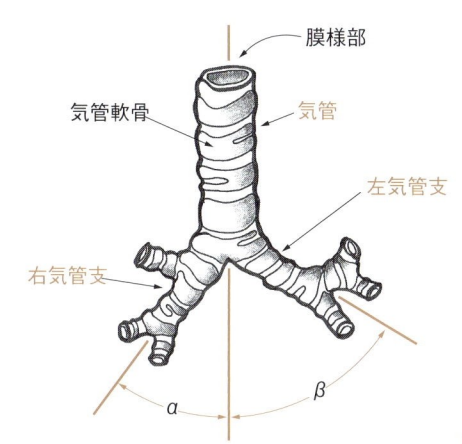

左気管支は右気管支より細く傾斜角が大きい（$α<β$）。左心室が右心室より大きく左に突出しているためである。気管内異物は右気管支に入りやすい。

図1　気管支の分岐角度（$α<β$）

気管が左右2本の気管支に分かれるように**気道**（気管・気管支系）は2分岐で分かれていく。決して同時に3分岐以上に分かれることはない。気管から肺胞に達するまでに23回分岐する。最後の7回の分岐が**呼吸細気管支**と**肺胞**でガス交換にかかわる領域である。

咳嗽反射の受容体（レセプター）は，太い気管支にしかない

アユミちゃんの激しい咳が嘘のように突然止まったのは，咳の刺激になっていた小さなピーナッツが**咳嗽反射受容体**の存在しない細い気管支のレベルで止まったことを意味している。しかし，排除されたわけではない。その後，細い気管支にとどまったこのピーナッツが感染源となり，**異物性**（誤嚥性）**肺炎**をおこしてくる。異物を除去しない限り肺炎は治癒しない。担当医があわてて外科と連絡を取ったのは，異物を除去するために手術が必要だと判断したからである。

気管内異物の臨床像
①成人ならともかく，乳幼児では異物誤嚥の事実確認がむずかしい
②突然の激しい咳嗽
③嘘のように消失する咳嗽とその後の発熱

Bronchial Asthma　気管支喘息

気管支喘息
闇の淵に沈む，恐怖の呼吸困難

　新藤君は19歳。一浪して東京の某大学法学部に入学した。1か月前に，静岡の田舎から都内のワンルームマンションに引っ越してきた。

　2週間前，急に咳が出現した。軽い息苦しさもあったが，特に気にかけず部屋の片づけやら生活必需品の買い出しにかけまわっていた。そのうち，症状は完全になくなった。

　今朝，午前5時頃，息苦しさで目覚めた。布団の上に思わず起きあがったが，強い咳と呼吸困難におそわれた。息が吸いにくく，かつ吐きにくい。呼吸するたびにヒュウヒュウと泣くような音（喘鳴）がする。何とか我慢しようと頑張ったが，一向に楽にならない。苦しくて横にもなれない。全身が汗ばんでくる。深い川の底に閉じ込められて細い竹の筒で呼吸しているようだ。不安になった。何とか電話のところに移動し，救急車をよんだ。

　「息ができない！ 死にそうです！ 早く来てください！」

　救急収容時，チアノーゼはなく意識はしっかりしていたが，呼吸音は減弱しており，ほとんどしゃべれない状態にあった。血液ガス分析では，PaO_2 59 mmHg，$PaCO_2$ 40 mmHg であった。

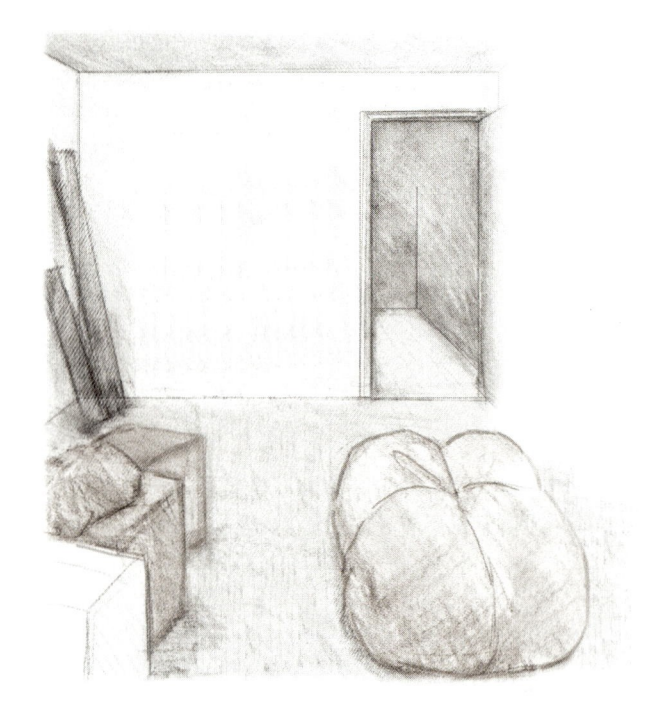

高度な気管支喘息発作の典型的な状態を示している。このまま放置されていれば，**気管支喘息重積発作**の状態となり，死の危険を伴っただろう。

気管支喘息とは…

気管支喘息とは，発作性に気道が狭くなり，努力して息をする状態である

深い川の底に閉じ込められて，忍者のように細い竹の筒で息をしなければならない状態（鼻をふさぎ，ストローを口にして息をしている状態でもいい）が喘息である。したがって，その呼吸はあわただしく，あえぐような呼吸となる。つまり，気管支喘息とは，発作性に軌道が狭くなり，努力して息をする状態である。

気道が狭くなる原因は3つある

空気を運ぶ気管・気管支系を気道という。この気道が狭くなる（**気道狭窄**）原因は，
① 気管支平滑筋の攣縮（突然の収縮）
② 気管支粘膜の炎症（浮腫）
③ 気管支腺の分泌の亢進（粘稠な喀痰が多量にできること）

この3つの要因が関係している。この中で喘息に特徴的な気道の過敏性（さいな刺激で気管支の反応がおこること）に関与しているのは，②気管支粘膜の炎症である。この炎症には，肥満細胞・好酸球・リンパ球（T細胞）・好中球が関係している。**気道狭窄**と**気道過敏性**が喘息の症状を作る（**図2**）（喘息の病態生理に関しては，p.336「病気と免疫②」"Ⅰ型過敏症反応"の項を参照）。

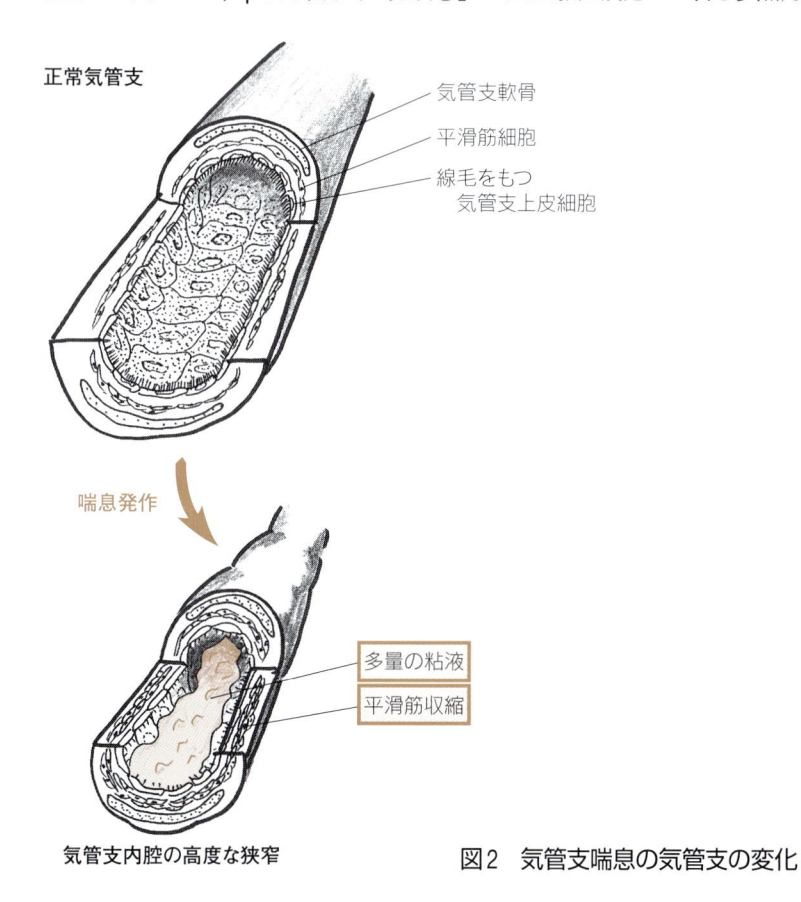

正常気管支
- 気管支軟骨
- 平滑筋細胞
- 線毛をもつ気管支上皮細胞

喘息発作

- 多量の粘液
- 平滑筋収縮

気管支内腔の高度な狭窄

図2　気管支喘息の気管支の変化

Bronchial Asthma　気管支喘息

気管支喘息とは…

気管支喘息にはアトピー型と非アトピー型がある

　気管支喘息の症状は，**喘鳴・呼吸困難・咳・痰**である。新藤君の気管支喘息は**アトピー型**（アトピーとは，アレルギーのこと）である。IgE抗体の関与する**即時型アレルギー**による喘息である（表1）。

表1　気管支喘息の分類

	発症年齢	症状	IgE抗体	アレルゲン皮膚反応	末梢血好酸球
アトピー型	小児・思春期	発作型	＋	＋	増多
非アトピー型	40歳以上	間欠・慢性型	－	－	ときに増多

　発作のおこる季節としては，ダニの繁殖が旺盛な秋に多いが，季節の変わり目にもおこりやすい。**非アトピー型**は風邪などの感染症のおこりやすい冬期に増悪しやすい。明け方に換気能力が低下する（morning dipという）こととも関連して，どちらも発作は明け方に多い。新藤君もそうであった。

気管支喘息の症状の程度は，3段階に分けられる

　患者の症状・生活動作機能によって，大発作・中発作・小発作に分けられる（表2）。

表2　気管支喘息の症状の程度

	呼吸困難	会話	日常動作	チアノーゼ	意識
高度（大発作）	苦しくて動けない	困難	不能	あり	意識障害・失禁ありうる
中等度（中発作）	苦しくて横になれない	やや困難	困難	なし	正常
軽度（小発作）	苦しいが横になれる	ほぼ普通	やや困難	なし	正常

PaO_2 が50mmHg以下，または $PaCO_2$ が45mmHg以上ならば，人工呼吸管理が緊急に必要である

　また，より客観的な評価として血液ガス分析のデータが用いられる。つまり，PaO_2 が50mmHg以下，または $PaCO_2$ が45mmHg以上ならば，人工呼吸管理が緊急に必要である。しかし，$PaO_2 \leq 50mmHg$ や $PaCO_2 \geq 45mmHg$ の状態では，患者は**チアノーゼ**や**意識障害**が出現し始めており，患者の状態から挿管・人工呼吸管理の必要性は確認できるものである。**血液ガス分析**の結果を待つまでもなく，速やかに開始すべきである。事例の新藤君の場合，挿管と人工呼吸管理がいつでもできる状態で治療することが必要であったケースといえる。

気管支喘息の臨床像
①発作性の呼吸困難
②アレルギーが関与する場合（アトピー型）とそうでないものがある
③重積発作では迅速な処置がないと死の危険性がある

呼吸器病態生理の基礎 ①

すべては肺胞でなされる

肺のガス交換は，肺胞（alveolus）で行われる

空気が良好な状態で肺胞に達し，究極の目的である"酸素と二酸化炭素の**ガス交換**"が行われるためにさまざまな仕掛けがみられる。

肺胞以外の気道は空気の殺菌・輸送系で，ガス交換はできない

空気中の異物は，肺胞に達するまでに除去されなければならない。異常なガスや異物の吸引がおこると，気管は収縮し**咳嗽**が誘発される。気道の内面を覆う線毛上皮細胞は，より細かい異物を物理的に捕獲し**線毛運動**で体外に輸送排除する。また，鼻汁・唾液・気道内分泌物による物理化学的な**殺菌除去**も行われる。その結果，肺胞は外界とつながっているにもかかわらず，無菌的な環境が確保されている。

肺胞の毛細血管を流れるのは肺動脈血である

肺胞壁は扁平で薄い一層の肺胞上皮（呼吸上皮）と毛細血管からなる（図3）。したがって肺胞内の空気（吸気）は肺胞上皮細胞と毛細血管の一層の内皮細胞を介して血液（肺動脈血）に対面している。肺胞は内径0.2mmで肉眼でギリギリ見ることができる。全肺胞数は5億個あり，その総表面積は100m²で，皮膚表面積の数十倍に達する。

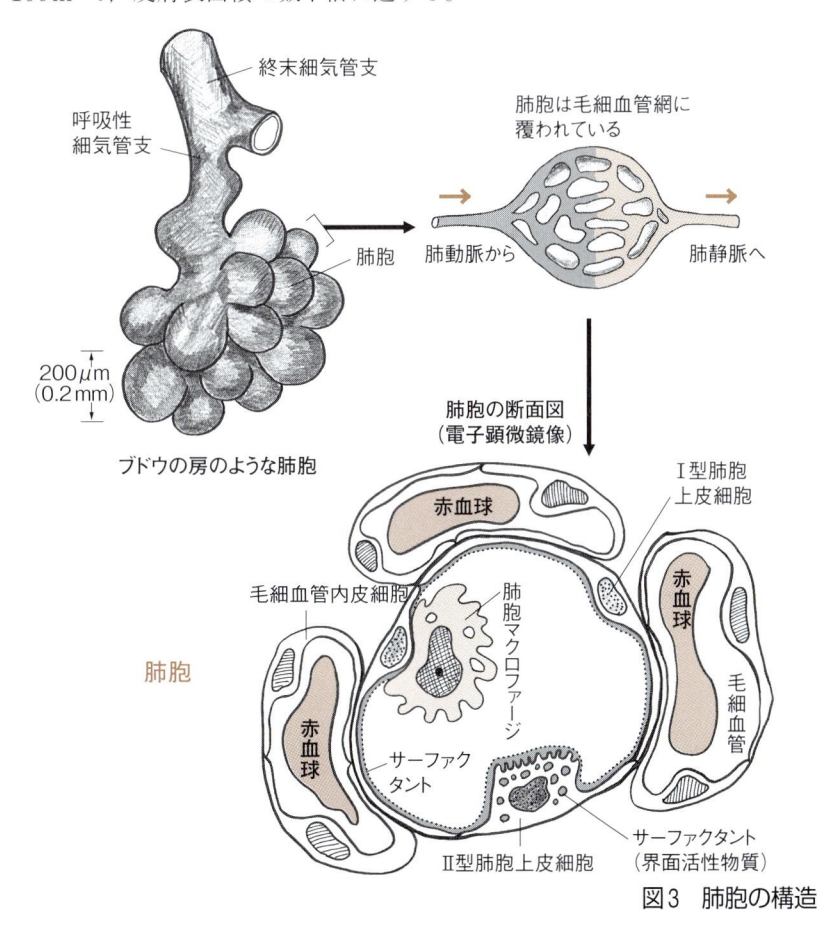

図3　肺胞の構造

呼吸器病態生理の基礎①

すべては肺胞でなされる

気管(支)の収縮は，平滑筋の収縮による

　気道(気管・気管支系)**の収縮**は正常ではまずおこらない。気道が収縮するのは決まって異常事態である。例えば，異常なガスを吸入したとき，あるいは異物が入り排除しようとしたときなどである。つまり，生体防御としておこるのが普通である。それ以外は病的である。気管支喘息は，急性の気道狭窄の典型である。

　気管支喘息がおこると空気を自由に出し入れできないため，空気が肺内に急速に貯留し，**過膨張**(かぼうちょう)の状態になる(急性肺気腫ともよばれる)。

空気の酸素濃度は21％である

　空気(大気)は窒素(N_2)を最も多く含み(78％)，**酸素**(O_2)は2番目に多い(21％)。二酸化炭素(CO_2)は0.03％しか含まれていない。吸気のガス組成は空気と同じとみなしてよいが，呼気は異なる(**表3**)。

表3　吸気・呼気ガス組成の変化

	酸素	二酸化炭素	水(蒸気)	窒素
吸気	21％	0.03％	0.50％	78％
呼気	16％	3.50％	6.00％	78％
増減	5％減	120倍増	12倍増	なし

呼気は二酸化炭素の排泄だけでなく，水分の喪失を伴う

　吸気と呼気で酸素濃度にあまり差がないことは注目に値するが，最も大きな差は，呼気に**二酸化炭素**と**水**が多いことである。二酸化炭素は吸気の100倍以上，水(蒸気)は10倍以上である。呼気が温かい理由は，この水蒸気にある。肺胞から体温と同じ温度の水蒸気が発散し，呼気が飽和されているからである。

　肺胞からの水分の喪失は，**不感蒸泄**の1つで皮膚からの不感蒸泄(汗を除く)を合わせると，1日800mLに及ぶ。呼吸数が増えれば喪失量も増える。

ガス交換は肺胞壁を通した圧力差に基づく拡散による

　血液中への酸素の取り込みと二酸化炭素の排出は，肺胞壁を通した圧力差に基づく**拡散**によるもので，高いほうから低いほうへ移動する(**表4**)。

表4　肺胞内ガスと肺胞毛細血管内血液ガスの比較とO_2とCO_2の移動

	酸素	二酸化炭素
肺胞内(A)ガス	100mmHg	40mmHg
毛細血(C)ガス	40mmHg	46mmHg
移動	A→C	C→A

　肺胞壁毛細血管は**肺動脈血**(酸素の最も少ない血液)が流れている。肺胞内ガス中の酸素は，速やかに(0.01秒で)この肺動脈血液中に溶け込み，ヘモグロビンに結合し，血液は暗赤色からあざやかな鮮紅色の肺静脈血(酸素

呼吸器病態生理の基礎①

に最も富んだ血液：静脈の中を流れることに注意）に変わる。そして左心房に流入していく。

動脈血酸素分圧（PaO_2：a は artery，P は pressure の P）とは，血液中に直接溶け込んでいる酸素を表し（単位は mmHg），**酸素飽和度**（SaO_2：S とは飽和の意味をもつ saturation の S）とはヘモグロビンに結合した酸素を示している（単位は％）。

正常動脈血酸素分圧は 95 mmHg，酸素飽和度は 97％である。分圧が上昇すれば飽和度も上昇する。酸素分圧が 60 mmHg 以下となると酸素飽和度は急速に低下し，呼吸不全の状態に突入する。

低酸素血症とは，**動脈血中酸素**（PaO_2・SaO_2）の低下で，呼吸困難の原因となる。

動脈血中酸素は酸素分圧（PaO_2）と酸素飽和度（SaO_2）の2つの指標がある

Spontaneous Pneumothorax　自然気胸

自然気胸
この胸痛は，一体何だ？!

　高校3年生の加藤君は，身長185cmで手足が長く，スリムな体型をしている。朝7時30分，いつものように自宅の門を出た。

　歩き始めたとたん，軽い咳と同時に右の胸に強い痛みを感じ，思わず屈み込んだ。息が吸い込めないほどの痛みだったが，しばらく我慢しているとかなり楽になったので，自宅に戻らずそのまま学校に向かった。学校に到着する頃には，胸痛はほとんど消失していた。

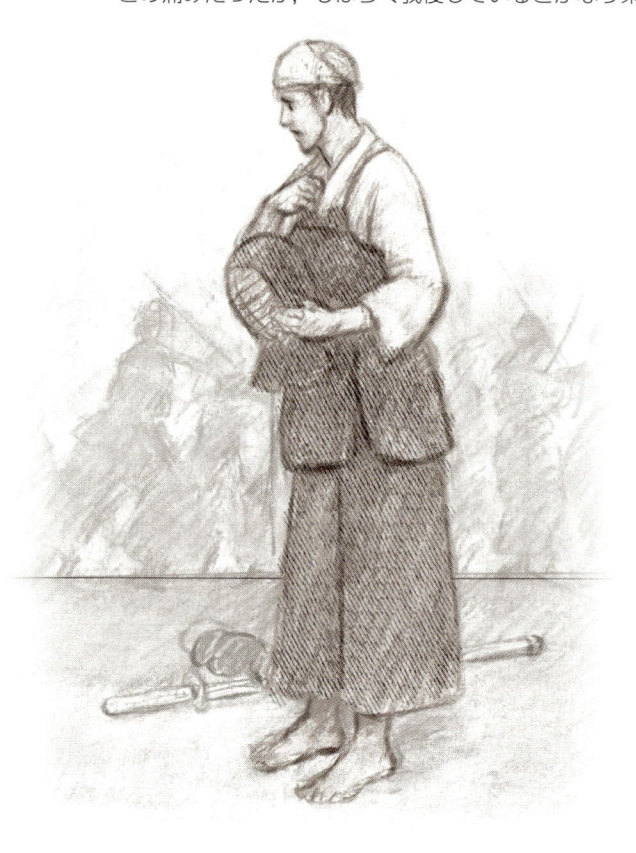

　2時間目は体育で，剣道の授業であった。素振りを始めたところ，すこし息苦しさがあり，徐々に強くなってきた。指導教員に，
「先生，何だかいつもと違って息苦しいのですが…」
と訴えた。教員は彼の顔色が悪いことに気づき，
「保健室に行って休め」
と指示した。

　保健室の養護教員に事情を話すと，すぐ病院に行きましょうと支度を始めた。

　近くの病院の急患外来担当の医師は，聴診を終え
「右の肺の呼吸音が聞こえません。肺に穴が開いた可能性があります。その確認のため胸部のレントゲンをとります」
と説明した。レントゲン検査の結果，右の肺は約1/3に縮小していた。

「自然気胸です。この病気は，突然肺の表面から空気が漏れてしまう病気です。漏れて胸腔にたまった空気を抜き，縮んだ肺を元通りにしなければなりません。入院してください」

　入院後，トロッカーカテーテルを右胸腔に挿入され，低圧持続吸引器による脱気治療が開始された。

これは初めて自然気胸をおこした典型的な状況である。彼の右肺は通常の半分以下の機能しかないだろう。

しかし，その低下した機能は正常な左肺によって肩代わりされるため，安静にしている限りその影響（呼吸困難）は目立たない。重要臓器が対をなしていることの恩恵がここにある。胸痛は，知覚神経に富む胸膜に突然穴が開くために出現する。

自然気胸とは…

肺は胸腔と呼ばれる密室の中に存在する

息を吸い込めば胸が広がり，吐き出せば縮む。この容積の変動する胸を**胸郭**とよぶ。胸郭の中に**胸腔**と**肺**が存在する。胸郭は胸骨を前の，椎骨（胸椎）を後ろの支柱として12対の肋骨によって半球状に囲まれた鳥かごのような構造で，その底面は横隔膜（横紋筋）によって閉じられている。気胸はこの胸郭の中でおこる。

気胸は胸膜（臓側胸膜）が破れ，肺内の空気が胸腔に漏れ出る状態である

気胸は特別な外因なしでおこる自然気胸と明らかな原因がある外傷性気胸に分けられるが，さらに，以下のように分類される。
(1) 自然気胸
　①**1次性**（特発性）自然気胸：基礎疾患がないのに自然に破裂する場合
　②**2次性**自然気胸：基礎疾患として慢性肺疾患（肺気腫・肺線維症など）・肺癌・マルファン（Marfan）症候群などがあり，気胸をおこす場合
(2) 外傷性気胸
　①**医原性**外傷性気胸：鎖骨下静脈穿刺・胸膜生検・経気管支肺生検（TBLB）・人工呼吸器管理（圧外傷：バロトラウマ）などの合併症としておこる。臨床的にはこの気胸が最も多い。
　②**非医原性**外傷性気胸：交通事故・刺創・切創・銃創など外傷による場合で，他の気胸は閉鎖性気胸であるが，開放性気胸（胸腔と外界が交通してしまう気胸で緊張性気胸となりやすい）となることがある。

加藤君のおこした気胸は，一次性（特発性）自然気胸である。スリムな体格の若い男性に好発する。原因が自覚できないので，軽症の場合は気づかないこともある。**ブラ**とか**ブレブ**とよばれる肺表面に膨隆した**気嚢胞**（図4）が破裂することによる。二次性の自然気胸では，むしろ60歳以上の高齢者に頻度が高くなる。

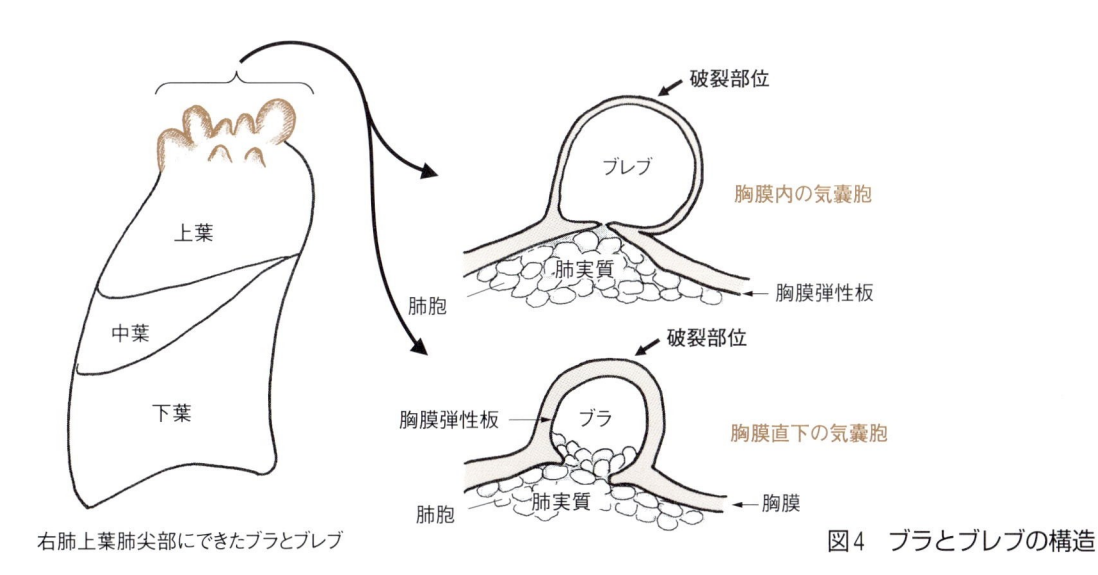

右肺上葉肺尖部にできたブラとブレブ

図4　ブラとブレブの構造

Spontaneous Pneumothorax　自然気胸

自然気胸とは…

気胸の3大症状

気胸の3大症状は，突然の**胸痛・乾性咳嗽・呼吸困難**である。乾性咳嗽とは喀痰を伴わない咳である。

自然気胸は再発しやすい

加藤君は，脱気療法が成功し1週間の入院で退院となった。しかし，2か月後，同じ右側に自然気胸が再発した。右肺尖部に**ブラ**または**ブレブ**が存在することが確認されていたので，主治医は，今後再発する可能性が高く，日常性を障害されることになるから，胸腔鏡下の手術（ビデオ補助下胸部手術 video-assisted thoracic surgery；VATS バッツ）を勧めた。彼は，その説明に納得し手術を受けた。彼の肺尖には，最大2cmまでのブレブが4つ，1cmのブラが1つあり，すべて切除した。術後，3年経つが再発はない。

肺に痛覚なし，胸膜に痛覚あり

肺臓は知覚神経に富んだ**胸膜**に覆われている。胸膜が刺激されると，その痛みは気を失うほどの激烈な痛みだといわれる。加藤君の経験した右の**胸痛**は，この胸膜が破れたことによる。しかし，胸膜以外の肺臓自体に痛覚はない。

緊張性気胸とは…

空気が進行性に漏れ，**胸腔内圧が大気圧を超えると緊張性気胸となる。緊張性気胸**では肺はペチャンコになり（無気肺），縦隔は反対側（健側）に偏位し，横隔膜は下方に下がる。緊急に脱気する必要がある（図5）。

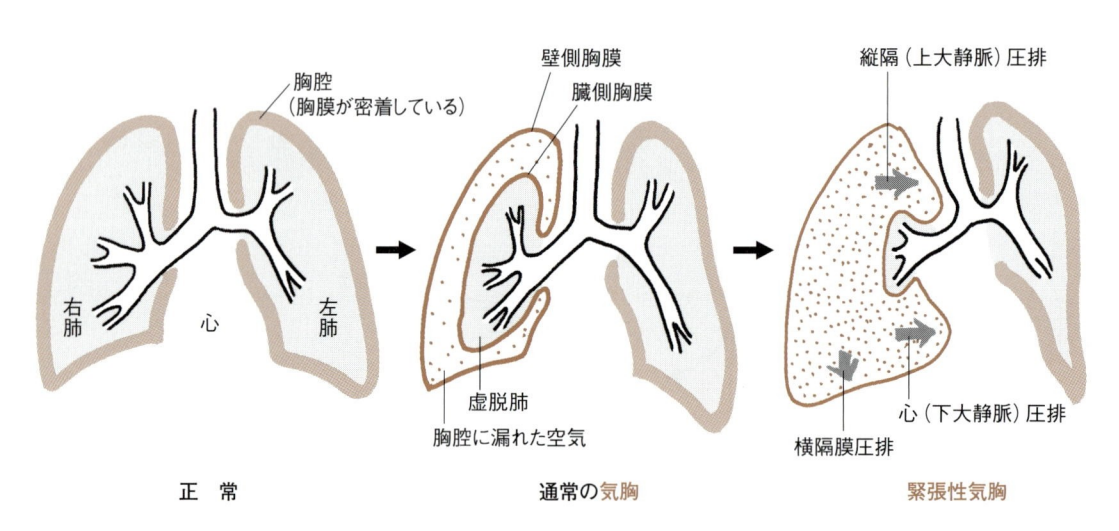

図5　通常の気胸と緊張性気胸

自然気胸の臨床像
①スリムで背の高い青年に好発
②誘因なく，突然おこる胸痛・乾性咳嗽・呼吸困難
③再発しやすい

呼吸器病態生理の基礎 ②

肺はまことにしなやかな臓器です

胸郭・胸腔・肺は一緒に伸び縮みする弾性組織である

肺がふくらむためには，**胸腔**と**胸郭**がふくらまなければならない。実は，肺は自分の力でふくらんでいるのではない。胸郭がまずふくらみ，次いで胸腔がふくらみ，その結果肺がふくらむのである。無理なく大事にふくらむ。でなければ，肺はふくらむために胸腔と頑丈な胸郭を強引に押し広げなければならず，無理な話だ。

胸腔内圧は陰圧（－4mmHg）である

肺が無理なくふくらむためには，**胸腔内圧**は**陰圧**（大気圧：760mmHgより低い）でなければならない。肺は気道を通じて外界とつながっているため，内圧は大気圧と等しい。この圧力差によって肺は胸腔内面にピタリと密着してふくらんでいる（図5，表5）。

表5 肺内圧・胸腔内圧・肺容量・胸腔容量・胸郭容量の吸気と呼気の関係

	肺内圧	胸腔内圧	胸郭容量	胸腔容量	肺容量
吸気	0mmHg	－6mmHg*	増加	増加	増加
呼気	0mmHg	－3mmHg	減少	減少	減少

＊－6mmHgとは，大気圧（760mmHg）より6mmHg低いということ。

表5をみればわかるように，胸腔内圧は呼気から吸気で－3mmHgから－6mmHgと陰圧が増している。つまり，胸腔の容積が増加した結果である。

胸郭を広げる呼吸筋（吸気筋）は横隔膜と外肋間筋である

呼吸の第一歩は吸気である。息を吸い込まない限り呼気はありえない。だから，呼吸に関与する筋肉は吸気にかかわる筋肉（**吸気筋**あるいは**吸息筋**）がほとんどである。通常の呼吸における吸気筋は，横隔膜と外肋間筋であり，**2大呼吸筋**という。このうち，横隔膜がその75％を担っている。

横隔膜は吸気のとき下方に下がる（腹部がふくらむ）ことによって，**外肋間筋**は肋骨を前上方にもち上げる（胸郭の前後径が増す）ことによって胸腔の容積を増加させる。より多量の吸気が必要なとき補助的に吸気を助ける筋肉を**補助吸気筋**といい，胸鎖乳突筋と斜角筋がある。息苦しいときは必ず，補助呼吸筋が収縮する（首の筋肉が盛り上がる）。

吸気は能動的だが，呼気は受動的である

吸気には筋肉の力が必要（能動的）だが，**呼気**は自然（受動的）におこる。呼気に関与する筋肉（呼気筋あるいは呼息筋）は**内肋間筋**しかない。呼気は肺・胸腔・胸郭自体の弾性力で元の大きさに戻るだけのことだからである。

肺の弾性力は，豊富な弾性線維による。呼吸をするとき，吸気は少し意識することがあるが，呼気は全く意識されていないことに気づくだろう。しかし，意識的に大きく息を吸い込んだり，無理に息を吐き出すこともできる。**呼吸筋**はすべて横紋筋で随意筋である。

Mycoplasma Pneumonia マイコプラズマ肺炎

マイコプラズマ肺炎
なかなか咳がとれない肺炎

　小学4年生の祐介君はサッカー少年だ。放課後2時間の練習を休んだことはない。1週間前から少し喉が痛く，軽い咳が出ていたが，今日の練習も休まなかった。

　夕食後，頭痛がして体の節々（ふしぶし）が痛いのでお母さんに訴えた。食器を洗っていたお母さんは手を休め，彼の額に触ってみた。

　「アレ！ 祐介！ 熱が出てるよ」

　とあわてて体温計を取りに行った。38.5℃の発熱だった。咳も強い。痰はほとんど出ない。

　翌日，学校を休み，近くの小児科医院に行った。比較的若い女の先生は優しいまなざしで，

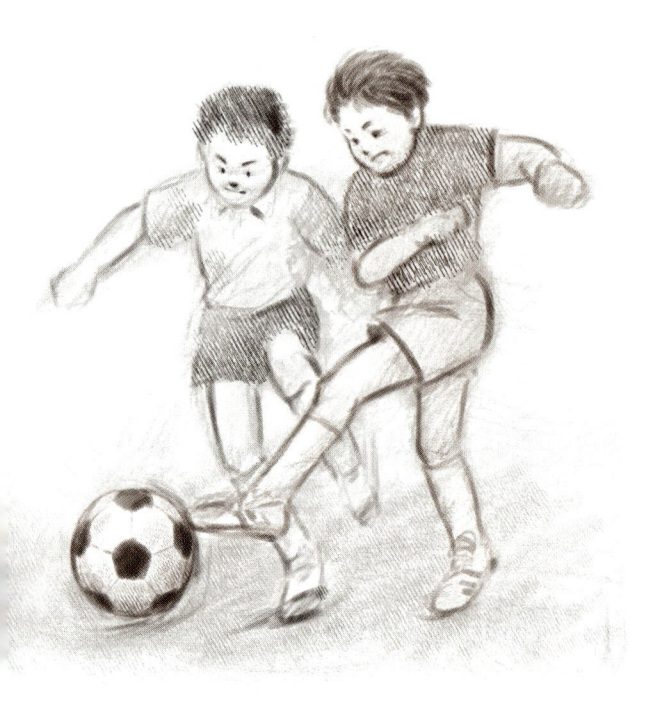

　「祐介君，クラスの友達で咳をしてる人はいない？」と問いかけた。

　「エーッと。います，龍ちゃんと健ちゃんと美代ちゃんと…」

　「そう，喉を診せてちょうだい。…はい，いいですよ。次は胸を診ましょう」

　ていねいに聴診してから先生は，

　「喉の検査と，胸の写真と，血液の検査をしましょうね」と言った。

　胸部レントゲン写真を前にして，母親に説明を始めた。

　「強い咳と発熱。喉が少し赤くて首のリンパ節が少し腫れています。胸の写真では右の肺の下のところに肺炎の影が出ています。マイコプラズマ肺炎という肺炎がおこっています。でも，十分に栄養をとって，薬をちゃんと飲んで安静にしていれば，必ずおりますからね。1週間入院しましょう」

　血液検査では白血球は増加していなかったが，赤沈の亢進・CRP（急性期反応タンパク）の上昇があり，補体結合反応は128倍と上昇していた。咽頭ぬぐい液から肺炎マイコプラズマ *Mycoplasma pneumoniae* が分離同定されたと報告がきたのは，祐介君が退院した翌日だった。

　熱も下がり元気になった祐介君だが，まだ咳は完全に消失していない。入院の担当医からは，

　「咳が完全にとれるのは2〜3週間後でしょう」と説明されている。

予後良好なマイコプラズマ肺炎の事例である。マイコプラズマは気管粘膜上皮に入り込み，咳の刺激となる。

咳が出るわりに痰が出ず，喉もそんなに赤くならない点が通常の上気道炎と異なっている。

マイコプラズマ肺炎

マイコプラズマ肺炎とは…

マイコプラズマ肺炎は健康人に発症する肺炎である	肺炎は，健康人に発症する場合と，慢性肺疾患など何か基礎疾患をもち，抵抗力が低下している人に発症する場合に分けられる。 前者の起炎菌として**マイコプラズマ**や**クラミジア**があり，マイコプラズマ肺炎はその代表である。マイコプラズマ肺炎は原発性異型肺炎ともいう。
マイコプラズマ肺炎は，学童期から20歳代に好発する	秋から春先にかけて，学校や職場で小流行する。原因は，マイコプラズマの中の**肺炎マイコプラズマ**である。このマイコプラズマは気管支粘膜上皮細胞を好み，そこに生息して増殖し，強く頑固な咳の原因となる。その後，細気管支から肺胞へと炎症が進んでいく。**ウイルス性気道感染**より症状の進行はゆるやかである。
症状は，頑固に長引く強い咳である	熱が去り，胸部X線の異常陰影が消えても，**咳**が残ることが多い。喀痰は少ない。予後は良好である。
ペニシリン系・セフェム系抗菌薬は効かない	おもしろいことに，肺炎マイコプラズマは通常の細菌と異なり，**細胞壁**を欠き，単純な3層の限界膜をもった多様な形態をとる微生物で，細菌濾過膜を通過することができるきわめて小さな微生物だ。そのため，通常なら強力な効果を示す細胞壁合成阻害剤である**βラクタム系**（ペニシリン系やセフェム系）抗菌薬は無効である。タンパク質合成阻害剤の**テトラサイクリン**や**エリスロマイシン**あるいは**ニューキノロン剤**が使用される。
肺炎マイコプラズマ以外のマイコプラズマ属	人工培地で自己増殖の可能な微生物の中で最も小さなマイコプラズマは，気道や尿路粘膜上皮表面で**集落形成**（colonization）して生息している。**マイコプラズマ属**（*Mycoplasma*）と**ウレアプラズマ属**（*Ureaplasma*）に大別されるが，病原性を持つ前者の代表がマイコプラズマ肺炎をおこす**肺炎マイコプラズマ**（*Mycoplasma pneumonia*）で後者では男性尿道炎や女性頸管炎をおこす**マイコプラズマ・ゲニタリウム**（*Mycoplasma genitalium*）である。
肺炎マイコプラズマ感染症では呼吸器以外の症状が出ることがある	肺外症状として，若い男性に**多形滲出性紅斑**（スティーブン・ジョンソン症候群）が発症することは有名だが，心筋炎・心膜炎・髄膜炎・関節炎・溶血性貧血・凝固異常など多彩な症状がみられることがある。4℃で赤血球を凝集させるIgM型自己抗体の出現が知られているが，肺炎マイコプラズマ感染症でみられる肺外症状や兆候の病態生理はまだ解明されていない。

マイコプラズマ肺炎の臨床像

① 健康な小児や若い人に発症するが，集団発生もありうる
② 頑固で長引く咳嗽
③ 抗生物質（抗菌薬）の選択に注意
④ 肺外症状が出現することがある

MRSA Pneumonia　MRSA 肺炎

MRSA 肺炎
幕引きは日和見感染症

　78歳の松村さんは，左側臥位でベッドに横たわっている。ほとんど体動はない。4床室奥の窓際のベッドだ。ブラインドの薄い隙間から西日が差し込み，その影が白い布団の上に歪な紋様を描いている。午後の回診が始まっている。痩身で姿勢のいい山城院長が，コツコツと靴音を響かせて，看護師長と一緒に入ってきた。「松村さん。今日のご機嫌は？」と問いかけながら，右手首の脈をとり，ほとんど反応のない彼の顔を覗き込んだ…，「うん…？　松村さん，寝てるの，起きてるの」と問いかけた。白髪の丸坊主頭を白い枕に埋めている彼。なんと，左目は閉じて，右目はかろうじて開いているのだ。はてさて，彼は院長の顔を見ているのかいないのか。と，「半分，死んでる。」嗄れた声で，ぼそっと答えた。

　「なんともうまい具合に言うもんだ。」院長は笑いつつ受け止め，胸部の聴診に移った。「肺と心臓の音はいいね。どうも，生きているようだよ，松村さん」と返した。おもむろに，腹部の触診に移っている。「ガスがかなりたまっているね。食事はどのぐらい入っているの？」と傍らの高野看護師長に問いかけた。「かなり時間がかかりますが，半分ぐらいでしょうか」「水分はどう？」「あまり…，介助してストローでとっていただいているのですが，すぐむせてしまって。ここのところ痰の量も増えています。」パジャマズボンの裾から手を入れ，前脛骨部を親指で押さえた。深い陥没が現れた。

　かつて，自信に満ちた鋳物の町。数多の煙突から黒煙がもくもくと立ち上り，戦後復興を象徴する"キューポラのある町"は喧噪の中，活気にあふれていた。荒川沿いに広がる埼玉県川口市だ。彼はそこで生まれた。中学校を卒業してすぐ，幸 鋳物工場に就職。太平洋戦争の名残りがいまだ色濃く残る労働環境の中で，手ぬぐい片手に真っ黒な煙の中，せっせと黒光りする材料と格闘する日々を繰り返していた。無口だが誠実な彼は，同僚からの信頼があり，押されるまま労働組合の委員に選出されたのだった。しかし，35年勤めた頃から，鋳物の需要は急速に落ち込み，キュー

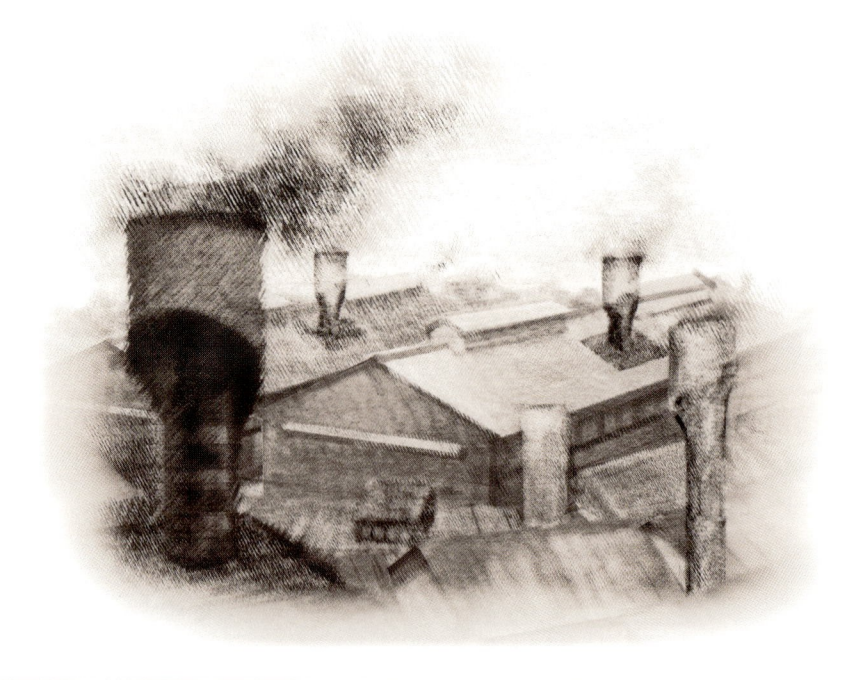

ポラは歯が抜け落ちるように消えていった。彼の工場も，その整理解雇のうねりの中に飲み込まれた。職を失ったのは56歳のときだ。失業保険で凌ぎながら，臨時の仕事でなんとか繋いだのだが，それでも4年が限度だった。その後，警備会社に勤めた。そして，67歳の時，脳卒中に見舞われ，右片麻痺と嚥下障害と構音障害が残った。そのとき，初めて高血圧と糖尿病があることがわかったのだ。障害は重かった。息子夫婦の世話になり，妻の介護を受けて10年。

「院長先生，松村さんですが，食事を受け付けませんし，元気がありません。熱は38℃です。」院長は診察を終え「肺炎をおこしているね。酸素飽和度を測ってくれるかな。それから胸部レントゲンを。」右下肺野の吸引性（誤嚥性）肺炎と診断。そして，吸引した喀痰からはMRSAが検出された。院内感染を避けるために，速やかに個室に移された。

寝たきり状態になり，山城院長の往診と訪問看護を受けながら在宅療養を続けて5年。病院から貸し出された吸引機による口腔内吸引に明け暮れる妻の介護疲れはピークに達し，2週間の"あずかり"入院中の松村さんであった。

「この肺炎は誤嚥性肺炎です。松村さんの喉の奥には，常時，唾液や喀痰や食物が溜まっています。その一部が気管に落ちるのです。これも，脳卒中の後遺症です。喀痰を吸引してもすぐまた溜まるのです。」妻と長男夫婦を前に，山城院長は話し始めた。「喀痰を効率よく処理する方法はあります。チューブを口から気管に入れるか，気管に穴を開けて入れるか，いずれにせよ，人工呼吸器管理になります。しかし，私はお勧めしません。…」

2日後，松村さんはむんずと口を結び，その両眼は静かに閉ざされている。

「これでお父ちゃんも楽になりました。お父ちゃんが私を楽にしてくれたんです」

山城院長は，無言で受け止め，それをゴクリと飲み込んだ。

MRSA肺炎は，免疫力の低下した高齢者や癌患者の死因に直結する院内感染の代表であり，集団感染につながるやっかいな感染症である。MRSA（メチシリン耐性黄色ブドウ球菌：Methicillin-Resistant *Staphylococcus aureus*）はグラム染色陽性の弱毒な球菌である。発見されたのは英国で，1961年のことだが，1980年代後半に日本で院内感染の主要病原細菌として注目されるようになった。養護施設や小規模な病院に限らず，大学病院でも高頻度に発生し，院内感染対策の筆頭にあげられる。

松村さんはMRSAに有効とされるバンコマイシンの投与を受けたのだが，感染は肺にとどまらず全身に広がっており，MRSA敗血症の状態で亡くなったと考えられる。今日では，バンコマイシン耐性のVRSAも出現している。

MRSA Pneumonia　　MRSA肺炎

MRSA肺炎とは…

黄色ブドウ球菌という細菌

　睡眠不足や疲労が蓄積したとき，突然，顔面にポツリと痛みを伴った発赤が出現し，まもなく中心に膿を持ってくる。**化膿性毛嚢炎**である。皮膚に常在する黄色ブドウ球菌 *Staphylococcus aureus* による感染が成立したためだ。

　黄色ブドウ球菌はグラム染色陽性（クリスタル紫で紫色に染まる）の球菌で，血漿凝固酵素（コアグラーゼ）をもつコアグラーゼ陽性ブドウ球菌の代表である。そして，化膿性連鎖球菌 *Streptococcus pyogenes* や肺炎連鎖球菌 *Streptococcus pneumoniae* とともに化膿性炎症の代表的な病原菌である。ちなみに，コアグラーゼ陰性ブドウ球菌には表皮ブドウ球菌 *Staphylococcus epidermidis* や腐生ブドウ球菌 *Staphylococcus saprophyticus* に代表される15種類が知られている。なお，*Staphylo* とは"ブドウの房"，*coccus* は"球菌"の意味。

細菌の一般的な構造と細胞表面の分子レベルの構造

　図6に細菌の一般的な構造を，図7に細菌表面分子構造を示す。分子レベルでみると，さまざまなタンパク質や多糖類が賑々しく細菌表面を構成している。

図6　細菌の一般的な構造
細胞膜と細胞壁からなる単細胞原核生物。核膜に覆われた核は存在しない。細胞質内にDNA，RNA，リボソームが漠然と漂っている。図は桿菌であるコレラ菌 *Vibrio cholerae* の模型で鞭毛を持つ。黄色ブドウ球菌に鞭毛はない。

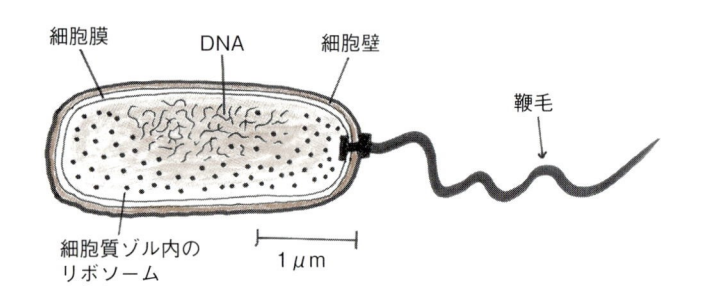

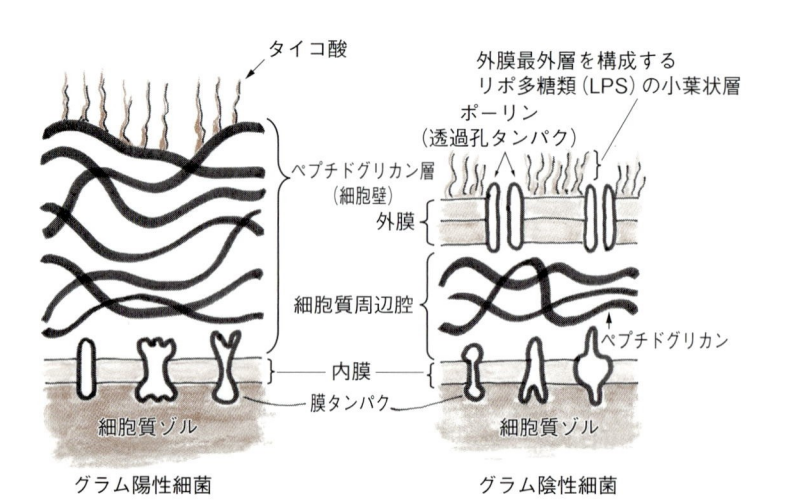

図7　グラム陽性および陰性細菌表面の細胞膜と細胞壁の分子構造模型

MRSA肺炎

黄色ブドウ球菌は常在菌である

　黄色ブドウ球菌は鼻腔・皮膚・膣・肛門周囲・腸管など外界と連続する表面に常在するが，通常，病原性は出現しない。しかし，切創や物理的刺激が加わったとき，膿痂疹・毛嚢炎・癤 furuncle・癰 carbuncle や蜂窩織炎など化膿性の**皮膚結合織炎**をおこす。さらに，寝たきりの高齢者や悪性腫瘍など免疫力が低下しているような状況では，肺炎・腹膜炎・骨髄炎から敗血症に至るまで重篤感染症の原因ともなる。また，エンテロトキシンやトキシックショック症候群トキシン（TSST）に代表される毒素を産生するため，**食中毒やトキシックショック症候群**をおこすことがある。

黄色ブドウ球菌はさまざまな毒素と酵素を産生分泌する

　黄色ブドウ球菌は25種類の物質を産生分泌する。そのうち9種類が**毒素**（トキシン）であり，残りの16種類が**非毒素性酵素** non-toxic enzyme，すなわち酵素活性物質 enzyme activator である。
　表6に化膿性連鎖球菌と比較して黄色ブドウ球菌の構造と**分泌タンパク質**を示そう。

表6　化膿性連鎖球菌と黄色ブドウ球菌の構造と代表的な分泌毒素と酵素による病態比較

細菌構造		化膿性連鎖球菌	その作用	黄色ブドウ球菌	その作用
細菌構造	莢膜	ヒアルロン酸	抗貪食作用	ポリサッカライド	抗貪食作用
	細胞壁	Mタンパク	抗貪食作用	ペプチドグリカン プロテインA	抗貪食作用 抗オプソニン作用
分泌物	毒素	ストレプトリジンS ストレプトリジンO 発赤毒素	白血球破壊作用 白血球破壊作用 皮疹・発熱・猩紅熱	ヘモリジンαβγδ 表皮剥脱素 TSST 化膿性毒素 エンテロトキシン	白血球破壊作用 皮膚顆粒層の剥離 トキシックショック症候群 発熱 食中毒
	酵素	ストレプトキナーゼ ヒアルロニダーゼ 熱抵抗デオキシリボヌクレアーゼ プロテイナーゼ	フィブリン溶解 感染拡大支援 膿の溶解 心毒性	スタフィロキナーゼ ヒアルロニダーゼ 熱抵抗デオキシリボヌクレアーゼ リパーゼ コアグラーゼ	フィブリン溶解 感染拡大支援 膿の溶解 皮膚細菌代謝保護 好中球抑制

プロテインAは IgG 抗体の Fc 部分に結合することで抗オプソニン作用（好中球やマクロファージの貪食作用に抵抗すること。抗体と補体がオプソニンの代表である）を発揮する。

　化膿性感染症の病原菌の双壁をなす**連鎖球菌**と**ブドウ球菌**をこのように比較すると，好中球の貪食から身を守る細菌被膜と壁構造はもとより，その分泌する毒素と酵素もきわめて類似していることがわかる。そして，発熱・皮膚の剥離・食中毒・トキシックショック症候群といったさまざまな臨床像の出現は各々に対応する毒素や酵素が必ず関係していることが理解できるだろう。
　特に，食中毒の病原菌として**黄色ブドウ球菌**は重要である。その原因は**エンテロトキシン**で，**腸管毒素**あるいは下痢原性毒素とも呼ばれ，A，B，C1，C2，D，Eが知られている。この中でエンテロトキシンAが黄色ブドウ球菌による集団

MRSA Pneumonia　　MRSA肺炎

MRSA肺炎とは…

食中毒の3/4で見い出される。毒素摂取後1〜6時間で腹痛・嘔気・嘔吐が出現する。このエンテロトキシンは熱抵抗性で30分の煮沸に耐え，しかも，トリプシンのようなタンパク融解酵素にも抵抗性をもっているので始末が悪い。

物々しい名称だが，**トキシックショック症候群**とは，toxic shock syndrome toxin（TSST）が引きおこす重篤な状態で，発熱と筋肉毒性が生じ，嘔吐・血圧低下・紅皮症・肝腎機能障害・血小板減少からこの症候群は成り立っている。

MRSAは薬剤耐性を獲得した黄色ブドウ球菌である

人体に寄生している**黄色ブドウ球菌**は，人体の免疫システムによって駆逐されないために，例えば，好中球の貪食作用に耐えるように細菌構造が構築されていることは先にみたとおりである。静かに悪さをせず人体表層に寄生するだけなら，人体の免役システムはその存在を容認する。しかし，ひとたび感染症が成立すると，黄色ブドウ球菌が産生する毒素と酵素は多彩な症状を作り出し，ときには死に至る**敗血症**を引きおこす。

人間はこの感染症の脅威から逃れるために，**抗生物質**という強力な治療薬を開発してきた。

黄色ブドウ球菌に良好な感受性を示す抗生物質**ペニシリンG**が世に出たのは1940年代であった。しかし，その使用量の増加とともに，速やかにペニシリナーゼを産生する**黄色ブドウ球菌ペニシリン耐性株**が出現した。このペニシリン耐性黄色ブドウ球菌を駆逐するために**メチシリン** methicillin が開発された。なのに，鎮圧されるどころか，1960年にこの**メチシリン耐性黄色ブドウ球菌** methicillin-resistant *Staphylococcus aureus*（MRSA）が出現し，1970年代後半から海外の医療現場で蔓延していった。

人間と病原微生物との壮絶な戦い

わが国では1980年代後半から医療施設で問題となり始め，今日では，臨床分離される黄色ブドウ球菌の60%が**MRSA**の状況にある。この耐性菌の出現経過を見れば，果てしなく続く人間と病原微生物との壮絶な戦いの歴史そのものといえるだろう。我が身を守っているのは人間だけではないのだ。病原微生物もまた必死にその身を守ろうとしている。

ちなみに，MRSAに有効な抗生物質として汎用された**バンコマイシン**に対する耐性菌，**バンコマイシン耐性黄色ブドウ球菌** vancomycin-resistant *Staphylococcus aureus*（VRSA）はすでに出現している。

MRSAのメチシリン耐性の手口

ペニシリンG耐性黄色ブドウ球菌は，**プロホルモン転換酵素1** prohormone convertase 1（PC1）というペニシリナーゼ産生能力を獲得したものであった。ペニシリンを直接分解して無効化しようというわけだ。しかし，メチシリン耐性黄色ブドウ球菌はそうではなくて，細胞壁ペプチドグリカン合成酵素の1つである**ペニシリン結合タンパク質** penicillin-binding protein2′（PBP2′）を産生する。実はこのPBP2′にメチシリンは結合できないためメチシリン耐性が出現する。このタンパク質を合成する遺伝子を**メックA** (mec A)**遺伝子** intrinsic methicillin-resistant gene という。

PBP2′はペニシリンのみならず，すべてのβ-ラクタム系抗生物質や他の抗菌剤に対しても耐性を作り出す（**多剤耐性**）。この性質がMRSA感染症を厄介なものにしている。

MRSAの臨床像は通常の黄色ブドウ球菌と異なるのか

MRSAの病原性は通常の黄色ブドウ球菌と変わらない。また，先述した同じ場所に常在菌として存在している点も変わらない。したがって，保菌者であっても免疫力が健全であれば感染症を引きおこすことはない。ただ，ペニシリン感受性黄色ブドウ球菌と比較して，その増殖は遅い。

入院後に感染・発症する**院内感染** nosocomial infection（hospital-acquired infectionともいう）の代名詞ともなっている**MRSA感染症**は，具体的には，骨折後の骨髄炎・術後創部感染・感染性心内膜炎・肺炎として，免疫力の低下した易感染状態に陥りやすい新生児・高齢者・悪性腫瘍などの**消耗性疾患**をもつ入院患者（**ハイリスクグループ**）に発生する。したがって，発生しうる感染症の質は，通常の黄色ブドウ球菌感染と基本的に変わらない。しかし，MRSAが抗菌化学療法に抵抗性で治療がむずかしいという点でその対処の質が異なる。一方，病院と異なり，抗菌剤を基本的に使用しない介護中心の長期療養型老人施設ではMRSAが蔓延するリスクは低い。

> 最近では，外来患者からMRSAが分離される頻度が増加している。病院から街中に広がっているという意味で，**市中獲得型メチシリン耐性黄色ブドウ球菌** community-acquired MRSA（CA-MRSA）と表現される。したがって，入院医療に限らず，外来診療の中でもMRSAは無視できない細菌である。

MRSAの実際の姿をみておこう

図8にMRSAの走査電子顕微鏡写真を示しておこう。通常の耐性を示さない黄色ブドウ球菌も同じ形である。抗生物質耐性を獲得したからといって，通常の電子顕微鏡レベルではその形態に変化を認めることはない。耐性機構はまさに分子レベルの話なのだ。

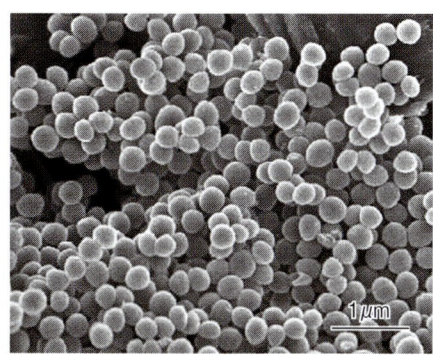

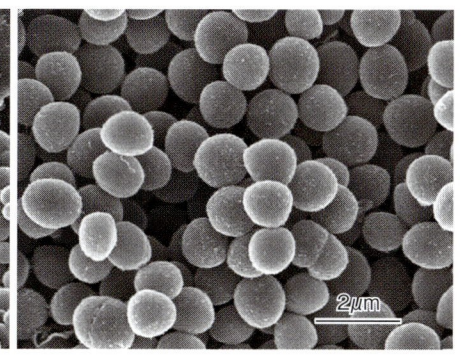

図8　MRSAの走査電子顕微鏡写真
まさに"ブドウの房"だ。
（国立感染症研究所提供）

Acute Interstitial Pneumonia　　急性間質性肺炎

急性間質性肺炎（ハンマン・リッチ症候群）
日常の風景が突如変わるとき

　持続心肺監視装置の甲高い音と従量式人工呼吸器の低音が、ICUの一角から聞こえてくる。御子柴さんは、昏々と眠り続けている。右頸部の静脈ラインと膀胱留置カテーテルが無造作にベットから伸びている。白色のテープで固定された気管内チューブが、強制的な医療拘束の象徴であるかのように、眩い蛍光灯の下に浮かび上がっている。その光線の中で、彼女は、しかし、まるで、夢を見ているようだ。

　「…さほど高い山ではない。しかし、海抜720mのこの妙見山の頂に立てば、眼下に広がる渓谷は、無窮のときを彷彿とさせる物語を語り始める。この谷を吹き抜ける風は、昔も今も、変わらず東から西に向かう…」

　「おかあさん。何見てるの、どうしたの、おかあさん、おかあさん…」

　「大変厳しい状況です。人工呼吸器管理を導入して、すでに5日が経過しました。しかし、酸素分圧は45％以上に改善しません。これが、本日の胸部レントゲン写真です。十分空気が入っていれば黒く写るはずの肺ですが、このように、両肺とも真っ白です。人工呼吸器で強制的に酸素を送っても、肺が受け入れてくれない状態です。高解像度CT検査でも、肺の機能不全は明らかです。ステロイド剤や免疫抑制剤も使い、できる限りの治療は試みました。しかし、その効果は芳しくありません。これまで、全く健康だった御子柴さんを襲ったこの病気は、おそらくウイルス感染が引き金を引いた急性間質性肺炎だと考えられます。…この疾患は、ハンマン・リッチ症候群ともよばれる、きわめて厳しい電撃的な肺の病気です…。」呼吸器内科医長のH医師は、沈痛な面持ちで話し始めた。

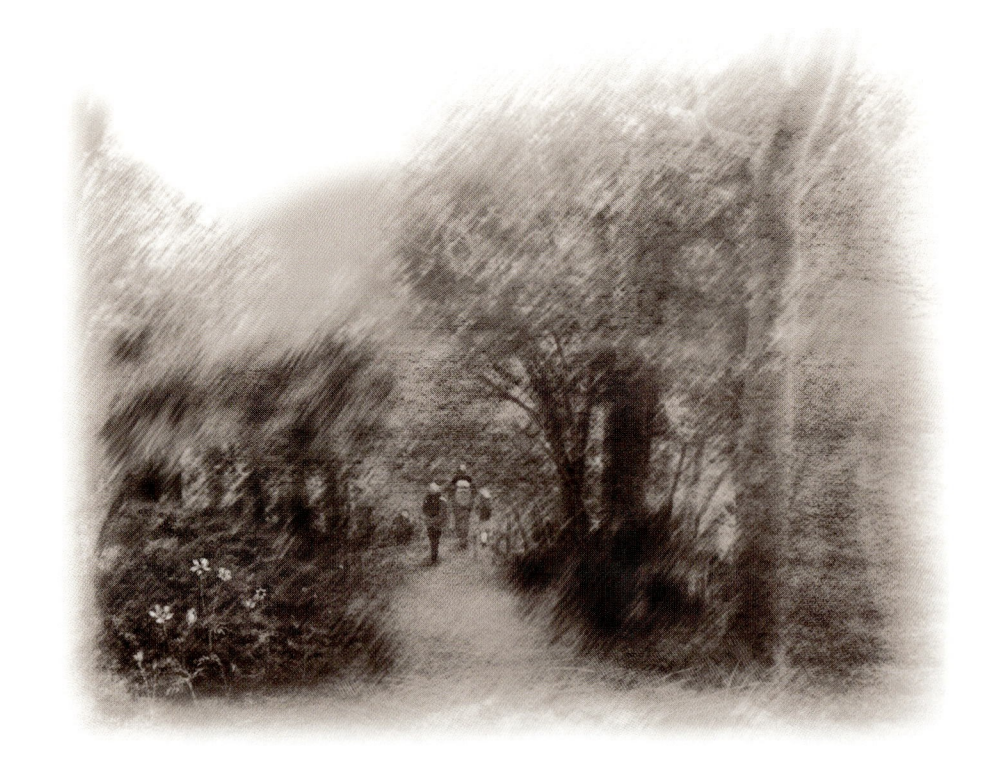

妙見山のハイキングに出かけたのは，2週間前だった。御子柴さんは朝5時から，いそいそと梅干入りのおにぎり，強火で焼いたフランクフルト，そして，白子干入り卵焼きの弁当を手際よく作り，朝露の中，家族4人で出かけたのだった。早春の山は，あの厳しい冬の衣を脱ぎ，蒸せるばかりの香と眼に染み入る緑の中に鎮座していた。東から西に吹き抜ける山頂の風は，汗ばんだ身体を和ませ，下山する4人の背中を無言で後押しするのだった。

　帰宅し，夕食を終えたころから，コンコンと咳が出始めた。節々が痛く，身体が重いように感じられ，体温を測ってみると38℃ある。あんなに楽しいハイキングだったのに，風邪ひいちゃったのかと，解熱鎮痛薬を服用し，早めに床に着いたのだった。だが，翌日も症状は消えていなかった。それでも，中学2年生の長女，小学校6年生の長男，そして，夫の弁当を作り送り出した。家事をする気にはなれず，ソファーベットに横になっていたのだが，午後になって，息苦しさを感じはじめた。夫に付き添われて市民病院の急患外来を受診したのは深夜になってからだった。酸素飽和度70％，両側肺に異常陰影が確認され，急性肺炎として即入院となった。

　入院後，積極的な肺炎治療にもかかわらず，経鼻酸素投与量は増加の一途であり，人工呼吸器管理を余儀なくされていった。家族は来院するたびに，悪化していく病状のなかで沈黙し，不信，苛立ち，怒りの淵を彷徨い，あげく，奇跡的な回復を求める視線を担当医に投げかけた。

　甲高い心肺監視装置の音が消えている。ため息のように低音で繰り返されるレスピレターの音だけが静寂を破っている。だが，彼女の表情は穏やかで，まるで，眠っているようだ。

　「おかあさん，おかあさん，妙見山に行こうよ。お弁当持って，ね，おかあさん」

急性間質性肺炎（acute interstitial pneumonia：AIP）という病気がある。昨日まで，元気に語り，立ち居振舞っていた人が，あれよあれよという間に，亡くなってしまう。そのような，なんとも信じられない，嘘のような病気だ。長きに患い，本人も周囲も納得できる終末とは全く異質で，突然，人間の終焉を突きつけられる。急性間質性肺炎とは，そんな病気といえるだろう。残された家族の喪失体験は，強く深く長く続き，終生消えることはない。

Acute Interstitial Pneumonia 急性間質性肺炎

急性間質性肺炎(ハンマン・リッチ症候群)とは…

急性間質性肺炎は肺疾患の中で最も電撃的に出現する重篤な肺疾患である

これまで,特に病気をしたこともなく,ごく普通の生活をしている人間を襲うこの電撃的な急性肺疾患は,歴史的には,1935年,米国のハンマンHammanとリッチRichが,急激に発症し急速に呼吸不全に陥って死亡した3例の病理解剖結果を報告したことに端を発し,**ハンマン・リッチ症候群**として知られていたものである。その後,原因が特定できないこの電撃的な肺疾患は**急性間質性肺炎** acute interstitial pneumonia(AIP)と表現されるようになった。

急性間質性肺炎は肺胞がびまん性に傷害される…DAD

急性間質性肺炎は,ガス交換の場である肺胞領域がびまん性に傷害される。病理学的には,**びまん性肺胞障害** diffuse alveolar damage(**DAD**)と表現される。とすれば,急性間質性肺炎AIPはDADと同義語であると言いたいのだが,実はそうではない。なぜなら,DADを引きおこす多くの原因が知られているからだ。その原因を**表7**にまとめておこう。

表7 DADの原因

ショック	
感染症	細菌血症,重症細菌性肺炎,ウイルス性肺炎,真菌性肺炎,カリニ肺炎
外傷	脂肪塞栓,肺挫傷,頭部外傷
胃液誤飲	
吸入性傷害	酸素,腐食性化学物質
薬剤(アミオダロン,ブレオマイシンなどの抗癌剤,金製剤,抗生物質,パラコートなど)	
代謝性疾患	急性膵臓炎,尿毒症
放射線	
その他	火傷,高地,造影剤,膠原病(血管炎),トキシックショック症候群

さまざまな原因でDADがおこることわかる。

原因が特定できないDADを急性間質性肺炎という

表7でみたようにさまざまな原因でDADは発症する(**2次性DAD**)。当然,その臨床経過は急速で重篤ではあるが,それなりに前駆する病態が存在している。しかし,全く健康にみえた人間が,突然DADの状態に陥り,しかも,その原因が特定できない場合を急性間質性肺炎というわけで,**本態性(一次性)びまん性肺胞障害** idiopathic(primary)DAD と表現することができる。

急性間質性肺炎の臨床像はARDSである

ARDSは重篤な急性呼吸不全に対して臨床現場でよく用いられる用語である。このARDSは成人呼吸窮迫症候群 adult respiratory distress syndrome と従来表現されていたが,成人に限らないことが判明し,今日では,同じ略語ながら急性呼吸窮迫症候群 acute respiratory distress syndrome という。実は,ARDSの肺に生じている変化はまさに**DAD**である。したがって,急性間質性肺炎の臨床はARDSといってよい。表8にARDSの臨床定義を示す。

急性間質性肺炎

表8　ARDSの臨床定義

急性発症
胸部X線で両側のびまん性浸潤影
酸素投与に反応しない低酸素血症(室内空気で $PaO_2 < 50 \sim 60\,mmHg$)
左心不全のエビデンスがない
肺酸素化能障害($PaO_2/FiO_2 < 100$)
肺コンプライアンス低下($< 50\,mL/cmH_2O$)

心疾患がないことがポイントである。

発症後，24～48時間で急速に進行する頻呼吸と呼吸困難がみられ，酸素投与しても呼吸困難(**低酸素血症**)は改善せず，ジリ貧の状態で人工呼吸器管理を余儀なくされ，その多くは死の転帰をとる。これがARDSの臨床像の典型である。

肺にどのような変化が生じるのか

急性間質性肺炎をきたしている肺の中では，先述したようにびまん性肺胞障害がおこっているのだが，この傷害は好中球による**肺胞上皮細胞**の傷害に始まる(Ⅰ型，Ⅱ型肺胞上皮細胞ともに傷害される)。その後の経過は，**浸出期** exudative stage と**増殖期** proliferative stage をたどる。

浸出期はまず肺胞腔へ滲出液が出現する

浸出期は発症後1週間以内の変化で，まず**肺胞腔へ浸出液**が出現し，続いて肺胞上皮細胞が壊死に陥った結果として**硝子膜** hyaline membrane **形成**がおこる(巻頭カラー p. vi 実物を見る"急性肺炎の2つの形:肺胞性肺炎と間質性肺炎"参照)。この時期を何とか乗り切った場合，修復過程である増殖期に移行する。

修復過程である増殖期は器質化が進行する

最初は幼弱な**線維芽細胞**が出現し浸出物を吸収し肺胞壁の障害をおさえようとし，同時に再生能力の強い**Ⅱ型肺胞上皮細胞**の過形成がおこる。そして，間質の炎症細胞浸潤と幼弱な線維化が進行する(**器質化** organization という)。この増殖期はおおむね1週間である。

繊維期に入ると元の呼吸機能の回復はむずかしい

もし，この増殖期を乗り切ったなら成熟したコラーゲン線維からなる**線維化期**(発症後3週間以上)に入るが，重症治療室で人工呼吸器管理下での生命維持の結果であり，人工呼吸器を離脱できたとしても元の呼吸機能を回復することはむずかしいだろう。

びまん性肺胞障害の典型的な経過

この一連の病理組織変化は肺のすべての領域に一様に進行するもので，場所も出現時間も一様でなく進行していく，慢性間質性肺炎の代表であった特発性肺線維症と大きく異なっている。したがって，**高解像度CT**で診断することは比較的容易である。

図9にDADの典型的な経過を，図10に肺胞レベルでの病理組織学的な経過を示す。

Acute Interstitial Pneumonia　急性間質性肺炎

急性間質性肺炎（ハンマン・リッチ症候群）とは…

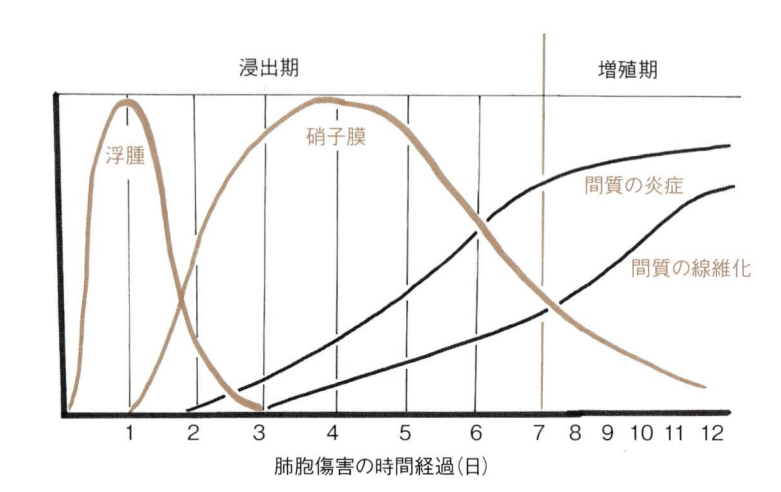

図9　DADの時間経過

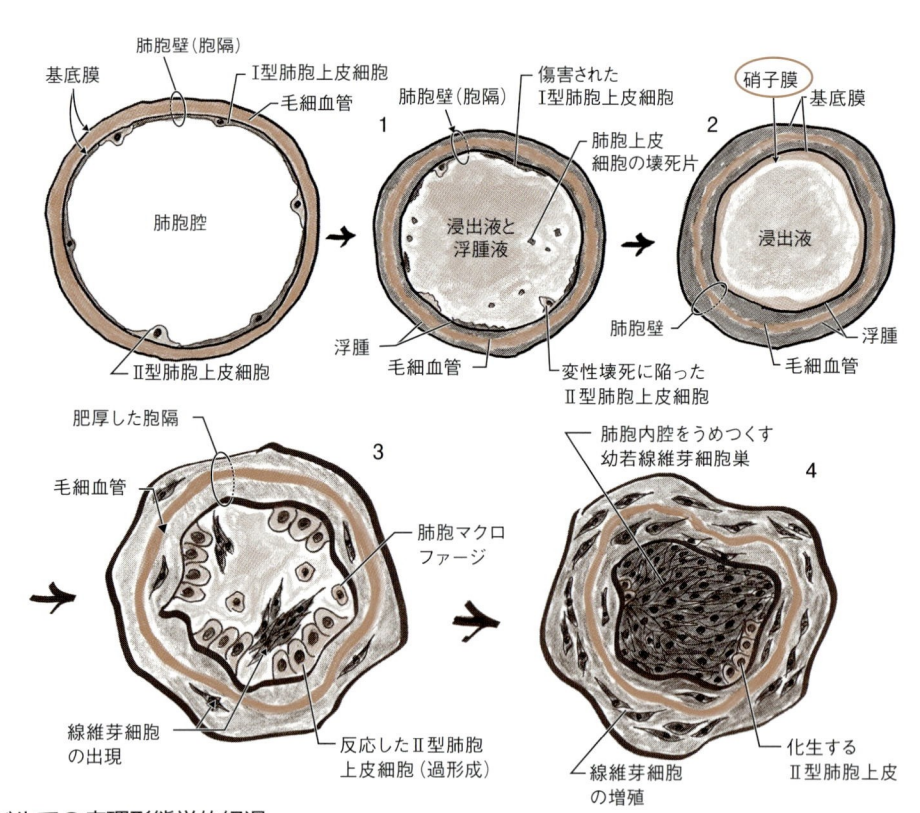

図10　DADの肺胞レベルでの病理形態学的経過

急性間質性肺炎

　図9によると，肺胞腔内に浸出液が充満する浮腫が発症1日目にピークを迎える。浮腫の消失に伴い**肺胞上皮細胞**の壊死によって硝子膜が出現し，発症4日でそのピークを迎える。肺胞内面は硝子膜に覆われ，ガス交換は困難な状態である（**浸出期**）。それでも人工呼吸器により強制的な換気を維持できれば，肺胞内腔の修復が始まる（**増殖期**）

　図10の上列左の正常肺胞では，空気が充満した肺胞の胞隔の内面には生き生きとした2種類の肺胞上皮が広がっている。基底膜を従えた**肺胞毛細血管**には赤血球がコロコロと小気味よく流れている。この肺胞にDADが起こると，肺胞上皮細胞は変性壊死に陥り，胞隔の浮腫と肺胞内腔への浸出液が出現し硝子膜が肺胞内面を覆いつくす（浸出期：1と2）。次いで，傷害に強い**Ⅱ型肺胞上皮細胞**が再生し過形成をおこし修復が始まり，肺胞内腔には幼弱な**線維芽細胞**が出現していく（増殖期：3と4）。しかし，これではガス交換は不可能だろう。

急性間質性肺炎の臨床

　性差はない。発症年齢はこれまで病気と無縁であった50〜55歳。乾性咳嗽・呼吸困難・全身倦怠感・発熱（約50％）が典型的な症状であり，ウイルス感染様の前駆症状を伴うこともある。

根本的な治療はまだない

　ARDS状態に陥るため**人工呼吸器管理**が必要となる。メチルプレドニゾロン・プレドニゾンによる**ステロイド療法**やサイクロフォスファマイドによる**免疫抑制療法**が試みられるが，死亡率は60％以上であり，なんとかコントロールされても再発するリスクがある。ただ，少数ながら回復例は報告されており，それは一縷の光明である。

Chronic Interstitial Pneumonia

慢性間質性肺炎

慢性間質性肺炎（特発性肺線維症）

コンコンという咳から始まる呼吸不全への長い道

「小房の粂八はいいね。なにがいいって，おめぇ，台詞もよけりゃ，身のこなしがなんともいえねぇ。長谷川平蔵の前での粂の対応。言いたいことは飲み込んで，目で語る。あの鬼の平蔵が少し持ち上げるようなことを言うとする，そのときの粂はどうだ。おめぇ，聞いてるのか。コンコン…」

わずか2合の酒で，呂律の回りにくくなった70歳の堀口弥平は，咳き込みながら，一回り違う58歳の鬼熊剛を前にまくし立てた。

門前町の一角にある赤提灯は，堀口のお気に入りの店で，週に2，3度は立ち寄っている。飲み友達で同じ畳職人の鬼熊剛は名前が逆立ちしそうな優男だ。「弥平さん。鬼の平蔵はわかった，確かに粂八はイナセな若い衆だ。でも，身体は大丈夫かぇ。その咳は…」「ばかやろう。かかぁに言われることを，熊，おめぇに言われたくねぇな。イグサの欠片をもう50年以上も吸ってりゃあ，肺も多少はくたびれてくるってぇもんだ。コンコンコン…」堀口弥平の池波正太郎の"鬼平犯科帳"好きは，この界隈で，もう，それは折り紙付きだ。

彼の咳は今に始まったわけではない。軽い咳は2年前からだ。昨年，妻のお梅があまりに言うので，しぶしぶ，近くの山根医院で見てもらったことがある。胸部レントゲンを前に，「堀口さん，少し肺気腫の傾向が出てるね。タバコを控えれば，咳も止まるよ」と言われた。そもそも，理屈のわからない咳に苦しんでいたのは，自分自身なわけで，試しに，1週間禁煙してみたことがある。しかし，咳は消えなかった。

路地裏にある自宅1階の仕事場で，張り替えたばかりの畳をぼんやりと眺めながら，73歳になった弥平は深い溜息をついた。餓鬼どもの歓声が遠くに聞こえる。目の前を，悠然と三毛猫が通りすぎていく。「お前さん。このところ，しんどそうに見えるよ。咳も相変わらずだし。」渋茶と羊羹を出しながら，しわがれた声でお梅が語りかけてきた。事実，このところ力仕事や坂道を登った後に息苦しさを感じている。「すこし痩せたようだし，顔色がよくないよ。お前さん，病院に行っておくれよ，後生だから。」いつになく，しんみりと控えめに語る妻をチラリと見た。「…そうよな，お前には心配ばかりかけたな，そろそろ俺も潮時かもしれねえ」「お前さん，何を言いなさる。そんなこと…」

4年前のレントゲン写真と今日撮影した写真をシャーカステンに並べて見ながら，「肺気腫はそれほどでもないな。堀口さん，ここのところを見てごらん。以前にはなかった影が映っている」両側の下肺野に横隔膜面から広がる白く淡い影を指し示しながら，山根先生は言った。「聴診でもプチプチと音がするんだよ。これは肺線維症といってね，慢性の肺病の可能性があるな」「内のやつにうつるような病気ですか？」「いや，結核のような感染症じゃあない」厳しい彼の表情が，いくらか和らいだように見えた。山根先生は，精密検査が必要だと，国立病院の呼吸器内科にその場で連絡を取り，さらさらと紹介状（医療情報提供書）を書い

て堀口さんに手渡した。

　何枚もの高解像度造影胸部CTフィルムが並んだ詰め所の眩(まぶ)いシャーカステンの前で，への字に口を結んだ弥平さんが担当医と向き合って座っている。「堀口さん，これがCT写真です。胸部を横に切断した画像で，あなたが仰向けに寝た状態で足のほうから見たものです。真ん中に見える丸い黒いところが気管の輪切りです。線香花火のようにパッパッと流れて見えるのが肺の中の血管の影です。問題の影は，胸膜に近い肺の深いところに，まるで蜂の巣のように見えるこの部分です。空気がここに溜まってしまい，この領域の肺は機能していません。苦しい検査だったと思いますが，気管支内視鏡を使って採取した気管支肺胞洗浄液（bronchoalveolar lavage：BAL）ではリンパ球がほとんど見られませんでした。また，胸腔鏡で肺の一部をとって病理組織検査もしました。総合的に判断しますと，特発性肺線維症（通常型間質性肺炎）という原因がよくわからない慢性の肺の線維症です。ただ，堀口さんの場合，長年にわたり，イグサを吸い込んでいますから，そのことが原因の可能性があります。まず，イグサを吸わない生活を考えてください。吸わない状態でも呼吸困難が改善しない場合，薬で治すことはきわめて難しいものです。残念ながら徐々に蜂の巣が広がっていきます。静かに生活していれば呼吸はさほど苦しくはないのですが，仕事や歩行など身体をつかうと，強い息苦しさが出るでしょう…」

　なんともむずかしい顔をした鬼熊剛が，柳の揺れる高瀬川の土手を歩いている。不意に，何を思ったのか，路上の小石を蹴りつけた。石は弧を描いて小川を越え，対岸の草むらに落ちた。と，熊の虚ろな視界の中に，経鼻カニューレを付け，酸素吸入装置を引くお梅の肩に手をかけ，実に，ゆっくりと，柳の土手を歩む堀口弥平の姿が入ってきた。鬼熊剛の硬い表情の上を笑みが波紋のように広がっていく。

間質性肺疾患（interstitial lung disease：ILD）は多々あれど，薬剤や環境因子・感染症・腫瘍・膠原病・血管炎といったはっきりした原因による間質性肺炎ではなく，その原因が特定できないものを，特発性間質性肺炎（idiopathic interstitial pneumonia：IIP）という。その中で，頻度が高く慢性の経過をとるものを特発性肺線維症（idiopathic pulmonary fibrosis：IPF）という。堀口さんは，医者の指示に従い，仕事をきっぱりやめた。しかし，呼吸困難の進行は止まらなかった。したがって，彼も特発性肺線維症ということになる。コンコンという乾性咳嗽で始まり，徐々に体動時呼吸困難が悪化していき，在宅酸素療法の適応となり，慢性呼吸不全の状態で死を迎える。ちなみに，IIPの中で，全く原因がわからないまま，急性の電撃的な経過をとるものが急性間質性肺炎（acute interstitial pneumonia：AIP）である。

Chronic Interstitial Pneumonia　慢性間質性肺炎

慢性間質性肺炎とは…

代表的な慢性間質性肺炎に特発性肺線維症がある

ここでは，慢性間質性肺炎の中で代表的な「**特発性肺線維症**」を中心に取り上げる。

肺の構造は人体の中で最も特異な構造である…主役は空気

肺は空虚な臓器だ。体内から取り出して放置するとペチャンコに虚脱する。つまり，肺の構造のほとんどが空気ということになる。

その臓器が受け持つ仕事をなす場所（表舞台）を"**実質 parenchyma**"といい，その仕事の場を裏役として支える構造を"**間質 stroma**"という。そして，実質は役割を果たす主役細胞が集団を成して集まっている。肝臓なら"タンパク質を合成する"肝細胞が，心臓なら"たゆまぬ収縮と弛緩を繰り返す"心筋細胞が，脳なら膨大な情報処理能をもつ神経細胞（ニューロン）が，といった具合に…。だが，肺はとなると，空気中の酸素を取り入れることが与えられた仕事（**ガス交換**）であるわけで，肺胞の中の空気が実質であり，その実質を構成する細胞は"ない"ことになる。そして，このガス交換を支える間質は，肺胞壁を構成する肺胞上皮細胞・基底膜・毛細血管のユニットである（図11）。肺が人体の中で最も特異で物理的な臓器といわれる所以である。

図11　ガス交換が行われる肺の現場（走査電子顕微鏡像）
左上に終末細気管支がみえる。その末梢に広がる無数の穴が空気の存在する肺胞の腔である。黒い空気が"実質"で白い肺胞壁が"間質"ということになる。ちなみに，この写真はヒトではなくウシ科の動物ガゼルの肺標本から得られたもの。(Bloom & Fawcett A：Textbook of HISTOLOGY 12版，1994より）。

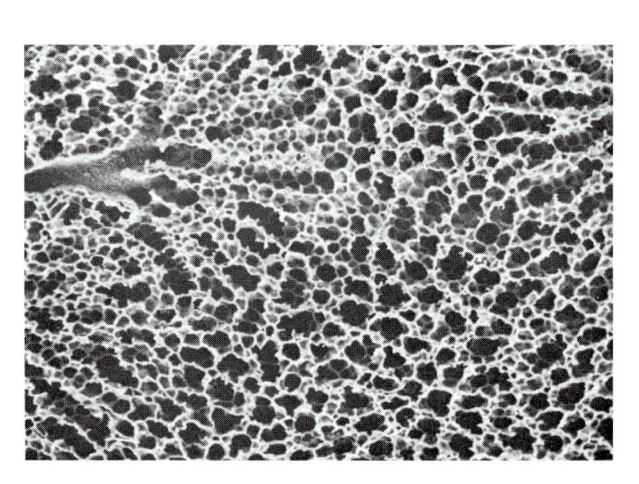

肺炎の分類…急性か慢性か，肺胞性か間質性か，局所性かびまん性か

肺に炎症が生じる場合，急に生じれば**急性肺炎** acute pneumonia，ゆるやかに生じて持続するなら**慢性肺炎** chronic pneumonia という。これは臨床の時間経過による単純な分類だが，急性とは数日から数週，慢性とは数か月から数年をさす。ちなみに，数週から数か月は**亜急性** subacute という。炎症が発生する場所でみると，その場所が"実質か，間質か"で分類される。前者を**肺胞性肺炎** alveolar pneumonia，後者を**間質性肺炎** interstitial pneumonia という（巻頭カラー p. vi 実物を見る"急性肺炎の2つの形：肺胞性肺炎と間質性肺炎"参照）。なお，炎症が肺胞と間質の両者に及んだ場合，**中間型肺炎** mixed pneumonia という便利な表現もある。通常，肺炎という場合，肺胞性肺炎を意味していることが多い。また，肺炎の領域が局所的か広範囲

慢性間質性肺炎

に広がっているかで分類すれば，前者を巣状肺炎 focal pneumonia，後者をびまん性肺炎 diffuse pneumonia という（**表9**）。ここで取り上げるのは，慢性・間質性・びまん性肺炎についてである。

表9　肺炎のさまざまな分類

時間経過	炎症の場	炎症の広がり
急性肺炎	肺胞性肺炎	巣状肺炎
亜急性肺炎	間質性肺炎	びまん性肺炎
慢性肺炎	中間型肺炎	

慢性に経過する肺疾患の診断はむずかしい

　古来，慢性に経過して，徐々に呼吸機能が低下していく肺疾患（慢性びまん性間質性肺疾患）の存在は知られていた。しかし，その本体を確認する作業は困難をきわめた。胸部X線と臨床所見による分類しかなかったからだ。また，肺組織を手に入れることはきわめてむずかしく，**経気管支肺生検** transbronchial lung biopsy（TBLB）で得られる組織量はたかが知れている。そのうえ，このような慢性肺疾患は局所的な肺の変化ではなく，**びまん性**に広がっていくことが多いという事情も正確な診断を拒んできた。

　この状況を打開したのは，病理解剖で取り出した肺に空気の代わりにホルマリンを大気圧と同じ圧力で注入し，胸部X線像と一致する割面を作成し，病理組織と胸部X線像を対比する臨床病理学的な研究の蓄積であった。その後，高解像度CTと開胸肺生検（今日では，開胸せず胸腔鏡で肺組織を採取する**ビデオ補助下胸部手術** video-assisted thoracic surgery（VATS）が行われる）によって，病変部位を正確にとらえたしっかりとした肺組織を得ることができるようになり，臨床所見・CT像・病理組織像の総合的な判断により**慢性びまん性間質性肺疾患**の診断は大きく進歩した。

原因不明の間質性肺炎の分類

　アスベストや塵埃やシリカといった職業的環境因子，SLEに代表される膠原病，放射線や薬物（抗生物質・アミオダロン・金製剤）のように，原因がわかる場合や二次的な間質性肺炎は，間質性肺炎の約60％に過ぎない。40％は原因のわからない**特発性間質性肺炎** idiopathic interstitial pneumonia（IIP）であり，5つに分類されている（**表10**）。

　表をみれば，**特発性肺線維症**（22％）と**職業性**あるいは**環境性間質性肺炎**（26％）が間質性肺炎の双璧をなし，特発性間質性肺炎IIPの中でみれば，特発性肺線維症IPFは55％を占め，圧倒的に頻度の高い疾患であることがわかる。

Chronic Interstitial Pneumonia　慢性間質性肺炎

慢性間質性肺炎とは…

表10　間質性肺炎の頻度

間質性肺炎	頻度（%）
特発性間質性肺炎（IIP）	40%
1. 特発性肺線維症（IPF or UIP）	55（22）
2. 非特異性間質性肺炎（NSIP）	25（10）
3. 呼吸性細気管支炎関連間質性肺疾患（RB-ILD）あるいは剥離型間質性肺炎（DIP）	15（6）
4. 特発性器質化肺炎（閉塞性細気管支炎性器質化肺炎）（BOOP）	3（1.2）
5. 急性間質性肺炎（AIP）	＜1
その他の間質性肺炎	60%
職業性あるいは環境性間質性肺炎	43（26）
サルコイドーシス	17（10）
膠原病	15（9）
薬剤と放射線	0.2（1）
その他	27（13）

間質性肺疾患 interstitial lung disease（ILD）の中で原因不明な間質性肺炎を特発性間質性肺炎 Idiopathic interstitial pneumonia（IIP）といい，5つに分類される。
IPF：idiopathic pulmonary fibrosis/UIP：usual interstitial pneumonia
NSIP：nonspecific interstitial pneumonia
RB-ILD：respiratory bronchiolitis-associated interstitial lung disease
DIP：desquamative interstitial pneumonia
BOOP：bronchiolitis obliterans organizing pneumonia of unknown cause
AIP：acute interstisial pneumonia

特発性肺線維症…治療抵抗性，予後不良の特発性間質性肺炎

　特発性肺線維症（IPF）は通常型間質性肺炎 usual interstitial pneumonia（UIP）ともいい，**ステロイド治療**に反応せず，予後不良の疾患である（5年生存率20〜45%，10年生存率10〜15%）ので，その診断は正確でなければならない。例えば，2番目に頻度の高い**非特異性間質性肺炎**（NSIP）は，ステロイドが奏効し予後良好な（5年生存率90%，10年生存率35%）間質性肺炎であるが，UIPをNSIPと診断すれば，患者に対して最初安堵感を与えるだろうが，後に不信感と失望を与えることになろうし，NSIPをUIPと診断すれば患者は不安と失望を抱き，ステロイド治療の導入が遅れ，医療不信の原因を作り出すかもしれない。

　RB-ILD，DIP，BOOPなどのほかの慢性間質性肺炎もステロイド治療に反応し予後良好であることからも，IPFの診断を正確に下すことはきわめて重要な臨床的事項である。

特発性肺線維症の臨床の特徴

　間質性肺疾患の3大症状は，①**進行性呼吸困難** progressive dyspnea，②**乾性咳嗽** nonproductive cough，③**易疲労性** fatigueである。この症状はまさに，そのまま特発性肺線維症の症状である。閉塞性肺疾患にみられる喘鳴 wheezeはない。胸痛はまずない。聴診すると両側肺底部に吸気終末の短く鋭く粗い**パチパチ音** dry crackleが聞こえる。RB-ILDやDIPのように喫煙との関連はない。

慢性間質性肺炎

発症年齢は，50歳以上が普通で男性に多い。一方，NSIPはより若年で発症し，喫煙歴のない女性に多い。発症年齢と性別の差は，IPFとNSIPの質的な差を示しているのだろう。

特発性肺線維症は肝硬変に似ている

特発性肺線維症の病理組織は，肺胞を中心とした末梢の気道が徐々に線維で埋まっていくことを示している。空気が充満して広がった**肺胞腔**があってこそガス交換が可能なわけなのだから，**線維化**で肺胞腔が消失してしまえば**ガス交換**は不可能となる。この線維化の過程を図12に示そう。含気に富む正常肺 (a) が，胸膜直下から線維化が広がっていき (b, c)，特発性肺線維症は完成する (d)。胸膜表面は凹凸を示し硬い鰐肌に変貌し，外界との連絡の途絶えた大小の腔が厚い線維の中に散在する。重量は増加するが容量は著しく減少する。この変貌を遂げた形態の中に，あのしなやかな肺の姿は，その片鱗すらうかがうことはできまい。肝硬変が機能を失った肝臓なら，特発性肺線維症は機能を喪失した肺といえよう。この変化は加齢に伴って進行する。(参照：p.172図16)。

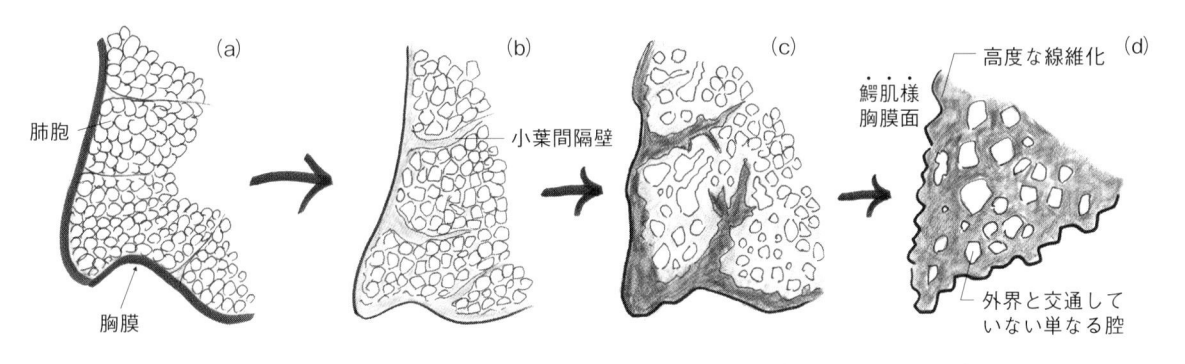

図12　特発性肺線維症へのプロセス

根本的な治療はまだない

進行する肺胞領域の**線維化**をおさえる治療はまだない。徐々に低下していく呼吸機能に配慮しながら日常生活動作をコントロールすることで対処するしかない。**在宅酸素療法**が適応されるが，これさえも対症療法の域を出るものではない。

Chronic Pulmonary Emphysema 慢性肺気腫

慢性肺気腫
ゆるやかに進行する呼吸困難

　甲州街道と平行して走る高速道路の下の空き地に赤提灯がみられるようになったのは，3か月ほど前からである。ラーメンとおでんと書かれた2つの赤提灯が，道路を行き交う自動車の騒音の中で揺れている。屋台はリヤカーを改造した粗末なものだが，真ん中におかれた大きな鍋からはモウモウと湯気が立ち昇っている。風よけの黄色のビニールシートに"美味。明朗会計"と書かれている。

　この屋台の主人，相馬伝次郎さんは65歳。無愛想でイカツイ顔をしている。そのためか，客が立て込むということはないが，それでも最近はチラホラと客の姿を見ることができる。

　急に赤提灯が消えたのは1週間前のことだ。次の日もその次の日も提灯の火はなく，黄色のビニールシートで覆われ，荒縄で縛った屋台のリヤカーだけが暗闇に沈んでいる。

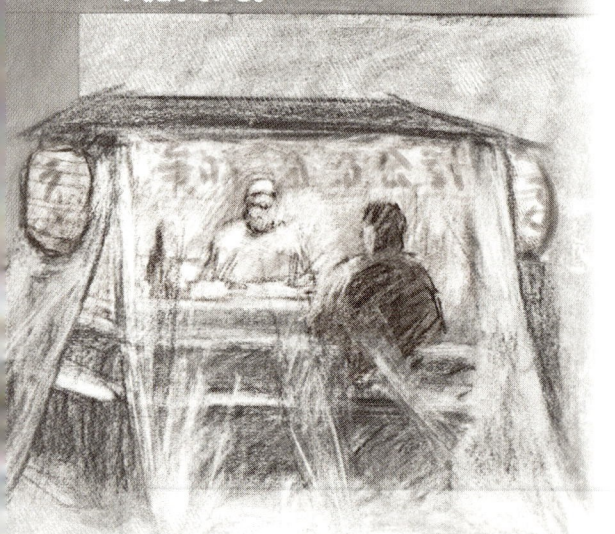

　彼は，2年ぐらい前から息苦しさを感じるようになっていた。しかし，体を休めると息苦しさはとれるので，さほど気にしていなかったのだが，2か月前からは，食材の買い出しや鶏ガラスープの煮込みをやるのがしんどくなってきた。なにしろ，少しでも重いものを持ち上げ，ほんの数歩進むだけで肩で息をする有様なのだ。1日60本以上吸っていたタバコも味気ない。

　1週間前，屋台を閉め，午前3時頃アパートの部屋にたどり着くなり倒れ込んでしまった。黄色の喀痰を伴った咳嗽が強く，熱もある。咳込んだ後は起きあがり，ゼイゼイと大きく肩で呼吸せずにはいられない。
　「俺もそろそろ潮時かな…。それにしてもこの息苦しさはなんだ…。質の悪い病気に違いねえ…」
　自分の体の中でおこっている異常事態の本体が掴みきれない苛立ちと不安が，容赦なくふくらんでいく…。

　トントンと入り口で音がする。ハッとわれに返り，入口の扉を睨みつけた。
　「伝さん。入っていいかい。私だよ」
　隣の住人，お米婆さんが入ってきた。
　絶対に医者になんか診てもらわないと強情を張っていたのだが。
　「あんた，何をわがまま言ってるんだい！　私の言うことをお聞き！」
　いつもは物静かなお米婆さんの一喝で，救急車に乗ることを承諾してしまった。

慢性肺気腫の上に急性肺炎をおこした事例である。入院後の胸部X線とCT検査では，高度の肺気腫と右下葉の肺炎が確認された。動脈酸素分圧（PaO_2）55 mmHg，炭酸ガス分圧（$PaCO_2$）60 mmHg，pH 7.34で高度な低酸素血症と呼吸性アシドーシスの状態であった。重症治療室に入り人工呼吸器管理のもとに肺炎の治療が始められた。

慢性肺気腫とは…

慢性肺気腫は，慢性閉塞性肺疾患の1つである

慢性閉塞性肺疾患とは，気道の狭窄・閉塞を伴い，1秒率（参照：呼吸器病態生理の基礎③ p.121）の低下をきたす機能性障害で，慢性肺気腫以外に慢性気管支炎と気管支喘息を含む。

肺気腫は，ガス交換を担う肺胞が傷害される病気である

ガス交換にかかわる肺胞が徐々に破壊されていき，ガス交換の場が消失していくのが**肺気腫**である（**図13**）。しかし，同じ慢性閉塞性肺疾患である**慢性気管支炎**では，傷害されるのは空気の輸送系である気道（気管・気管支系）であり，ガス交換の場の肺胞が傷害されることは少ない。そのことが両者の症状の差をつくる（**表11**）。肺線維症のような線維化はおこらない。

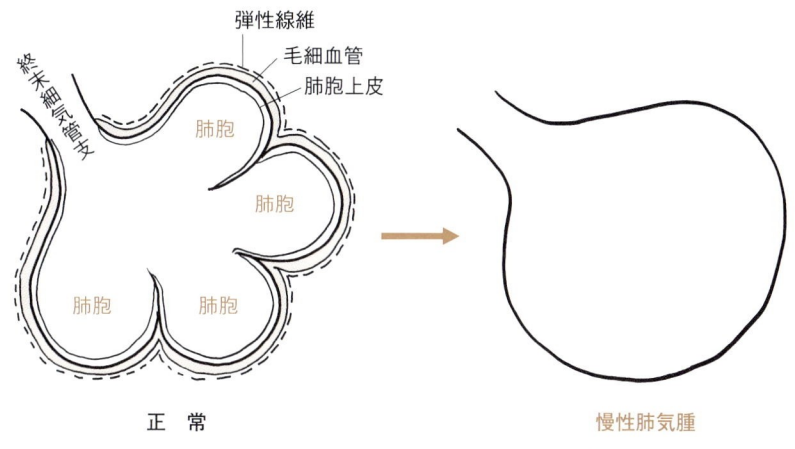

図13 肺胞構造がなくなる慢性肺気腫

肺胞壁は破壊され単なる"ふくろ"となる。ガス交換されない空気が溜まっていく。

表11 慢性肺気腫と慢性気管支炎の比較

	発症年齢	傷害場所	呼吸困難	咳嗽	喀痰
慢性肺気腫	60歳代	ガス交換系（肺胞）	高度	軽度	少ない
慢性気管支炎	50歳代	輸送系（気管・気管支）	軽度	高度	多い

肺気腫は呼吸困難が強く，咳嗽・喀痰は少ない

肺気腫の主症状は呼吸困難で，体動時に増悪する。咳は呼吸困難が出現したあとに出やすい。**慢性気管支炎**では，逆に咳が主症状で，呼吸困難は強く咳込んだあとに出現する。

喫煙は肺気腫の重要な危険因子である

肺胞破壊の原因は，喫煙・大気汚染などの環境因子により，肺胞内のマクロファージや好中球が活性化され**タンパク質分解酵素**（システインプロティナーゼ，セリンプロティナーゼ）が放出されることによる。通常，この酵素

Chronic Pulmonary Emphysema　慢性肺気腫

慢性肺気腫とは…

を阻害するタンパク質（$α_1$-アンチトリプシン：$α_1$-AT）が肝臓で合成され，タンパク質分解酵素は抑制されているが，両者のバランスが崩れると肺胞の破壊が進行する。とりわけ，長期間の喫煙は最大の危険因子 major risk factor である。

肺気腫の病理組織学的分類

ガス交換を担う呼吸性細気管支・肺胞道・肺胞からなる末梢気道が肺気腫では支持組織であるエラスチンが消失し破壊されるのだが，病理組織学的に3つに分類されている。

① 小葉中心性肺気腫 centrilobular emphysema
② 汎細葉性肺気腫 panacinar emphysema
③ 傍隔壁性肺気腫 paraseptal emphysema（distal acinar；遠位細葉性肺気腫ともいう）

小葉中心性肺気腫は呼吸性細気管支近傍の肺胞群が破壊されるもので（近位細葉性：proximal acinar or centriacinar ともいう），喫煙との関連が最も深い。上葉と下葉の上区 superior segment に好発する。**汎細葉性肺気腫**は細葉内全域に均等な肺胞の破壊がみられるもので，$α_1$-AT 欠乏症でみられるのが普通である。下葉に好発する。肺気腫が進行していくとこの両者は混在してくる。慢性肺気腫で重要な病理組織型はこの2つである。

傍隔壁性肺気腫は胸膜直下または小葉間隔壁周辺に限局して見られる肺気腫で肺機能障害を引きおこすことはまずなく，胸膜直下の肺気腫が破裂して自然気胸を起こすことはあっても慢性肺気腫の原因にはならない。

残念なことに，この肺気腫の病理組織分類は慢性肺気腫のケア指針を策定する際の助けにはならない。

病態を理解するための構造単位：小葉と細葉

ここで小葉（lobulus）と細葉（acinus）について説明しておこう（図14）。肺の表面を肉眼で観察すると臓側胸膜を通して0.5〜2.0cmの多角形の区画を確認することができる。これを**小葉** lobulus（a）という。立体的にこの小葉は先端を肺門に，その底面を胸膜面に向けるピラミッド形をしている。小葉が区画として観察できるのは小葉間隔壁 interlobular septum という薄い線維性の膜によって区画されているからだ。実はこの中心部の先端をなすところから1本の細気管支 bronchiole が侵入している。そして，その細気管支は小葉内で3〜6分岐して終末細気管支 terminal bronchiole（内径0.5mm）となり，さらに分岐して"ガス交換の場"である呼吸性細気管支 respiratory bronchiole，肺胞道（b）alveolar duct，肺胞嚢 alveolar sac へと到る。このガス交換の場を**細葉** acinus という。したがって，1つの小葉にはおよそ30〜60個の細葉が存在することになる。当然のことながらこの細葉を肉眼で見ることはできない。

なお，慢性肺気腫の3型を図15に示す。

慢性肺気腫

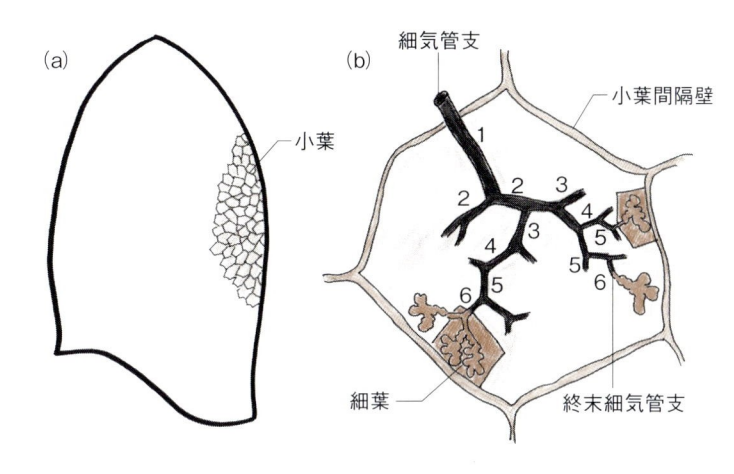

図14 小葉と細葉
(a) 肺の表面に多角形で区画された1cm前後の領域（すなわち，小葉 lobulus）が臓側胸膜を通して肉眼で確認される。図では小葉の一部分だけが描いてあるが全表面にみられる。放射線のCT画像を読影する際に基本となる単位である。(b) 細葉（イロの部分）。中心部分から細気管支が入り込み6分岐して終末細気管支に到達する。それ以降の呼吸性細気管支・肺胞道・肺胞（嚢）の集団が細葉 acinus である。1つの小葉内に30〜60個存在している。

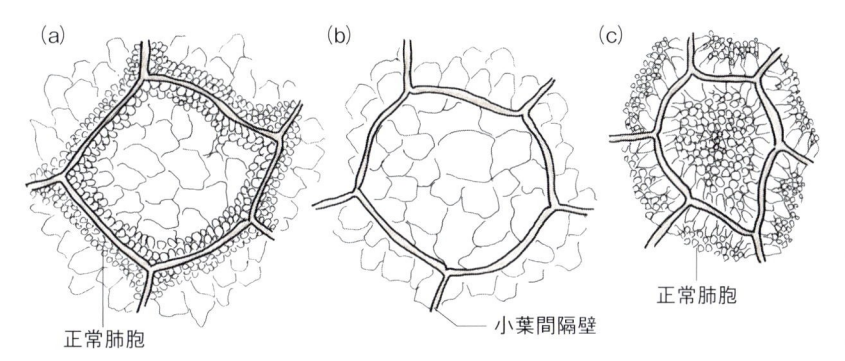

図15 慢性肺気腫の病理組織分類
(a) 小葉中心性肺気腫　(b) 汎細葉性肺気腫　(c) 傍隔壁性肺気腫

喫煙者の気管支洗浄液にみる細胞構成

喫煙者の**気管支洗浄液** bronchoalveolar lavage fluid（BAL液）の細胞構成をみると，マクロファージが95％以上で，非喫煙者では見られない好中球が1-2％みられ，T細胞（$CD8^+$ T細胞）の比率が増加している。この炎症細胞の構成をみると喫煙が関連する**肺気腫**の成り立ちがほのみえてくる。つまり，喫煙によりマクロファージと好中球を中心とした炎症細胞が末梢気道に浸潤し，**マクロファージ**はMMP（細胞外基質分解酵素の1つ matrix metalloprotease）とシステインプロテイナーゼを，**好中球**はMMPとセリンプロテイナーゼを分泌し，弾性線維を分解し末梢気道の傷害と破壊がおこっている可能性を。

遺伝的な因子としての$α_1$-アンチトリプシン欠乏症

マクロファージや好中球が分泌する**タンパク質分解酵素**を阻害し末梢気道の損傷を抑制する因子として$α_1$-アンチトリプシンがある。このプロテイナーゼ阻害物質である$α_1$-アンチトリプシン欠乏症$α_1$-antitrypsin（$α_1$-AT）deficiencyは遺伝的な肺気腫危険因子の代表である。

Chronic Pulmonary Emphysema 慢性肺気腫

根本的な治療はない

末梢気道の持続的な破壊を抑制する根本的な治療はまだない。喫煙者は禁煙し，慢性呼吸不全の程度に応じた**在宅酸素療法**による対症療法が中心となる。

慢性肺気腫の臨床像
①ゆるやかに進行する体動時の呼吸困難
②咳嗽と喀痰は少ない
③喫煙は危険因子であり，増悪因子でもある

呼吸器病態生理の基礎 ③

果てしなき呼吸運動「吸って吐いて，また吸って」

1回換気量は450mL，肺活量は3,500mLである

1回換気量（TV：tidal volume）とは無意識に呼吸しているとき肺から出ていく，あるいは肺に入っていく空気の量である。**肺活量**（VC：vital capacity）とは，意識的に精一杯呼吸できる空気の量をいう。

肺活量（3,500mL）＝予備吸気量＋1回換気量（450mL）＋予備呼気量

しかし，肺の容量（全肺気量）は5,000mLで肺活量より1,500mLも多い。つまり，精一杯息を吐いても1,500mLの空気が肺の中に残っていることになる。これを**残気量**とよぶ。残気量があればこそ，肺がペチャンコにならずにすんでいるわけだ。

肺の換気能力の指標としては，**時間肺活量**（$FEV_{1.0\%}$：1秒率）と**パーセント肺活量**（% VC）がある。

時間肺活量とパーセント肺活量

時間肺活量（1秒率）とは，円滑に息を吐き出す能力のことである。つまり機能的な異常の指標である。

パーセント肺活量（% VC）とは，呼吸可能な肺容量である。つまり，構造的な異常の指標ということになる。

呼吸の換気障害には閉塞性障害と拘束性障害がある

肺容量は正常（% VC正常）なのに，滑らかに息を吐き出せない（1秒率が低下）状態を**閉塞性障害**といい，滑らかに息を吐き出せる（1秒率が正常）にもかかわらず，肺容量が低下している（% VC低下）状態を**拘束性障害**という（表12，図16）。

表12 換気障害—拘束性障害と閉塞性障害

	1秒率（$FEV_{1.0\%}$）	% VC	疾患
閉塞性障害	低下（70%未満）	正常（80%以上）	肺気腫・慢性気管支炎・気管支喘息
拘束性障害	正常（70%以上）	低下（80%未満）	肺結核後遺症・肺線維症

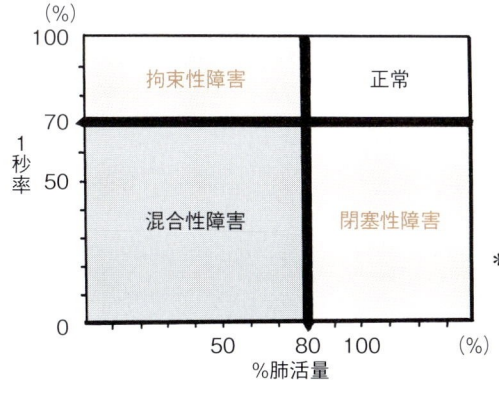

＊拘束性障害と閉塞性障害の両方を示す場合を混合性障害という

図16 パーセント肺活量と1秒率による肺換気障害の分類

Pulmonary Tuberculosis　肺結核

肺結核
古くて新しい感染症

　69歳の山並さんは理髪店を営んでいる。繁華街の一角に4階建ての"山並ビル"を建てたのは25年前である。1階は貸店舗で"クラウナ"というイタリアレストランが入っている。2階は職場の理髪店，3階と4階が住まいで，4階には息子夫婦と2人の孫が住んでいる。妻も美容師の資格をもち，一人息子も一人前の理容師である。

　山並さんは，このところ疲れやすく胃腸の調子が悪い。軽い咳もある。「タバコの吸いすぎかな」と軽く考えていたのだが…。今日は少し熱っぽい。昨夜はひどい寝汗だった。妻には何も話していない。痰は多くないが，くすんだ緑色の痰が出る。

　2日後，朝食が終わり2階に降りようとした途端に咳込んだ。吐き出した痰の表面に，一条の赤い血液が付着している。
「お父さん，結核が出たかもしれないわ」
「冗談言うなよ，俺が結核をやったのはもう45年前のことだぜ」

　彼は45年前に結核を患い，有馬温泉の近くの療養所に2年間入っていたことがある。そのとき，看護師をしていたのが妻である。彼女の看病で自分は立ち直れたと思っている。彼女はその後，彼と一緒に働くために看護師をやめ，美容師の資格をとったのだった。

　3年前，風邪をひき近くの医院で胸の写真をとってもらったことがある。医師は，

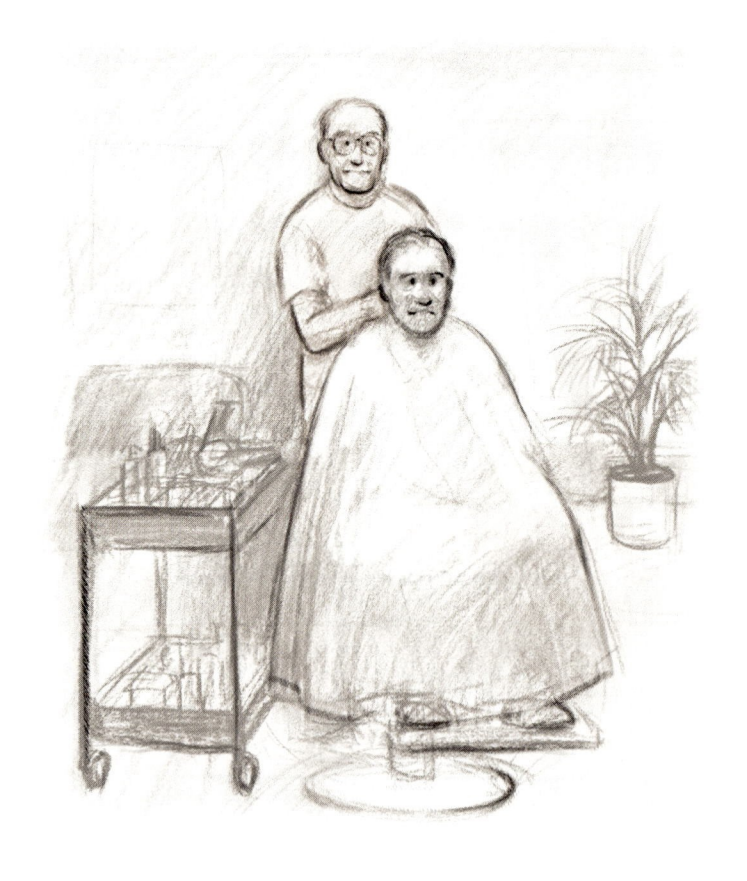

「山並さん，ひどい結核をやっていますね。でも，空洞（くうどう）もありませんし固まっていますから，大丈夫でしょう」

と説明してくれた。

頼りがいのある妻の勧めもあり，孫もまだ小さいので感染するような病気だと困ると思い，受診することにした。

最近，開業し町内でも評判のいい加藤医院は呼吸器内科を標榜（ひょうぼう）している。診察を終えた加藤先生は，わずかに残っている頭髪に手をやりながら，

「山並さん，肺結核の可能性があります。胸の写真と痰の検査と血液検査をしましょう。痰の中に顕微鏡で確認できる結核菌がいれば，すぐ診断がつきます。一応，はっきりするまではお孫さんとの接触を避けてください。それから，痰は1か所に集めてトイレに流してください」

と話した。

翌日，結果を聞きに行った。喀痰に結核菌が確認（排菌陽性：はいきん）された。赤沈は亢進。胸部X線写真では右上葉に空洞が確認された。小さい子供が同居しているので，入院して抗結核薬の投与を行うことになった。ただし，抗結核薬が十分効果があるか検査（結核菌の薬剤耐性検査）する必要があるといわれている。

現代における結核（**慢性再燃性**肺結核）の事例である。かつて，結核は，肺のみならず，腎結核・骨結核（主に脊椎カリエス）・リンパ節結核，そして，最も重篤な全身性結核である粟粒（ぞくりゅう）結核とさまざまな病態を示し，多くの人々の悲劇を生んできた。あの正岡子規の"病牀六尺（びょうしょうろくしゃく）"は，脊椎カリエスが人間をガンジガラメに拘束していく経過の記録ともいえる。現代では，これほどでないにしても，まだあなどれない疾患である。

Pulmonary Tuberculosis　肺結核

肺結核とは…

> ドイツ人医学者コッホの結核菌の発見（1882年），そして抗結核薬の開発（ストレプトマイシン：1944年，パラアミノサリチル酸：PAS 1947年，イソニアジド：INH 1952年，エタンブトール：1967年，リファンピシン：1971年）により，人間は結核の脅威から解き放たれたかにみえる。

結核死亡率は減ったが，新患者は毎年生まれている

結核死亡率は257.1/10万（人）（1915年）→ 2.3/10万（人）（1996年）と激減したが，現在でも年間5万人近い新たな患者が生まれている。確かに，肺結核は現在では致死的な病気ではなくなったが，撲滅されたわけではない。

今もなお，**栄養状態**が悪化し体力や精神力の衰えたとき，抵抗力の弱い幼児や高齢者および**免疫力**の低下する基礎疾患（糖尿病・エイズ・腎透析・抗癌薬投与患者など）を持つとき，結核は発生しやすい。

小児結核とりわけ 0歳児の結核は，むしろ増加傾向にある

0歳から14歳までの**小児結核**新規発症数は，377人（1994年），340人（1995年），301人（1996年）と減少している。しかし，0歳から4歳児の割合は，39.4％（1990年），43.5％（1996年）で，中でも0歳児に増加傾向がある。

結核は，ヒト型結核菌という抗酸菌による感染症である

結核菌は細菌である。長さ3 μm，幅0.2 μmで，赤血球の1/2の長さ，1/10の厚さである。染色すると赤い棒のような形（**杆菌**）が確認できる。梅毒の起炎菌であるトレポネーマのような運動性はない。通常の細菌と異なり，塩酸に対して抵抗性を示すため，**抗酸性細菌**（抗酸菌：*Mycobacterium*）とよばれる。その種類は1つではない（表13）。

表13　抗酸菌の種類と関連する疾患

抗酸菌の種類	疾患
ヒト型結核菌（*Mycobacterium tuberculosis*）	ヒトの結核症
らい菌（*Mycobacterium leprae*）	らい病（ハンセン病）
非定型抗酸菌（*Atypical mycobacteria*）	非定型抗酸菌症
MAC（*Mycobacterium avium-intracellulare complex*）など	非定型抗酸菌症（非結核性抗酸菌症）

抗酸菌の中で**ヒト型結核菌**だけが**ナイアシン**（ビタミンB群の1つ）を合成する能力がある。このナイアシン合成能力の有無で，ヒト型結核菌か他の抗酸菌（非定型抗酸菌）かを調べることができる（ナイアシンテスト）。

ヒト型結核菌は人体のどこにでも侵入できるが，肺結核症が90％を占める。

結核の感染経路は，飛沫感染である

活動性結核の患者の咳・くしゃみ・会話の呼気の中には結核菌が含まれている（**排菌陽性**という）。この呼気を介する飛沫感染により結核菌は経気道的に肺胞に達し，**肺胞マクロファージ**の中で増殖する。そのマクロファージ

肺結核

は**結核菌**という抗原をTリンパ球に提示し，細胞性免疫反応が開始する（参照：病気と免疫"Ⅳ型過敏症反応"p.345）。

細胞性免疫の活性化によって，遅延型アレルギーが成立する

ツベルクリン反応陽性とは，この**遅延型アレルギー反応**の成立を意味する。ツベルクリン反応に用いる精製ツベルクリン液（PPD；purified protein derivative of tuberculin）はヒト型結核菌由来のタンパク質だが，BCG（bacillus Calmette-Guérin）接種に用いられるものはウシ型結核菌由来なので，すでにBCG接種を受けている場合は，ツベルクリン反応陽性（48時間後の皮内反応で10mm以上の発赤）が必ずしもヒト型結核菌感染を意味しない。

ツベルクリン反応が陰性なら結核感染を否定できる

しかし，ツベルクリン反応が陰性なら結核感染を否定できる。ただし，細胞性免疫が低下（粟粒結核のような重症結核・エイズ・癌・免疫抑制薬投与患者など）している場合は，ツベルクリン反応が陰性化することがある。

新しい結核診断法…IGRAs

ツベルクリン反応とは異なった方法論による結核診断法が日常臨床で使用可能となった。結核菌に高い特異性を持つタンパク質（抗原），ESAT-6やCFP-10などで，T細胞を刺激しインターフェロンγを分泌させ，その濃度を測定し結核感染の有無を判定する方法である。**インターフェロン分泌分析 interferon-γ release assays（IGRAs）**という。具体的には，結核感染の疑わしい患者さんの全血に上記抗原を加え，培養して出現するインターフェロンγを定量的に測定する。この方法だとBCGワクチンの影響を受けず，ツベルクリン反応より特異性が高いので，活動性結核の診断，肺非結核性抗酸菌症との鑑別に有効である。血液量を正確に取り扱わねばならず，採取血液の処理がやや煩雑という難点はあるが，今日，結核集団感染や接触者健診で広く用いられている。

現在2つの製品がある。クォンティフェロン-ティービーゴールド（QuantiFERON-TB Gold® オーストラリアのセレスティス リミッテッドの商品）とティー-スポットティービー（T-SPOT.TB® 英国のオックスフォードイッムノテックの商品）である。前者は全血ELISA（エリサ；**酵素結合イムノソルベント測定法 enzyme-linked immunosorbent assay**）により，後者はELISPOT assay（**酵素結合イムノスポット検査法 enzyme-linked immuno-spot assay**）を用いる。

日本でのIGRAsの定番となっているクォンティフェロン-ティービーゴールドの判定結果の解釈について**表14**に示す。

表14 クォンティフェロン-ティービーゴールドの判定結果の解釈

MITOGEN（IU/mL）	TB抗原（IU/mL）	結果	解釈
不問	0.35以上	陽性	結核感染を疑う
0.5以上	0.1以上 0.35未満	判定保留	感染リスクの度合いを考慮し，総合的に判断する
0.5以上	0.1未満	陰性	結核に感染していない
0.5未満	0.35未満	判定不可	免疫不全等が考えられるので判定しない

Pulmonary Tuberculosis　肺結核

肺結核とは…

結核感染の自然経過

では，結核菌の感染を受けた場合，どのような自然経過をとるのだろうか。
(1) **初期変化群** primary complex
(2) **初感染結核症** primary tuberculosis
(3) **慢性（再燃性）結核症** chronic reactivation tuberculosis

その多くは，**初期変化群**として感染を経験し，発病せずに終わる。しかし，抵抗力が低下していたり，大量の結核菌に曝露された場合，初めての感染で発病するのが**初感染結核症**で，肺炎や胸膜炎の形をとり，まれに重篤な全身性の**粟粒結核**となる。19歳未満で発病する場合は，その95％以上が結核未感染（ツベルクリン反応陰性）なので，この形をとる。

最も多い肺結核症は，慢性（再燃性）結核症である

結核の初感染がおさまり，もう結核は治ったものと考えていたのに，数年から数十年後に，過労・栄養不良・免疫力低下状態を契機に再燃してくる肺結核症である。50歳以上の場合は，まずこの形をとる。事例の山並さんもそうである。

喀痰中に結核菌が確認されれば，排菌陽性の結核である

排菌の程度は**ガフキー号数**で表す。1号から10号まであり，ガフキー1号は全標本中に結核菌が1〜4個みられる場合，10号は一視野（標本を顕微鏡でみる1つの視野）におびただしい結核菌をみることを示す。排菌陽性の場合はそれで診断が下るが，陰性の場合は培養をして確認しなければならない。

培地に結核菌が発育し，肉眼で確認できるためには，最低4週間かかる

確実に確認するには8週間は必要である。排菌陽性の場合を除けば，検査結果が出るまで時間がかかりすぎるという難点がある。最近，結核菌のリボソームRNAやDNAを用いた検査法が開発され，より迅速で感度の高い検査法として臨床現場で頻用されている。

結核は肺以外の臓器にも出現することがある

結核が肺以外の臓器に出現するとき，**肺外結核** non-respiratory tuberculosis という。肺結核が全く存在しない状況でおこることはまずない。肺の結核巣からリンパ行性・血行性・経消化管的に結核菌が広がる。頻度の高いものとしてはリンパ節，泌尿生殖器，骨，消化管，皮膚，そして，頻度は少ないが心外膜や中枢神経にも結核は発生する。

リンパ節結核は頸部リンパ節に好発する。**腎結核**は腎皮質にまず病巣が出現し，腎盂，膀胱と広がる。消化管では結核菌を嚥下することで小腸結核・**大腸結核**を発症することがある。男性の**副睾丸結核**，女性の**卵管結核**は不妊症の原因となるので臨床的に重要である。**骨結核** spinal tuberculosis はまず椎間板の前方に病巣を作り，椎体骨から周囲の結合組織内に広がり膿瘍を形成する（**冷膿瘍** cold abscess）。膿瘍は重力方向に靱帯に沿って下行し，皮膚に瘻孔 fistel を作り膿が排泄されることもある。

そして，最も重篤な肺外結核は**粟粒結核** milliary tuberculosis である。結核菌が全身の臓器に無数の粟粒大小結節をつくり死亡するリスクが高い。結核菌の血行性の蔓延である。

Lung Cancer　肺癌

肺癌
タバコは肺癌の危険因子の1つです

「大平さん，診察室にどうぞ」
　看護師の甲高い呼び声が聞こえてから彼が診察室に姿を現すまでにかなりの時間が流れていた。やせた小柄な老人がゆっくりゆっくりと歩み寄り，椅子に座った。
　呼吸が速い．顔面も蒼白である．
「大平さん，どうしました？」
「このところ足がいうことをきかないんだ．とにかく，足を診てもらいたい」
「…？，いつからですか？」
「もうだいぶ前からだが，このところよくない．中風の気は出ていないはずだ．先日，仕方がないから市民病院に行ったんだ．ところが，どうだ，若い医者がろくに診もせずに，年のせいだと言いやがる．年のせいかどうかは，この自分が一番わかる！」
　そのときの腹立ちを思い出したのか，気が高ぶってきたようだった．

　大平源平さん，75歳．妻と2人暮らしである．2人の娘は嫁ぎ，長女は札幌，次女は京都に暮らしている．彼は，4期20年間市会議員を務め，後半の10年は市議会議長だった．5年前，市民の圧倒的な支持にもかかわらず，サッサと辞めてしまった．
　"ギョロメの源さん"の愛称で呼ばれ，重要議案の審議中，議長席をフラッと離れたかと思うと，居眠りをしている古参議員の面前に立ち，ものも言わずにそ

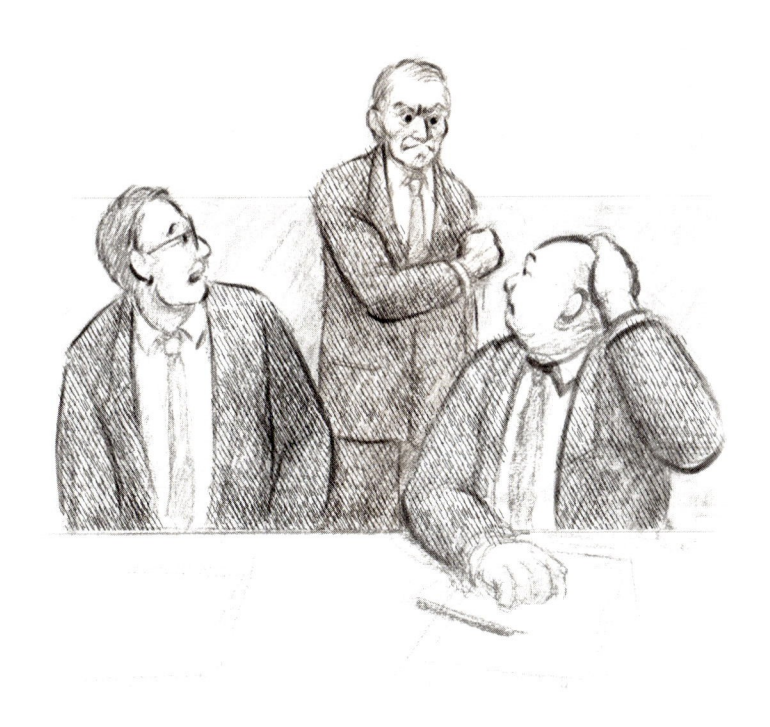

Lung Cancer　肺癌

の禿頭をげんこつで殴り，無言でにらみ通したというエピソードの持ち主である。

　理学所見を取り終わった三上先生は，
「ところで大平さん。息苦しさはありませんか」と静かに問いかけた。彼の右肺は聴診上，呼吸音が弱く，打診上，心濁音界は左に偏位しており，胸水の存在が疑われた。眼瞼結膜は貧血を示していた。
「息苦しさはもちろんあるよ。しかしそんなことに弱音を吐くもんじゃない。私も長年，ヘビースモーカーだからそのぐらいなことは覚悟してるよ」
　軽く咳込みながら息苦しさはタバコを吸いすぎた自分の責任であると，背筋を伸ばしながら語る姿には，"ギョロメの源さん"の面目躍如たるものがある。

「…なるほど。足がきかない原因を詳しく調べるためには，いろいろ検査する必要があります。足だけが人間の体ではありませんからね」
「…，了解した」

　血液ガス分析・胸部X線・超音波とたてつづけに検査を受けた。
　胸部X線写真は，右上葉の手拳大の腫瘍陰影と胸水の貯留を示していた。超音波検査で胸水が確認された。血液ガス分析では PaO_2：65 mmHg，$PaCO_2$：30 mmHg と明らかに低酸素血症がみられ，緊急血液検査では，ヘマトクリット値20％と強い貧血を認めた。
　三上先生は胸部X線写真を前に説明を始めた。

癌性胸膜炎をすでにおこしている進行性肺癌の事例である。大平さんは入院後，喀痰と胸水の細胞診でクラスV（悪性細胞：扁平上皮癌）が確認された。胸水は血性であった。酸素投与と輸血の後，胸水の排除および抗癌剤の胸腔内注入を受け，自覚症状の軽減が得られている。一時的な小康状態とはいえ「足がいうことをきくようになった」と大平さんは上機嫌で，検査と治療にきわめて協力的である。現在，化学療法と放射線療法を施行するかどうかを検討中である。

肺癌とは…

原発性の肺癌は，気管支から肺胞に至る気道の内面を覆う上皮細胞から発生する。その組織型は4つに分けられる。

肺癌は腺癌・扁平上皮癌・小細胞癌・大細胞癌に分類される

これら4つの肺癌にはそれぞれに特徴がある（表15）。

表15　肺癌の組織型による特徴

組織型	頻度	性差	発生場所	発育速度	喫煙との関係
腺癌	1位	女≫男	末梢肺野	4位	なし
扁平上皮癌	2位	男≫女	肺門	3位	あり
小細胞癌	3位	男＞女	肺門	2位	あり
大細胞癌	4位	性差なし	末梢肺野	1位	なし

肺癌の臨床症状は癌の発生部位・発育速度・転移様式（周囲への浸潤，血行性やリンパ行性の遠隔転移）によって異なる。

喫煙は一部の肺癌と関係がある

喫煙本数／日×喫煙期間（年）を**喫煙指数**という。この指数が400以上で40歳以上の男性の場合を**肺癌の高危険群** high risk group という。扁平上皮癌と小細胞癌が喫煙に関係している。しかし，腺癌と喫煙との関係は疫学的に認められていない。

1日40本20年間（指数800）で肺癌リスクは60〜70倍になる。

非喫煙女性に腺癌が多いことから，肺癌の発生に**ホルモン環境**（特にエストロゲン）が関与していると考えられている。

末梢型は無症状，肺門型は咳と血痰が出る

末梢肺野に出る**末梢型肺癌**（腺癌が多い）は症状が出にくいが，肺門部に発生する**肺門型肺癌**（扁平上皮癌が多い）は太い気管支を刺激するので，咳嗽や血痰の症状が出やすい。

頭痛・痙攣・胸痛などで，肺癌が見つかることがある

血行性転移による症状が初発症状としてみられることがある。例えば，脳転移をおこせば，頭痛・めまい・吐き気・痙攣が，肋骨や椎体骨に転移すれば疼痛が主訴となる。原発巣の検索で小さな肺癌が見つかる。小さくても**遠隔転移**がおこってしまうことが，肺癌の予後を悪くしている。

有名な"上大静脈症候群"と"パンコースト症候群"

肺癌が周囲に浸潤して特有な症状を呈してくるものとして，上大静脈症候群とパンコースト症候群がある。両者とも，癌が肺尖部に発生し肺外に浸潤した結果おこってくる。**上大静脈症候群**は，癌が上大静脈に直接浸潤することにより，顔面・上肢・頸部のうっ血と浮腫をきたす。**パンコースト症候群**は，上腕神経と交感神経に浸潤し，肩と上肢の疼痛・上肢の筋萎縮・ホルネル症候群（縮瞳・眼瞼下垂）の三徴候をきたすものをいう。

Lung Cancer 肺癌

肺癌とは…

腫瘍随伴症候群を伴う悪性腫瘍として肺癌は重要である

腫瘍随伴症候群 paraneoplastic syndrome（傍腫瘍症候群ともいう）は，肺癌だけでなくさまざまな悪性腫瘍に随伴してみられる不可解な症候群だが，その悪性腫瘍自体の浸潤や転移，あるいは化学療法や放射線療法の副作用によらない症候群をいう。肺癌（とりわけ小細胞癌）はこの比較的珍しい腫瘍随伴症候群を伴うことのある悪性腫瘍として昔から有名である。悪性腫瘍が診断される前から症状が出現したり，腫瘍の進行によって症状が悪化したり，逆に治療が効果をあげればその症状が改善する，というように腫瘍動態に平行して症状が変動することから，重要な指標とみなさねばならない。

典型的な腫瘍随伴症候群は，①内分泌症候群，②神経筋症候群，③血液症候群，④皮膚症候群（皮膚筋炎や黒色表皮腫などあるが肺癌ではまれ）などに分類することができる。この中で**内分泌症候群**と**血液症候群**は，腫瘍細胞が産生分泌する異所性 ectopic のホルモンやサイトカインによるわけで，最も理解しやすい。しかし，それ以外の**中枢神経筋および皮膚症候群**の病態生理は，なんらかの遠隔作用（自己抗体を含む）だろうと考えられているが，いまだよくわかっていない。また，悪性腫瘍の一般的な全身症状としてみられる食欲不振 anorexia・悪液質 cachexia・体重減少 weight loss・発熱など

表16　肺癌の代表的な腫瘍随伴症候群

腫瘍随伴症候群	異所性ホルモン・サイトカイン・抗体など	臨床症状など	肺癌の組織型
①内分泌症候群			
高カルシウム血症	パラサイロイドホルモン関連蛋白質（PTH-related hormone：PTHrP）	血清 Ca＞14 mg/dL で易疲労感・精神変調・脱水・腎結石	扁平上皮癌が多い
SIADH（不適当 ADH 分泌）	バゾプレッシン（抗利尿ホルモン ADH と同じ）	通常無症状だが低 Na 血症あり。高度になると意識障害・精神錯乱・痙攣がおこる	小細胞癌が多い
クッシング症候群	ACTH	肥満・耐糖能異常・高血圧・低 K 血症・ステロイド精神病	小細胞癌が多い
②神経筋症候群			
脳炎・亜急性小脳変性症	神経系に対する自己抗体（抗 Hu，Ma2，Yo 抗体など）	錯乱・うつ状態・記憶障害・痙攣・認知症，めまい・視力障害・吐き気・嘔吐・運動失調・嚥下障害など	小細胞癌が多い
LEMS（ランバート・イートン筋無力症候群）	運動神経終末の Ca チャネルに対する自己抗体	下肢の脱力・反復運動による脱力の改善・自律神経障害	小細胞癌
③血液症候群			
好中球増加症	G-CSF (granulocyte colony-simulating factor)	顆粒球＞8,000/μL だが，通常無症状	組織型を問わない（肺癌の40％にみる）
血小板増加症	IL-6	血小板＞400,000/μL だが，通常無症状	組織型を問わない（肺癌の40％にみる）

SIAD：syndrome of inappropriate secretion of antidiuretic hormone，ACTH：adrenocorticotropin hormone，IL：interleukin，LEMS：Lambert-Eaton myasthenic syndrome

肺癌

も腫瘍随伴症候群と考えられるが，その原因はいまだに特定できていない。肺癌でみられる代表的な腫瘍随伴症候群を**表16**にまとめる。

予後は小細胞癌が一番不良である

肺癌の4大組織型である腺癌 adenocarcinoma，扁平上皮癌 squamous cell carcinoma（SCC），小細胞癌 small cell lung carcinoma（SCLC），大細胞癌 large cell carcinoma の生命予後を比べてみよう。**表17**は癌の進行度（ステージ stage，病期という），人種，性別を度外視した5年生存率である。

表17 肺癌組織型による5年生存率の比較

肺癌組織型	腺癌	扁平上皮癌	小細胞癌	大細胞癌
5年生存率（％）	17	15	5	11

（Harrison's principles of internal medicine 17th ed. P.551，表85-1，1978-1986年における肺癌87128症例をベースにした解析から一部引用）

20年前のデータではあるが，肺癌はまだまだ予後不良の悪性腫瘍である。**小細胞癌**はきわめて化学療法や放射線療法に反応するものの，再発が多く，最も肺癌の中で5年生存率が悪いことがわかる。実際，小細胞癌は**化学療法**の反応は＞70％で30％は完全寛解（complete remission）が得られ，**放射線療法**にも＞90％が反応する。なのに，結局のところほとんどが再発し，肺癌の中で最も生命予後不良のものとしてあるのが現状である。

肺癌の進行度別にみると早期発見の重要性がわかる

悪性腫瘍は**TNM国際ステージ・システム**で評価される。Tは<u>T</u>umorのサイズと浸潤状態，Nはリンパ節 lymph <u>N</u>ode 転移，Mは遠隔転移 distant <u>M</u>etastasis を表し，T（0～4）N（0～4）M（0，1）で悪性腫瘍の進行度をステージ stage（病期）として表現する（I期，II期，III期，IV期に分ける）。**表18**に，TNM分類でみた肺癌の5年生存率を示そう。

表18 TNM分類による肺癌各ステージの5年生存率

ステージ（病期）分類	TNM 分類	臨床ステージ（cTNM）による5年生存率（％）	病理的ステージ（pTNM）による5年生存率（％）
IA	T1a,bN0M0	61	67
IB	T2aN0M0	38	57
IIA	T2bN0Mo, T1a, bN1M0, T2aN1M0.	34	55
IIB	T2bN1M0, T3N0M0	24	39
IIIA	T1a, bN2M0, T2a, bN2M0, T3N1, 2M0, T4N0, 1M0	9	25
IIIB	T4NanyM0	7	＜5
IV	anyTanyNM1	1	＜1

おおまかにいえば，病期IとIIは肺に限局する癌，病期IIIは局所進展する癌で所属リンパ節に転移があるもの，そして，病期IVは遠隔転移がある場合である。（Harrison's principles of internal medicine 17th ed. P.555，表85-2から一部引用）

Lung Cancer　肺癌

肺癌とは…

> この表18を理解するためには説明がいるだろう。
>
> Tumor (T) status（原発腫瘍の進展範囲）
> 　Tisとは，浸潤のない上皮内癌。
> 　T1とは，腫瘍サイズが3cm以下で肺内に存在するもの。または，気管支鏡で癌浸潤が葉気管支より中枢に及んでいない（つまり主気管支に及んでいない）もの（T1a：2cm以下の腫瘍，T1b：2cm以上3cm以下）。
> 　T2とは，a）腫瘍サイズが3cm以上で7cm以下。または，腫瘍サイズにかかわらず，b）主気管支に浸潤している，c）気管分岐から2cm以上離れている，d）臓側胸膜に浸潤している，e）肺門に広がる無気肺あるいは閉塞性肺臓炎がある（ただし全肺野におよばない），のいずれか（T2a：3cm以上5cm以下，T2b：5cm以上7cm以下）。
> 　T3とは，7cm以上の腫瘍。または，腫瘍サイズにかかわらず，a）胸壁・横隔膜・縦隔胸膜・壁側心膜のいずれかに直接浸潤がある，b）気管分岐部から2cm以内に腫瘍が浸潤している，しかし，気管分岐部には浸潤していない，c）肺全体に無気肺あるいは閉塞性肺臓炎がある，d）同一肺葉に不連続のサテライト（副）腫瘍結節がみられる，のいずれか。
> 　T4とは，腫瘍サイズにかかわらず，a）縦隔・心臓・大血管・気管・食道・気管分岐部・椎体骨に直接浸潤している，b）同側別肺葉に不連続のサテライト（副）腫瘍結節がみられる，のいずれか。
>
> Lymph node (N) status（所属リンパ節転移の有無と進展範囲）
> 　N0とは，所属リンパ節に転移なし。
> 　N1とは，同側の傍気管リンパ節 and/or 同側の肺門リンパ節転移 and 原発性肺癌の直接浸潤による肺内リンパ節転移含む。
> 　N2とは，同側縦隔リンパ節 and/or 気管分岐部リンパ節に転移をみる。
> 　N3とは，反対側縦隔・肺門リンパ節，同側 or 反対側斜角筋前リンパ節 or 鎖骨上窩リンパ節に転移をみる。
>
> Distant metastasis (M) status（遠隔転移の有無）
> 　M0とは，遠隔転移なし。
> 　M1とは，遠隔転移あり。（M1a：反対側肺に副腫瘍結節，または癌性胸膜炎あるいは癌性心膜炎による液体貯留，M1b：遠隔転移あり）。
> 　（TNM悪性腫瘍の分類　第7版　日本語版　UICC日本委員会　TNM委員会訳　金原出版　2009参照）

　したがって，例えば，T1N0M0とは，リンパ節転移と遠隔転移のない肺内にとどまる3cm以下の肺癌を表し，**臨床ステージはIAで5年生存率61％**

肺癌

だが，**病理学的ステージ**でIAなら5年生存率67％となる。リンパ節に転移があるステージⅡAだと，臨床ステージの5年生存率は34％だが，病理学的ステージでは55％である。臨床的ステージ（cTNM，cはclinical）より病理学的ステージ（pTNM，pはpathological）のほうが5年生存率の高い理由は，臨床診断ではより進行していると判断する場合が多いことを示している。病理組織学的検討では，手術材料を詳細に調べ肺癌の浸潤を正確に判断するため診断の精度は臨床診断を遥かに凌駕する。両者の生存率に差があるのはそのためである。**病理学的ステージ分類**がより信頼性のあるものであることは言うまでもない。

また，早期発見された転移のない肺癌であれば，5年生存率は60％とかなり良好な成績であることがわかる。

治療はステージ分類と小細胞癌であるかないかによって決まる

肺癌の治療は組織型が**小細胞癌**（SCLC）であるか小細胞癌でないか（non-small cell lung cancer：NSCLC）でまず判断される。小細胞癌であれば手術の適応はなく化学療法と放射線療法が行われる。**非小細胞癌**（腺癌・扁平上皮癌・大細胞癌）の場合，ステージによって治療が異なる。ステージⅠ，ⅡA期を局所癌（local cancer），ⅡB，ⅢA期を局所進行癌（locally advanced cancer），ⅢB，Ⅳ期を進行癌（advanced cancer）というが，Ⅰ期とⅡ期が手術適応であり，Ⅲ，Ⅳ期では化学療法と放射線療法が中心となる。

日本人の癌死亡率の第1位は男性では肺癌，女性では胃癌である

長い間，日本人の**癌死亡率**第1位を譲らなかった胃癌だが，1993（平成7）年に男性で肺癌は胃癌を抜き第1位となった。その後，肺癌は女性の癌死亡率第3位に顔を出すようになった。今日では，**表19**に日本人癌死亡率の推移を1993年と2000年で比べ男女で見てみよう。なお，日本人全体の癌死亡率は，①肺癌，②胃癌，③大腸癌（結腸と直腸を含む）で，肝臓癌は減少傾向にある。

表19　日本人の性別にみる癌死亡率順位（1993年と2000年の比較）

	男性1993（H7）	男性2000（H14）	女性1993（H7）	女性2000（H14）
第1位	肺癌	肺癌	胃癌	胃癌
第2位	胃癌	胃癌	肝臓癌	大腸癌（直腸癌を含む）
第3位	肝臓癌	肝臓癌	大腸癌	肺癌

男性では7年間で変化していないが，女性では肺癌が姿を現した。

肺癌発生にかかわる遺伝子異常の解明が進んでいる

どのような病気であれ，その病気の発症に**外**（環境）**因子**と**内**（遺伝）**因子**がかかわっている。癌（悪性腫瘍）も例外ではない。しかし，1個の遺伝子異常（点突然変異など）では癌は発生しない。少なくとも10個近い遺伝子の異常が重複しない限り，臨床的に問題となる癌は発生しない。しかし，基礎的な研究や分子生物学的な研究の結果，肺癌の発生に関連するであろう遺伝子異常が多く報告されるようになってきた。

Lung Cancer　肺癌

肺癌とは…

　例えば，**発癌遺伝子**（oncogene）と**癌抑制遺伝子**（tumor-suppressor gene）でみれば，小細胞癌では癌抑制遺伝子の*RB*突然変異は90％にみられ，*p16*異常は10％にみられるが，癌遺伝子の*KRAS*や*EGFR*突然変異は決してみられない。一方，非小細胞癌では，*RB*突然変異はわずか20％，*p16*異常は50％，*KRAS*突然変異は30％，*EGFR*突然変異は10％そこそこ。小細胞癌と非小細胞癌で遺伝子異常の状況は質的に異なっているようにみえる。また，両者の癌で共通して高頻度にみられる遺伝子異常としては，癌抑制遺伝子の*p53*突然変異（SCLCは＞70％，NSCLCで＞50％），3p allele loss（両者とも＞90％），テロメラーゼ発現（両者とも＞90％）が指摘されている。

　このような遺伝子異常の研究が集積し，より効率的な肺癌化学療法が出現することが期待される（肺がんに対する分子標的薬剤「イレッサ」に関しては，p.21表2を参照）。

原発性肺癌の臨床像
①癌の発生場所により症状は異なる（末梢型は無症状，肺門型は咳・血痰）
②転移で発見されることもある（例えば脳転移）
③肺癌は種類が多く，治療が異なる

Digestive

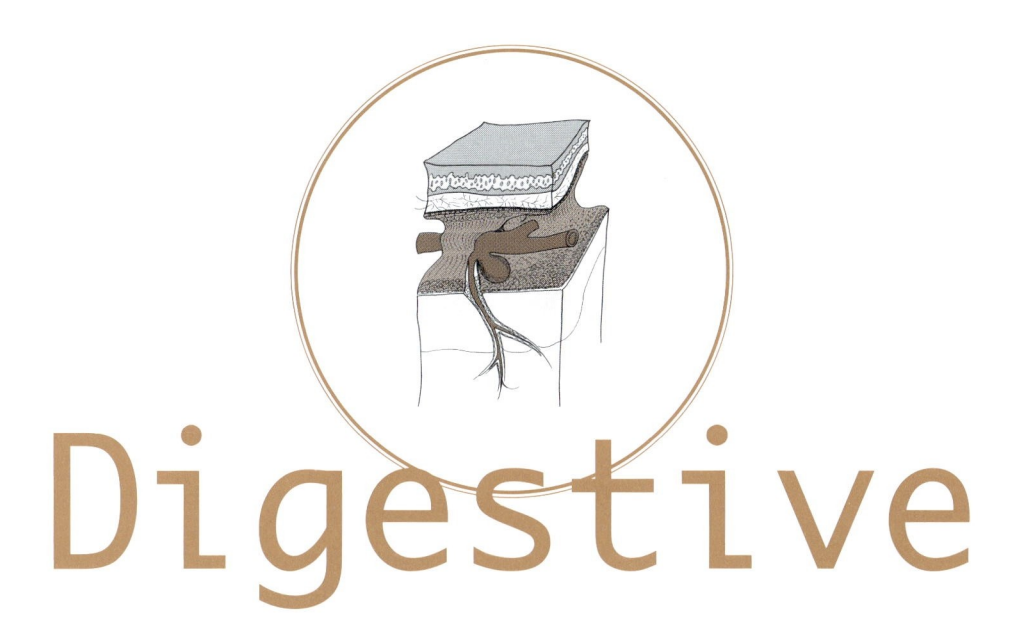

消化器疾患

俺を万能だと思うのか？ 笑わせるんじゃない。
生き続けるためには，それだけのことが必要なんだ。

136 食道癌

139 出血性ショックを伴った胃潰瘍

143 胃癌
1：進行胃癌
2：早期胃癌

148 肥厚性幽門狭窄症

151 腸重積症

153 大腸癌

157 潰瘍性大腸炎

158 クローン病

161 胆石症

164 急性膵臓炎

168 慢性肝炎から肝硬変，そして肝臓癌へ

174 非アルコール性脂肪性肝疾患（NAFLD）

Esophageal Cancer 食道癌

食道癌
早期発見のむずかしい消化管の癌

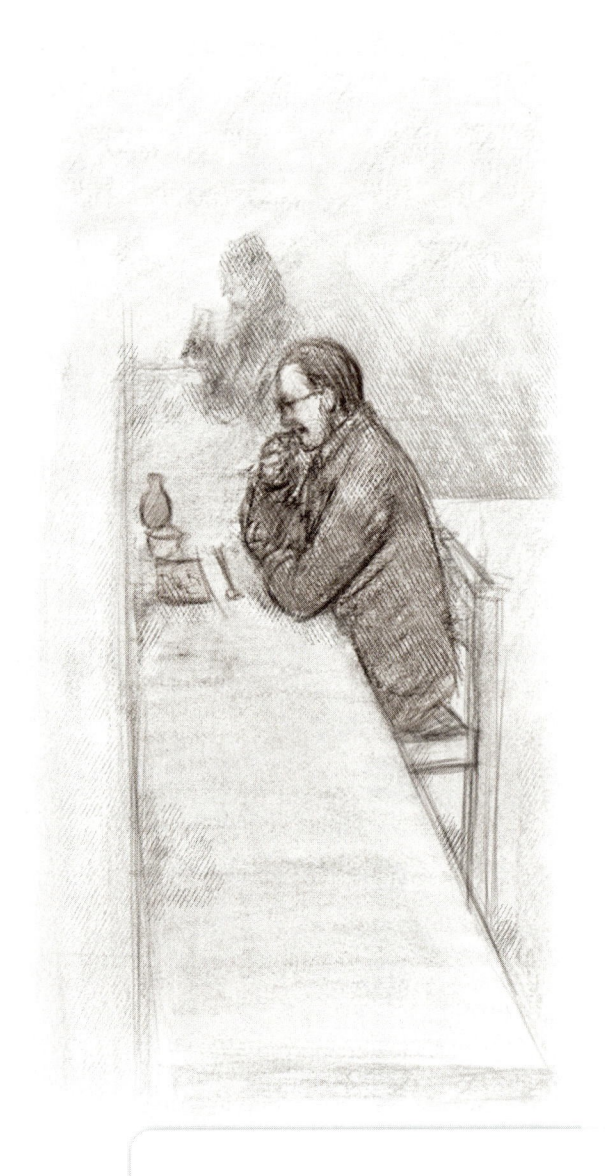

　池田さんは高知出身の大酒家である。精密機械部品会社の経理畑を30年間歩んできた。
　友人と談笑して飲むことはない。飲むときは1人でじっくり飲む。無遅刻・無欠勤の彼が大酒家であることを知る同僚はいない。

　池田さんは，この3か月で80kgあった体重が74kgに減った。最近では熱いものを飲み込むとしみるような痛みを覚える。酒は比較的スムーズに入っていくが，それ以外は胸につかえる。
　妻は心配顔で，
　「しんどいんじゃないの，最近やせたようだし，声もかすれて聞きづらいし，一度病院に行きましょう」
と何度も頼んだのだが……。

　その年の会社の健康診断で食道の異常を指摘された。食道造影検査と内視鏡検査の結果，胸部食道の食道癌で病理組織診断は扁平上皮癌であった。癌は気管に浸潤しており，摘出は困難で，現在コバルト照射を受けている。

進行した食道癌の事例である。食道は縦隔の一番深いところを走っており，前面は気管と接する。したがって早期に発見されないと容易に気管へ浸潤する。治療のむずかしい癌である。危険因子は喫煙と飲酒・熱い食べ物などである。女性に比べて4.5倍ほど男性に多い。

食道癌とは…

食道は食物が通過する単純な筒ではない。食物が咽頭から食道に到達するや，蠕動運動（食道壁のリズミカルな収縮と弛緩）がおこり，いまだ消化されていない食物を胃に送る。逆立ちしても食物を食べることができるのは，この運動のおかげである。

食道は縦隔の一番深いところにある

縦隔は胸部の正中にあり，心臓・気管・胸部大動脈・食道・迷走神経など生命を維持する重要な臓器が集中している場所である（図1）。縦隔の一番深いところにある**食道**は，頸部食道・胸部食道・腹部食道の3つに分けられる。

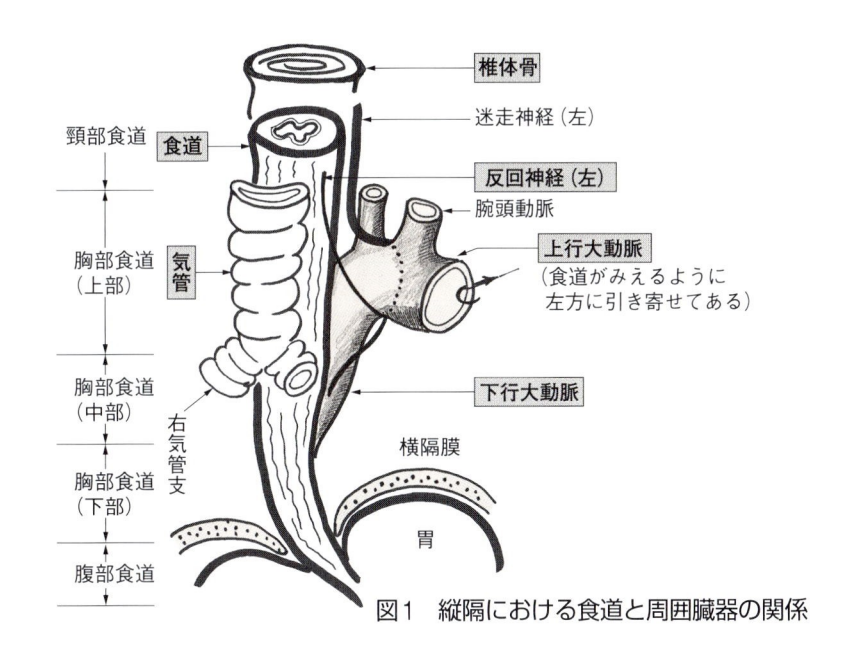

図1　縦隔における食道と周囲臓器の関係

食道癌は胸部食道に最も多い

食道癌は胸部食道（75％）に最も多く，頸部食道（5％）が最も少ない。癌の臨床症状はどのような癌であれ，その癌が発生した場所の解剖と密接に関係している。例えば食道癌が進行すれば，嗄声がおこることがある。これは声帯を支配する神経（反回神経）が傷害された結果である。

食道に沿って走る反回神経の麻痺で嗄声が起こる

迷走神経とその枝である反回神経は，食道に沿って走っている。食道癌が反回神経に浸潤すれば声帯はまったく正常でも嗄声がおこる。気管に浸潤すれば**咳嗽**がおこり，大動脈に浸潤すれば大動脈に穿通し（**食道大動脈瘻**），大出血で即死する。

口から摂取した食物を消化と吸収によって，エネルギー源として体内に取り込むことが**消化管**の役割である。消化管は食道に始まり肛門に終わる。この消化管の内面を覆う上皮細胞はその場所の機能によって姿を変える。

Esophageal Cancer 食道癌

食道癌とは…

食道癌は扁平上皮癌である

食道のレベルでは，食べた物が肉でも，野菜でも，プリンでも，まだその原型をとどめている。つまり，固体の状態で通過することが多い。固体，すなわち硬い物が通過する場所は傷つきやすい。したがって，上皮は何層にも重なり堅牢な構造をとる重層扁平上皮に覆われている。しかし，食物が固体から液体に変わると，消化管の上皮は**重層扁平上皮**から一層の**円柱上皮**に変わる。食物が胃液・膵液・腸液の消化を受けドロドロの液状物となると，上皮細胞は栄養素の吸収に都合のよい形態に変化するのである（図2）。

癌の種類（組織型）は発生する上皮細胞によって決まる（図2）。食道は重層扁平上皮に覆われているので，発生してくる癌は**扁平上皮癌**である。この癌は一層の円柱上皮から発生する腺癌（胃癌や大腸癌）と異なり，放射線療法の効果が期待できる癌である。

＊癌の組織発生の総論に関しては，p.217「前立腺癌」の項の解説を参照のこと。

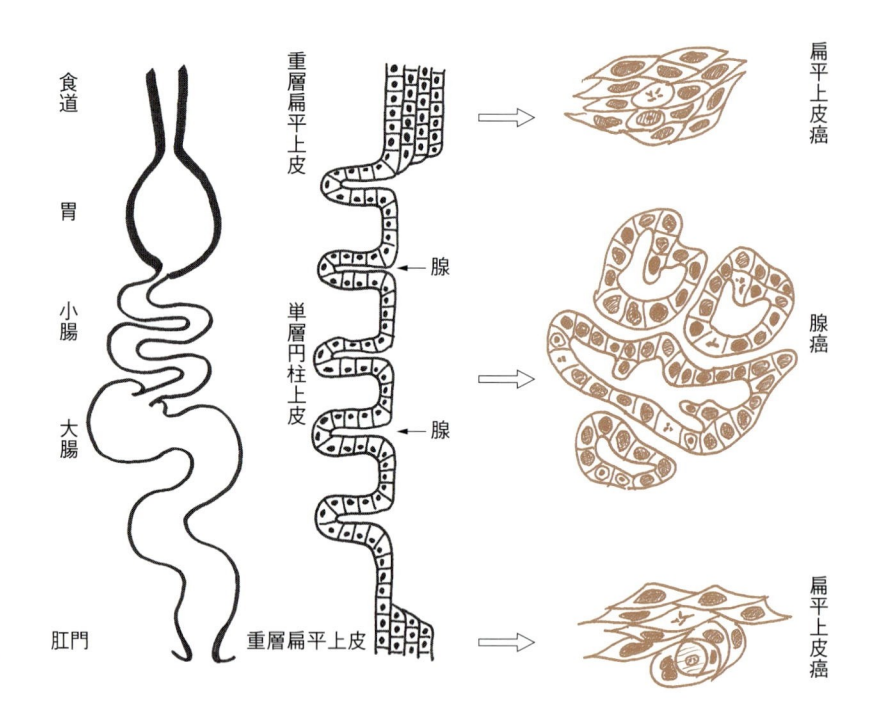

図2　消化管上皮細胞の種類と発生する癌

食道癌の臨床像
①早期発見のむずかしい消化管の癌
②男性に多い（約4.5倍）
③主要症状は嚥下障害である

Gastric Ulcer 出血性ショックを伴った胃潰瘍

出血性ショックを伴った胃潰瘍
潰瘍で死ぬわけにはいかない

　中村さんは56歳男性。下町で八百屋を営むいなせな江戸っ子である。最近、疲れやすく、ときに動悸がおこる。駅の階段を急いで昇ると息苦しくなることもある。店も繁盛して忙しいし、年のせいだと思っていた。

　ある朝、朝食後排便したら黒い便（タール便）が出た。家族には内緒で少し離れた診療所を訪れた。医者は眼瞼結膜をみて貧血があること、便が黒いことから緊急に血液検査と胃の検査が必要だといい、近くの総合病院にこの紹介状を持ってすぐ行くようにと勧めた。

　「そういえば、半年前ぐらいから食後に胃の痛みがあったな…」

　と思いながら、彼は病院に行かなかったし、家族にも話さなかった。

　2日後、忙しく働いている最中に気分が悪くなり思わず座り込み、多量の赤い血液を吐いた。そして、気を失った。

　救急収容され、緊急血液検査でヘマトクリット値15.5%、ヘモグロビン6.0g/dLの結果が出た。速やかに輸血が施行された。緊急内視鏡検査の結果、胃角部小彎にできた大きな胃潰瘍からの出血であることが確認され、内視鏡的止血が困難と判断された。

　緊急手術が行われた。胃の2/3を切除し、その際の輸血総量は2Lに達した。

　手術材料の病理組織学的検索では、3cm径のUl-Ⅳの深い潰瘍で、潰瘍の底には破綻した動脈が露出していた。

　6か月後、少しやせたものの、血色のよい顔に汗をしたたらせながら大声を張り上げて働いている彼の姿が見られた。

　「いらっしゃい！ 今日は長芋が安いよ！」

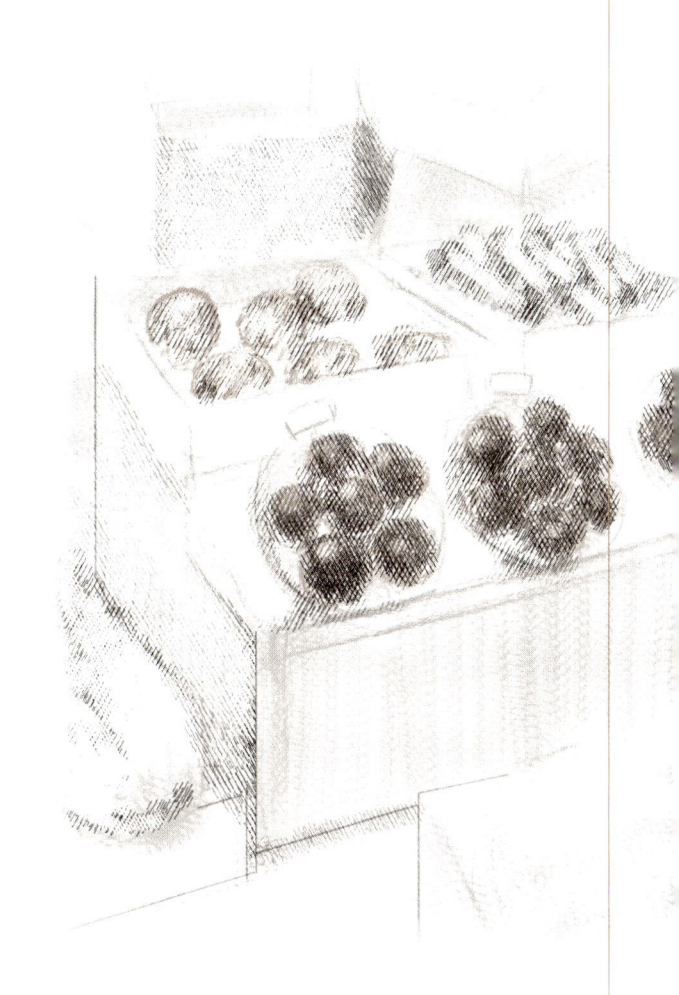

　この事例は貧血の典型的な症状と経過が網羅されている。胃潰瘍からの出血による貧血だが、慢性期の軽い貧血（易疲労性）から死線をさまよう重篤な貧血（出血性ショックという）までを含んでいる。

Gastric Ulcer　出血性ショックを伴った胃潰瘍

胃潰瘍とは…

> 　胃潰瘍は，よくみられる消化器疾患の代表である。胃部の不快感，痛み（特に食後の疼痛）に悩まされるが，潰瘍が深くなり，血管（特に動脈）が胃液で傷害されると，多量の出血がおこり（出血性胃潰瘍という），出血性ショックを引きおこすことがある。ここでは，この重篤な出血性ショックを伴った胃潰瘍の病態生理を考える。

血液は体重の1/13（8％）である

　中村さんの体内を流れる血液量（**循環血液量**）は，彼の体重を70kgとすれば，$70 \times 0.08 = 5.6$Lとなる。ヘマトクリット値の基準値は45％なので，20％以下だと約1/2が失われたことになる。問題は最初**タール便**（黒色の便）が出ており（下血），その後，赤い多量の吐血がおこっていることである。

胃出血がおこると，ヘモグロビン（赤）は胃酸によりヘマチン（黒）に変わる

　胃から出血しながら赤い血液を吐血したということは，急速に多量の出血がおこったことを示している。つまり，胃酸（塩酸）の反応を受ける間もなく**吐血**したということになる。ゆっくりと出血している場合は必ず**ヘマチン**に変わり，吐物は**コーヒー残渣様**である（表1）。

表1　消化管の出血部位による吐血と下血の色調

	食道	胃	十二指腸	大腸
吐血	赤	コーヒー残渣様*	コーヒー残渣様	吐血はおこらない
下血	タール便（真黒）	タール便（真黒）	タール便（真黒）	血便（赤味あり）

*）大量の出血の場合は，赤色でコーヒー残渣様にはならない。

急速におこる貧血は出血性ショックに陥る

　少量の出血がゆるやかにおこる場合は，骨髄の造血機能が亢進し代償するので，出血による**貧血症状**は**易疲労感**ぐらいで"単なる疲れ"と軽く考えるが，急速で多量な出血は**出血性ショック**（血圧低下・頻脈・冷たい湿った皮膚・乏尿・意識障害）に陥り，迅速な対応が必要である。

出血性ショックは胃潰瘍の重篤な合併症である

　胃潰瘍・十二指腸潰瘍という場合，"慢性"潰瘍をさしている。**急性潰瘍**は非ステロイド系抗炎症鎮痛剤（NSAIDs）などにより急速にできる潰瘍をさす。
　慢性胃十二指腸潰瘍の原因として，最近**ヘリコバクター・ピロリ** *Helicobacter pylori* の感染症の関与が指摘されている（参照：胃・十二指腸潰瘍の病態生理 p.142）。

潰瘍とは，消化管の粘膜面に円形の穴ができることである

　潰瘍の程度はその穴の深さにより4つの段階に分けられる〔Ul-Ⅰ，Ⅱ，Ⅲ，Ⅳ：Ulは**ユーエル**と読む，ulcer（潰瘍）の略〕。消化管の組織構築の深さと関連している。最も浅い粘膜（Ul-Ⅰ）→粘膜下層（Ul-Ⅱ）→固有筋層（Ul-Ⅲ）→最も深い漿膜下層（Ul-Ⅳ）に達する潰瘍の順である（図3）。

出血性ショックを伴った胃潰瘍

図3 潰瘍の深さによる分類

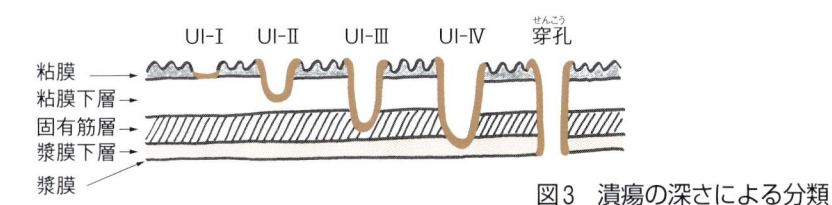

潰瘍の好発部位は年齢によって移動する

胃潰瘍は**胃角部小彎**に多く，十二指腸潰瘍は**球部前壁**に多い（図4）。また，若年者は十二指腸潰瘍が多く，中年では胃角部，高齢者では**胃体部**というように，加齢に伴って潰瘍の好発部位が口側に移動する傾向がある。

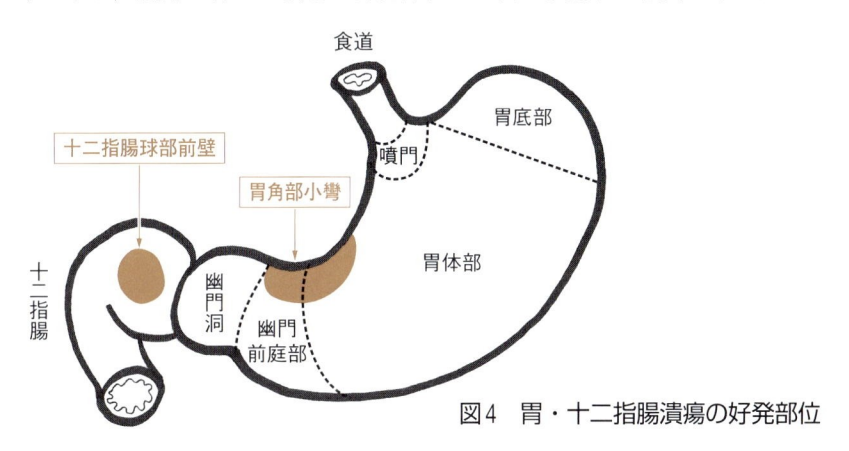

図4　胃・十二指腸潰瘍の好発部位

十二指腸壁は胃壁より薄い

したがって，**穿孔**は胃潰瘍より十二指腸潰瘍におこりやすい。穿孔がおこると消化液と空気が腹腔に漏れ，**急性化膿性腹膜炎**がおこる。急性腹症として緊急手術が必要である。

■ **出血性胃潰瘍─今昔物語**
- 明治の文豪夏目漱石は胃潰瘍に悩まされた。彼は胃角部小彎に5×1.5cmの巨大なUl-Ⅳの潰瘍があった。そこからの出血性ショックで1916（大正5）年12月9日に死亡した。『明暗』第188回目の最終回は未完に終わった。当時，輸血はまだなかった。痔の手術はあったが，胃の手術はなかったのである。
- 1998（平成10）年，中村さんは夏目漱石とほとんど同じ場所に潰瘍ができた。Ul-Ⅳの出血性胃潰瘍である。彼は出血性ショックに陥ったが輸血と手術を受け，完全に社会復帰した。

出血性胃潰瘍の臨床像
① コーヒー残渣様の吐血と下血
② 潰瘍が深くなり，血管が破綻することによる（静脈と動脈の場合がある）
③ ショックをおこすことがある

胃・十二指腸潰瘍の病態生理

細菌感染が潰瘍に関与している

　胃・十二指腸潰瘍は，その歴史は長く，老若男女を問わず多くの人々に苦痛を与える疾病の1つである。胃酸の分泌過多がその原因であり，胃酸分泌の抑制が潰瘍の治療と再発防止につながるという戦術が長い間繰り返されてきた。しかし決定的な治療効果は得られていなかった。なにしろ"胃は腹部の脳"といわれ，さまざまな要因で傷害を受ける素地をもっているからだ。

　1980年代後半から，**ヘリコバクター・ピロリ**（*Helicobacter pylori*：*H. pylori*）（図5）という細菌感染が潰瘍の原因ではないかという報告が出始めた。1990年，世界消化器病学会（シドニー）で初めて*H. pylori*の**除菌療法**が難治性および易再発性の胃・十二指腸潰瘍に有効であるとの合意が得られた。当時，"潰瘍の再発防止にどちらが有効？ pH or Hp？"という問いかけがうねりのように広がっていたのである。pHは胃酸のことでありHpはヘリコバクター・ピロリ菌のことである。1994年，米国のNIH（国立衛生院）では，*H. pylori*陽性の胃・十二指腸潰瘍の治療には，胃酸分泌抑制剤に加えて*H. pylori*の抗菌剤を併用すべきであるとの勧告を出した。

　日本では，1995年に日本消化器病学会によるガイドラインが発表され，大規模な臨床試験が実施されていった。*H. pylori*陽性の胃・十二指腸潰瘍の治療に対し**抗菌剤**使用が医療保険適用となったのは，2000年10月31日のことである。

　*H. pylori*は経口的に胃・十二指腸粘膜に感染する。日本では50％が，東南アジアでは80％，欧米では25％が感染しているといわれる。しかし，感染者のうち潰瘍を引きおこすのは2％にすぎない。

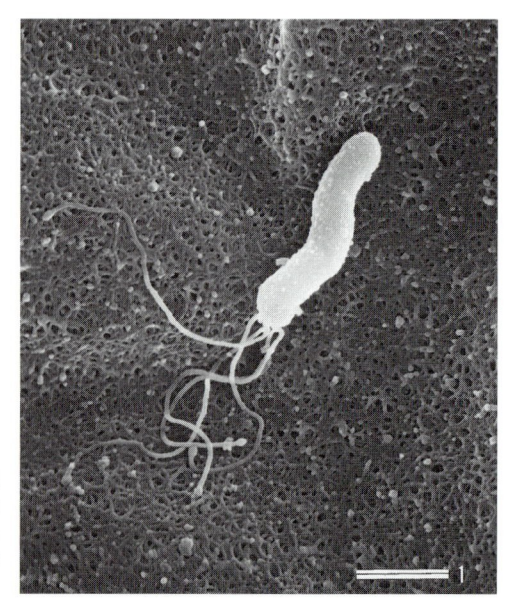

図5　*H. pylori*菌
赤血球より小さい約1×4μmのグラム陰性桿菌で一端に数本の鞭毛をもつ。胃十二指腸粘膜表面の粘液の中を活発に動き回る。
（写真提供：新潟大学細菌学教室山本達男教授）

Gastric Cancer 胃癌

胃癌
1：進行胃癌　見つかったときには進行癌

　帝都大学法学部の大曲教授は，この3か月間胃痛に悩まされている。昨日も教壇に立って刑法の講義の最中，胃が急にシクシクと痛み始めた。ほんの一瞬言葉がとぎれたが，学生たちは誰一人気づいたものはいない。100分間の授業を何とか終え，教授室に戻った彼は，引き出しを荒々しくあけて常用の胃薬を飲み込んだ。

　「定年まであと2年…。最近はタバコがまずいし，食事も進まない。階段を上るとき少し息切れがする…。一度医者に診てもらうべきなのだが…」

　胃痛のことは妻に話していない。

　2か月後，夕食の席で，
　「あなた，最近食事がお進みにならないようですわね。おやせになったようですし…。心配ですわ。医学部の利根川教授に一度診ていただきましょう」
　と妻に言われた。

　利根川教授は笑顔で診察しながら，「これはまずい。貧血が高度だし，腹水もある。左鎖骨上窩に硬いリンパ節を触れる。まずは胃癌だな」と心の中で呻吟(しんぎん)していた。

　「大曲先生，胃潰瘍がありそうですよ。まずは胃の内視鏡検査を受けてください」

　内視鏡検査の結果は，胃の前庭部にできた大きなボールマン3型の進行胃癌で，胃粘膜生検の病理組織診断は低分化型腺癌であった。

　精密検査目的で大学付属病院に入院となった。肝臓と肺に転移がみつかり，手術適応はすでになかった。急速な腹水の増強がみられた。腹水穿刺液は血性で，無数の低分化型腺癌細胞が確認され，癌性腹膜炎の状態であった。

　「利根川先生，僕は胃癌でしょう。最初からわかってたよ。君の顔にちゃんと書いてあったからね」

　抗癌剤は使わないこと。苦痛が出たときはできるだけ和らげる治療をしてもらいたいこと。この2点を彼は要求した。

　5か月後，自宅で死亡。享年59歳。

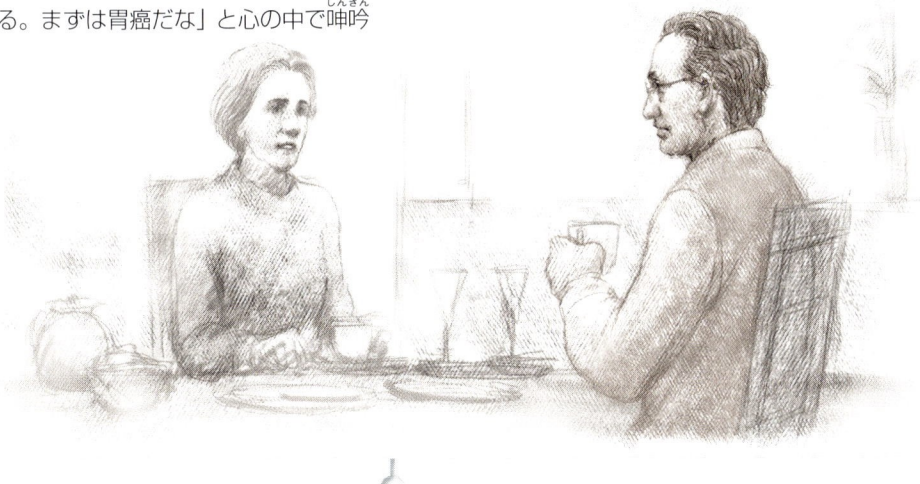

急速な進行をみる悪性度の高い胃癌の症例。比較的若く発症し，診断がついたときはすでに癌性腹膜炎や遠隔転移をおこしていることが多い。征服するのが最もむずかしい胃癌である。

Gastric Cancer 胃癌

胃癌
2：早期胃癌　内視鏡手術で治ってしまう胃癌もあります

　川俣さんは40歳女性。建築会社のインテリアコーディネーターである。2年前に離婚し、一人娘と2LDKのマンション住まいである。

　離婚直後から、時折胃の痛みを感じるようになった。あまり強い痛みにならないし、まったく痛みが消えてしまうこともあるのでそのままにしていた。

　いつものように出社してみると、2週間前に受けた会社の健康診断の報告書がデスクの上に置かれていた。血液検査・尿検査・心電図検査に異常はなかったが、「胃透視検査で胃体部に潰瘍あり要精査」とある。胃の痛みは潰瘍が原因だったのか、と納得した。

　1か月後、休暇が取れたので近くの胃腸科クリニックを受診した。内視鏡検査の結果、潰瘍は10mm以下の2c型早期胃癌であった。幸いなことに、胃を切らずに内視鏡的粘膜切除術（EMR：endoscopic mucosal resection）で取り除くことができた。

　手術後の病理組織検査の結果、高分化型腺癌だが癌は粘膜内に限局しており、きわめて早期の胃癌で完全に取り切れていた。

　あれから5年、川俣さんは胃痛もなくなり元気に働いている。来年は娘も大学卒業である。

胃の**内視鏡検査**は、器具と技術の進歩により簡単にできるようになった。その結果、きわめて早期に発見され、ほとんど**完全治癒**が**期待できる胃癌**症例も増えてきた。この症例は**内視鏡治療**（内視鏡による組織切除法）で完治した例である。

胃癌とは…

食道に続く胃は、変形自在な袋状の管腔臓器である。その内面は、単層(一層の)円柱上皮で覆われており、そこに発生する癌は腺癌である。

円柱上皮で覆われた臓器に発生する癌は腺癌である

円柱上皮なのに、なぜ"円柱上皮"癌とよばずに"腺癌"とよぶのか、不思議に思うかもしれない。実は、この**円柱上皮**は消化管の内面を単に覆うだけでなく、無数のくぼみをつくっている(参照:p.138図2)。

円柱上皮のくぼみにある細胞を腺といい、ここに発生する癌を"**腺癌**"という。このくぼみ(腺)をつくる円柱上皮細胞は、その臓器の機能を発揮するために特殊な細胞に**分化**(姿を変えること)している。

例えば、**胃体部**や**胃底部**の腺には胃酸(塩酸)や内因子(ビタミンB_{12}の回腸からの吸収に必要)を分泌する**壁細胞**やタンパク分解酵素のペプシンの前駆物質であるペプシノゲンを分泌する**主細胞**が存在する。

ペプシノゲンや胃酸・内因子は、胃体部や胃底部の腺から分泌される

一方、**噴門部**や**幽門部**の腺は**粘液**を分泌している。きわめて酸度の強い環境で胃粘膜自体が融解せずに生存し働くために、この粘液が必要である。

胃液分泌の神経性調節と体液性調節

胃液の分泌の調節は単純ではない。**神経性調節**(迷走神経:副交感神経)と**体液性調節**(ガストリンなどのホルモン)を受けている。安堵感と気分のよさは胃液分泌を亢進させ、恐怖と憂うつは低下させる。

胃癌は日本人の癌の40%を占め、消化器癌の75%を占める

このようなさまざまな機能をもつ胃に発生する胃癌は、現在(2010年)でもなお悪性腫瘍の主要死因である。1995年、男性では肺癌に首位をゆずり第2位となった。2009年の癌死亡の状況は、男性の1位は肺癌で、胃癌、大腸癌(直腸癌を含む)と続く。女性では1位は大腸癌(直腸癌を含む)で、肺癌は2位、3位が胃癌である。胃癌は男女ともに順位は低下したものの依然として日本の代表的な癌であることには変わりはない。

この胃癌による死亡率は世界最高である。なお、ドイツは日本の1/2、アメリカは1/7の死亡率である。

胃癌は胃体部下部と幽門前庭部に多い

胃癌は胃潰瘍と好発部位が似ているが、胃癌は胃体部下部と幽門前庭部に多い。

つまり、胃潰瘍の好発部位である**胃角部小彎**以外に発生することが多い(参照:p.141図4)。

胃癌が発見された状態を表すのに**早期癌**と**進行癌**という表現を使う。この両者の差は、癌がどれだけ深く浸潤しているかで区分されており、遠隔転移(リンパ節転移)の有無を問わない。

早期胃癌は癌の浸潤が**粘膜下組織**までのものをいう。

Gastric Cancer　胃癌

胃癌とは…

粘膜下層を越え，固有筋層に達したものを進行胃癌という

　胃癌の肉眼分類は，癌が隆起しているか，潰瘍があるかで分けられる。進行胃癌は**ボールマン分類**を，早期胃癌は日本消化器内視鏡学会分類を用いる（図6）。**進行胃癌**は潰瘍をもつボールマン2，3型が，**早期胃癌**は表面陥凹型のⅡcが最も多い。

　胃癌の遠隔転移は他の消化器癌同様，リンパ行性・血行性（肺や肝臓など）・腹膜播種がある。

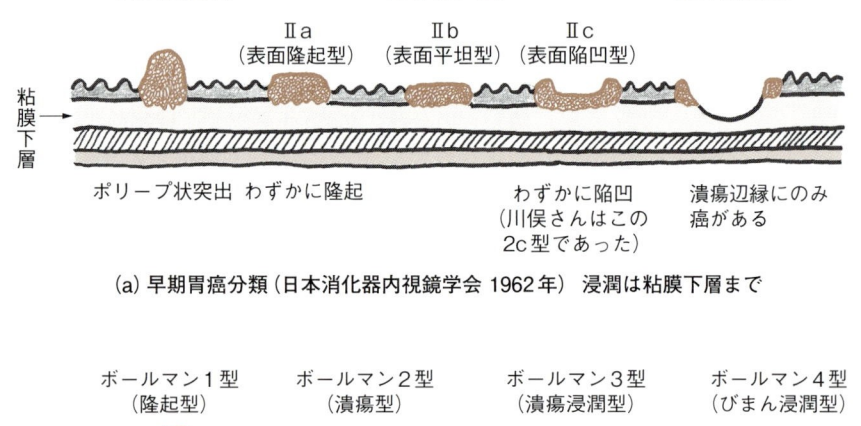

図6　早期胃癌(a)と進行胃癌(b)の分類

(a) 早期胃癌分類（日本消化器内視鏡学会 1962年）　浸潤は粘膜下層まで

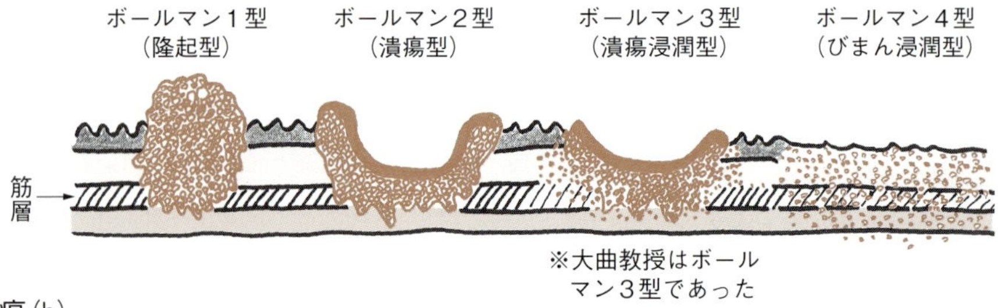

Ⅰ型（隆起型）／Ⅱ型（表面型）［Ⅱa（表面隆起型）・Ⅱb（表面平坦型）・Ⅱc（表面陥凹型）］／Ⅲ型（陥凹型）

ポリープ状突出　わずかに隆起　わずかに陥凹（川俣さんはこの2c型であった）　潰瘍辺縁にのみ癌がある

(b) 進行胃癌分類（ボールマン分類）　筋層を越えて浸潤

ボールマン1型（隆起型）／ボールマン2型（潰瘍型）／ボールマン3型（潰瘍浸潤型）／ボールマン4型（びまん浸潤型）

※大曲教授はボールマン3型であった

ウイルヒョウ転移・シュニッツラー転移・クルーケンベルグ腫瘍

　これらは人名が付いた胃癌の有名な転移である。**ウイルヒョウ転移**は左鎖骨上窩リンパ節転移，**シュニッツラー転移**は胃癌細胞が腹腔内に播種し，ダグラス窩にできた腫瘤が直腸指診で触れるもの，**クルーケンベルグ腫瘍**は腹腔内播種によりできた卵巣の腫瘍（したがって男性にはこの腫瘍はない）である。

　事例の大曲教授の場合，すでにウイルヒョウの転移が利根川教授の診察で見つかっている。腹水もあり，もし直腸指診をしていればシュニッツラー転移があったかもしれない。

胃癌

胃癌がなぜできるのか、まだ解明されていない

最近は、自覚症状のほとんどない、まだ粘膜下層に浸潤していないきわめて早期の癌（**粘膜内癌**）が発見されるようになってきた。事例の川俣さんもそのような癌であった。しかし、なぜ、そこに癌ができるのかという癌発生の機序は解明されていない。

胃癌は病理学的に胃型胃癌と腸型胃癌に分けられる

癌が高齢者に発生しやすいことは胃癌に限ることではない。すべての癌は加齢とともにその発生率は上昇する。しかし、胃癌では若年（20歳代）で発生するものがある。それはきまって低分化の腺癌で**印鑑細胞癌** signet ring cell carcinoma のことが多い。これは胃の既存の粘液細胞が癌化したもので**胃型胃癌**とよばれる。一方、高齢者の胃癌は高分化の腺癌が普通で、小腸上皮化生 intestinal metaplasia をおこしている胃粘膜上皮細胞が癌化したものであり、**腸型胃癌**という。当然、腸型胃癌のほうが圧倒的に多く、胃癌頻度を押し上げているのはこの腸型胃癌に他ならない。ところが、胃型胃癌は昔から一定の頻度で発生しており、環境因子より遺伝的な因子がより関与していると考えられている。胃癌撲滅戦略はこれまで腸型胃癌の撲滅を目標としてきた。しかし、これからは胃型胃癌撲滅を目指した研究が進化することが期待される。

胃癌の臨床像
①胃癌に特有な症状はない
②早期癌と進行癌がある
③良性胃潰瘍が胃癌になることはない

Hypertrophic Pyloric Stenosis 肥厚性幽門狭窄症

肥厚性幽門狭窄症
有名な噴水状の嘔吐

太郎君は山田夫婦にとって待望の第一子である。満期安産で生まれ，母乳を吸う力も強く順調な経過であった。

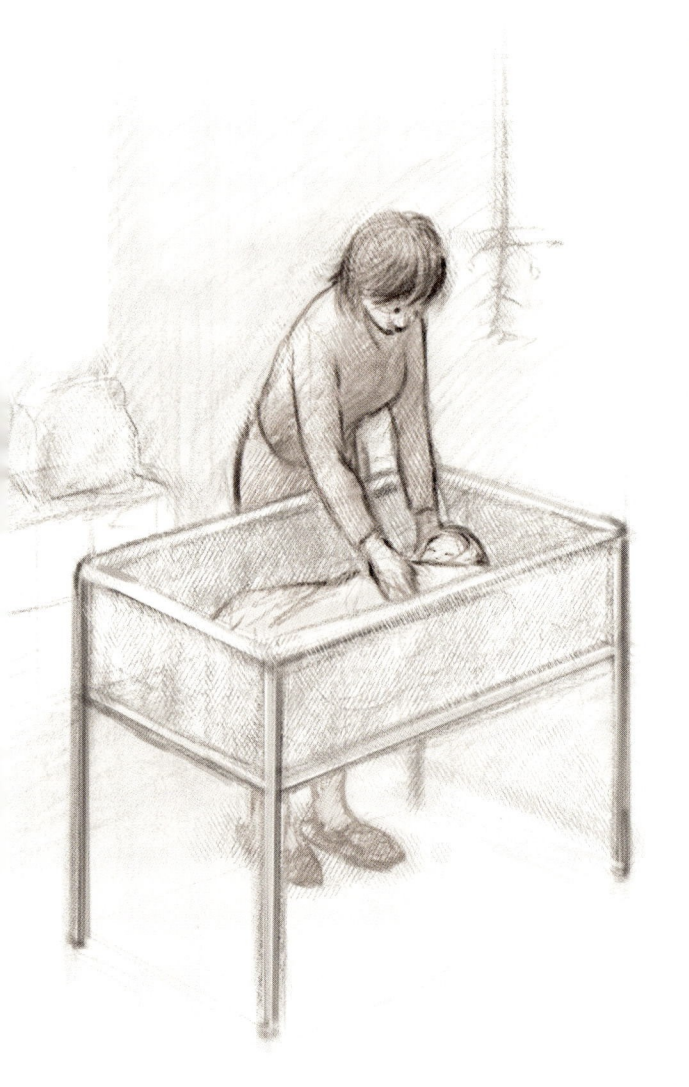

生後2週目に入り，太郎君は時折授乳後嘔吐するようになった。嘔吐してもすぐ母乳をほしがるので山田さんはあまり気にかけなかったのだが…。その後，授乳のたびに必ず嘔吐するようになり，便も粘液便が少量しか出なくなった。体重も増加しない。母乳が合わないのではと考え，人工乳に替えてみたが結果は同じだった。

嘔吐が始まって8日目に，噴水状の嘔吐がおこった。吐物は胃液で血液は混じっていなかった。おなかをなでてみると，下腹部はペッチャンコなのに上腹部が異常に膨隆している。

山田さんは躊躇せず近くの小児科医院を訪れた。中年の医師は砂糖の入った湯ざましを哺乳びんに入れて太郎君に与え，巧みにあやしながらていねいに腹部を診察した。かなり時間がかかったが，医者は示指頭大の腫瘤を右上腹部に確認した。そして，うなずきながら母親に，

「山田さん，太郎君はね，胃の出口が細くなって栄養が腸に行かない病気なんです。肥厚性幽門狭窄症といってね。でも心配いりませんよ，手術で必ずよくなりますからね」

と説明した。

大学病院の小児科に紹介され，入院となった。多量の胃液喪失による低クロール性代謝性アルカローシスと脱水があり，体重も出生時体重からほとんど増加していなかった。栄養状態の管理後，手術（粘膜外幽門筋切開術）の予定である。

乳幼児期に手術を必要とする肥厚性幽門狭窄症の症例で，鼠径ヘルニアについで多い疾患である。成人での発症もあるが，基本的に乳幼児の疾患で，症例の4/5は男児である。

肥厚性幽門狭窄症とは…

消化管には4つの逆流防止弁（括約筋）がある

　食べたものは，決して逆流することなく肛門へ移動する。この一方向の流れを保証し，逆流を防止するために，消化管には4つの逆流防止弁（括約筋）がある。

　この逆流防止の**括約筋**は，すべて**平滑筋**である（唯一の例外は肛門の括約筋で，一部横紋筋からなる）。これら，括約筋の存在する場所は各消化管の出口にある（図7）。ここは病気がおこりやすい場所でもある。例えば，食道下部末端では**逆流性食道炎**が，胃幽門末端では**肥厚性幽門狭窄症**が，回腸末端では**腸重積症**が，直腸末端の肛門部には**痔核**がおこる。

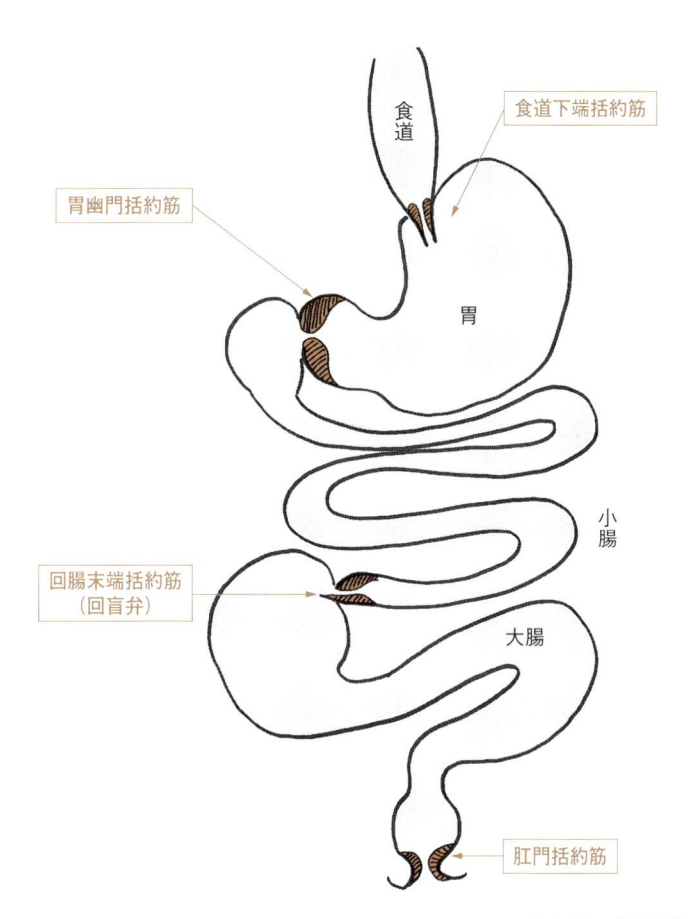

図7　消化管の括約筋（逆流防止弁）

肥厚性幽門狭窄症では，胃の出口（幽門）が高度に狭窄する

　この狭窄は胃の**幽門括約筋**の高度な肥厚による。肥厚性幽門狭窄症はあくまでも狭窄であって閉塞ではないので，胃の内容物がまったく小腸に移行しないということはない。しかし，その狭窄はきわめて高度なので閉塞状態と考えて病態生理を理解する必要がある（図8）。

Hypertrophic Pyloric Stenosis　　肥厚性幽門狭窄症

肥厚性幽門狭窄症とは…

消化管は内容物を肛門側に送るために蠕動運動をする

　この**蠕動運動**は食道から直腸までみられる運動で，収縮と弛緩が交互におこるリズミカルなものである。**括約筋**はこの蠕動運動による内圧を受け止め，内容物が十分に消化される時間を与えている。そして，十分な消化・吸収がおこると括約筋は反射的に弛緩し内容物は次の場所に移動する。

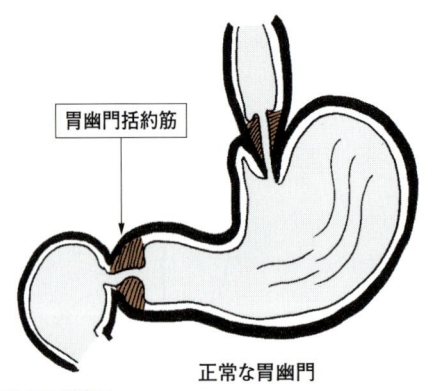

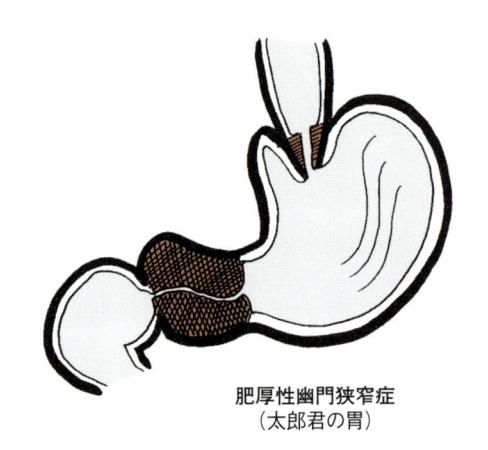

胃幽門括約筋

正常な胃幽門　　　　　　　肥厚性幽門狭窄症
　　　　　　　　　　　　　（太郎君の胃）

図8　肥厚性幽門狭窄症の胃断面

肥厚性幽門狭窄症では，括約筋が弛緩できず胃の内圧は上昇する

　その結果，**噴水状の嘔吐**が出現する。吐物はほぼ純粋な胃液である。塩酸・消化酵素（ペプシン）・粘液（糖タンパクを含む硫黄化合物）からなり，その喪失は，水素イオンとクロール（塩素）イオンの喪失を意味し，**低クロール性代謝性アルカローシス**となる。

肥厚性幽門狭窄症の臨床像
①有名な"噴水状"の嘔吐
②小児で手術が必要となる代表的な疾患
③男児に多い。成人にも発症するが，基本的には小児疾患

Intussusception 腸重積症

腸重積症
小児の腸閉塞（イレウス）

　大次郎君は，生後6か月でよく笑う元気な男児である。出生時体重も3.2kgで，お母さんが痛がるぐらい哺乳力も強い。体重の増加も順調である。

　朝の授乳を終え，ベッドに寝かせた。台所に立って食器を洗っていると，けたたましい声で泣き出した。どうしたのと抱き上げてみたが一向に泣きやまない。オムツを確認してみたが排尿も排便もない。「急に泣いた原因がわからないな…」と思っていると急に泣きやんだ。

　「？？？」

　少しいつもの元気がないかなと思ったが，泣きやんだので再びベッドに寝かせて，台所の仕事に戻った。

　仕事を終え，大次郎君を抱き上げた途端，少し嘔吐した。母乳もほしがらない。そして，また泣き出した。あやしながらおなかに触ってみると，いつもよりかなりふくらんでいるようだ。朝から便も出ていない。便が出ないのが泣く原因かもしれないと考えたお母さんは，コヨリをつくり肛門を刺激してみた。泣き声が大きくなったが，少量の粘血便が出た。

　「これは，私じゃダメだわ。小川先生に診てもらおう」

　「あなたの判断は正しい。コヨリ浣腸を試みたのも立派じゃ。これはね，腸重積症といって子供の腸閉塞。おなかがこんなに張っているのは，小腸が腹の中でトグロを巻いて喘いでいるからじゃ。早く処置しないと危険な病気だ」

と小川先生は説明して，市民病院の小児科に緊急紹介をした。

　高圧浣腸整復術が成功し，外科的な手術は不要だったという。

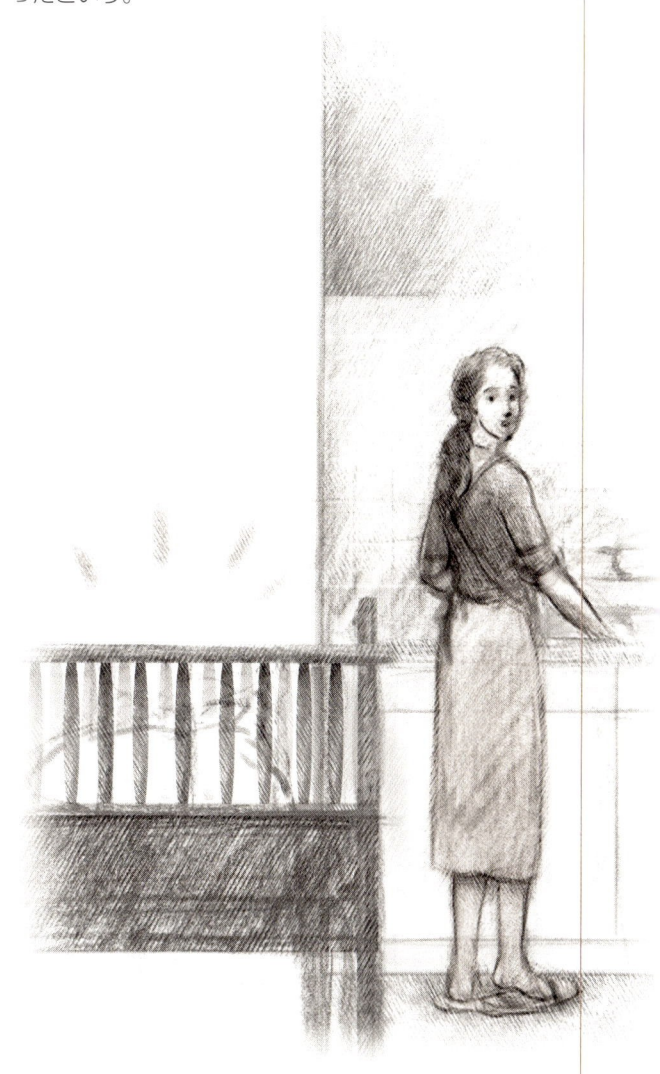

腸重積症は乳幼児の機械的腸閉塞の原因として頻度の高い疾患である。右の下腹部にソーセージ状の腫瘤を触れるが，最近では超音波検査でこの腫瘤をとらえることが可能で，診断が容易になってきている。

Intussusception 腸重積症

腸重積症とは…

腸重積症は腸閉塞（イレウス）の原因の1つである。食物は食道から胃に達すると胃液の作用でタンパク質の分解が開始され、ドロドロの粥状のものに変化する。この流動物が十二指腸に端を発する小腸の長い管腔を、消化と吸収を受けながらひたすら肛門をめざして流れていく。

腸重積とは、回腸が盲腸に脱出し嵌頓することである

腸閉塞とは、この流れが停止することである。腸重積は、小腸の末端である回腸が盲腸に脱出し、嵌頓すること（回腸盲腸重積症）で発症する（図9）。嵌頓した小腸は**回盲弁**（逆流防止の括約筋）で首を絞められた状態となり、血液の流れが悪く（虚血をおこし）なり、粘膜から出血がおこる。これが粘血便の原因である。ドロドロの粥状物は逆流し、もと来た道を帰っていく。そして、嘔吐がおこる（腸閉塞）。腸管は膨隆し、腹壁から触れることのできる腫瘤が右側の回盲部に一致して出現する。

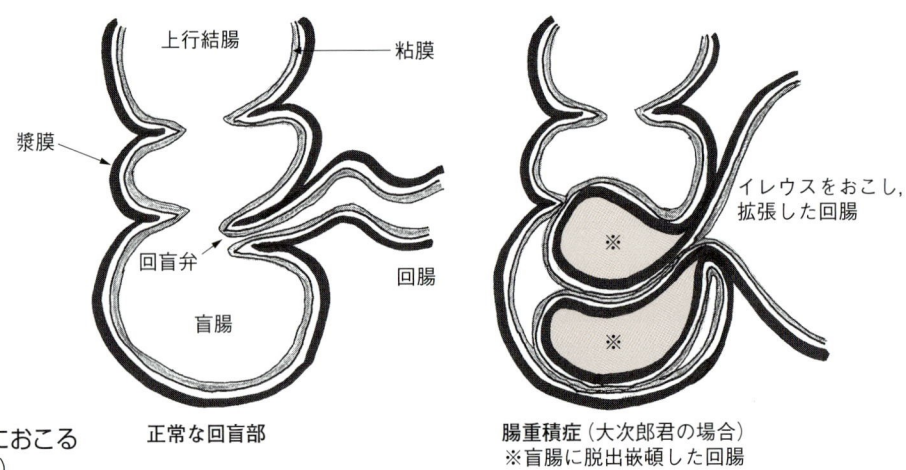

図9　腸重積は回盲部におこる（回腸盲腸重積症）

乳児腸閉塞の原因は、腸重積症と鼠径ヘルニア嵌頓である

小腸は不思議なことに胃や大腸と比べると腫瘍ができにくい場所である。しかし、腸閉塞をおこすと必ず小腸が影響を受ける。

男児に好発する**乳幼児腸重積症**の原因は、ほとんどが不明である。

腸重積症の臨床像
① 小児の腸閉塞（イレウス）の二大原因は腸重積と鼠径ヘルニア嵌頓
② 腹痛・嘔吐・右下腹部のソーセージ状の腫瘤と粘血便
③ 男児に好発

Colorectal Cancer 大腸癌

大腸癌
問題は血便です

　相原さんは83歳。妻は年上で89歳。2人は下町の2DKの都営住宅に住んで15年になる。2人の間に子供はいない。

　彼は下町で60年間写真館を営んでいた。愛想がよく，しかも写真の腕がいいとの口コミで客は絶えることはなかった。控えめで美人の妻はよく夫を支えた。

　そんな妻が，糖尿病性網膜症で高度な視力障害に陥った5年前に店を閉めた。60年間に蓄えた貯金と年金で，なんとか2人して冥土に行けると踏んだからだ。2週間に1回の妻の外来通院につき添い，毎日近くの商店街に買い出しに行く彼の姿は，都営住宅の住人の評判だった。

　彼は半年前ぐらいから便に血が混じることに気がついていた。初めは痔だとたかをくくっていたのだが…。最近は便の出が悪く，腹部膨満を感じるようになった。妻には心配をかけたくないので一切話していない。

　2日前に嘔吐した。便臭のある吐物だった。さすがに妻も夫の様子がおかしいと感じ，

　「あなた，どうしたの，どうしたんです！」
と強い口調で説明を求めた。夫の説明を聞くや，

　「すぐ病院に行ってください。私のことは心配しないでいいから」

　彼は意を決して妻の通院している病院を受診した。

　彼は腸閉塞の状態で，入院が必要だった。直腸指診では腫瘍を触れなかった。緊急に施行されたバリウムの注腸検査で，S状結腸に癌がみつかった。また超音波検査とCTで，肝臓にすでに転移していることがわかった。担当医は，

　「相原さん，腸閉塞をおこしています。緊急に手術しないと危険な状態です」
と手術の同意を求めた。

　「先生，手術はいいんですが，心配なことが1つあります。眼の悪い妻が，1人で家で待っているんです…」

　担当医はすでに看護師から相原さんの妻が糖尿性網膜症で視力障害があり，当院の糖尿病外来の患者であること，2人暮らしで子供がいないことの情報を得ていた。

　「相原さん，心配はいりませんよ。病院には急に困った場合，調整をしてくれる医療ソーシャル・ワーカー（MSW）という専門家がいます。奥さんのことはその専門家に任せてください」
と説明した。

　手術は成功した。S状結腸のボールマン2型の進行癌であった。肝臓の右葉に転移していた癌も同時に摘出された。病理組織診断では，高分化型腺癌であった。

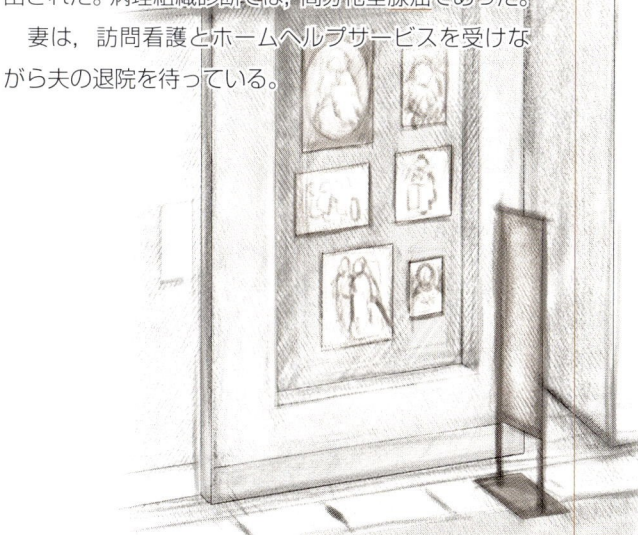

　妻は，訪問看護とホームヘルプサービスを受けながら夫の退院を待っている。

大腸の進行癌の典型的な症例である。放置しておくと腸閉塞になることが多い。また高齢者の腸閉塞の原因として大腸癌は重要である。

Colorectal Cancer 大腸癌

大腸癌とは…

> "食事をしなければ便は出ない"と考えているなら，間違いである。便の固形成分の30%は腸内細菌であり，その他剥離脱落した消化管の粘膜上皮・消化液・粘液で，これらが食事をとらなくても常に便の基本的な要素として排泄される。

食事をしなくても便は出る

大腸は小腸より太く，約1.6mの長さをもつ。大腸の機能は，小腸から流入してくる1日1.5Lのドロドロの粥状物から**水分**と**Naイオン**を吸収することである。しかし，栄養素の消化吸収能はない。

この**水分吸収**によって固形物としての便が完成する。このような機能をもつ大腸は，場所によって形態が異なる。

右結腸（盲腸・上行結腸）は左結腸（下行結腸・S状結腸）より太い

右結腸は内腔が広く伸縮性に富み，ドロドロの液状便が移動する。左結腸は内腔が狭く，伸縮性が低くて**固形便**が移動する（図10）。したがって，大腸癌の症状（腹痛や腸閉塞）は，右結腸に出現しにくく**左結腸**に出現しやすい。

大腸癌は肛門に近い直腸とS状結腸に多い…まず直腸指診を！

上記の症状の出現頻度に対応するように，大腸癌は肛門に近い直腸とS状結腸に多い。つまり，硬い便が存在するところに好発する。直腸に最も多いので，直腸指診で腫瘍を触れる頻度が高い。

大腸は胃と同様，一層の**円柱上皮**に覆われているので（p.138図2），大腸癌は腺癌である。

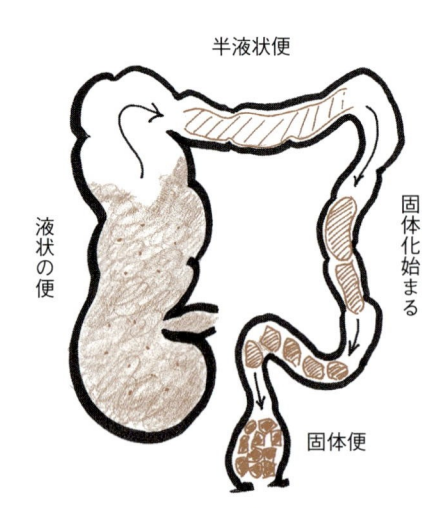

図10 便の性状と大腸癌好発部位

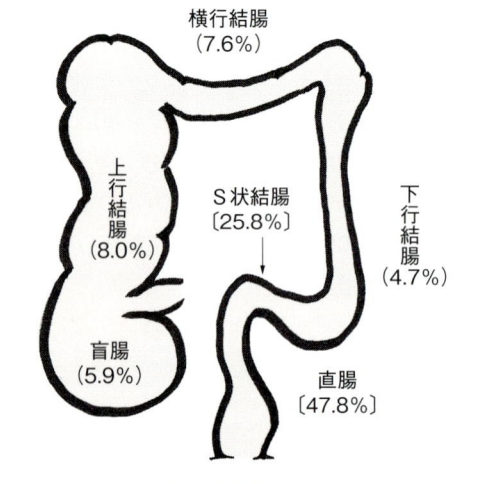

(a) 便性状の変化 — 半液状便／液状の便／固体化始まる／固体便

(b) 大腸癌発生頻度
・大腸癌研究会（1982）17,907例の頻度
- 横行結腸（7.6%）
- 上行結腸（8.0%）
- S状結腸（25.8%）
- 下行結腸（4.7%）
- 盲腸（5.9%）
- 直腸（47.8%）

大腸癌

大腸のポリープ(腺腫)は放置してはならない

しかし,胃癌と異なり大腸癌は良性の**腺腫(ポリープ)***が癌に変化することが多い(図11)。したがって,腺腫が見つかった場合は,定期的な内視鏡による観察か,大きなものであれば内視鏡的に切除する必要がある。

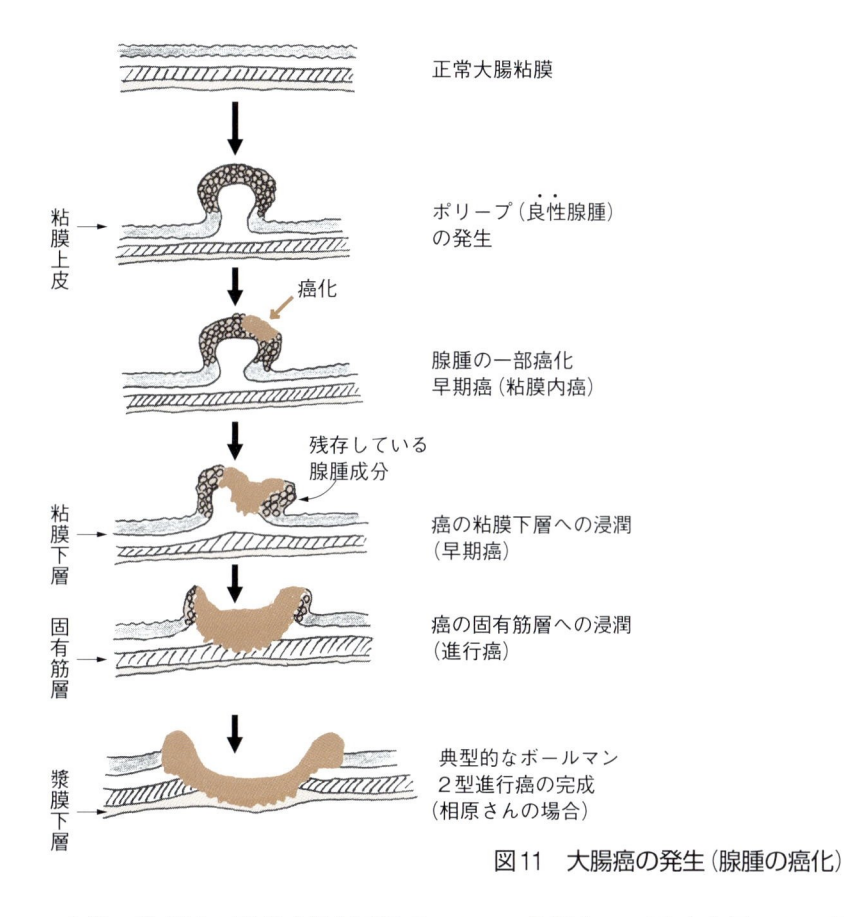

正常大腸粘膜

粘膜上皮 → ポリープ(良性腺腫)の発生

癌化 → 腺腫の一部癌化 早期癌(粘膜内癌)

残存している腺腫成分

粘膜下層 → 癌の粘膜下層への浸潤(早期癌)

固有筋層 → 癌の固有筋層への浸潤(進行癌)

漿膜下層 → 典型的なボールマン2型進行癌の完成(相原さんの場合)

図11　大腸癌の発生(腺腫の癌化)

大腸の進行癌の形態は胃癌同様**ボールマン分類**(p.146図6)を用いる。事例の相原さんがそうであったように,潰瘍限局型のボールマン2型が最も多く,3型は少なく,4型はまずない。

大腸癌は肝臓に転移しやすい

大腸癌の**血行性転移**は,肝臓がきわめて多い。肺にも転移しやすい。しかし,この転移巣は外科的に切除すれば予後が改善されるので,転移があるからと簡単にあきらめるべきではない。

> *原因が何であれ,Ωのように突出していれば"ポリープ polyp"とよぶ(図11,上から2番目の図)。大腸のポリープは腺腫が多い。"腺腫 adenoma"とは,良性の上皮性腫瘍を表現する病理組織学用語である。

Colorectal Cancer　大腸癌

大腸癌とは…

大腸癌は増加している

　胃癌は増加傾向が停止したが，大腸癌は食生活の西欧化に伴い明らかな増加傾向を示している。1995（平成7）年の調査によれば，女性の大腸癌死亡率は胃癌・肝癌についで第3位に浮上した。2009年のデータでは，男性は第3位（直腸癌を含む）で，女性は第1位におどりでている。欧米食は食物繊維が少ないことが原因といわれている。

　草食動物と異なり，人間は**植物性炭水化物**（例えばセルロース）を分解できない。したがって，摂取した食物繊維は消化されず，そのまま糞便中に排泄される。

食物繊維は便の容量を増し，大腸内の停滞時間を短縮する

　したがって，**食物繊維**に富む食事を意識してとれば便秘防止となり憩室炎などの発生を抑えることになる。

　とかく，健康に関する情報には尾ひれがつきやすい。野菜とか魚の摂取が果たして癌の予防効果があるのだろうか。胃癌予防に野菜や果物摂取が有効だとする疫学調査はすでに出ている。大腸癌に関しては，食物繊維の摂取量が多ければ癌になりにくいという事実はないが，少ない場合は発癌のリスクが上昇することが報告されている（2005年，厚生労働省の大規模疫学調査）。さらに，魚をたくさん食べても大腸癌の予防効果はないという結果も出ている（2004年，厚生労働省研究班）。**動物性タンパク質**に"悪者"のレッテルを貼る必要はない。特別高価な健康食をこっそり食べるのではなく，バランスのよい当たり前の食事を控えめにおいしくいただくという常識が最も癌の予防にいいということだ。

40歳以上で，癌の家族歴や血便のある場合，大腸検査を受けるべきである

　胃と異なり，大腸の検査は肛門から造影剤を入れたり内視鏡を挿入するという点で，より検査が受けにくいきらいがある。しかし，40歳以上で，癌の家族歴があったり，便に粘液や血液が付着した場合，検査を受ける意味は大きい。

　＊進行性結腸癌，直腸癌に対する分子標的薬剤に関しては，p.21表2を参照のこと。

大腸癌の臨床像
① 40歳以上なら，血便や粘液便があれば症状がなくても検査すべきである
② 洋食が普及してから急速に増加
③ 大腸癌はポリープ（腺腫）から発生することが多い

Ulcerative Colitis 潰瘍性大腸炎

潰瘍性大腸炎
粘血便と慢性の下痢

　山本さんは28歳の女性。ピアノ教師である。自宅を改造してピアノ教室を開いている。

　彼女は最近下痢に悩まされている。初めは腹痛も気になるほどではないので，一時的なものと思っていた。ところが下痢の回数は増し，1日5回はおこるようになってきた。しかも，便に血が混じるようになった。なんとか我慢してレッスンを続けていたが，体が熱っぽいし倦怠感が強くなったので，胃腸科クリニックを受診した。

　「症状の経過からすると，大腸に炎症がおこっていると思われます。貧血があり，発熱もあります。入院して早急な大腸検査と栄養管理が必要です」

　総合病院の消化器科を紹介された。便の検査で細菌性赤痢・アメーバ赤痢・大腸結核は否定され，内視鏡検査で直腸から横行結腸にかけて粘血膿性の分泌物の付着と広範なびらんと潰瘍がみられた。病理組織検査の結果は，潰瘍性大腸炎として矛盾しない所見であった。頻脈があり（96/分），ヘモグロビンは9.0g/dLと高度な貧血，37.6℃の発熱，赤沈40mm（1時間値）であった。重症潰瘍性大腸炎として治療が開始された。

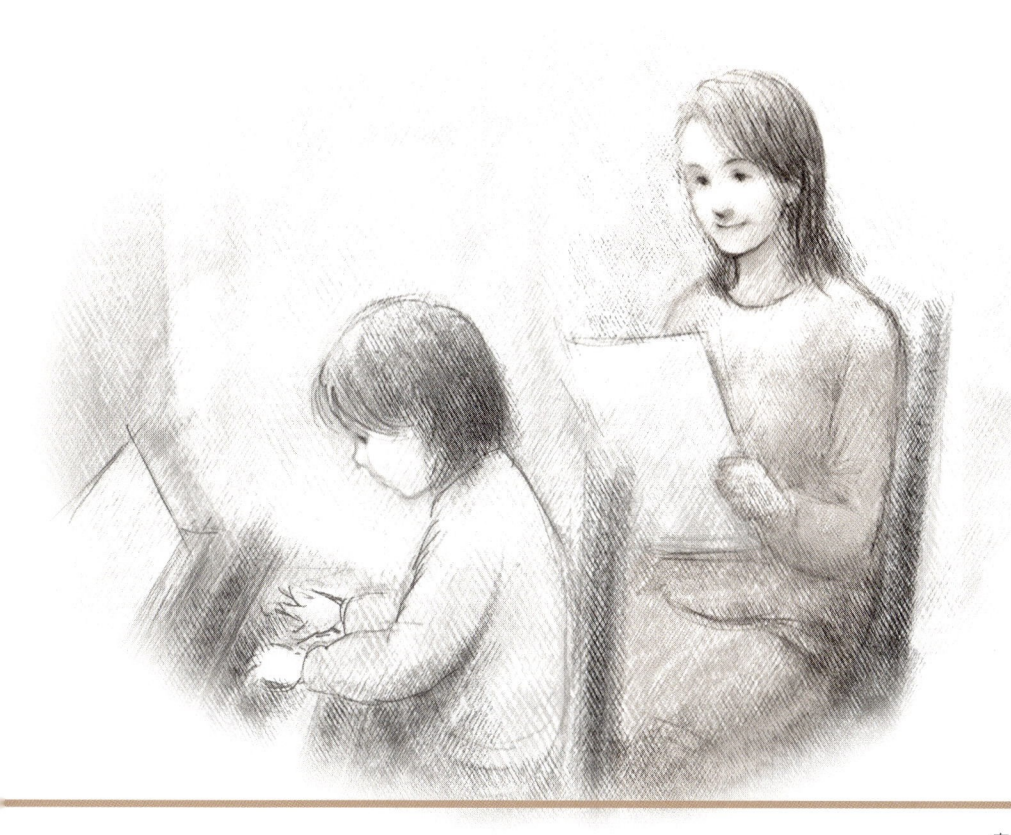

Crohn Disease　クローン病

クローン病
腹痛と慢性の下痢

　飛田さんは43歳。120床の老人病院の主任看護師である。今日は夜勤で午後9時の見回りを終え、一段落したところだ。フーッと大きなため息をついた。今夜の当直は志村先生だったわね。思い切って相談してみようと、1階の医師当直室に向かった。

「ハイ。どうぞ」
低くよく通る声がした。
「実は、私の息子のことなんです。現在、16歳で高校2年生なんですが、このところ食事が進まずやせてしまって、性格の明るい子だったのにすごく暗くなってしまって…。朝、学校に行く時間になってもおなかが痛いというんです。はじめは学校で何かあったのかなと考えていたのですが、普通に登校することも結構あるんです」
　志村先生は、黙って真剣な顔つきで聞いている。
「もう、1年以上も続いているんです。最近はトイレに駆け込むことも多いようだし、身体の具合が悪いんじゃないかって聞いても、何でもないとしか答えないんです。ところが先生、今朝、突然息子が腹が痛くてたまらないから病院にかかると言い出したんです。母さんが信頼するよい医者を探しておいてくれって…」
　志村先生は初めてニコリと笑った。
「よい息子さんですね。できるだけ早く病院で診てもらったほうがいいと思います」
　飛田さんは緊張がとれ、思わず
「先生、クローン病でしょうか？」
と言ってしまった。
「クローン病の可能性が高いと思います。私の外来を受診なさいますか？」

　飛田君は志村先生の病院に入院した。発熱があり、軽度な貧血・赤沈亢進・CRP陽性で栄養状態もかなり悪化しており、低タンパク血症・低コレステロール血症・カルシウムや亜鉛やマグネシウムの値も低下していた。肛門には痔瘻がみられた。
　注腸検査と内視鏡検査で大腸に多数の縦走潰瘍や粘膜の敷石状配列がみられ、病理組織検査で非乾酪性類上皮性肉芽腫が確認され、クローン病として矛盾しないと判断された。
　高カロリー輸液で体重は増加していった。現在は、細やかな栄養指導のもと、経口摂取に移行しつつある。
　腹痛が和らぎ、明るい飛田君が戻ってきた。

若い成人に発症する大腸の非特異的炎症性疾患（炎症性腸疾患：IBD；inflammatory bowel disease）には2つある。潰瘍性大腸炎とクローン病である。本症例は、比較的重症の潰瘍性大腸炎例と、典型的なクローン病の事例である。

潰瘍性大腸炎とクローン病とは…

潰瘍性大腸炎とクローン病を合わせ炎症性腸疾患（IBD：inflammatory bowel disease）という。ともに20歳前後に発症する原因不明の慢性の病気で，日常生活の障害は避けられない。両者とも下痢がおこるが，症状の大きな差は，潰瘍性大腸炎は粘血便が，クローン病は腹痛が特徴である。

潰瘍性大腸炎は粘血便が，クローン病は腹痛が特徴である

この症状の差は，病理組織学的な差を反映している。つまり，潰瘍性大腸炎は腸管の表層粘膜を，クローン病は全層をおかす。

したがって，**潰瘍性大腸炎**は粘膜からの出血が，**クローン病**は腸管の蠕動運動による腹痛がおこりやすく，機能障害（吸収障害による体重減少など）をきたしやすい。潰瘍性大腸炎では，**粘膜**面（表面）は荒れはてて悲惨だが，粘膜の下は正常であり，クローン病は粘膜面は比較的無事にみえても粘膜の下にも障害が進行しているというわけだ（図12）。

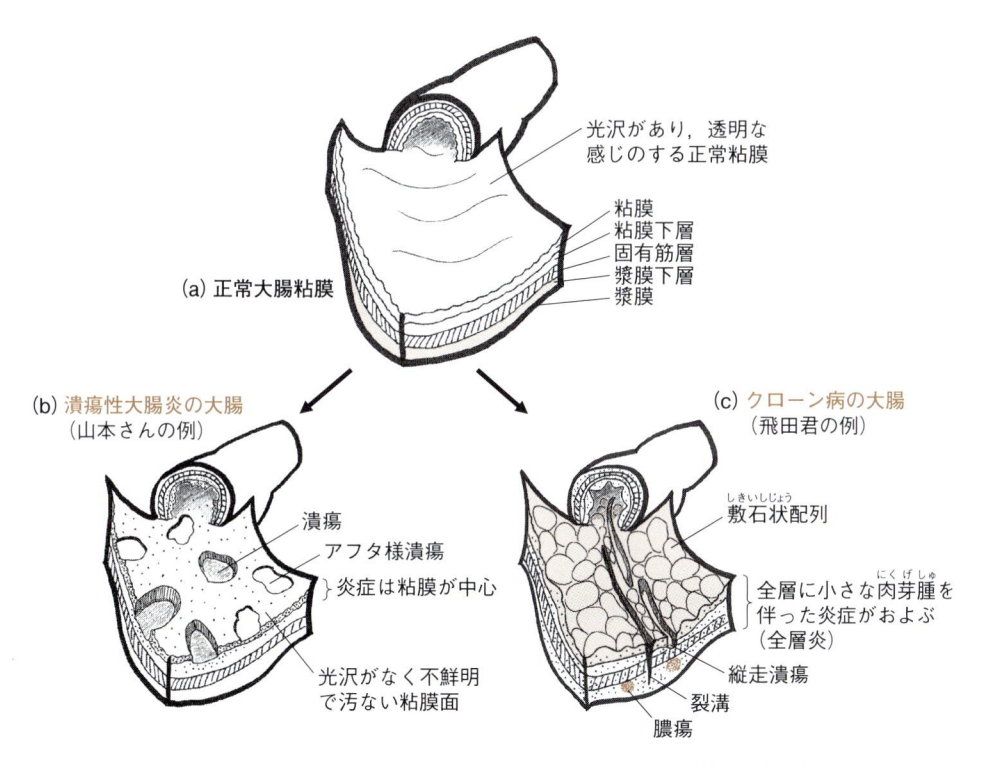

図12　潰瘍性大腸炎とクローン病の大腸粘膜

潰瘍性大腸炎は直腸をおかすが，クローン病はおかさない

潰瘍性大腸炎は直腸を必ずおかすが，クローン病はおかさない。しかし，クローン病では**肛門病変**（痔瘻・瘻孔・裂溝）がみられる（75％）。両者とも治療に抵抗する重症例や機能障害が高度なときは外科的な手術の適応となる。

Crohn Disease　クローン病

潰瘍性大腸炎とクローン病とは…

発熱と赤血球沈降速度（赤沈）は，病気の活動度の指標である

炎症の活動性はその臨床症状（発熱・下痢・腹痛・粘血便などの程度）と並行するが，客観的に示す指標には，**赤沈**や**CRP**（C反応性タンパク）**値**を用いる。潰瘍性大腸炎の臨床重症度分類を示す（**表2**）。

表2　潰瘍性大腸炎臨床重症度分類

	排便回数	血便	発熱	頻脈	貧血	赤沈
重症	6回以上	（＋＋＋）	37.5℃以上	90/分以上	Hb10g/dL以下	30mm/時以上
軽症	4回以下	（＋）〜（−）	（−）	（−）	（−）	正常

＊中等症は，重症と，軽症の間である。

潰瘍性大腸炎とクローン病は，特定疾患治療研究対象疾患である

潰瘍性大腸炎とクローン病は，患者が住んでいる地域（住民票所在地）の保健所に申請すれば，医療費の自己負担分が**公的**に**補助**される，特定疾患治療研究対象疾患である。潰瘍性大腸炎は1975（昭和50）年10月から，クローン病は1976（昭和51）年10月から実施されている。年に1度（3月末日まで）更新手続きが必要である。

潰瘍性大腸炎とクローン病の病因はいまだ不明である

疾患感受性遺伝子・腸内細菌環境因子・免疫学的側面（特に細胞性免疫）などの研究が進んではいるが，その病因の解明はなされていない。

■クローン病─余話1つ
●クローン病は1932（昭和7）年に回腸末端の炎症として報告されたが，あまり注目されなかった。ところが，アメリカ合衆国第34代大統領でコロンビア大学総長を務めたアイゼンハワーがこの病気にかかり，一躍有名になったといういわくつきの病気でもある。

潰瘍性大腸炎の臨床像
①下痢と腹痛と粘血便が再燃と寛解を繰り返す
②腸管の粘膜に炎症がおこる
③炎症は直腸から連続性に大腸に広がる

クローン病の臨床像
①腹痛と慢性下痢と栄養障害
②腸管の全層に炎症がおこる
③肛門に病変（痔瘻）をみることあり

Cholelithiasis 胆石症

胆石症
発作性の突き刺すような右季肋部疝痛

　56歳の和田さんは，町内でも有名な世話好きおばさんである。肥満した体をゆすりながら汗を拭き拭き，町内会報を配っている姿がよく見られる。

　彼女が上腹部の疝痛（差し込むような強い痛み）発作にみまわれたのは，梅雨時のむし暑い深夜だった。痛みが強く一向におさまらないので，夫に頼んで救急車をよんでもらった。

　収容先の病院の当直医はテキパキと問診をとり，

　「おそらく胆石の発作だと思います。すぐ超音波検査をして確認しましょう」

　と告げた。検査の結果，1cm大の石が少なくとも3個あることが判明した。

　「やはり胆石がありました。幸い熱も黄疸もなく急性胆嚢炎をおこしていませんから，痛みをとる治療をしましょう。入院してください。心配いりませんよ」

　担当医の落ち着いた説明を受け，不安は和らいだ。しかし，まだ痛みはおさまらない。

　（数年前から肩こりや背中の痛みがあり，年のせいだと思っていたが…時折腹痛もあったけど，すこし我慢すればおさまっていたんだが…あれもこれもみんな胆石のせいだったのか…）病室のベッドで点滴を受けながら，和田さんはいろいろと思いおこしている。

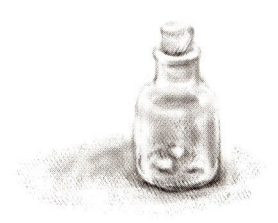

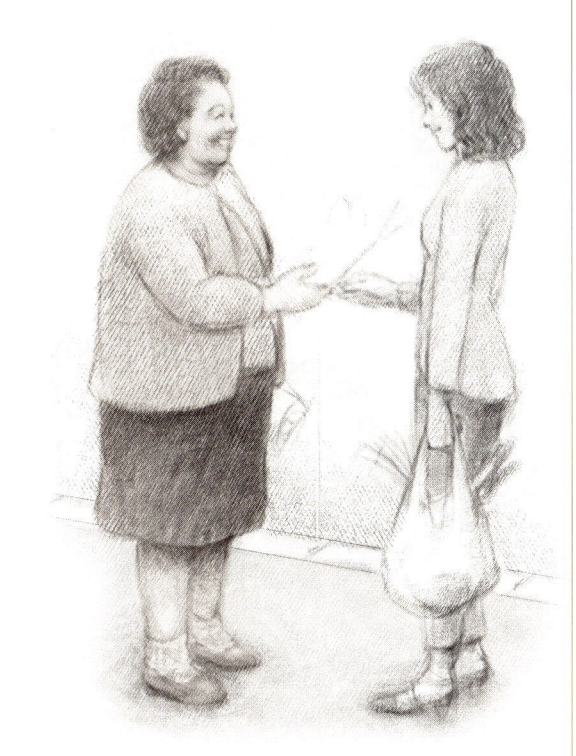

　1か月後，胆嚢摘出術を受けた。おなかを切らずに短期間の入院ですむ腹腔鏡下胆嚢摘出術を受けたらどうですか，と救急収容時の担当医から勧められたからである。あの先生の言うことなら信用できる，と彼女はほとんど躊躇せず手術を承諾した。

　胆石は3個のコレステロール結石だった。3個の結石は記念にもらった。銀色に輝くその石は，きれいな小瓶に入れられ，大切に保管されている。術後は肩こりも背部痛も，そしてあの忌まわしい疝痛発作も完全に消失した。

胆石発作の典型的な事例である。この症例は疝痛だけで，黄疸や高熱の症状を欠いたものであった。しかし胆石症は**急性胆嚢炎**や**急性化膿性胆管炎**などの重篤な合併症をおこすことがあり，**敗血症性ショック**の原因病巣となり，あなどれない病気である。

疾病論・消化器疾患

Cholelithiasis 胆石症

胆石症とは…

> 肝臓右葉の下面に西洋梨のようにぶら下がっている胆嚢は，胆汁の貯蔵場所である。この胆汁は肝臓で1日500mL産生されている。

胆汁の中で最も重要な物質は胆汁酸塩で，脂肪の吸収に不可欠である

胆汁酸塩は，胆汁酸のナトリウム塩である。**胆汁酸**は，肝臓でコレステロールから合成される（コール酸・ケノデオキシコール酸）。

胆汁酸塩は，脂肪の吸収に不可欠である。胆汁が小腸（十二指腸）に排泄されないと食物中脂肪（リン脂質・トリグリセリド・コレステロール）の50％しか吸収されず，残りは糞便中に排泄される。さらに，**脂溶性ビタミン**（ビタミンA, D, E, K）の吸収不全もおこる。

また，胆汁は胆嚢内で水分の吸収を受けて濃縮される。

コレシストキニンは胆汁を分泌させ，膵液分泌を亢進させる

消化物が十二指腸粘膜に触れると，十二指腸粘膜の細胞から**コレシストキニン（CCK）**というホルモンが分泌される。このホルモンは胆嚢を収縮させ胆汁を分泌させると同時に，膵液の分泌を亢進させる2つの作用をもつ。

胆汁は胆管を下り，十二指腸に排泄される

胆管の末端は**オッディの括約筋**で開閉される（十二指腸乳頭部）。ここには膵管も同時に開口しており，胆汁と膵液は同時に分泌されている。この括約筋はすでに述べた4つの消化管の括約筋（p.149図7）同様，平滑筋からなる**逆流防止弁**である。

胆石は，胆汁の流れるところであればどこにでもできる

胆石のできる場所により，肝内胆管結石・胆嚢内結石・総胆管結石がある（図13）。通常，胆石といえば**胆嚢内結石**をさす。胆嚢内結石に比べて**肝内胆管結石**や**総胆管結石**は，黄疸の原因になりやすい。さらに胆管炎をおこし，肝臓に影響を及ぼすため治療もむずかしく重症化しやすい。

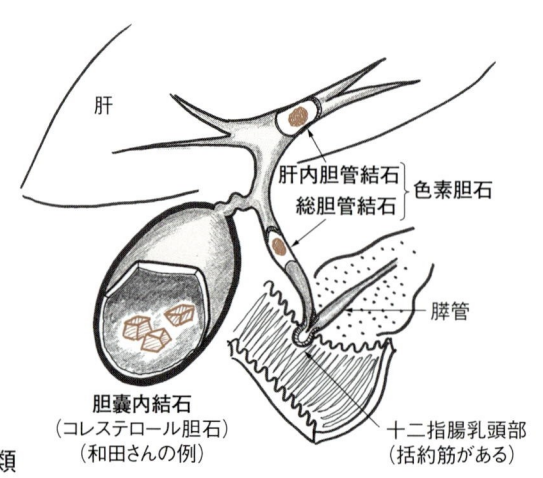

図13 胆石の発生部位と種類

胆石症

胆石は女性に多い

　胆石（胆囊内結石）は女性に多く，**コレステロール結石**が多い。胆管内にはビリルビン系結石（**色素結石**）が多い。

黄疸では血中のビリルビン値が上昇している

　血清ビリルビン値は1.0mg/dL以下できわめて一定した値を示す。2mg/dL以上になると**眼球結膜の黄染**が出現する。皮膚の黄染が出現しているということは，ビリルビン値は3mg/dL以上に達していることが予想される。

閉塞性（外科的）黄疸と非閉塞性（内科的）黄疸がある

　閉塞性黄疸は外科的黄疸とよび，胆道が結石や腫瘍で閉塞することによるもので，外科的にその閉塞を解除する必要がある。この解除術を**減黄術**とよび，緊急的には**経皮経肝胆管ドレナージ（PTCD）**が行われる。**非閉塞性黄疸**は，外科的処置の適応でないため**内科的黄疸**とよび，溶血・急性肝炎・薬剤性肝障害などでおこり，胆管は拡張しない。

症状のない胆石症…無症候性胆石症

　胆石症といってもかならずしも症状がでるとは限らない。むしろ症状のない胆石症のほうが多い（50～70％）。**無症候性胆石症**という。検診で超音波検査を受け，"胆石がありますね"といわれビックリするといった例が多い。しかし，この無症状の胆石症の状態で胆囊癌が発生してくることがあるので，胆石が確認されれば，年1回程度の超音波による経過観察管理が必要だろう。もっとも，今日では，**腹腔鏡下胆囊摘出術**が安全に行われており，癌の発生が心配で日常生活が障害されるようなら，無症状でも摘出すべきだろう。

胆石症と胆囊癌の関係

　胆囊癌で胆石を合併する頻度は40～70％。逆に，胆石症で胆囊癌が発生する頻度は1～5％である。ちなみに，胆囊癌発生の危険因子は，①3cm以上の胆石，②胆囊癌の家族歴，③長期間にわたる胆囊炎の持続である。

胆石症の臨床像
①発作性の突き刺すような右季肋部疝痛
②慢性の肩こりも症状の1つ
③腹腔鏡下の手術が可能

Acute Pancreatitis 急性膵臓炎

急性膵臓炎
この炎症は膵臓だけにとどまりません

　宮田さんは28歳。体重100kgの巨漢である。不動産会社の営業マンで，睡眠も食事も不規則である。飲酒量も多い。

　ある日の早朝，彼は上腹部の激痛で目が覚めた。これまでに経験したことのない痛みである。"く"の字になるとわずかに和らぐ。しかし，持続痛である。そのうち背部にも痛みが出現してきた。脂汗が吹き出し吐き気がする。

となりに寝ていた妻を揺り起こした。
「これは普通じゃない，救急車をよんでくれ！」

　病院の担当医は，さかんに痛がる彼をなだめながら，腹部の診察を試みていた。なにしろ100kgの巨漢である。十分な情報は得られない。（…この体格では超音波検査では描出できないな…）とっさに判断し，腹部単純X線と緊急CT検査をすることにした。

　腹部単純X線では空腸のガス像と右結腸のガス像がみられ，CT検査は膵臓の腫大と腹水の出現を示していた。38℃の発熱，脈拍96/分，呼吸数36/分，血圧110/60mmHg。

　血液検査ではヘマトクリット値48％，白血球17,000/μL，血清アミラーゼ・リパーゼ・エラスターゼの上昇がみられ，BUN 38mg/dL，Ca 7.8mg/dL（正常8.4〜10.2），血糖192mg/dL，血液ガス分析ではPaO$_2$ 80mmHgで，やや低下している。

「かなり重症の急性膵臓炎です。絶対安静と十分な治療が必要です。きわめて危険な状態です」
　ICUに搬送され，治療が開始された。

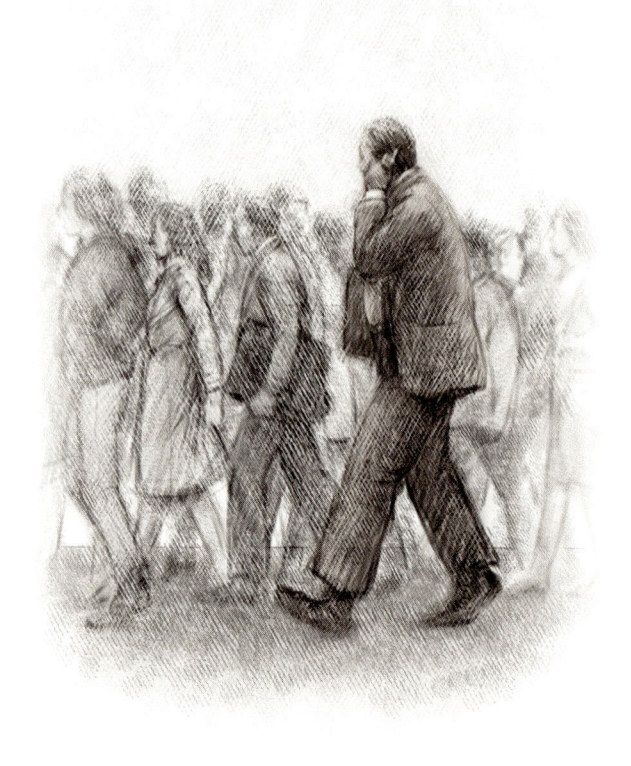

重症に近い中等症の急性膵臓炎の症例である。トリプシン・リパーゼ・アミラーゼといった**消化酵素**が膵臓内で活性化され，**膵臓の自己消化**をおこす危険な病気である。重症化すると精神神経症状・腎不全・呼吸不全・ショックをおこし，死亡率の高い疾患である。

急性膵臓炎とは…

膵臓はその昔，神秘の臓器といわれた。なぜ神秘なのか。それは人体の深いところに存在し，その存在を確認することがむずかしかったからだ(**図14**)。

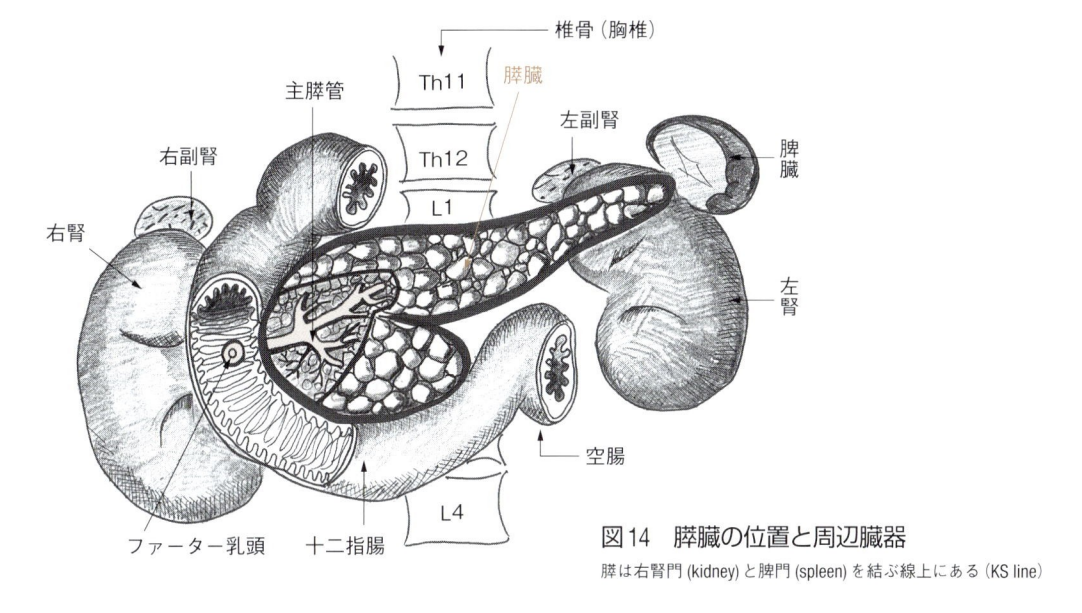

図14 膵臓の位置と周辺臓器
膵は右腎門 (kidney) と脾門 (spleen) を結ぶ線上にある (KS line)

膵臓は後腹膜にある

膵臓は胃の後ろにあり，後腹膜にある。後腹膜の臓器の代表は腎臓だが，**後腹膜臓器**に炎症や異変がおこれば，必ず背部に疼痛がおこる。

膵臓は内分泌と外分泌を併せもつ臓器である

膵臓はホルモン（インスリン・グルカゴンなど）を血液中に分泌する**内分泌機能**と消化液（膵アミラーゼ・リパーゼ・トリプシンなど）を膵管を通して十二指腸に分泌する**外分泌機能**の両方をもつユニークな臓器である。

急性膵臓炎は外分泌系の疾患である。

内分泌機能の疾病としては糖尿病やインスリノーマが有名だが，急性膵臓炎は外分泌系の疾患である。

膵臓の外分泌機能は強力である。**膵液分泌量**は1日1,500mLである。胃液（1日2,500mL）にはおよばないが胆汁の3倍の量である。タンパク質・脂肪分解酵素だけでなく，ナトリウム，カリウム，カルシウム，マグネシウムの**陽イオン**と多量の HCO_3^-（**重炭酸イオン**）を含む。

膵液は電解質と消化酵素からなり，アルカリ性の透明な液体である

強力な胃酸によって強酸性化した食物消化物は，十二指腸に入るやアルカリ性液（pH8.0）の**胆汁・膵液・腸液**の総攻撃を受け，何とか中性化される。

この膵臓が分泌する強力な**消化酵素**が膵臓自身を消化しない理由は，膵臓内に存在する消化酵素は不活性型（前酵素）であるからである。

Acute Pancreatitis　急性膵臓炎

急性膵臓炎とは…

膵臓内にある消化酵素は不活性型(前酵素)である

　つまり，消化酵素は十二指腸粘膜細胞に触れて(粘膜細胞表面に存在するエンテロペプチダーゼの作用で)，はじめて活性型の酵素に変換されるのである。この酵素の中で最も中心的なものは，**トリプシン**である。

トリプシノゲン(前酵素)が活性化されてトリプシンとなる

　トリプシンは次々と他の**不活性型消化酵素**(前酵素)を活性型に変えていく(キモトリプシン・エラスターゼ・ホスホリパーゼなど)。
　この膵液分泌の調節は，**消化管ホルモン**(セクレチンとCCK)による。

セクレチンは電解質(特にHCO$_3^-$)を，CCKは消化酵素を分泌させる

　セクレチンと**CCK(コレシストキニン)**は，ともに上部小腸(十二指腸と空腸)粘膜細胞から分泌される。タンパク消化産物や酸がこの十二指腸粘膜に触れるとセクレチンとCCKの分泌がおこる。セクレチンは胆汁の分泌も刺激する。

急性膵臓炎はトリプシンが膵臓内で活性化されることで始まる

　急性膵臓炎は，前酵素である**トリプシノゲン**が膵臓内で活性化され**トリプシン**となり，次々と消化酵素を活性化することによっておこる膵臓の自家消化である。その結果，膵臓組織は軽い炎症の場合は浮腫のみだが，重症の場合は出血壊死・脂肪壊死が出現し，膵周囲に多量の血性滲出液が出現する(図15)。

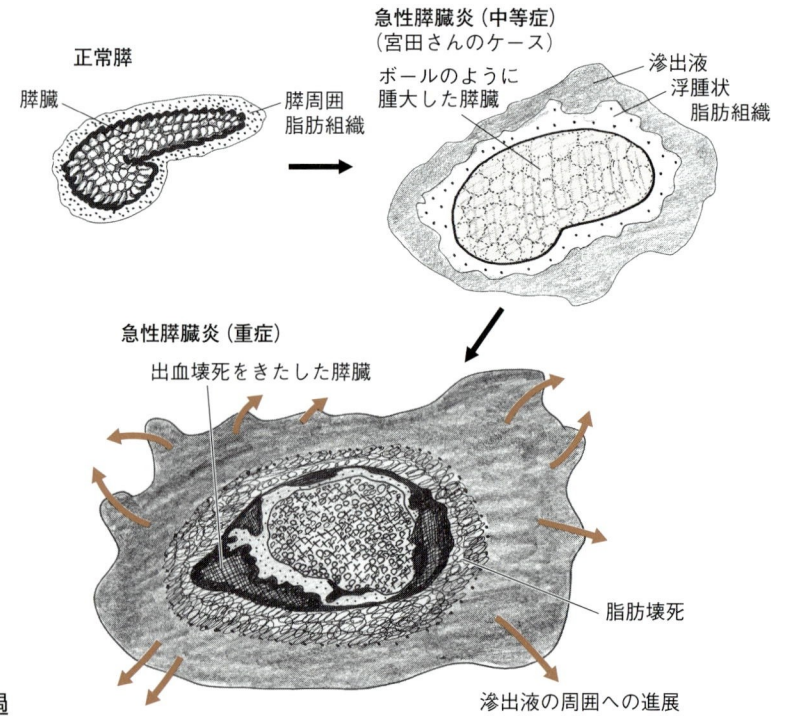

図15　急性膵臓炎の経過

急性膵臓炎

壊死に陥り多量の活性化された**膵酵素**が血液中に流出し,全身の細胞を傷害する。その結果,膵臓以外の脳・肺・腎臓・血管などが傷害され,精神症状・呼吸不全・腎不全・ショックがおこりうる。問題は膵臓だけにとどまらない。

急性膵臓炎は全身疾患である

急性膵臓炎は,胆石症・胆道疾患・アルコールなどが原因となるが,不明のものも多い。軽症の場合は数日以内で軽快に向かうが,発症初期からショック・腎不全・呼吸不全・精神症状が出現する**重症膵臓炎**は予後不良で,50％以上の死亡率である。事例の宮田さんはショックや精神症状や呼吸不全は明らかでなかったものの,頻脈・頻呼吸・血圧低下傾向が出ており,重症化の一歩手前であった。年間に500〜600人が急性膵臓炎で死亡している。

慢性膵臓炎の急性再燃も,急性膵臓炎として扱う

膵炎は急性膵臓炎と慢性膵臓炎に分けられるが,**慢性膵臓炎**のほうがはるかに多い。膵石をもつことの多い慢性膵臓炎の原因のほとんどが**アルコール**である。急性膵臓炎として治療を受けるかなりの症例が,慢性膵臓炎の急性再燃例である。

急性膵臓炎の臨床像
① 吐き気を伴い,背部へ放散する上腹部激痛。前屈姿勢で軽減
② この炎症は膵臓だけにとどまらない(全身疾患である)
③ ショックや多臓器不全をおこすことがある

Hepatitis Cirrhosis Hepatoma
肝炎・肝硬変・肝癌

慢性肝炎から肝硬変，そして肝臓癌へ
これは必然的な結果である

―― ことの発端 ――

野口さんは56歳。この15年マンションの管理人をしている。

38歳のとき，勤めていた自動車工場で大きな事故にあい，大量の輸血で九死に一生を得たことが彼の人生を大きく変えた。医師からは少なくとも年1回の検査を勧められていたのだが…。

―― 自覚のない衝撃 ――

昨年初めて市民検診を受け，肝臓機能異常を指摘された。ALT 170単位，AST 120単位だった。

精密検査のために訪れた医院の医師は，

「野口さんはかつて大量の輸血を受けていますから，この肝臓機能の異常は肝炎ウイルスによる可能性があります。B型とC型肝炎ウイルス（HCV）の検査を受けてください」と語った。

ウイルス検査の結果は，HBs抗原陰性・HBs抗体陰性・HCV抗体陽性であった。

「野口さん，肝機能異常はC型肝炎ウイルスの感染によるものでした。おそらく過去の大量輸血で感染したと考えられます。したがって，現在の状態はC型肝炎ウイルスによる慢性肝炎と診断されます。ところで，C型肝炎ウイルスの抗体は確認されたのですが，C型肝炎ウイルス自体が実際に血液中にいるかどうかを確認する必要があります」

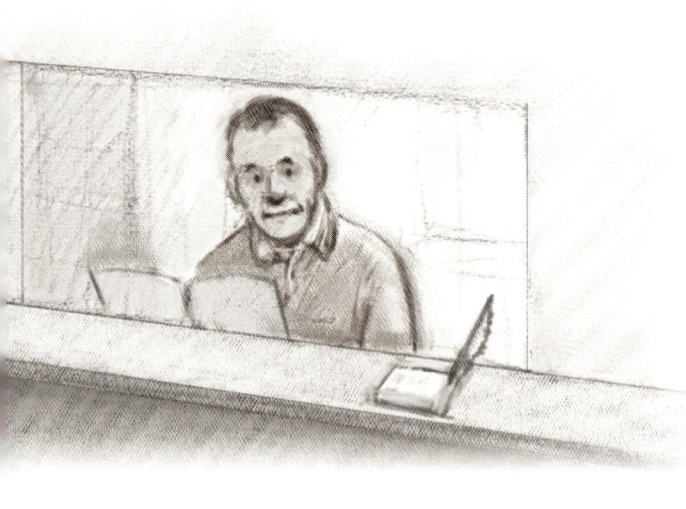

ウイルス自体の確認は，ウイルスの核酸の1つであるRNAを血液で調べることによってわかる。野口さんは一応その検査だけは受けることにした。

その結果，野口さんの血液中にウイルスが実際に存在することがわかった（HCV-RNA陽性）。医師はウイルスを消失させるため，インターフェロン療法を勧めた。そのためには入院して肝臓の組織をとって，慢性活動性肝炎であることの証明（肝組織生検）が必要であると言われた。

野口さんは体の調子が悪いわけではないし，管理人の仕事も忙しいので，わざわざ入院までする気になれなかった。次女の結婚も間近にひかえていた。

結婚式も無事に済んだ3か月後に，田舎で暮らしていた81歳の母が亡くなった。自分の肝臓障害のことなど全く忘れていた…。

―― 病気の気配 ――

60歳になった野口さんは，最近体が疲れやすく腹が張っているように感じている。

3日前，風呂上がりに妻から，

「お父さん，なんか体が黄色いようなんだけど…」と言われ，衝撃を受けた。

近くのクリニックを訪れたのはそれから1週間後だった。中年の医師はメガネを押し上げながら，

「野口さん，黄疸が出ています。腹水もあるようです。血液検査を受けてください」

1週間後再来し，検査結果を聞いた。AST 120単位，ALT 75単位，アルブミン3.2g/dL，ビリルビン2.8mg/dLであった。大学病院の消化器内科に紹介入院となった。

精密検査の結果，肝硬変がすでに完成していること，肝硬変のチャイルド（Child）分類では病期B（中等症）であること，合併症としての食道静脈瘤が形成されていること，今後肝臓癌の発生に対して定期的なチェックが必要なことを説明された。
　腹水と浮腫のコントロールには食塩制限が必要なため，野口さんの妻は管理栄養士から食事指導を受けた。以降，3か月に1回の定期的な血液検査と超音波検査が義務づけられた。

　以前より疲労が残りやすくなった。無理をするとすぐ腹水がたまってくる。しかし，外来には真面目に通った。少しでも楽になりたいという思いと，来年生まれる2人目の孫の顔を見るまでは生きていたいという思いで…。

——— 必然的な展開 ———
　そして3年が経った。
　超音波検査で肝臓右葉に2.5cmの腫瘍像が確認された。同時に行った血液検査で肝癌腫瘍マーカーのαフェトプロテイン（AFP）は600ng/mLと急激な上昇，さらにビタミンK欠乏タンパク（PIVKA-Ⅱ）の上昇もみられた。CTでも血液に富んだ所見が得られたので，画像診断的にも肝細胞癌と診断された。
　担当医は，
　「野口さんの場合，血液検査の腫瘍マーカーの上昇があり，画像診断では腫瘍が確認されています。しかし，肝臓の機能がよくないので（非代償性肝硬変の状態）肝臓癌を外科的に切除することはできません。しかし，腫瘍の大きさが3cm以下なので，超音波断層像でガイドして腫瘍を穿刺してエタノールを注入すれば治療できます」

——— 遅すぎた怒り ———
　いろいろなことを言われ，十分理解できなかったが，彼は「もういい…」と思った。
　エタノール注入療法で肝臓癌は消失した。
　その半年後，野口さんは突然，大量の吐血をした。食道静脈瘤の破裂であった。
　救急収容されたが，出血多量で蘇生できなかった。

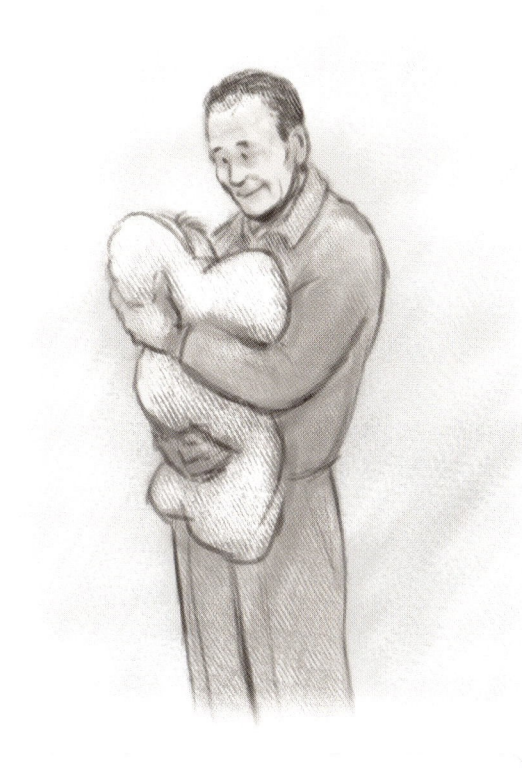

肝炎ウイルスによる**慢性肝炎**，**肝硬変**，そして**肝臓癌**発生の最もよく見られる経過である。ウイルス性慢性肝炎の怖さがここにある。ここでは，癌の発生は偶然ではない。必然的な結果である。

Hepatitis Cirrhosis Hepatoma　　肝炎・肝硬変・肝癌

肝炎・肝硬変・肝癌とは…

> 人体は多くの臓器で構成されるが，骨と筋肉を除き，1kg以上の臓器は，脳・肝臓・骨髄・皮膚である。

肝臓は想像を絶する巨大総合化学工場である

この中で，脳は別格としても，最も複雑で多くの種類の仕事をこなすのは**肝臓**である。人間の世界では考えられないような巨大総合化学工場である。その機能は多岐にわたっているが，次の4つに要約される。
① 胆汁生成
② 血漿タンパク質の合成
③ 解毒作用
④ 栄養素とビタミン代謝

胆汁は脂肪の吸収を助けるが，それ自体に消化作用はない。また，肝臓では血液浸透圧を維持するアルブミン・フィブリノーゲンなどの凝固因子，CRPに代表される急性炎症時のタンパク質など，免疫グロブリンを除くほとんどすべての**血漿タンパク質**がつくられる。

アルコール・アンモニア・ビリルビンなどの有害物質の不活化(**解毒**)も，肝臓の重要な機能である。ブドウ糖を**グリコーゲン**に変えて貯蔵する機能も忘れてはならない。

ウイルス性肝炎→慢性肝炎→肝硬変→肝癌は一連の経過である

ウイルス性肝炎は肝臓の代表的な疾患である。ウイルス性肝炎は**慢性肝炎**に移行していくことがあり，その一連の経過はすでに述べた肝臓の多くの機能を徐々にむしばんでいき，機能不全(**肝硬変**)に陥るか，肝癌(**肝細胞癌**)の発生で終わる。

経口感染するものは急性肝炎をおこすが慢性化はしない

現在，肝炎を引きおこすウイルスは，A・B・C・D・E・G型の6種類が知られている。そのうち経口感染(糞便→口)をするのはA・E型で，B・C・D・G型は経皮(血液)感染である。

つまりA・E型では前駆症状(発熱・全身倦怠感など)を伴い急性の発症をするが，肝細胞が破壊され**黄疸**が出てウイルスが排除されてしまえば，完全に治癒するということである。体には抗体は残ってもウイルスは残っていないわけで，通常のウイルス感染と同じである。

経皮(血液)感染するものは慢性化することがある

B・C・D・G型は**急性肝炎**をおこすのだが，完全にウイルスが排除されて治癒する場合とそうでない場合がある。ウイルスが体内から排除されないと，さらに高度な肝細胞の壊死が進行し急速に死に至る**劇症肝炎**になる場合と，穏やかではあるが決して肝細胞の傷害をやめない**慢性肝炎**となる(C型肝炎では80%が慢性肝炎に移行する)場合がある。

肝炎・肝硬変・肝癌

経皮（血液）感染には母児感染（垂直感染）がある

母児感染の結果，ウイルスが体内に入ると"**無症候性キャリア**"とよばれる状態になり，肝炎を発症しない限り感染したことに気づかない状況がおこる。現在では，このような感染経路が解明され，特にHBe抗原陽性の母親の妊娠の場合，児がキャリア化する可能性が高いので，抗HBsヒト免疫グロブリンの投与とB型肝炎ウイルスワクチン接種が行われる。この予防法が確立してきたので，新たなキャリアの発症は激減している。

日本ではA，B，C型肝炎がほとんどである

日本のウイルス性肝炎は，A，B，C型がほとんどである。ウイルスが体内に入ると最初，**IgM型の抗体**ができる。その後，ウイルスの排除に伴い**IgG型の抗体**に替わっていく。肝炎ウイルスの抗原抗体系で最も煩雑なのはB型肝炎である（表3）。

表3　B型肝炎ウイルスの抗原抗体系

抗原・抗体	臨床的意義
HBs抗原	B型肝炎ウイルスの存在（肝細胞質内）*)
HBs抗体	B型肝炎ウイルス感染の既往
IgM型HBc抗体	B型肝炎ウイルス肝炎に罹患中
HBe抗原	B型肝炎ウイルスの存在（末梢血中・感染力強い）
HBe抗体	末梢血液中のウイルスの減少（感染性低下）

*) HBs抗原が6か月以上持続するとき，B型肝炎ウイルスのキャリアとよぶ。

C型慢性肝炎が慢性肝炎の70-80%…治療法は進歩している

C型慢性肝炎の原因が輸血による感染であること（**輸血後肝炎**）が判明して以来，輸血用血液製剤の**C型肝炎ウイルス（HCV）抗体検査**が導入され，新規発生は激減した。しかし，すでに感染している場合，慢性化する確率は約70%と高く，ひとたび慢性化すると自然治癒を期待することはむずかしい。したがって，**肝硬変への移行**，そして，**肝細胞癌**発生という厳しい経過をとる可能性が高い。

近年，従来使用されてきた遺伝子組み換え**ペグインターフェロンアルファー2b**に経口抗ウイルス剤**リバビリン**（ribavirin，商品名はレベトール®，コペガス®など）を併用する療法の有効性が確認され，HCVが排除され肝炎が治癒する確率（ウイルス消失率）は，日本人の7割を占め，難治とされるⅠ型で高ウイルス量（10^5/mL以上）の症例で50～60%となっている。HCV遺伝子解析により，インターフェロンに対する感受性やその他の薬剤に対する反応などの研究が進めば，さらなる改善が期待される。

慢性肝炎は肝細胞が死んだところを線維が埋めていく過程（線維化）である

慢性肝炎に陥った肝臓を肉眼で観察すると，正常な肝臓のしなやかさと光沢がいささか失われている。そして顕微鏡で観察してみると，その原因が**グリソン鞘**から延びる線維であることがわかる。これを肝臓の**線維化 fibrosis**という。あたかもグリソン鞘を幹として新たに生まれ，延びていく小枝のようである。そして，20年の時間が流れると，まったく異質の肝臓の姿が出

Hepatitis Cirrhosis Hepatoma　肝炎・肝硬変・肝癌

肝炎・肝硬変・肝癌とは…

現する（図16），この異様な肝臓の状態を**肝硬変**という。

肝硬変はもう元に戻れない廃墟と化した肝臓の姿である

　そこには想像を絶する巨大化学工場とよばれた人体臓器の雄を偲ばせるものは微塵もない。もう，人体を構成する細胞たちが必要とするアルブミンや凝固因子を供給することもできない。アンモニア・ビリルビン・アルコールなどの有害物質を処理することもできない。

　高度な**線維化**による萎縮しきった肝臓の中を流れる血液は停滞し，門脈圧は上昇を続け，るいるいと怒張した**食道静脈瘤**は破裂を待つだけとなる（図17）。

　この肝硬変の臨床症状は，**代償期**（症状がない）と**非代償期**（疲れやすい，食欲がないなどの症状の出現）で異なる。

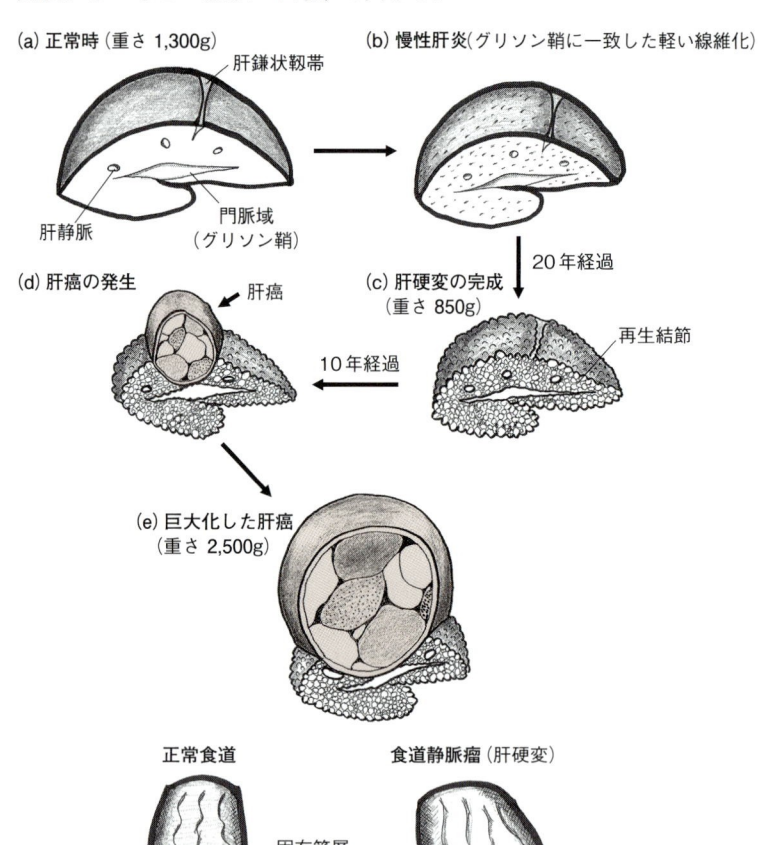

(a) 正常時（重さ 1,300g）　　肝鎌状靱帯
肝静脈　　門脈域（グリソン鞘）

(b) 慢性肝炎（グリソン鞘に一致した軽い線維化）

20年経過

(c) 肝硬変の完成（重さ 850g）　　再生結節

10年経過

(d) 肝癌の発生　　肝癌

(e) 巨大化した肝癌（重さ 2,500g）

図16　肝硬変への過程と肝癌（肝細胞癌）の発生

正常食道　　　食道静脈瘤（肝硬変）

固有筋層
粘膜上皮（重層扁平上皮）
胃粘膜上皮（単層円柱上皮）
食道噴門接合部
胃（噴門部）

食道静脈瘤（断面）
食道静脈瘤
胃（噴門部）

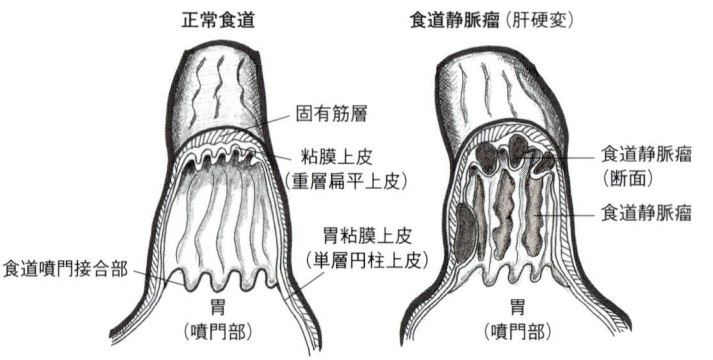

図17　食道静脈瘤の発生

肝炎・肝硬変・肝癌

非代償期は，食道静脈瘤破裂・腹水・浮腫・黄疸・意識障害がおこる

　これらの症状は，肝細胞機能の破綻（黄疸・浮腫・意識障害）と肝臓の線維化によって門脈圧が上昇した結果（門脈圧亢進症：食道静脈瘤・腹水）がかみあってつくられる。その評価法として**チャイルド分類**（肝硬変の重症度，病期分類）が用いられる（**表4**）。

　事例の野口さんの肝硬変は，チャイルドB（中等症）であった。

表4　肝硬変のチャイルド分類

	チャイルドA（軽症）	チャイルドB（中等症）	チャイルドC（重症）
血清ビリルビン（mg/dL）	2.0以下	2.0〜3.0	3.01以上
血清アルブミン（mg/dL）	3.5以上	3.0〜3.5	3.0以下
腹水	なし	コントロール可能	コントロール困難
肝性脳症	ない	軽度	中等度〜昏睡
栄養状態	良好	良好	不良

日本人の肝硬変の80％は，肝炎ウイルスによる

　日本人の肝硬変の80％は，肝炎ウイルスによるものである。20％は**B型慢性肝炎**，60％は**C型慢性肝炎**でC型肝炎ウイルス（HCV）によるものが多い。そのほか，アルコールも重要な原因である。

慢性肝炎は20年で肝硬変，30年で肝細胞癌に

　肝細胞癌（原発性の肝癌は正確にはこのようによぶ）は，肝硬変をおこした肝臓に発生する。萎縮し廃墟と化した肝硬変の肝臓に，あたかもあざ笑うかのように突如として巨大な**肝細胞癌**が出現する（**図16**）。

　最近の研究によれば，肝細胞癌は肝硬変にまだなっていない慢性肝炎の状態からでも，発生することがわかってきた。

肝炎ウイルスによって発症する肝細胞癌は予防可能

　肝細胞癌は肝炎ウイルスによって発症する。原因がわかっている数少ない癌である。したがって，肝細胞癌の撲滅は**肝炎ウイルス**の慢性感染を予防すればよいという具体的な戦略がみえている癌といえる。つまり，近い将来ウイルスによる肝臓癌で亡くなる人はいなくなるだろう。

慢性肝炎・肝硬変・肝癌の臨床像

①B型とC型ウイルス肝炎が，慢性肝炎→肝硬変→肝癌の原因になる
②経口感染より非経口（血液）感染が問題
③肝癌は肝炎ウイルスによっておこる

Non-alcoholic Fatty Liver Disease 非アルコール性脂肪性肝疾患

非アルコール性脂肪性肝疾患（NAFLD）
知らぬ間に肝硬変になることがある

　厳しい冬の名残をやさしく包み込むように，白梅がほころびはじめたキャンパスの中庭。そのベンチに鈴木康一郎は浮かぬ顔で座っている。昨夜，当直の合間に読んだ肝臓専門誌の"読者からの手紙"の一節を思い起こしている。

　「肝臓の疾患といえば，ウイルス性肝炎・肝硬変・肝細胞癌が3つの柱でした。私はこの20年これらの疾患の診断と治療に明け暮れました。しかし，ふと気付いてみるとあと10年もすればこれらの疾患は征服されていることに気づきました。肝臓病の専門医として今後どうすればいいのでしょう。肝臓以外の疾患に対してあまりにも無力な自分をリアルに実感する今日この頃です…。」このところ心の中に兆していた，自らの今後に対する不安をみごとに穿つ読者からの問いかけに，思わず小さく叫んだ。「なんだこれは，俺自身の不安そのものじゃないのか。」

　鈴木は卒後ただちに，母校の消化器内科学教室に入局し肝臓病学を専攻してきた。ベッド数1,200床をほこる巨大大学付属病院で，がむしゃらに15年間働き続け，現在39歳，助手で医局長を務めている。

　ひたすら肝細胞癌を針で穿刺しエタノール注入で撲滅する治療に携わってきた。教授から時折促される博士論文を書かねばとの焦燥感を打ち消すかのように現場に没頭してきた。その結果，"博士号など足の裏の米粒"だ，とってもとらなくても，どうってことはない，と理屈でかため実践主義者としてのプライドだけが自分をささえてきたように感じている。確かに，技術は向上し，どのような場所にできた小さな肝細胞癌でも穿刺できるという自信は確固たるものとなった。事実，鈴木の穿刺をもとめ，多くの紹介患者が来院する毎日なのだ。

　鈴木の田舎は雪深い日本海沿岸にある。その村落のはずれに鎮守の森があり，その社の後ろにひっそ

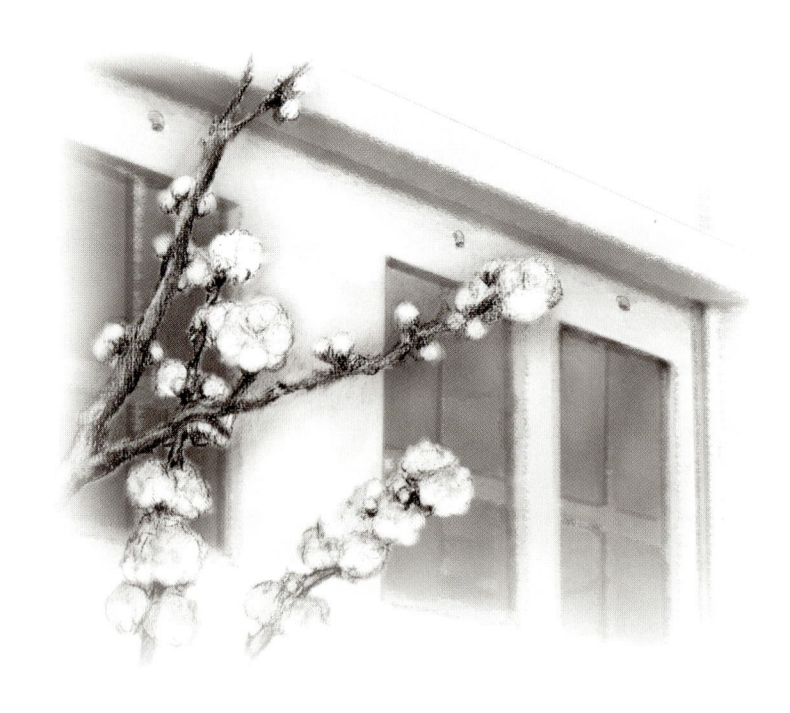

りとたたずむ白梅が、雪解けの頃、なにげなく姿を現す。彼はその目に飛び込んでくる可憐なたたずまいとほのかに漂う香がすきだった。

看護師の声に誘われ、BMIが39の肥満した身体を左右におおきく揺らせ、診察室に入ってきた52歳の遠藤さんは、ドッコイショと椅子に腰掛けた。

「遠藤さん、右の上腹部が張ったような感じがする原因がわかりましたよ。」いつもは眠っているような眼がパット見開き、「やっぱり、だとおもった、肥満のせいではなかったわけだね」とまくし立てた。

「超音波検査で肝臓にかなりの脂肪が蓄積していることがわかりました。脂肪肝の状態です。あなたは下戸でアルコールはまったく飲みませんし、薬も服用していませんから、この脂肪の蓄積はそれ以外の原因によるということになりますね。

そして、血液検査をみますとね、肝細胞の中にあるAST（GOT）とALT（GPT）という酵素が少し上昇しています。また、胆汁が流れる通路にある細胞のアルカリフォスファターゼとγ-GTPもわずかに上昇しています。つまり、脂肪の沈着が肝臓を痛めつけているわけです。

遠藤さん、あなたの体重は10年前から徐々に増加して現在かなり肥満しています。しかも、糖尿病の傾向が出始めています。幸い、高血圧はありませんからありがたいことですが、今後の健康管理はあなたの一生に意味あるものとなりますよ」

「何もったいぶってるんだよ。先生、はやく、病名を言ったらどうだい。覚悟はできてるんだからさ」築地で魚屋を営んでいる気風のいい女性だけあって、医者に物怖じしない対応である。鈴木はこんな彼女を快げに受け止めている。

「はい、癌じゃありませんよ。遠藤さん。すぐに死ぬような病気じゃないんですがね。専門的には非アルコール性脂肪性肝疾患といいます、長くてわかりにくい病名で申し訳ない。メモ用紙に書いておきましょう。体重の管理が問題になりますが、いささか長い付き合いになるでしょう。まあ、ぼちぼちやりましょう」

よくわからないが、またくると遠藤さんが診察室から出て行った途端、鈴木はニヤリと笑った。大学病院を退職し、東京下町の診療所所長として赴任して3年がたつ。「これからは、非アルコール性脂肪性肝疾患が肝臓病の主流になるだろう。斬った貼ったの世界も一休みだな」

診療所の入り口にたたずむ白梅の香が、彼の鼻腔をくすぐった。

> 高血圧・糖尿病といった自覚症状のないままに、突然の合併症に苦悶する疾患と同じように、非アルコール性脂肪性肝疾患は、無症状のまま肝硬変に突入していくリスクをもつ慢性疾患として、今後、肝臓病の主流になるものと思われる。この事情は無症状のまま慢性腎不全になってしまう場合のあるIgA腎症の自然経過と似ている。

Non-alcoholic Fatty Liver Disease 非アルコール性脂肪性肝疾患

非アルコール性脂肪性肝疾患（NAFLD）とは…

非アルコール性脂肪性肝疾患（NAFLD）は増加している

アルコール摂取による肝臓の傷害，とりわけ**脂肪肝**はよく知られている。ところが，アルコールを飲まなくても脂肪肝をはじめとする**肝臓の細胞障害**が起こる病態が明らかになってきた。非アルコール性脂肪性肝疾患（nonalcoholic fatty liver disease；NAFLD）という。

非アルコール性脂肪性肝疾患には，さまざまな肝細胞障害が含まれる

従来，非アルコール性脂肪性肝炎（nonalcoholic steatohepatitis；略してNASHナッシュ。1980年，メイヨークリニックMayo ClinicのLudwigらによって提唱された）といわれたものも含まれるが，その頻度の増加とともに肝臓障害に広いスペクトラムをもつ疾患として認知され，今日，非アルコール性脂肪性肝疾患は，単純な脂肪沈着（**単純性脂肪肝**）から脂肪性肝炎（いわゆる**ナッシュ**），さらには線維化（**肝線維症**）を含み，最終的には**肝硬変**に至るポテンシャルを持っている疾患群として確固たる臨床疾患単位をなす。

非アルコール性脂肪性肝疾患も，肝硬変の原因

つまり，アルコールや薬剤や肝炎ウイルスと関係のない原因不明とされた肝硬変の一部は，この非アルコール性脂肪性肝疾患によると考えられる。

その一般人口における頻度は10〜24％とされる。日本成人の10％，中年の肥満女性が多いが，肥満のない場合もあり，また子供にも発生する。

肥満・2型糖尿病・脂質異常症が危険因子である

肥満のなかでも**体幹性肥満**（truncal obesity）が重要である。脂質異常症ではコレステロールより中性脂肪の上昇が問題となる。2型糖尿病の約50％にこの非アルコール性脂肪性肝疾患が見られる。しかも，2型糖尿病で肥満が強いと肝臓の脂肪沈着は100％，脂肪性肝炎は50％，そして，20％はすでに肝硬変に至っているという報告もある。現在，肥満の指標として用いられるBMI（体格指数）〔body mas index：体重（Kg）÷身長（m）^{2}〕によると，**表5**のように分類される。

表5 BMIでみる肥満

		BMI（Kg/m2）
やせ（underweight）		＜18.5
正常（normal）		18.5〜24.9
過体重（overweight）		25.0〜29.9
肥満（obesity）	Ⅰ度	30.0〜34.9
	Ⅱ度	35.0〜39.9
	Ⅲ度	≧40

現在，日本人の2％がBMI≧30の肥満である。過体重の人を加えると約25％といわれる。つまり，日本人の4人に1人が肥満状況にある。

非アルコール性脂肪性肝疾患

無症状だが軽度な肝機能異常がみられる

非アルコール性脂肪性肝疾患と診断されたとき，全く無症状のことがほとんどである。しかし，よく聞くと疲れやすいとか右上腹部の張った感じを自覚している場合がある。これは**脂肪沈着**により肝臓が腫大し肝臓被膜を伸展していることによる。事例の田村さんの場合もそうだった。

血液検査をしてみると，AST（GOT）とALT（GPT）が軽度上昇しAST（GOT）/ALT（GPT）比率が1以下である。しかし，この比率は肝臓に線維化がおこり肝硬変に移行すると上昇するので，1回だけの検査データで判断することは危険である。さらに，胆道系酵素の**アルカリフォスファターゼ**や**γ-GTP**が少し上昇していることが多い。鉄の備蓄量を示す**血清フェリチン値**は50％で上昇している。診断時に，低アルブミン血症やプロトロンビン時間の延長，高ビリルビン血症で黄疸が出現しているとなると，すでに肝硬変の状態に突入していることになる。

単純性脂肪肝から脂肪性肝炎・肝線維症・肝硬変に進んでいく頻度は不明

非アルコール性脂肪性肝疾患の中で最も予後のよいのは**単純性脂肪肝**である。この脂肪肝の状態から，**脂肪性肝炎→肝線維症→肝硬変**へと肝障害が進行していくグループの正確な頻度はわかっていない。短期間（3.5年から11年）の経過観察のデータ（わずか54例ではあるが後述する肝生検によって病理組織の評価がなされている）によれば，13％は脂肪肝が改善，59％は単純性脂肪肝のままで進行せず，28％は肝障害が進行し，高度な線維症や肝硬変に進行したのは1％以下であった。また，肝不全で肝臓移植となったわずか2.9％が非アルコール性脂肪性肝炎によったという報告もある。しかし，小児にも発生する疾患なので，非アルコール性脂肪性肝疾患のより正確な自然経過が明らかになるにはまだ時間がかかるだろう。

アルコールが原因ではないことを確認する

脂肪肝の原因としてアルコールはその筆頭である。1日，女性で20g，男性で30g以上のアルコールを摂取すると肝障害がおこってくるといわれている。350mLのビール，120mLのワイン，45mLのウイスキーがアルコール10gに相当するので，男性ならビール1日350mL缶3本以上，ワイン360mL以上，ウイスキーなら135mL以上ということになる。

事例の遠藤さんのように下戸で全くアルコールを飲まない場合ははっきりしているが，それ以外となると正確な**アルコール摂取歴**の聞き取りが必要となる。

また，アルコール以外に脂肪肝の原因になるものとして，薬剤・ウイルス・自己免疫疾患・肝臓毒などがあり，そのような原因が存在しないことを確認しなければならない。

非アルコール性脂肪性肝疾患の脂肪は大滴性

肝細胞の細胞質に蓄積する脂肪の様式には2つある。微細な脂肪滴が集まる場合（**小滴性脂肪**）と，おおむね1〜3個の大きな脂肪滴が肝細胞質を占拠する場合（**大滴性脂肪**）である（**図18**）。小滴性脂肪変性がみられるのは，妊

Non-alcoholic Fatty Liver Disease　非アルコール性脂肪性肝疾患

非アルコール性脂肪性肝疾患(NAFLD)とは…

娠時の脂肪肝や熱性のウイルス感染でみられる重篤な脳障害をきたす**ライ症候群**(Reye's syndrome)が有名だが，非アルコール性脂肪性肝疾患でみられるのは，**大滴性脂肪変性**である。

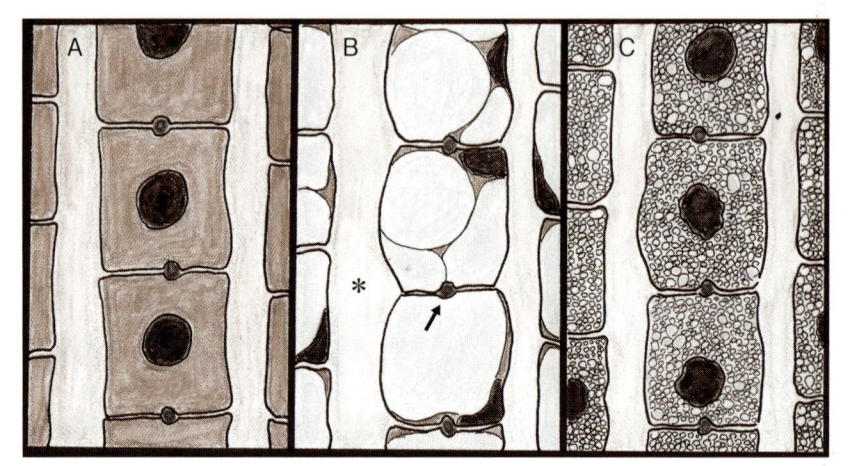

図18　大滴性脂肪沈着(B)と小滴性脂肪沈着(C)
肝細胞の脂肪沈着様式には2つある。沈着する脂肪滴の大きさによって，大滴性(macrovesicular)脂肪と小滴性(microvesicular)脂肪に分類する。非アルコール性脂肪性肝疾患は大滴性脂肪沈着を示す。
正常肝組織は，肝細胞が1列に並ぶ索状構造をとる(A)。その接する2つの肝細胞面には，微細胆管(→)が構築され，ビリルビン色素を含む胆汁が分泌される。一方，類洞(*)方向に向く肝細胞面からは，肝細胞が産生するさまざまなタンパク質(アルブミンやフィブリノゲンなど)が分泌され，血液循環に乗り全身に行きわたる。だから，肝細胞は1個の細胞が外分泌と内分泌の2つの機能をもつ，とんでもない細胞なのだ。大滴性脂肪がこの肝細胞の細胞質を占拠すると，中央にあった核は辺縁に押しやられる。しかし，小滴性脂肪の沈着の場合，中央にある核の位置はさほど影響を受けない。類洞の内皮細胞とクッパー細胞は省略してある。

表6に大滴性脂肪肝の原因をまとめておこう。

表6　大滴性脂肪肝の原因
① インスリン抵抗性(高インスリン血症状態)
　　a) 体幹性肥満
　　b) 2型糖尿病
② 薬剤性
　　a) 糖質コルチコイド
　　b) エストロゲン
　　c) タモキシフェン(乳癌に使用される抗エストロゲン剤)
　　d) アミオダロン(抗不整脈剤)
③ 栄養障害性
　　a) 飢餓
　　b) タンパク質欠乏(Kwashiorkor)
　　c) コリン欠乏
④ 肝疾患その他
　　a) ウイルソン病
　　b) 慢性C型肝炎(genotype 3)
　　c) 空腸回腸バイパス

後述するが，非アルコール性脂肪性肝疾患の原因は，①の**インスリン抵抗性**が重要だと考えられているのだが，それ以外，薬剤性やウイルスによる慢性C型肝炎も大滴性脂肪肝の原因となる。

非アルコール性脂肪性肝疾患

画像診断で肝臓の脂肪沈着の状態を把握することができる

肝臓の脂肪沈着を画像診断で容易に捉えることができるようになり，そのことによって非アルコール性脂肪性肝疾患の発見頻度が高くなったともいえる。とりわけ，**超音波検査**は簡便であり脂肪沈着に対して感度が高い（感度89％，特異性93％）。肝臓細胞に脂肪が沈着するにつれ肝臓のエコーのレベルが上昇し，肝臓に接している右腎臓の実質エコーと比べ，肝実質は白くみえる。この現象を"**肝腎コントラスト**"の上昇という（図19）。**CT検査**でも，脂肪沈着によって肝臓のCT値が低下するので（より黒く見える）脂肪肝の存在とその程度をある程度読み取ることができる。しかし，これらの情報は脂肪の沈着の程度を表しているだけで，肝細胞の障害の程度を表すものではない。

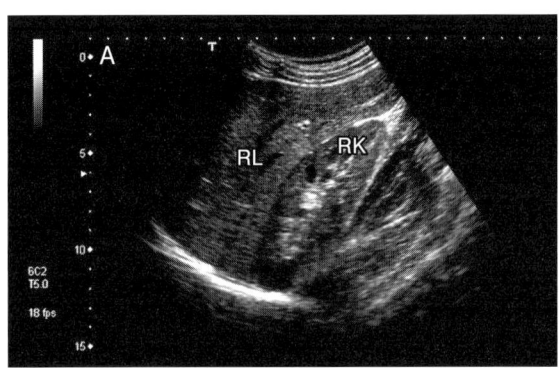

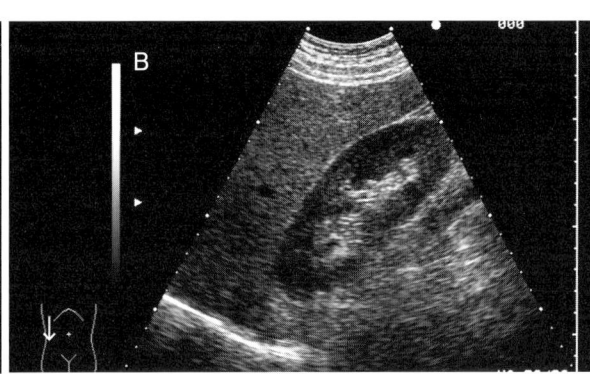

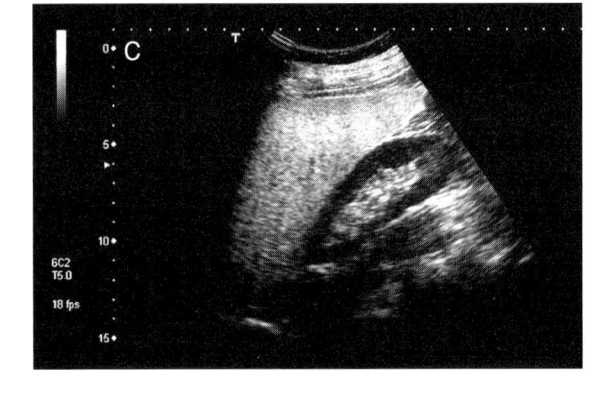

図19　脂肪肝の超音波像

コンベックス型（皮膚との接触面が曲面をなしている）の探触子を右肋間にあて，肝臓の右葉（RL）と右腎臓（RK）を同時に捕えた超音波像。脂肪肝のないコントロール（A）と軽度脂肪肝（B）と高度脂肪肝（C）を示す。肝臓右葉の実質エコーと腎臓の実質エコーを比較すると，コントロール（A）ではほとんど差がないが，肝臓の脂肪沈着が軽度（B）から高度（C）になるにつれ，肝臓実質エコーも上昇し（白くなる）腎実質エコーとの差が開いていく。これを肝腎コントラストの上昇という。腎臓中央部のエコーレベルの高い部分は腎盂腎杯系をとらえており，肝臓実質エコーと比較する領域ではない（東京厚生年金病院生理検査室）。

肝細胞障害の程度は肝臓組織生検（肝生検）でわかる

肝生検は，超音波でガイドしながら肝臓を針で穿刺して，長さ1-2cm，幅1mm弱の肝組織を採取し，さまざまな染色を施した後，顕微鏡で観察する病理組織検査である。脂肪沈着・肝細胞の障害・炎症・線維化などの程度が手にとるようにわかる。**肝硬変**が完成しているかどうかの判断も容易である（巻頭カラー p. vii 実物を見る「肝臓針生検の実物」参照）。

事例の遠藤さんは，その後，鈴木医師に説得されて肝生検を受けた。その結果，非アルコール性脂肪性肝炎（NASH）の状態で**線維化**が軽度みられた。この肝生検結果は，その後の生活指導に生かされることになる。

Non-alcoholic Fatty Liver Disease　非アルコール性脂肪性肝疾患

非アルコール性脂肪性肝疾患（NAFLD）とは…

脂肪沈着による肝障害に関与するインスリン抵抗性と酸化ストレス

　肝細胞の中に脂肪（とくに**中性脂肪**）が蓄積することから非アルコール性脂肪性肝疾患が始まる。肝細胞は脂肪酸を取り込んでエステル化し中性脂肪を合成している。合成された中性脂肪の一部は**超低比重リポタンパク（VLDL）**として肝細胞の外に出て行く。正常なこの脂質代謝に変調が生じれば中性脂肪が肝細胞内に蓄積していく。この変調の原因としてインスリン抵抗性が重要である。インスリンは肝細胞だけでなく横紋筋細胞や脂肪細胞などに働きその正常な機能の保持に重要な役割を果たしている。**インスリン抵抗性**とは，これらの細胞にインスリンが作用しにくくなることをいう。その結果，膵臓のランゲルハンス島（巻頭カラー p.viii 実物を見る「ランゲルハンス島は確かに島に見える」参照）はインスリンを必要以上に分泌し，なんとかインスリン作用を発揮させようとする。つまり，高インスリン血症の状態が持続するようになり，**耐糖能異常や2型糖尿病**が発生する素地を作る。

> インスリン抵抗性の簡便な指標として Turner らによる HOMA-IR が用いられる。
> HOMA-IR ＝ 空腹時血糖値(mg/dL)×空腹時インスリン濃度（μU/mL)÷405
> HOMA-IR＞1.64 の場合，インスリン抵抗性ありと判断する。

インスリン抵抗性には主にタンパク質が関係している

　インスリン抵抗性にはインスリンの作用を抑制する多様な物質（主にタンパク質），細胞の成長や信号伝達を阻害する **Rad**，インスリンが刺激する酵素活性を抑制する細胞膜糖タンパクの **PC-1**，インスリン受容体の感度を下げる**レプチン**（食欲抑制ホルモンでもある）や**腫瘍壊死因子 α** などが関係する。脂肪酸はインスリンによる細胞のブドウ糖取り込み刺激を抑制する。

インスリン抵抗性が持続すると，脂肪酸増加により肝細胞は死滅する

　インスリン抵抗性が持続すると脂肪組織ではインスリン作用による正常な脂肪代謝ができなくなり，脂肪分解が増加し，血液中の**脂肪酸**がさらに上昇し，肝細胞の脂肪酸取り込みも増加する。過剰に蓄積した脂肪酸は**ミトコンドリアやマイクロソーム**に過度な負担をかけ，余力に富んだ肝細胞もその限界に近づく。なんとか肝細胞がしのげる範囲の脂肪沈着であれば単純性脂肪肝のレベルでとどまるが，処理を必要とする脂肪酸がさらに増加すると，ミトコンドリアによって効率よく分解されて ATP（アデノシン三リン酸）に変換されていくはずのこの脂肪酸が"酸化ストレス"となり，ミトコンドリアを傷害し始める。脂肪酸自体が直接の細胞毒としても作用し，ATP 産生は減少し，肝細胞は Fas リガンドを誘導し**アポトーシス**（apoptosis）に陥り死滅する。同時に，サイトカインも誘導され炎症細胞の**遊走**を引きおこし，また**クッパー星細胞**の活性化により線維化が進行するとされている。

治療は，ダイエットと運動につきる

　何よりまず過剰な体重をコントロールすること。それがインスリン抵抗性に対する最も効果的な対処であり，脂質異常症や高血糖の改善にもつながる。薬物療法もインスリン抵抗性に対する薬剤が基本となっていく。

Kidney Urology

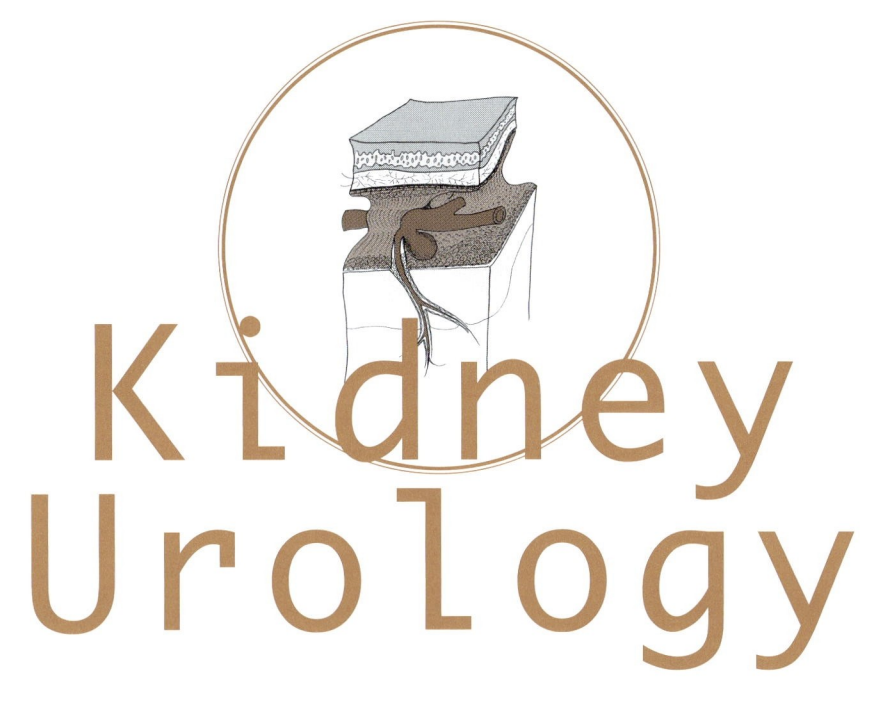

腎・泌尿器疾患

一つの毒を排除するためには。一千の力が必要なのです。
一人で退治する？ 君は何様だと思っているんだ。

182 ネフローゼ症候群

190 急性腎不全

194 慢性腎不全

200 腎盂腎炎

202 IgA 腎症

210 前立腺癌と前立腺肥大症

Nephrotic Syndrome　ネフローゼ症候群

ネフローゼ症候群
大量のタンパク尿と浮腫

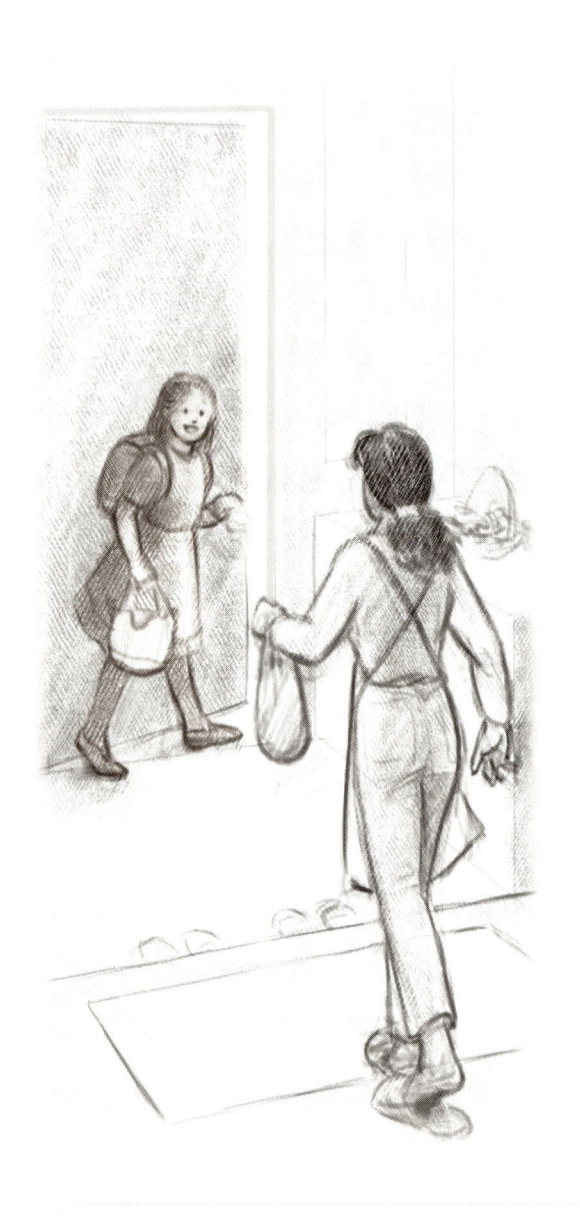

　真弓ちゃんは，明るくておしゃべりな小学3年生。体は大きく，体重は30kgある。お母さんは，最近，真弓ちゃんの顔が"むくんでいる"のではと心配している。初めは，カロリーオーバーで体重が増えたんだと軽く考えていたのだが…。明日は学校を休ませて病院へ行こうと決心した。

　小児科医院の先生は，
「体重が33kgと増えています。確かに浮腫がありますから，体重の増加はそのためでしょう。尿検査ではタンパクが+++とかなり出ています。お母さんのお話だと，浮腫が出たのはもう1週間以上前なので，ネフローゼ症候群という腎臓の病気の可能性があります」
と説明し，市民病院の小児科に紹介された。

　検査の結果，タンパク尿3.8g/日，血清の総タンパク量5.7g/dL（アルブミン2.8g/dL），血清総コレステロール260mg/dLで，ネフローゼ症候群の診断が下った。

　入院し，塩分の制限と利尿薬とステロイド薬の使用により，改善し退院できた。

小児ネフローゼ症候群の典型的な事例である。ネフローゼ症候群は，①1日3.5g以上のタンパク尿の持続，②血清総タンパク量6.0g/dL以下の基準を満たす状態であり，原因を表わすものではない。

ネフローゼ症候群とは…

ネフローゼ症候群は，小児の場合と成人の場合でその原因に大きな差がある。しかし，前記の基準は，小児・成人を問わず使用される（ただし，乳児ではタンパク尿3.0g/日，血清総タンパク量5.5g/dLが用いられる）。

ネフローゼ症候群の病態は，タンパク尿→低タンパク血症→浮腫である

まず，タンパク質（特にアルブミン）が尿中に持続的に排泄され（**タンパク尿**），その結果，血中タンパク質が低下（**低タンパク血症**）し，血漿膠質浸透圧が下がり**浮腫**がおこる。また，リポタンパク質の過剰産生と代謝異常の結果，脂質異常症（高コレステロール血症・高中性脂肪血症）が，さらに，血液凝固能の亢進（フィブリノーゲンの増加・アンチトロンビンⅢの低下）により血栓や梗塞をおこしやすくなる。

小児ネフローゼ症候群の原因は，微小変化群が多い

タンパク質は糸球体で濾過されないので，タンパク質が尿中に出現するということは異常である（参照：腎臓の病態生理① p.184）。タンパク質が漏れてしまう原因は，ネフローゼ症候群の原因によって異なっている。

小児ネフローゼ症候群の最も多い原因は，**微小変化群** minor-change glomerulopathy で80％を占める。成人ネフローゼ症候群の原因は，**糖尿病性腎症**が最も多いが，原発性糸球体疾患（腎臓自体の異常による腎臓病）では，**膜性腎炎** membranous glomerulonephritis が多い。微小変化群のタンパク漏出の原因は，糸球体毛細血管壁の基底膜の荷電の消失にあるといわれ，膜性腎炎では糸球体毛細血管壁の穴が大きくなってしまったためと考えられている。

食事療法は，タンパク質の摂取を考慮し，低栄養にならないように注意する

以前は，ネフローゼ症候群の食事療法として高タンパク食あるいはアミノ酸の補充がよいといわれたことがあるが，現在では高タンパク食が血中タンパク質（血清アルブミン）を上昇させないということがわかっている。むしろ，タンパク質異化の亢進と尿タンパクの増加をきたすことすらある。高タンパク食は糸球体濾過率（GFR）を増加させるからである。

現在では，1日体重1kgあたり**0.7g**の**低タンパク食**が勧められている。ただし，タンパク制限が低栄養に直結しやすいので，低タンパクにこだわりすぎるのは問題である。栄養状態の維持を優先させるべきである。**低栄養**は腎不全への最も強力な増悪因子である。

ネフローゼ症候群の臨床像
① 1日3.5g以上のタンパク尿
② 低タンパク血症と高脂血症
③ 浮腫（心不全と異なり，顔面に出やすい）

腎臓の病態生理 ①

尿の原料は血液です

尿は血液からつくられる

尿は血液の非細胞成分である**血漿**に外見的にはきわめてよく似ている。ともに"淡黄色"である。尿の淡黄色は**ウロビリン**，血漿は**ビリルビン**色素による。しかし，その内容には大きな差がある。それは，体にとっての必要物を含む血漿と不要物しか含まない尿との差でもある。血液は薄い塩味だが，尿はやや苦みをもった塩味である。この塩味は**塩化ナトリウム**（NaCl）の存在による。苦み（にがみ）は老廃物の味と考えてよい。

尿は血漿より比重は軽いが，浸透圧は高い。尿は**弱酸性**だが血液は**弱アルカリ性**である。実は海水も弱アルカリ性で血漿と同じ性状であることを覚えておこう。最も重要な点は，血漿は変動幅がきわめて小さいのに尿は大きく変動する（表1）ことである。つまり，血液を正常に維持するために，尿は性状を変化させている。

表1 水・血漿・尿の基本的性状（通常の食事の場合）

	色調	比重	pH	浸透圧 (mOsm/L)
水	無色	1	7	*
血漿	淡黄色	1.06	7.35〜7.45	280〜295
尿	淡黄色	1.003〜1.03	5〜7	500〜850

血液を正常に維持するために尿は性状を変化させている

その変化には**水分量**と**電解質**（Na^+，Cl^-，HCO_3^-）と**非電解質**（タンパク質・ブドウ糖・尿素・尿酸・クレアチニン）の変化が反映される。pHは水素イオン濃度に，比重は非電解質（尿素・ブドウ糖・タンパク質）に，浸透圧は電解質（Na^+，Cl^-など）に依存する。正常な血漿中および尿中の非電解質と電解質の組成をみておこう（表2，3）。

表2 血漿中および尿中の非電解質の組成―比重と関係する

単位 (mg/dL)	アルブミン	コレステロール	ブドウ糖	尿素	尿酸	クレアチニン	ビリルビン
血漿	4,500	150	100	15	3	1.5	0.5
尿	0	0	0	2,500	30	115	0

非電解質性の老廃物（尿素・尿酸・クレアチニンなど）が尿中に濃縮され出現していること，しかし，人体に必要な**非電解質成分**（アルブミン・ブドウ糖・コレステロールなど）は全く尿中に失われていないことに注目しておこう。もし，糖尿病で多量のブドウ糖が，またネフローゼ症候群で多量のタンパク質（アルブミン）が尿中に出現すれば，尿の比重は増加する。

表3 血漿中および尿中の電解質の組成―浸透圧と関係する

mOsm/kg	Na^+	K^+	Cl^-	HCO_3^-
血漿	140	4	108	24
尿	140	60	140	0

腎臓の病態生理①

主要イオンの差は，尿は血液に比し，K^+ が多く HCO_3^- をほとんど含まないことだが，リン酸・硫酸・カルシウムイオンは多く含まれる。

pHを決める水素イオン濃度の調節は酸塩基平衡ともいわれ，浸透圧とともに体液恒常性維持の二大機構である。体液恒常性の維持が尿を生成する腎臓のもう1つの重要な機能である。

腎臓の機能は老廃物の除去と体液の恒常性の維持である

老廃物の代表は**尿素**（$CO(NH_2)_2$）であり，これが最も多い。人間は生きていくために一定量（60g）の**タンパク質**を毎日食べなければならない。体を構成しているタンパク質の構成成分である**アミノ酸**が毎日一定量ずつ分解されていくからである。アミノ酸は窒素を含んでおり，この最終代謝物は**アンモニア**（NH_3）か**尿酸**か**尿素**のかたちしかない。魚はアンモニア，鳥は尿酸，人間では尿素が排泄物の中心である。アンモニアは有毒だが，尿素は水によく溶け無害である。尿の鼻を刺す臭いの原因がアンモニアである。

ネフロンは糸球体と尿細管からなる

尿を生成する単位をネフロンといい，糸球体・尿細管からなる（図1）。

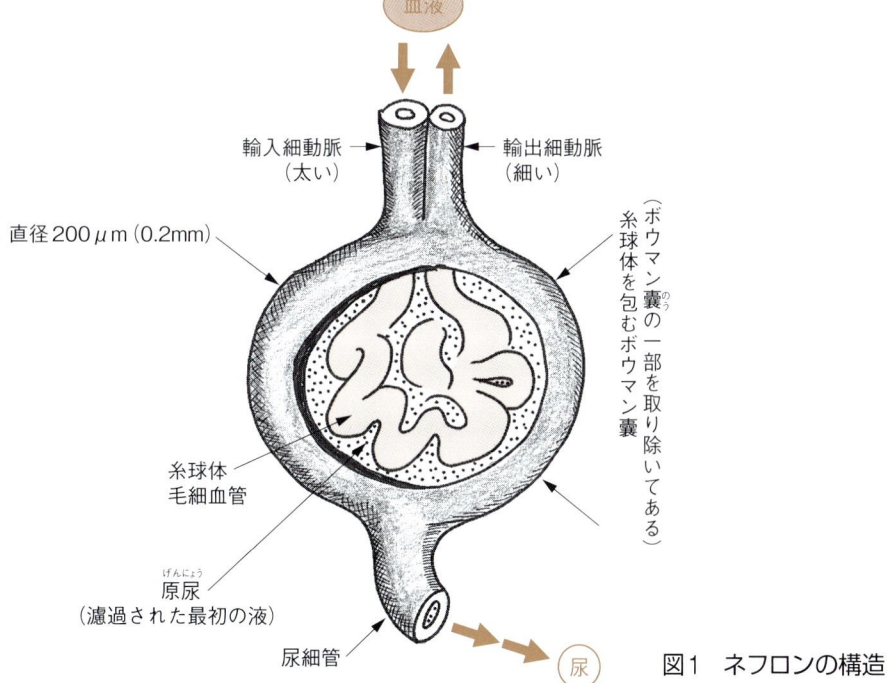

図1 ネフロンの構造

糸球体は濾過機能を，尿細管は再吸収と分泌機能をもつ

腎臓は，後腹膜の脂肪の中に存在する臓器で左右2つある。その重さは1個150g，左右合わせて300gで心臓の重さにほぼ等しい。右の腎臓は上方（頭側）に肝臓があるため，左より下がった位置にある。この腎臓に大動脈から分岐した**腎動脈**が入り，糸球体の存在する皮質に向かってどんどん細くなっていく。最後は毛細血管となりネフロンの構成要素となる。

腎臓の病態生理①

尿の原料は血液です

腎臓には，2種類の毛細血管がある

"糸球体毛細血管"と"尿細管周囲毛細血管"である。前者は腎臓にしかない毛細血管で，細動脈に始まり細動脈に終わる高圧系で，透過性が高く濾過に適している。後者は通常の毛細血管と同様に細動脈に始まり細静脈に終わる低圧系で，穴が豊富なため吸収に適している（図2）。図1の輸入細動脈が輸出細動脈より太く描いてあることに気づいただろうか。事実，輸出細動脈は輸入細動脈より細いのである。そのほうが糸球体毛細血管内圧を上げ，濾過圧を上昇させるのに適している。

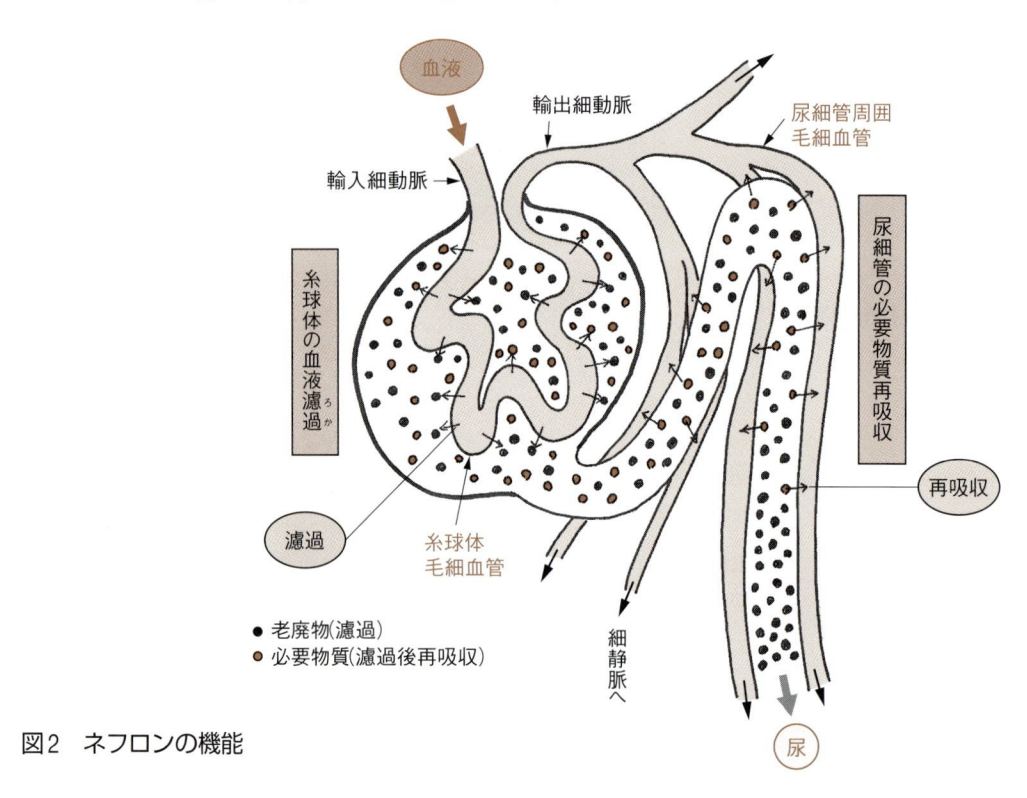

図2　ネフロンの機能

腎動脈から流れ込んだ血液は以下の経路で，2つの毛細血管を通過し腎静脈に戻る。

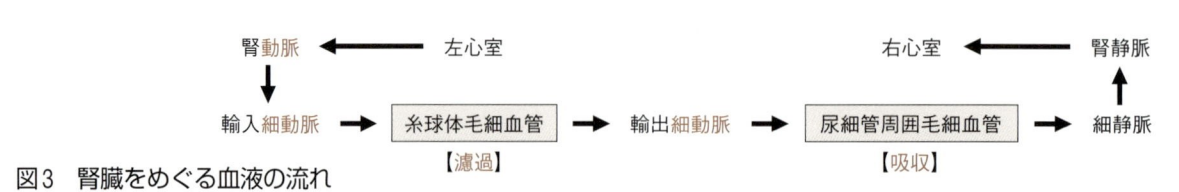

図3　腎臓をめぐる血液の流れ

糸球体は200 μm（0.2 mm）で，肉眼でかろうじて見える程度の大きさである（これは肺胞の大きさに等しい）。左右合わせて200万個存在する。ここで血液の濾過が行われる。

腎臓の病態生理①

血液の濾過は，糸球体毛細血管壁を通して行われる

糸球体毛細血管壁は，①糸球体毛細血管内皮細胞，②基底膜，③有足細胞からなる濾過装置である。単に物質の大きさだけの濾過装置でなく，人体にとって不要なものを選別する能力をもつため，**超濾過装置** ultrafiltration という。大きさ 4 nm（0.004 μm，分子量だと 7 万）以下の粒子は自由に通過していく。赤血球は直径 7 μm もあり，タンパク質や電解質の大きさとは月とスッポンの差があるので，とても通過できない。さらに，粒子の大きさ size だけでなく，荷電 charge 状態（陰性か陽性か）によっても通過の制限を受けている。

糸球体毛細血管壁の通過は，大きさと荷電の二重の制約を受ける

通過物質の大きさは，糸球体毛細血管内皮細胞にある穴（窓という）の大きさによる制約を受ける。小さいタンパク質（分子量 7 万以下）は通過可能の大きさである。血漿中の主要タンパク質である**アルブミン**は，分子量 6.9 万で楕円形（長軸 15 nm，短軸 4 nm）をしている。ということはアルブミンは長軸に沿ってなら糸球体を通過できる大きさである。しかし，アルブミンは通過できない。それはアルブミンが陰性に荷電していることによる。毛細血管の基底膜が陰性に荷電しているため陰性の粒子は反発されて通過できない。分子量 7 万以下の陰性荷電タンパク質は基底膜の荷電による制約を受け，分子量 7 万以上のタンパク質は大きさによる制約を受けているのである。

では，血漿中のタンパク質はいったいどの程度の分子量をもっているのだろうか（**表 4**）。

表 4　血漿主要タンパク質の分子量

血漿タンパク質	アルブミン	β-グロブリン	γ-グロブリン	リポタンパク質	フィブリノーゲン
分子量	69,000	90,000	156,000	20万〜130万	340,000

血液が糸球体によって濾過された最初の液を原尿という

糸球体を通過した**原尿**は，**尿細管**の長いトンネルに入っていく。その距離は 50 mm である。この経過中に必要な物質（ブドウ糖・アミノ酸・小さなタンパク質）はすべて**再吸収**され，尿細管周囲毛細血管に回収される。不要物（尿素・クレアチニン・尿酸・リン酸・硫酸）はそのまま流れ，途中でさらに分別され，より高濃度になって尿中に排泄されていく。水と電解質は体の状態に応じて必要分だけが保持されるように再吸収と分泌の程度が変化する。したがって，体外に排泄される尿は，原尿とまったく異なっている。

尿細管は，とてつもない再吸収能力をもつ

とりわけ**近位尿細管**（長さ 15 mm）の再吸収能力は想像を絶するもので，糸球体濾過液の 2/3 を再吸収してしまう。Na^+，Cl^-，K^+，$H_2CO_3^-$ などの電解質の再吸収だけでなく，必要物質（ブドウ糖・アミノ酸など）はここで完全（100％）に再吸収される。

近位尿細管の上皮細胞は表面に無数の**微絨毛**をもち，吸収できる表面積を飛躍的に増やしている。それ以降の尿細管は，微絨毛の発育は悪い。尿細管

腎臓の病態生理①

尿の原料は血液です

で再吸収された物質は，尿細管周囲毛細血管に回収され，腎静脈から体循環系に戻っていく（図3）。水・電解質の再吸収と分泌により体液の電解質・酸塩基平衡の調節を行うのが尿細管の役割である。

尿細管は近位尿細管・ヘンレ係蹄・遠位尿細管・集合管からなる

糸球体を出た"原尿"は，**近位尿細管**（長さ15mm）→**ヘンレ係蹄**（けいてい）（10mm）→**遠位尿細管**（5mm）→**集合管**（20mm）とその性状を変化させながら流れ，"通常の尿"となる。近位曲尿細管の強力な再吸収能についてはすでに述べたが，尿細管は場所によって構造が変化することにより機能が変化する（図4，表5）。

図4　尿細管の構造

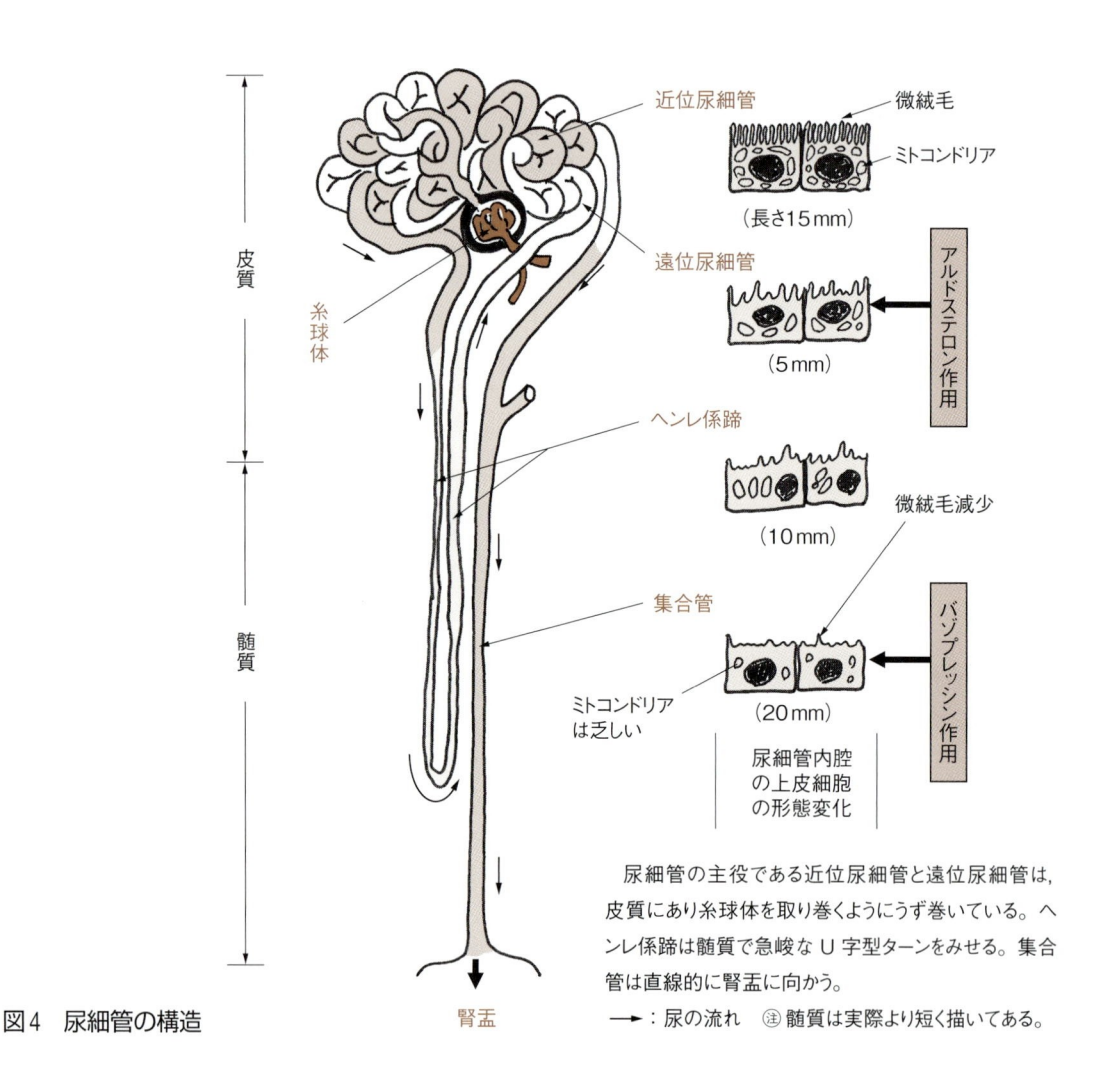

尿細管の主役である近位尿細管と遠位尿細管は，皮質にあり糸球体を取り巻くようにうず巻いている。ヘンレ係蹄は髄質で急峻なU字型ターンをみせる。集合管は直線的に腎盂に向かう。

→：尿の流れ　㊟髄質は実際より短く描いてある。

腎臓の病態生理①

　表5は普通の食事をしている健康な成人のデータである。場所による再吸収あり（＋〜＋＋＋）と再吸収なし（－）を表わす。近位尿細管の機能が強力で，電解質以外の重要物質は100％再吸収してしまうこと，電解質の中でも重炭酸イオン（HCO_3^-）は近位尿細管と遠位尿細管で100％再吸収されることに注目。それ以外の電解質と水（H_2O）は，尿細管のすべての場所で再吸収されている。カリウムはもちろん再吸収されるが，遠位尿細管では分泌されている。

表5　どんな物質が尿細管のどの場所でどのくらい再吸収されるのか

	ブドウ糖	アミノ酸	Na^+	Cl^-	K^+	HCO_3^-	H_2O
近位曲尿細管	++	++	+++	+++	++	+++	+++
ヘンレ係蹄	－	－	++	++	+	－	+
遠位曲尿細管	－	－	+	+	分泌される	++	+
集合管	－	－	+	+	+	－	++
再吸収率（％）	100	100	99	99	93	100	99

Acute Renal Failure 急性腎不全

急性腎不全
急激な乏尿

　田中さんは旅行会社の営業マンで，50歳。妻から何度も勧められていた人間ドックを受けることにした。"日帰り"人間ドックの結果，肝臓に腫瘍があることがわかり，CTを受けることになった。検査当日，担当医から
「精密に調べるため，造影剤を使ったCT検査を行います」
といわれた。検査は午前中で無事終わったが，休暇をとっていたので自宅で休養することにした。夕食は通常にとり，明日の仕事に備えて午後10時に床についた。

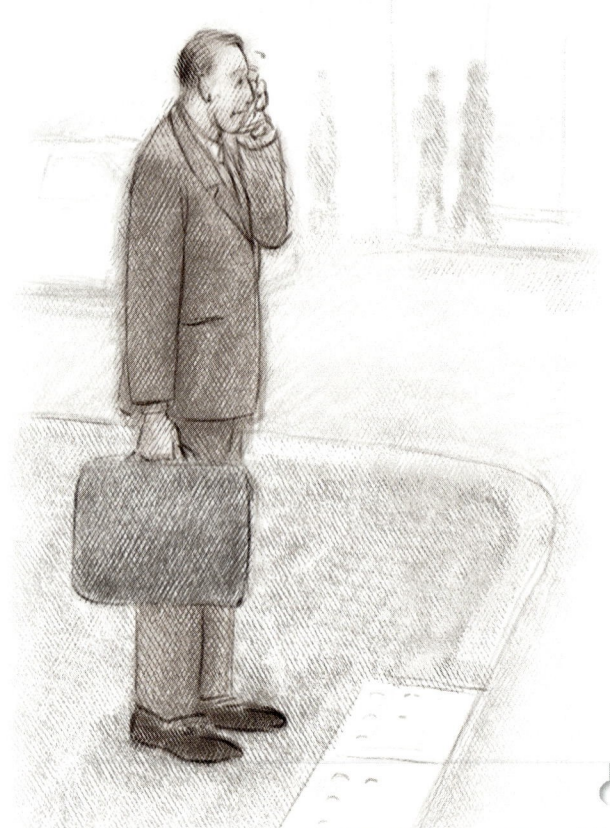

　翌朝，洗面に立ったとき，尿が少ししか出なかった。出勤していつものように外回りの仕事を1日こなしたが，いつになく疲労感が強かった。汗もかいたがトイレに行ったのは1回きりだった。しかも，尿がいつものように勢いよく出ず，量も少ない。

　2日後，出勤したものの，倦怠感が強く吐き気を催した。同僚からも，顔がむくんでいるんじゃないかといわれるので早退した。終日床についていたが改善せず，食欲もなく，吐き気もとれない。尿量もきわめて少ない。

　翌朝，会社を休み，近くのクリニックに出かけた。医師は，
「尿量が大変少なくなっていることと，尿の比重が1.002で濃縮されていないことから，急性腎不全の可能性が高い」
と説明し，大学の腎センターを紹介してくれた。その結果，尿比重1.015，尿浸透圧310 mOsm/Lと低下を認め，BUN（血中尿素窒素）42 mg/dL，クレアチニン2.4 mg/dL，カリウム5.7 mEq/Lで腎機能の低下を認めた。さらに悪化するようなら人工透析が必要と説明され，安静・治療のため入院となった。

　造影剤の腎毒性により**急性尿細管壊死**をおこし，急性腎不全に陥った症例である。入院後，田中さんは，利尿剤の投与と栄養・輸液管理で尿が出るようになり，人工透析を施行せずに腎機能が改善した。

　この症例は，**緊急透析**が必要になるほどの急性腎不全症例ではないが，もし，田中さんが高血圧や糖尿病で腎障害をすでにもっていたとすれば，たまたま施行された造影剤検査が腎機能を悪化させ，**慢性腎不全**への引き金となったかもしれない。なお，田中さんの肝臓腫瘍は血管腫で良性の腫瘍であった。

急性腎不全とは…

急性腎不全は急激な乏尿をきたし，日に日に腎機能が低下していく

急性腎不全は急激な乏尿をきたし，日に日に腎機能が低下していく。"日に日に"とは，1日あたり血中尿素窒素10mg/dL，クレアチニン0.5mg/dL以上増加していく状態である。カリウム値も上昇し，5.5mEq/L以上を高カリウム血症というが，8mEq/L以上になると心筋収縮は停止するので，この電解質異常は緊急事態であり迅速な対処が必要となる。

乏尿ではなく無尿状態だと，何の治療もなされないときは2週間以内に死亡する。

急性腎不全は，その原因によって腎前性・腎性・腎後性がある

腎前性は，腎臓を流れる血液量の低下による（腎虚血という）もので，後述するショック状態で発生する。**腎性**は，腎臓自体が傷害されるときにおこる。進行が速く重篤な急性糸球体腎炎や，事例の田中さんのように造影剤が腎臓に毒性を示す場合がある。後者は，医原性急性腎不全（造影剤・抗生物質・抗癌薬・麻酔による腎毒性物質の投与に基づく腎性急性腎不全）ともいう。**腎後性**は，尿路結石や前立腺肥大症や癌による尿路の閉塞による。この中で，最も迅速な対処が必要なのは，ショックによる腎前性急性腎不全である。

腎前性急性腎不全の原因は，ショックである

血圧が低下し，脳・腎臓・肝臓など重要な臓器に必要な血液が流れなくなった状態を**ショック shock**という。通常，急激に血圧が60mmHg以下になるとショック状態となる。脳血液循環の低下による意識障害・腎血流量の低下による乏尿（急性腎不全），肝細胞の壊死（急性肝不全）などが急速におこり，放置すれば確実に死亡する。

ショックには，アナフィラキシー・心原性・失血性・敗血症性・神経性がある

アナフィラキシーショックとは，薬物などよる激しいⅠ型アレルギー反応で，末梢血管拡張による急激な血圧低下のことをいう（参照：病気と免疫②"Ⅰ型過敏症反応" p.335）。**心原性ショック**は，心筋梗塞や不整脈により心臓のポンプ作用が低下することによる。**失血性ショック**は，体から多量の血液が失われた結果（例えば出血性胃潰瘍・外傷による骨折・内臓破裂など）である。**敗血症性ショック**では，細菌から放出されるエンドトキシン（内毒素）により，末梢血管が拡張し，血液が溜まってしまい，心臓に血液が十分かえってこないために血圧が低下する。**神経性ショック**は，脊髄損傷，腰椎麻酔によるショック，高度な痛み（血管迷走反射）などにより，交感神経が抑制され，血管が拡張してしまうことが原因である。

いずれにせよ，腎血流量（糸球体濾過値）は急激に低下する（参照：腎臓の病態生理② p.193）。ショックによる腎前性急性腎不全は，ショックの治療が成功しない限り改善することはなく，死亡する危険性が高い。

急性腎不全は，回復・慢性腎不全への移行・死亡のどれかの道をとる

急性腎不全の経過（病期）は，発症期・乏尿期・利尿期・回復期の4つに分けることができる。

乏尿期と利尿期の治療が成功しないと尿毒症状態となり，死の危険性がつきまとう。回復しても病前と全く同じ機能が戻るとは限らない。

Acute Renal Failure　急性腎不全

乏尿期は厳しい食事管理が必要である

　乏尿期は血中尿素窒素・クレアチニン・カリウム値などが上昇しており，最も厳しい食事管理が必要である。エネルギーは十分に与えるが，水分・タンパク質・食塩を厳しく制限することがポイントである。

　乏尿期の水分は，尿量＋500 mL（不感蒸泄），タンパク質と食塩は，完全に0とする。

急性腎不全の臨床像
① 日に日に腎機能が低下する
② 腎前性・腎性・腎後性がある
③ 人工透析が必要なことがある

腎臓の病態生理 ②
1,000mLの血液から1mLの尿ができます

血液が糸球体を流れないと，尿は生成されない

腎臓には1分間に1,000mLの血液（心拍出量の1/4）が流れている。つまり，糸球体を流れる血液が1分間に1,000mLということだ。血液中の非細胞成分（血漿 plasma）は55%，したがって1分間に流れる**血漿**は550mL/分となる。この20%が糸球体で濾過され**原尿**となる。550mL/分 × 0.2 = 110mL/分。これを**糸球体濾過値**（GFR：glomerular filtration rate）といい，1分間に糸球体から濾過される血漿の量である。

GFR = 100mL/分と覚える

とすると，糸球体では1日に100mL/分 × 60分 × 24時間 = 144,000mL（144L）が濾過されていることになる。しかし，実際の尿は1日1,440mL。なんと99%が**尿細管**で吸収されてしまうのである（尿は1分間に1mL，GFRは1分間に100mL，したがって99%が吸収されると考えてもいい）。

GFRは，腎血流量に依存する

腎血流量が下がればGFRは下がり，上がればGFRも上がる。この腎血流量は血圧に依存している。

血圧が下がれば尿量は低下する

血圧が下がれば（GFRは下がり），尿量は低下する。最高血圧が60mmHg以下になると（ショック状態）腎血流は停止し，尿の生成は止まる。

尿は，1分間に1mL生成される

1日尿量は：1mL × 60分 × 24時間 = 1,440mL。腎臓を流れる血液は1分間に1,000mLなので，1mLの尿を生成するために1,000mLの血液が流れなければならないことになる。

病気のない場合，体の水分が不足すれば尿量は減少し濃縮され，水分過剰になれば増加し希釈される。

1日尿量が500mL以下を乏尿，100mL以下を無尿という

人間は老廃物の処理のために，1日500mLの尿を排泄しなければならない（**不可避尿**）。したがって，乏尿は腎機能異常のサインである。無尿は尿が全く出ないわけではないが，危険な**腎不全**の状態であり，**人工透析**が必要になることが多い。

Chronic Renal Failure 慢性腎不全

慢性腎不全
ゆるやかに進む乏尿

　浅井さんは，某国立病院の臨床検査科の部長をつとめる病理医である。60歳になる今年は，定年の年でもある。彼は糖尿病歴20年で，現在血糖の自己測定と1日28単位のインスリンの自己注射をしている。さらに高血圧もあり，降圧薬を服用している。

　2年前，糖尿病性網膜症で視力障害をきたし，日々の顕微鏡による病理組織診断に支障をきたしたが，光凝固療法で何とか乗りきった。尿タンパクはすでに6年前から出現している。

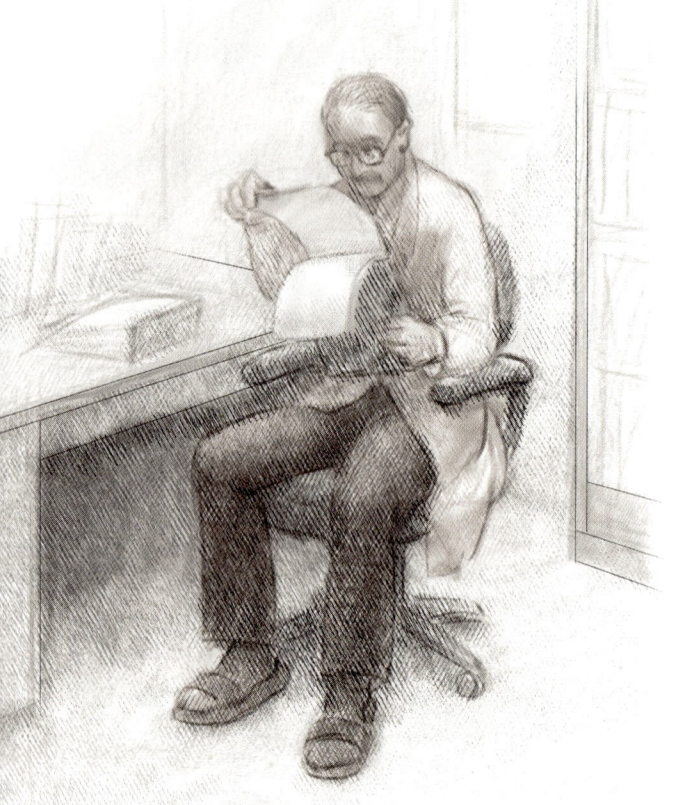

　管理栄養士の食事指導を義理で一度だけ受けたことがある。1年前の血液検査では，血中尿素窒素（BUN）30mg/dL，クレアチニン2.8mg/dLと，腎機能の低下を指摘され，同病院の内分泌代謝科の主治医から

　「浅井先生，グリコヘモグロビンの値もこのところ9％台が続いています。尿糖も（＋＋＋＋）のことが多い。食事管理をもう少し厳しくやっていただかないと…」

　といわれている。

　1か月1回の定期検査もこのところ不定期になりがちで，インスリンだけは注射しているが，血糖の自己測定は最近ほとんどやっていない。

　病院から歩いて10分のところにある3DKの公舎に，30歳で未婚の息子と2人暮らし。妻は病弱なため九州の自宅で静養させている。食事は店屋物かインスタント食が多く，自分でつくることはまずない。最近，疲れやすく食事がおいしくない。以前は昼夜を問わず多量に出ていた尿も最近はかなり減少している。

　腎機能が悪化し，血中尿素窒素が100mg/dL，クレアチニンが10mg/dLを超え，貧血と低栄養状態で九州の病院に入院し，人工透析を受けるようになったのは，定年後の62歳のときであった。

徐々に（月または年単位で）**腎機能低下**が進行していく慢性腎不全の典型的な事例である。

現在，慢性腎不全による透析患者数は約26万5,000名（2006年）であり，年間2万人近く増加している。慢性腎不全の原因疾患は，慢性糸球体腎炎・糖尿病性腎症・腎硬化症・多発性囊胞腎などがあるが，最近では慢性糸球体腎炎の1つであるIgA腎症と，浅井さんのように，糖尿病性腎症によるものが急速に増加している。

慢性腎不全とは…

慢性腎不全とは，機能する糸球体の数が減少していくことである

慢性腎不全に陥った腎臓は，萎縮して小さい（萎縮腎）

糸球体は，左右の腎臓を合わせ200万個存在していることはすでに述べたが（参照：腎臓の病態生理① p.184），この糸球体は障害を受けると再生されない。糸球体が減少・消失すれば，**腎容量**は減少する。

顕微鏡で観察すると，もはや血液が流れることのない，つぶれてのっぺりとなった糸球体（硝子化した糸球体という）と原尿の流れていくことのない大小さまざまにつぶれた尿細管の残骸がみられるだけである（図5）。この荒廃した**萎縮腎**に**腎細胞癌**は好んで発生する。

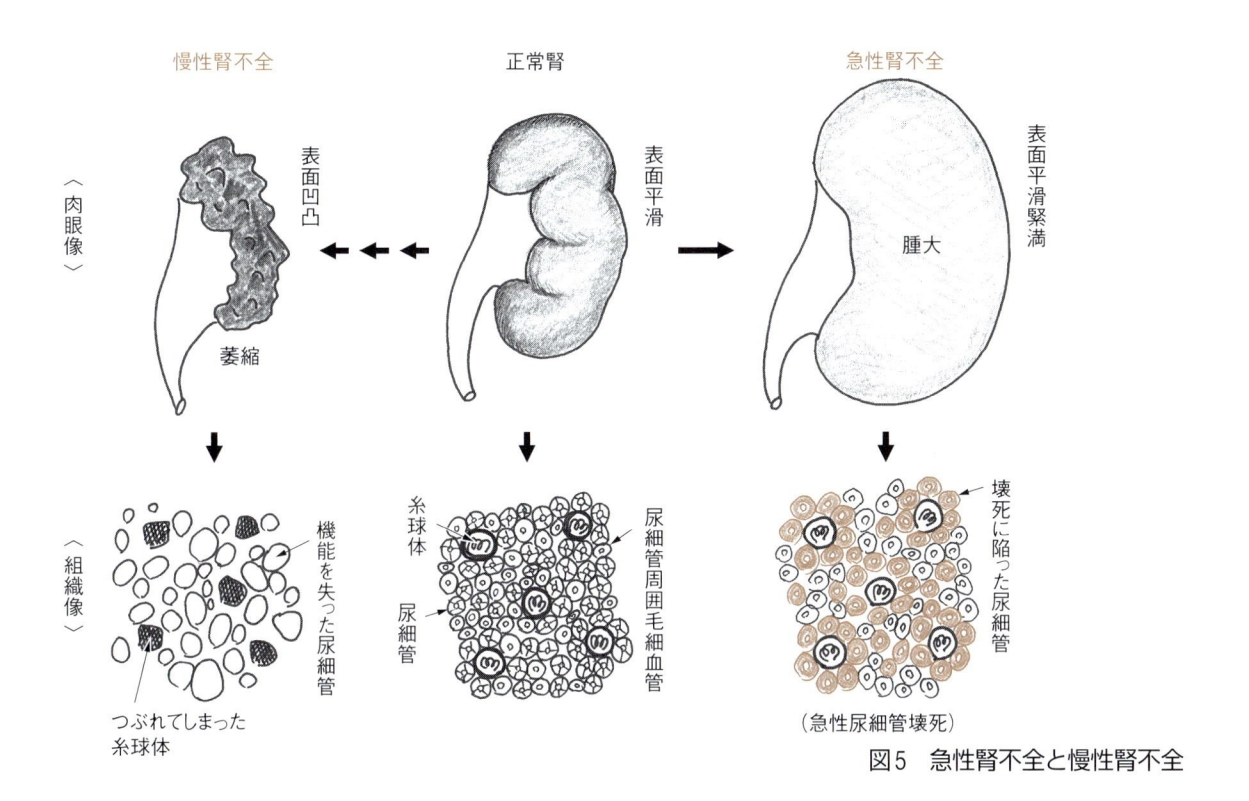

図5　急性腎不全と慢性腎不全

糸球体濾過値（GFR）が糸球体数を表している

GFR50%以上で体液恒常性が保てる

糸球体数がどのくらい減少したのかを臨床的に知るために，糸球体濾過値（GFR）を用いる。つまり，GFRが50%とすると機能する糸球体数は1/2になっていると考えるわけだ。

ところで，腎臓はかなりの**予備能力**をもっていることも忘れてはならない。例えば，GFR 50%以上なら，無症状で体液の恒常性は保たれる。
このGFRによって，慢性腎不全の病期をⅠ期からⅣ期に分ける（**表6**）。

Chronic Renal Failure　慢性腎不全

表6　慢性腎不全の病期と GFR

慢性腎不全病期	状況	GFR
第Ⅰ期	腎予備能減少期，片腎摘出状態と同じ	50%
第Ⅱ期	代償性腎不全期	30〜50%
第Ⅲ期	非代償性腎不全期	<30%
第Ⅳ期	尿毒症期	<20%

GFRが30％以下（または血清クレアチニン3mg/dL以上）を腎不全という

腎不全ではきわめて多彩な臨床症状が出現する。それらの症状は腎臓機能の低下に対応する。

腎臓の機能を要約すると，次の3つに大別される。
① 老廃物（タンパク質の窒素代謝産物）の除去。
② 体液の恒常性の維持（水・電解質…浸透圧と酸塩基平衡の維持）。
③ その他（エリスロポエチンの合成とビタミンDの活性化）。

このうち，①と②は尿の生成と関連しているが，③は尿の生成と関係しない（参照：腎臓の病態生理③ p.198）。

尿毒症症状とは，吐き気・嘔吐・精神機能低下・錯乱・痙攣・昏睡などをさす

①の異常：血中尿素窒素・クレアチニン・尿酸・β_2ミクログロブリンの上昇

腎機能の低下はこれらの物質のみならず，多くの代謝産物の蓄積がおこり，**尿毒症 uremia** とよばれる臨床像を形成する。

尿毒症症状とは，吐き気・嘔吐・精神機能低下・錯乱・痙攣・昏睡などをさす。

尿毒症の原因物質を**尿毒素**というが，血中尿素窒素・クレアチニン・尿酸以外の未知の物質が関与していると考えられている。

腎臓は体の中で生じた多量の水素イオン（H^+）を尿中に排泄している

②の異常：代謝性（尿毒症性）アシドーシス・高カリウム・高リン・低ナトリウム・低カルシウム血症

腎機能が低下すると血液は酸性に傾き，**代謝性アシドーシス**（尿毒症性アシドーシス）の状態になる。つまり，pHは7.4以下，重炭酸イオン（HCO_3^-）は24mEq/L以下，呼吸性代償の結果，過呼吸となり，$PaCO_2$ は40mmHg以下となる。なぜ，腎不全ではアシドーシスとなるのか。

腎臓は体の中で生じた多量の水素イオン（H^+）を尿中に排泄している。ただし，この H^+ は単独で尿中に放出されているのではなく，老廃物として出現してくるリン酸やアンモニアの処理を通じて分泌されている（$HPO_4^{2-} + H^+ \rightarrow H_2PO_4^-$，$NH_3 + H^+ \rightarrow NH_4^+$）。しかも，この H^+ 1個の分泌は，Na^+ と HCO_3^- 1個ずつの**再吸収**（血液中に戻ること）を伴っているのである。これは一石二鳥でなく，一石三鳥とでもいえる大変効率のよい調節である。

腎臓の H^+ 分泌は不要なアンモニアやリン酸の処理，大切な Na^+ と HCO_3^- の再吸収と連動している

この腎臓の生理的な**酸塩基平衡**の維持機能が障害される結果，体液中の水素イオンは上昇しアシドーシスに傾いていく。重炭酸イオン（HCO_3^-）の再吸収が同時に障害されるため，さらに酸性に傾くことになる。また，含硫ア

慢性腎不全

ミノ酸の代謝産物である硫酸（H_2SO_4）のような強酸も，腎臓から正常では排泄されているので，このような強酸の蓄積も慢性腎不全時のアシドーシスを加速することになる。

③の異常：腎性貧血と腎性骨異栄養症

エリスロポエチンの合成低下は，正球性正色素性の**腎性貧血**をおこす。ビタミンDは，腎臓の近位曲尿細管で**活性型ビタミンD**（1,25-ジヒドロキシコレカルシフェロール）に変換される。

腎不全になると尿細管のビタミンD活性化機能が低下し，低カルシウム血症となる。その結果，副甲状腺（上皮小体）ホルモン（PTH）の分泌を刺激し，カルシウム値を上昇させようとする（二次性副甲状腺機能亢進症）。**高リン血症**も副甲状腺ホルモンの刺激となる。これらカルシウム・リンのホメオスタシスの障害の結果おこる骨の変化を，**腎性骨異栄養症**と総称し骨軟化症などが含まれる。

活性型ビタミンDにはカルシウム代謝以外に，免疫細胞や皮膚角化細胞の分化刺激作用があると考えられている。

> 活性型ビタミンDは，腸管からのCa^{2+}の吸収を促進し，腎臓からの再吸収も促進する

いったん低下した腎機能を改善させるのはむずかしい。腎臓のネフロンは再生しないためである。そこで，透析治療や腎移植が必要となる末期腎不全に至る前に，腎病変を早期に発見し治療することを目的に，日本腎臓学会はCKD（慢性腎臓病）という新しい概念を提唱している。同学会ではわが国の成人の19％がこれにあたると試算している。

CKDとは腎障害や腎機能低下が3か月以上続き，放置すると末期腎不全に進行するような慢性の病態をいう。**腎障害**は，タンパク尿や血尿，組織学的な異常，画像検査による異常などにより示唆される。また**腎機能低下**は，糸球体濾過量が健常人の約60％以下が目安となり，末期腎不全ではおよそ10％以下となる。CKDは高い確率で**末期腎不全**へ移行するだけでなく，脳卒中や心筋梗塞などの**心血管病**（CVD）に陥り突然死する可能性も高い。また高血圧を合併することが多く，ほかに糖尿病，脂質異常症のほか，肥満や喫煙習慣などにより増悪する。

CKDの治療目的は，残存する腎機能を少しでも長期に保たせることである。治療にあたって，まず生活習慣の改善（禁煙，減塩，タンパク質制限，肥満の改善など）を目的に**食事指導**や**運動指導**を行い，降圧薬を用いた高血圧の治療や糖尿病の治療も加える。

> 慢性腎臓病（chronic kidney disease：CKD）

慢性腎不全の臨床像
①年々腎機能が低下する
②糖尿病腎症による慢性腎不全が増えている
③人工透析が必要となる

腎臓の病態生理 ③

血液の状態を一定に保ち続ける

体液量の調節は，水分とナトリウムイオンの調節である

細胞外液の主要陽イオンである**ナトリウムイオン**(Na^+)は，細胞外液の浸透圧をつくり出す大切なイオンの代表である。この Na^+ を調節する尿細管機能は，体液調節の中心である。一方，**カリウムイオン**(K^+)は細胞内の主要な陽イオンであり細胞外液には Na^+ の1/30しか存在していない。その意味では**細胞外液量を大きく左右させるイオン**とはいえない。

重炭酸イオンは，血液酸性度を低下させる

重炭酸イオン(HCO_3^-)は過剰な水素イオン(H^+)と結合し，血液が酸性に傾かないようにする重要な**緩衝イオン**である。つまり，**酸塩基平衡**の要となるイオンである。

体重の60％は水である

40％は**細胞内液**で，20％が**細胞外液**である。体液の恒常性（ホメオスタシス）の維持とは，細胞内液環境と細胞外液環境を至適に維持することである。例えば細胞外液のうち，血管内にある**血漿**（体重の5％）は，pH 7.35-7.45，浸透圧280～295mOsm/Lというきわめて狭い範囲に維持され，血管外にある**間質液**（15％）はそれよりやや低く維持されている。この恒常性の維持が人体を構成する60兆個の細胞の健全な営みを保証している。

体液の恒常性は，"口渇"とバソプレシンとアルドステロンによって維持される

厳格な体液恒常性の調節と維持は，人間が意識できる"口渇"と意識できない2つのホルモンに依存している。**バソプレシン**は，下垂体後葉から分泌される水分調節ホルモンで，**抗利尿ホルモン**（ADH；antidiureitic hormone）の別名をもつ。**アルドステロン**は，副腎皮質から分泌されるホルモンで，ナトリウム調節ホルモンである。

バソプレシンは水分の，アルドステロンはナトリウムの調節をする

バソプレシンは，尿細管の集合管に作用し**水分**を保持する（尿量を減少させる）。アルドステロンは，遠位尿細管に作用して**ナトリウムイオン**(Na^+)の再吸収を高める（尿量を減少させる）。つまり，2つのホルモンは体液の浸透圧を維持しながら**体液量**を保持しているのである。

これら2つのホルモンと"口渇"は**アンギオテンシンⅡ**によって刺激される。肝臓で合成されるアンギオテンシノゲンが，腎臓で合成されるレニンと，主に肺の毛細血管内皮細胞に存在するアンギオテンシン変換酵素（ACE）によって次々とアミノ酸構造を切断され，アンギオテンシンⅡとなる（レニン-アンギオテンシン系）（図6）。

アンギオテンシンⅡは，脳と副腎皮質と細動脈に作用する

アンギオテンシンⅡは，脳と副腎皮質と細動脈に作用する。つまり，脳にはたらき"口渇"とバソプレシンの分泌を刺激し，副腎皮質に作用し**アルドステロン分泌**を高め，細動脈を収縮させ血圧を上昇させる。

腎臓の病態生理③

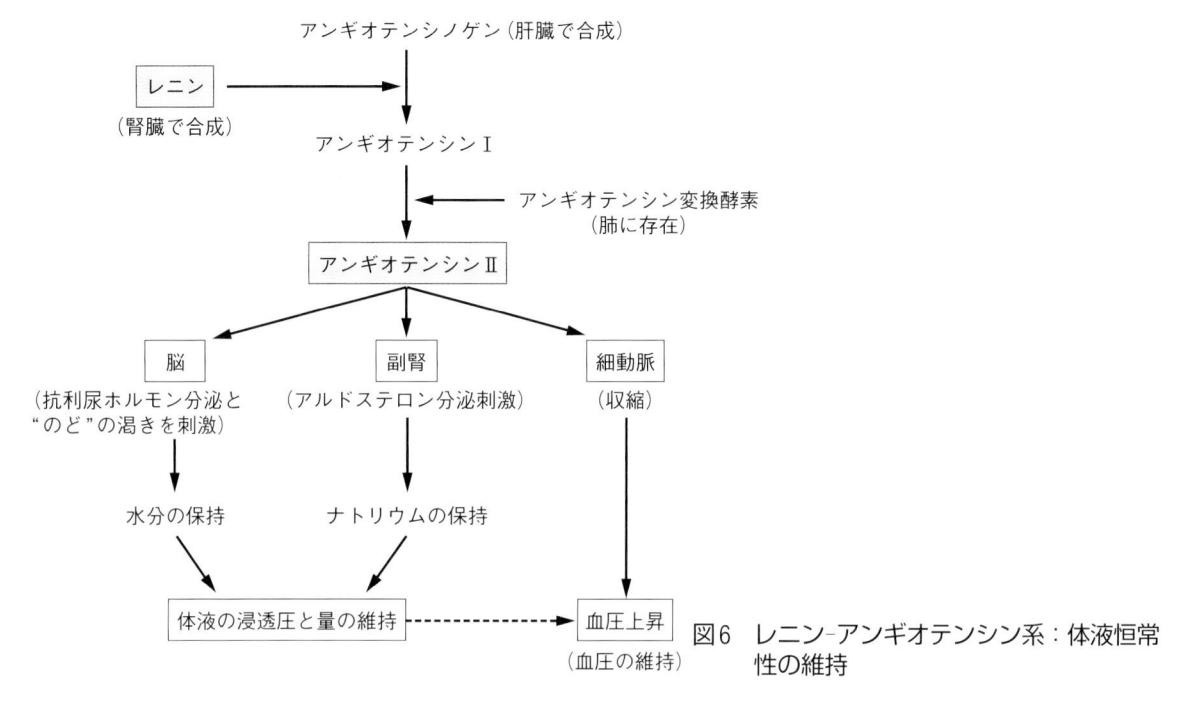

```
                    アンギオテンシノゲン（肝臓で合成）
    ┌─────┐        │
    │ レニン │───────▶│
    └─────┘        ▼
   （腎臓で合成）    アンギオテンシンⅠ
                     │      ◀── アンギオテンシン変換酵素
                     ▼              （肺に存在）
                  アンギオテンシンⅡ
         ┌───────────┼───────────┐
         ▼           ▼           ▼
       ┌───┐       ┌───┐       ┌────┐
       │ 脳 │       │副腎│       │細動脈│
       └───┘       └───┘       └────┘
    （抗利尿ホルモン分泌と  （アルドステロン分泌刺激）  （収縮）
     "のど"の渇きを刺激）
         │           │           │
         ▼           ▼           │
      水分の保持   ナトリウムの保持  │
         │           │           │
         └─────┬─────┘           │
               ▼                 ▼
         体液の浸透圧と量の維持 ───▶ 血圧上昇
                                （血圧の維持）
```

図6 レニン-アンギオテンシン系：体液恒常性の維持

腎臓は，レニン以外にエリスロポエチンも分泌する

レニンは，レニン-アンギオテンシン系の構成要素で糖タンパク質だが，一種のタンパク質分解酵素である。輸入細動脈が糸球体に入り込む直前の細動脈壁に存在する傍糸球体細胞 juxtaglomerular cell から分泌される。

エリスロポエチンも糖タンパク質である。その85％は腎臓，15％は肝臓で合成される。貧血や低酸素血症が刺激となり，骨髄での赤血球生成が亢進する。腎におけるエリスロポエチンの合成の場所は，腎皮質尿細管周囲毛細血管の内皮細胞である。

腎不全の貧血の原因

腎不全の貧血は，エリスロポエチンの合成低下が原因である。

現在では，遺伝子組み換え技術で人工的に合成されたエリスロポエチン（EPD製剤など）が治療に使用されている。

Pyelonephritis 腎盂腎炎

腎盂腎炎
悪寒戦慄を伴う腎臓の感染症

　松本さん，53歳。大学生協の食堂で働いている。自分の子供ぐらいの若い学生たちが，談笑し食事をする様を見ながら，この子達に少しでも栄養のある美味しいメニューを…，といつも考えている。例えば，定食類はどうしても冷えて味が落ちるので，その場でできたてを食べてもらいたいとの思いから考案した"カツ丼味噌味仕立て310円也"は，行列ができるほどの昼食限定ヒット商品である。

　彼女は年に2〜3回膀胱炎をおこす。きまって睡眠不足が続いたときに発症する。下腹部の違和感・排尿時痛・残尿感と症状も判を押したように決まっている。

　このところ，パートタイムの職員2人が急に休んでしまい，てんてこ舞いの忙しさだった。その日，自宅に帰り夫の食事の用意をしながら，彼女は腰痛を感じた。下腹部の違和感もあるが，いつもの膀胱炎とちょっと違う。少し熱っぽいので入浴はやめて床につこうと思っていると，突然，悪寒戦慄が彼女を襲った。夫は布団の中で"く"の字になってガクガク震えている妻を見て，
　「おまえ大丈夫か！」
　と，うろたえながら妻の額に手をやった。
　「すごい熱だぞ！」

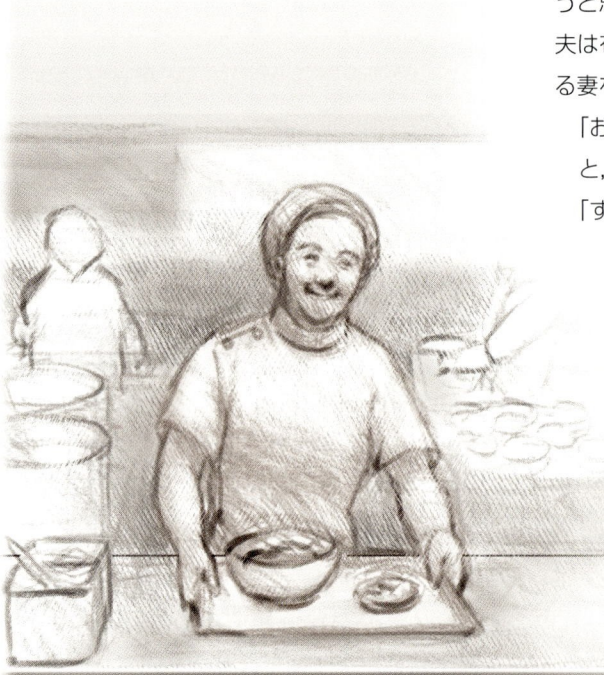

急性腎盂腎炎の発症時の状況である。松本さんは夫につき添われ，かかりつけの診療所を受診した。診察した医師は「松本さん，いつもは膀胱炎ですんだけれど，今回は細菌が腎臓にまで到達してしまったようだ」と語り，市民病院を紹介してくれた。尿は混濁し多数の白血球を認めた（膿尿）。尿の細菌培養で大腸菌が証明された。抗生物質の投与と輸液で解熱した。1週間の入院が必要だった。

腎盂腎炎とは…

腎臓でつくられた尿は，**腎杯→腎盂→尿管**と流れ，膀胱に一時的にとどまったあと，必ず尿道を通り体外に排泄されていく。この全行程を尿路という。

尿路を流れる尿は，無菌状態である	この尿路には，関所のようにところどころに狭くなる関門がある。**腎盂**と尿管の間，**尿管**と膀胱の間，**膀胱**と尿道の間の3か所である。しかし，消化管のような括約筋が存在するのは，膀胱と尿道の間だけである（尿道括約筋）。
膀胱に充満した尿は，単純な構造で逆流が防止されている	尿管は膀胱に入る際，膀胱壁を斜めに貫いている。この単純な構造により膀胱に尿が充満するとそれだけで尿管は閉じられ，尿は逆流しない。この**逆流防止機構**と**尿道括約筋**が，尿の無菌性の維持に重要な役割を担っている。外陰部と尿道には，常在する細菌が住んでいるが，局所の酸性環境を維持し，むしろ病的な細菌感染を防いでいる。
尿路感染症には，尿道炎・膀胱炎・腎盂腎炎がある	尿路感染症には，尿道炎・膀胱炎・腎盂腎炎がある。いずれの感染症も，無菌的な尿路に細菌が**上行性**に逆行するために発症する。**括約筋**による逆流防止が異常な場合や膀胱炎を繰り返すと感染が成立しやすい。正常でも発症することがある。
原因菌は大腸菌が多い	特に，**急性尿路感染症**では，**大腸菌**が起炎菌のことが多い。症状の激しい急性炎症に比べ，**慢性炎症**では，症状もあまり強くなく，起炎菌も大腸菌だけでなくクレブシエラ，エンテロバクター，表皮ブドウ球菌なども感染成立に加わり，**混合感染**のかたちをとりやすい。
尿路感染症は女性に多い	女性は尿道が男性に比較して短いこと，男性の場合，前立腺液に殺菌性物質を含むなどの理由から，**尿路感染症は女性に圧倒的に多い**。
腎盂腎炎は，急性と慢性とで症状と経過が異なる	事例の松本さんは典型的な**急性腎盂腎炎**である。体力の低下に基づく免疫力低下があり，さらに，尿管の尿逆流現象が存在したかもしれないが，大腸菌は腎盂に達し，ある程度は腎臓の実質に障害を与えたことだろう。 一方，**慢性腎盂腎炎**は，このような高熱と腰痛をみることは少ない。ジワジワと炎症が持続し，腎臓の実質は少しずつ破壊されて，萎縮し凸凹の表面をもつ腎臓にいつの日か変わってしまっていることが多い。そして，高血圧（**腎実質性高血圧**）や腎不全の原因となっていく。
十分な尿を出すことが尿路感染症の最良の予防である	尿路感染症でみられる頻尿は，細菌感染による尿路粘膜刺激症状である。尿量を増やし，細菌を洗い流す wash out 必要がある。水分を十分にとり，**利尿**を促すことが原則である。

腎盂腎炎の臨床像
① 膀胱炎からの逆行性感染
② 発熱と腰痛，そして膿尿
③ 病原菌は大腸菌

IgA Nephropathy　　IgA 腎症

IgA 腎症
最も多い糸球体の病気

　むせるような金木犀の香が漂っている。自宅前の細い私道をすこし行くと，高い塀に囲まれた旧家がある。その庭先に大きな金木犀がこんもりと枝をのばしている。毎年，秋になると"この香"を楽しみながら出勤するのだが，今年はちがう。田村さんは突然1つ"くしゃみ"をした。

　38歳の田村さんは市役所の住民課に勤めている。結婚は32歳のときで，5歳ともうすぐ3歳になる2人の子供がいる。職場検診で「尿にわずかだが血液がおりています（尿潜血±）」と告げられたのは10年も前のことである。当初，自覚症状はなく体調も至極よかったので特別気にもとめずにいたのだが，その後の検診でも，必ず尿潜血は（±）から（＋）で陰性化することがない。今年の検診結果は尿潜血（⧺）でタンパク尿（±）だった。「精密検査が必要です。最寄の医療機関を受診してください」と報告書にある。妻に尿潜血の件を話していないことが胸をチクリとさす。

　「なるほど，10年前から尿潜血を指摘されていたんですね。しかも，今年の尿の検査で潜血反応がより強くなり，微量ながらタンパク尿がみとめられた。しかし，自覚症状は全くない…。田村さん，尿に血液が出現することは正常とはいえません。したがって，なぜ，血液が尿中に出現するのかの原因を調べる必要がありますね。

　自覚症状がない場合，その原因は大きく分けて2つ

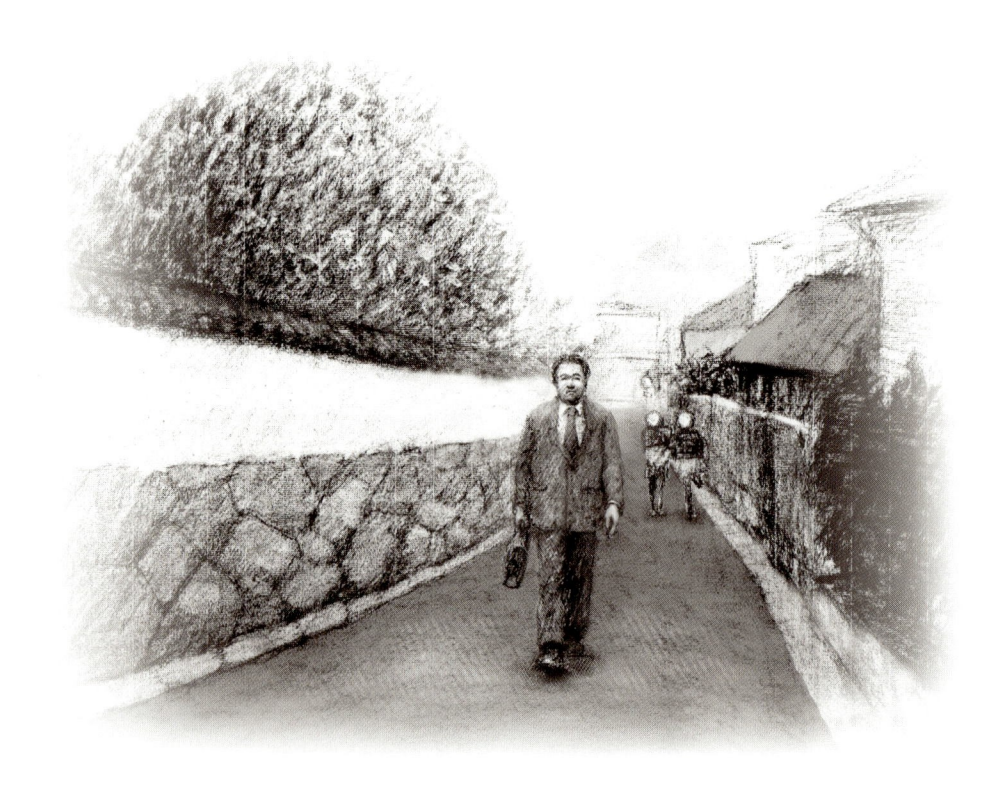

です。血液を濾過して尿を作り出すのは腎臓の糸球体というところです。この糸球体に異常があると血尿がおこります。もう1つは，腎臓で尿が産生されて排泄されるまでの通路を尿路といいますが，そこに腫瘍ができている場合も血尿は出現します。この尿路腫瘍には腎臓・尿管・膀胱・尿道の腫瘍があります。ただし，先ほどのお話では，癌の家族歴がありませんし，38歳は癌年齢にしては少し早いですね。しかも，血尿は10年前からという。つまり，腫瘍による血尿の可能性はかなり低いと考えられます。しかし，その確認作業は必要です。まず，腫瘍のチェックからはじめましょう。田村さん，あわてる必要はないんですよ。順をおって調べていけば，最も妥当な対処の方法に到達できますからね」

すこし禿げ上がって白髪まじりだが，てきぱきと説明する中年の医師の話は十分理解できた。最初は，大きな総合病院にいこうと思っていたのだが，年休を取らず，昼休みの時間を利用して診てもらおうと思い同僚に相談したのがよかった。

1週間後の昼休み，血液検査と尿細胞診と超音波検査の説明を聞きに件(くだん)の診療所を訪れた。「尿には癌細胞は認められませんでした。超音波検査でも腎臓と膀胱に腫瘍は見られません。腫瘍による血尿ではないようです。となると，糸球体に原因がある可能性が出てきましたね。あなたの年齢で，自覚症状のないまま軽度の血尿が長期間持続する場合，しかも，血液検査で腎臓機能の低下を認めないとき，もっとも考えられるのはIgA腎症です。」

聞いたこともない病名だ。「アイジーエイジンショウ？」

一瞬，表情を曇らせ，田村さんは医師の目をみた。

自覚症状のないままに腎不全に移行していくことのあるこの疾患は，糖尿病や高血圧のような生活習慣病に似ている。しかし，その知名度はきわめて低い。今日，自然経過がほぼ解明されているIgA腎症は原発性糸球体疾患の中で最も頻度の高いものであり，人工透析の原因疾患として第1位の座を占めていることを理解しておかねばならない。

田村さんは医師の詳細な説明を受けた。そして，腎生検を受ける必要性を理解した。妻に一部始終を話し，胸のわだかまりを払拭(ふっしょく)して腎臓専門病院に紹介入院となった。

IgA Nephropathy　　IgA 腎症

IgA 腎症とは…

IgA 腎症は特発性原発性糸球体疾患の中で最も頻度の高いものである

　腎糸球体が傷害される病気を**糸球体疾患**という。原発性は 1 次性 primary ともいうが，その意味は腎臓の糸球体が病気の最初の標的となっており，他の病気の影響で傷害されたもの（2 次性；secondary）ではないということ。特発性 idiopathic とは原因がまだわかっていないという意味。

> この特発性原発性糸球体疾患には，主に慢性に経過するものとして，微小変化病・膜性腎症・膜性増殖性糸球体腎炎・メサンギウム増殖性糸球体腎炎・巣状分節性糸球体硬化症などネフローゼ症候群をおこしてくるものから，急性の急速進行性糸球体腎炎（"半月体"を形成する）まで含まれている。

日本では，特発性原発性糸球体疾患の 20-40％を IgA 腎症が占める

　イギリス・アメリカ・カナダではその頻度は低く 10％以下である。この国による頻度差を生み出している原因の 1 つは，腎生検 renal biopsy の実施率の差と考えられている。日本では小学生から高校生まで，検尿のルーチンスクリーニングを実施しており，無症状であっても**顕微鏡的血尿** microscopic hematuria を正確に拾い上げることが可能であり，さらに腎生検を積極的に施行する状況がある。腎生検の適応については議論のあるところだが，日本のデータの信頼性は高いといえるだろう。

　フランスのバージャー Berger とヒングレイス Hinglais が，まれで良性の糸球体疾患として発表したのは 1968（昭和 43）年である。その後，この疾患の臨床病理学的研究が盛んに行われ，まれではなくきわめて頻度の高い疾患であること，しかも良性ともいえない幅広い臨床像が明らかにされてきた。当初の報告より疾患の理解が変わってきているが，第一報告者の名前を冠して IgA 腎症を "**バージャー Berger 病**" とよぶことがある。

20-30 歳代の発症が典型的である

　20～30 歳代の発症が典型的だが，子供を含めどの年齢でも発症する。性差は世界的にみると 2：1 から 6：1（北ヨーロッパやアメリカ）と男性優位の報告が多いが，日本ではわずかに男性が多い程度である。また，黒人に比べアジア人や白人に多い傾向がある。

IgA 腎症には 2 つの臨床像がある

　IgA 腎症は，全く無症状のまま自然治癒してしまうものから，急速に腎機能が低下して腎不全に突入してしまうものまで，幅の広い臨床スペクトルムを持っている。しかし，そのほとんどが次の 2 つの臨床像を示す。
　①突然，**肉眼的血尿**（紅茶のような尿）が出現する。上気道感染や消化管の感染の後に起こることが多く，**腰痛**を伴いやすい。→子供に多い（若年型）
　②全く自覚症状を伴わない**顕微鏡的血尿**が長期間持続する。軽微な**タンパク尿**を伴うこともある。→大人に多い（成人型）

IgA 腎症

　若年型のように自ら異変に気づく場合は納得できるだろうが，問題は成人型の自覚症状が全くない場合である。通常，定期健診や別の病気でたまたま尿検査を受けて尿潜血が陽性ですよと告げられることから始まる。事例の田村さんの場合がその典型である。

結局，20～50％が腎不全になるが20～25％は自然に治る

　自覚症状のないまま，**顕微鏡的血尿**が5年，10年，15年と持続すると，タンパク尿や高血圧の出現，腎機能の低下が血液検査でも明らかとなってくる。しかし，**タンパク尿**は1日1gを超えることはあるが，ネフローゼ症候群のように3.5gを超えることはない。ゆるやかに進行する**慢性腎不全**の姿が現れるのである。この経過は糖尿病の合併症の出現過程に似ている。そして，20年以内に20～50％の患者が慢性腎不全として透析を受けることになる。
　一方，20～25％は自覚症状のないまま自然に治ってしまう。自覚症状のないまま顕微鏡的血尿が続く患者で，知らぬ間に治ってしまう場合があることも珍しくないのである。

IgA 腎症は免疫グロブリンのIgA が糸球体に沈着する免疫複合体病である

　免疫グロブリンは血液中の主要タンパク質の1つだが，IgG・IgM・IgA・IgD・IgEという5つのクラスがある。この中でIgAは血液中にも含まれているが，その主要な機能は体外から侵入してくる**外来抗原**を捕捉する抗体である。空気から侵入してくるものに対しては，気道（鼻粘膜と気管支粘膜）の粘液の中に，食物として入ってくる抗原に対しては唾液や消化管の粘液の中に，そして，涙や乳汁の中にもおびただしい量のIgAが配置されている。

　つまり，外界と直接コンタクトする場所にある液体の中にIgAは存在している。このIgAがなんと腎臓の糸球体に沈着するのである。しかも，IgAが単独で沈着することは少なく，IgGやIgMや免疫グロブリンの軽鎖（カッパー鎖やラムダ鎖），はたまた補体の成分であるC3などと一緒になって（免疫複合体 immune complexという）沈着することが多い。

IgA は糸球体のメサンギウム領域に沈着する

　腎臓皮質に存在する**糸球体**の直径は200μm（0.2mm）である。肉眼でぎりぎり見えるきわどい大きさである（p. vii 実物を見る「腎臓の機能要素：糸球体と尿細管と尿細管周囲毛細血管」参照）。この糸球体は毛細血管が複雑にからみ合って球状の形態を示すが，毛細血管に接着してこの球状の形態を維持しているのが**メサンギウム**（mesangium）である。小腸の腸間膜（メゼンテリウム：mesenterium, mesentery）になぞらえることができる。事実，メサンギウムの語源は"血管の間膜"からきている。

　メサンギウムは基質とメサンギウム細胞からなる（図7）。メサンギウム細胞は収縮能を持ち，心房が分泌する心房性ナトリウム利尿ペプチド（atrial

IgA Nephropathy　IgA 腎症

IgA 腎症とは…

natriuretic peptide：ANP）の受容体を持っているので糸球体の濾過量を調節している。また，腎臓糸球体に定住するマクロファージの別名をもつ。この領域にIgA免疫複合体が沈着するのである。したがって，その沈着により糸球体の構造と機能に障害がおこることは想像できるだろう。

図7　メサンギウム領域の構造
腎臓糸球体の基本構造を走査電子顕微鏡像に基づいて模式化したもの。糸球体毛細血管の内皮細胞は，物質移動に都合のいい"窓開き"内皮細胞（B）で，その核はメサンギウム細胞（A）の存在するメサンギウム基質（＊）と対置している。基底膜は毛細血管の全周を取り巻くのではなく，メサンギウム基質に吸収されている。この毛細血管とメサンギウムの解剖学的位置関係は，毛細血管内の血漿成分がメサンギウムに大きな影響を与えていることを窺わせる。IgA腎症では，このメサンギウム領域にIgAが沈着するのだ。ボウマン嚢の臓側表面を覆う上皮細胞（C）を有足細胞（podocyte）といい，その足突起を基底膜外側表面にのばし，"原尿"を作り出す血液濾過に重要な役割を担う。この有足細胞は，物質の選択的濾過のために特殊な分化を遂げた，窓開き内皮細胞と同質な"窓開き"上皮細胞といえるだろう。RBC：赤血球

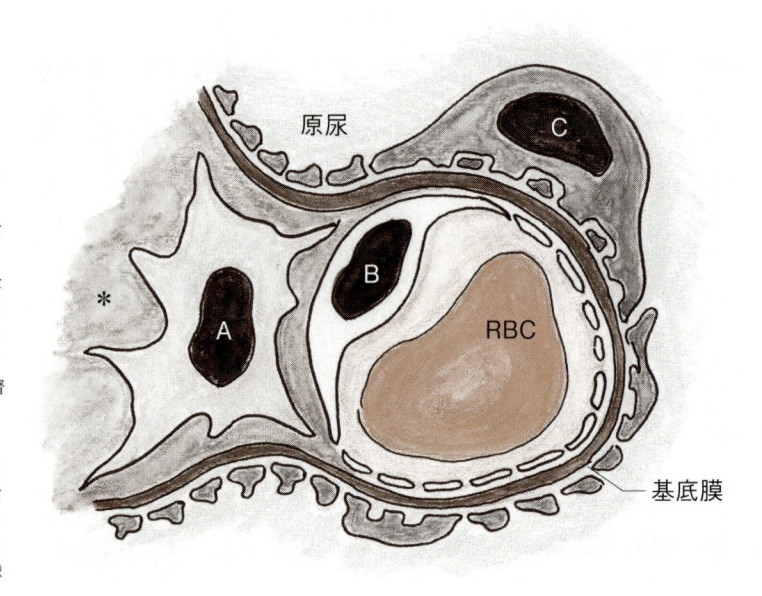

IgA 腎症の診断は腎生検の IgA の沈着で確定する

ほとんどが無症状で顕微鏡的血尿しか示さないIgA腎症を疑うことは容易だが，確定診断を下すためには，**腎生検**（renal biopsy）によって腎臓の組織を採取し糸球体にIgAの沈着があることを確認しなければならない。

腎生検の組織は，超音波でガイドしながら腎臓の皮質を穿刺して採取するが，幅1mm以下，長さ1.5cm程度のまことに少量の組織である。この組織の中に10〜20個の糸球体が含まれる。この組織に特別な染色を施してIgAの沈着を確認するのである。**蛍光抗体法**と**免疫組織染色法**の2つがある。

IgAは抗体ではあるがタンパク質であり，このIgAに対する抗体を特異的に反応させる。その際，この抗体に目印をつけておけば顕微鏡で確認できるわけだ。緑色の蛍光色素を結合させておけば，メサンギウム領域は鮮やかな緑色の蛍光を発し，褐色色素を結合させておけば褐色の色が確認される。同じ理屈でIgGやIgMやC3に対する抗体を用いればそれぞれの存在を確認することができる。図8に蛍光抗体法によるIgA腎症におけるIgAの沈着を示しておこう。

IgA 免疫複合体が沈着する原因は解明されていない

興味深い事実がある。IgA腎症で透析を必要とする**終末腎**（end-stage renal disease；ESRD）の状態になり腎臓移植を受けると，移植された腎の35％以上に**IgA腎症**が再発する。また，IgA腎症以外の原因で終末腎となっ

IgA 腎症

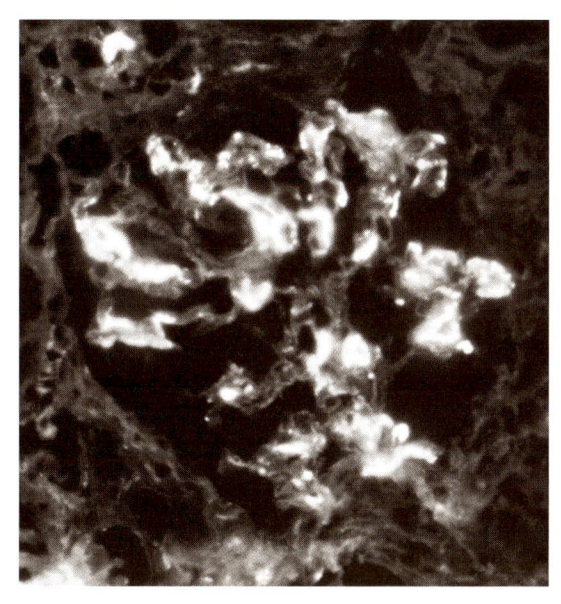

図8　IgA腎症の蛍光抗体法によるIgA の沈着

38歳女性：7年前に血尿とタンパク尿を指摘されるが、病院にかからず放置。その後、血尿の持続とタンパク尿の増悪、そして、高血圧が顕在化。その際施行した腎生検材料を用いた蛍光抗体法。IgAがメサンギウム領域（図7の＊領域）に強く緑色蛍光を発して認められる。IgMの沈着も同時に確認された。
（東京厚生年金病院病理科標本）

た患者に無症状のIgA腎症の腎臓が移植されると、その移植腎の糸球体に沈着していた**IgA免疫複合体**が急速に消える。この事実は、IgA腎症が、腎臓だけの問題ではなく全身性疾患であることを示唆している。

ところで、IgAは抗体なのでその抗原が存在するはずだが、いまだに血液中を流れるIgA免疫複合体と腎臓のメサンギウムに沈着したIgA免疫複合体の中に、抗原は特定されていない。つまり、このIgA抗体を生み出す病原微生物や食物などに由来する異物抗原となる環境物質（タンパク質）は不明なのである。

> ただ、IgAにはIgA1とIgA2の2種類があり、消化管や気道粘膜の形質細胞は2つとも産生するが、骨髄・リンパ節・脾臓の形質細胞はIgA1を主に産生する。IgA腎症で沈着するのはIgA1が圧倒的に多いことがわかっている。そして、消化管や気道の粘膜免疫力（特に細胞性免疫）がIgA腎症では低下している。きわめてまれだが、IgA腎症が家族性に発生したケースの研究によれば、環境因子に複数の遺伝子異常が組み合わされて発症する複雑な疾患と考えられている。

IgA免疫複合体が沈着すると炎症がおこる：サイトカインと増殖因子

IgA腎症の患者血液中には、**レクチン**というタンパク質が流れている。このレクチンはリンパ球やメサンギウム細胞に結合し、インターロイキン6というサイトカインの分泌を刺激する。この**インターロイキン6**がメサンギウムの増殖を促進し糸球体を傷害する。また血小板由来増殖因子もメサンギウムを増殖させる。さらに**TGF-β**（形質転換増殖因子；血小板やマクロファージなどが分泌し膠原線維の沈着を促進する）により糸球体の線維化がおこり、腎機能は悪化していく。

IgA Nephropathy   IgA 腎症

IgA 腎症とは…

IgA 腎症の予後不良を示す因子がある

無症状で経過する IgA 腎症だが，①**タンパク尿**が持続しておりその程度が重い（1日1g以上）②**高血圧**がある　③**血清クレアチニン**が上昇　④腎生検で**糸球体障害**が強いなどの項目を満たすほど予後は不良である。

予後のよい2つの疾患を鑑別しなければならない

IgA 腎症は最終的に**人工透析**となる可能性が高いので正確に診断することはきわめて重要である。そのためには，①シェーンライン-ヘノッホ紫斑病（Schönlein-Henoch purpura），および②菲薄（Thin）糸球体基底膜病でないことを確認する必要がある。なぜなら，この2つの疾患はきわめて予後がよく，人工透析が必要な終末腎の状態になることはないからである。

シェーンライン-ヘノッホ紫斑病と菲薄糸球体基底膜病

シェーンライン-ヘノッホ紫斑病は通常小児の病気であり，臨床的に急性に発症し，紫斑（特に下肢）・関節痛・腹痛など全身疾患の症状がみられ鑑別は容易である。ほとんどが自然治癒するが，まれに腎臓に障害がおこり慢性腎不全に陥ることがある。実は，このシェーンライン-ヘノッホ紫斑病では皮膚の小血管壁（主に細静脈）に IgA 免疫複合体が沈着しており，さらにまれな腎臓障害例では IgA 腎症と同じように IgA 免疫複合体がメサンギウムに沈着する。しかも，その IgA は IgA1 である。したがって，IgA 腎症とシェーンライン-ヘノッホ紫斑病は，IgA 免疫複合体が腎臓だけで活性化されるか，全身性に活性化されるかの違いがあるけれども，同じ病理的な基盤を持つ疾患だろうと考えられている。

菲薄糸球体基底膜病（thin 糸球体基底膜病）は，糸球体基底膜全体が薄くなるもので，女性に多い遺伝性腎炎である。したがって，頻度は低い。しかし重要なのは，難聴を伴うアルポート症候群に代表される遺伝性腎炎の中で，血尿をほとんど唯一の症状とする良性疾患であることから，"**良性家族性血尿**"と表現される。だから，菲薄糸球体基底膜病は IgA 腎症のように顕微鏡的血尿・タンパク尿・高血圧の出現，ひいては慢性腎不全から人工透析に至ることのない良性の臨床経過をとる。

> つまり，IgA 腎症なのに菲薄糸球体基底膜病と誤診する（過少診断：underdiagnosis）と予後が良好と患者に説明し，つかのまの安心を与えるものの，後に不信感を引きおこすことになり，逆に菲薄糸球体基底膜病なのに IgA 腎症と誤診する（過大診断：overdiagnosis）と，良性疾患なのに予後不良の疾患と説明し，不必要な不安を患者に与える結果になるからである。
> 　診断は腎生検でメサンギウムの増殖がなく IgA 免疫複合体の沈着がないことを証明し，電子顕微鏡で糸球体毛細血管の基底膜が異様に薄いことを確認することが必要である。

IgA 腎症

表7　糸球体に IgA が沈着する疾患

1次性	① IgA 腎症　② シェーンライン-ヘノッホ紫斑病
2次性	肝疾患(肝硬変・B型肝炎)，腸疾患(潰瘍性大腸炎・クローン病)，皮膚疾患(乾癬など)，肺疾患(サルコイドーシスなど)，癌(肺・喉頭・膵臓)，菌状息肉症 mycosis fungoides, HIV 感染症，全身免疫疾患(SLE，関節リウマチ，シェーグレン症候群，血管炎など)，糖尿病

2次的に IgA が沈着する多数の病態がある

糸球体**メサンギウム領域**に IgA が沈着することは，IgA 腎症以外のほかの多くの疾患でもみられる。これを2次性の **IgA 沈着**という（表7参照）。

図9に SLE でみられたループス腎炎の IgA 沈着を示しておこう。

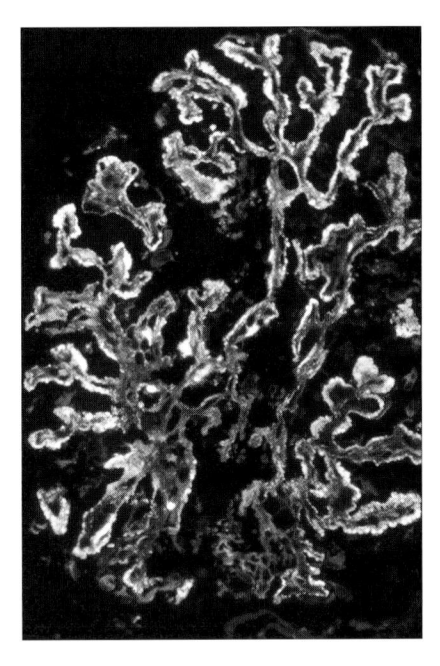

図9　SLEに見られたループス腎炎
（2次性 IgA 沈着）

42歳女性：下肢の浮腫を自覚し，3か月後に当院受診したときには，血清アルブミン1.6g/mLでネフローゼ症候群の状態。その際施行した腎生検材料を用いた蛍光抗体法。IgA が糸球体毛細血管壁に沿って強く発現している。図8の IgA 腎症と比べ，IgA の沈着部位が異なることに注目。なお，IgG, IgM, C3, C1q も同時に確認された（東京厚生年金病院病理科標本）。

確固たる治療法はまだない

無症状で軽微な顕微鏡的血尿やタンパク尿のみられる段階での具体的な治療法はまだない。ただ，高血圧やタンパク尿の増悪，腎機能の低下や腎生検で糸球体の障害が強い場合，腎糸球体障害の進行を少しでも抑制するために**副腎皮質ホルモンと免疫抑制薬と n-3 脂肪酸** fish oil の効果がある程度認められている。これらは **IgA 免疫複合体**が糸球体に沈着しておこる炎症を抑制する治療法で，原因を除去するものではない。

IgA 腎症の原因がより明らかになったとき，より効果的な治療が出現するだろう。

Prostatic Cancer　前立腺癌

前立腺癌と前立腺肥大症
前立腺癌は男性の乳癌といっていい

「今夜は，犬神先生と伊比保健師さんという最強の医療班の参加をいただいております。したがって，わが神保町老人会の温泉旅行はかならずや盛会に終わることを確信し光栄に思っております。」白髪で恰幅のよい海道会長が入れ歯をことさら白く光らせて宴会のあいさつを締めくくった。おそろいの○庄を染め抜いた浴衣の総勢42人が今宵の膳を前にして神妙に会長のあいさつに向き合っていたのだが，途端にその風景はガタッと崩れた。ここは滋賀県の秘境，庄川温泉。こんこんと溢れる透明な温水は世俗のもやもやを溶かし込んでしまいそうだ。

宴会場わきに確保された医療班の一室。「犬神先生，今回の町内会の参加者は平均年齢80歳なんです。みなさん日常性から逃れ，万年青年のような振る舞いをしていますが…。私，不安です。」伊比保健師は持病が記載されている連絡表をボールペンでなぞりながら額に皺をよせボツリと言った。「うん…。地域医療の一環として毎年2回，健康増進をキャッチフレーズにしたバス旅行の医療班を引き受けて5年になるね。毎年，とんでもないお年寄りと出会ったが…。」犬神は蕨，山芋，旬の筍が巧みに盛り付けられた鰹だし風味の煮付けに箸をすすめながらつぶやいた。「うまい。こりゃ美味い。伊比君，これ美味いよ。食べてから聞こうかね」

「先生，起きてください。黒川さんが腹痛で急に様態が悪くなったんです。」何事もなく宴会を終了した

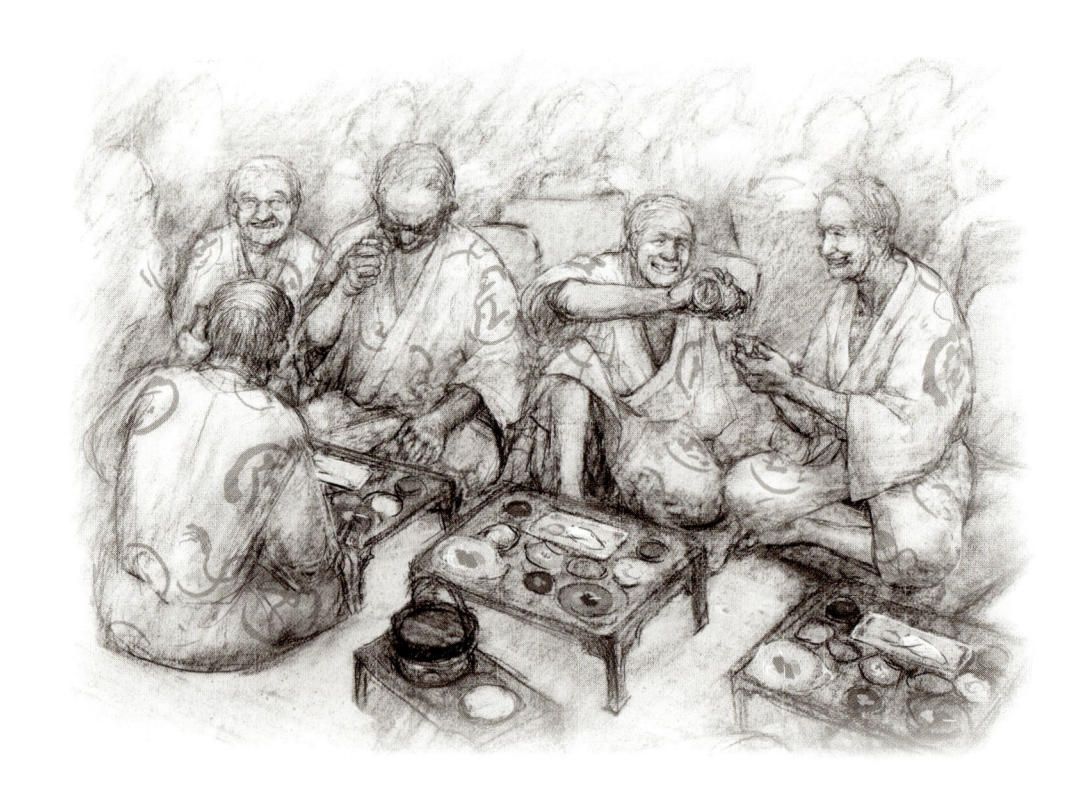

のが8時半．ある程度のお酒も入り，いつになく高揚した状態の老人の群れを観察しながら，それでも12時まで待機し床に入ったのが午前1時だったはずだ．
「伊比君．黒川さんといえば前立腺肥大症の人だよね」
「そうです．お酒は控えめにとわたし事前にお話していたのですが…，宴会の後，何度もトイレにいったそうですが全く出なかったようです」

　黒川さんは身体をくの字に横たえていた．蒼い顔に無理やり笑いを浮かべ，「先生，こんな遅くすんまへんなあ．便秘があったんで酒はいつもより控えたつもり…．」犬神先生は浴衣の隙間から手を入れ下腹部を触診した．恥骨直上の膀胱部が異様に膨隆している．「こんなになるまでよく我慢したものだ…」「伊比君，まずネラトンカテーテルで導尿しよう」腰の柔らかいネラトンカテーテルは前立腺部尿道の入り口までは容易に達するがそれ以上は進まない．3回試みたが尿道出血が出現した．「黒川さん，よくがまんしたね．ちと荒いが，針で刺して膀胱から尿を抜くよ」

　膀胱穿刺で1,100 mLの尿を回収した．「先生，晴天の霹靂とはこれでんな！　すっきりしましたわ！」現金なものである．「そろそろ，精密検査をして手術も考えようか．あんたも京都の老舗の呉服問屋の主といっても84歳だよ，息子に何もかも任せて，尿の道のこと考えたらどう？」

　これまで外来通院などはせいぜい年1回のありさまで，全く検査も受けないまま10年が過ぎている．犬神先生の外来で受けた血液検査の結果，PSA（前立腺特異抗原）が20.56 ng/mLと異常高値であった．ただちに施行した前立腺の超音波検査では，前立腺肥大症だけでなく右葉外側に2 cm大の腫瘍を認めた．泌尿器科に紹介となり，前立腺を会陰部から左右合わせて12回穿刺する前立腺針生検を受けた．

　「こない何回も刺されるんやったら，庄川温泉で犬神先生に太い針で一発刺されたほうがましでんな」とは，検査を終えた黒川さんの開口一番の言葉．

　前立腺組織生検の結果は，左葉からの6本の針生検に癌は認めなかったが，右葉から採取された6本中3本に中等度分化型腺癌が確認された．前立腺癌の悪性度を示すグリーソンスコア Gleason score は3＋4＝7であった．幸い，全身検索では遠隔転移は確認されなかった．前立腺肥大症もあるので手術を施行しホルモン療法を考えようと泌尿器科の医師から言われている．

前立腺癌は女性の乳癌になぞらえることができる．ともに性ホルモンとの関連が深い．両者とも増加の一途にある．日々，病理解剖をしている立場からいえば，80歳以上の男性の前立腺を顕微鏡で観察すればしっかりとした癌が発生している事実に出会うことは決してまれではない．癌腫が加齢とともに発生してくることを目の当たりにする毎日ともいえる．しかし，この癌がその高齢者の命を奪うことは少ない．

Prostatic Cancer 前立腺癌

前立腺癌とは…

> 癌が人体のどこかに突然発生したとしても，その人間の日常生活を，即刻，障害するわけではない。臨床症状がたち現れるまでにそれなりの長い時間が必要である。具体的には，癌発生後1年や2年で自覚症状の出るようなことはない。だから，癌が発生しているにもかかわらず全く本人は知らないまま一生を送ることもありうる。このような癌の振る舞いを考えれば，さまざまな癌の存在様式があるはずである。

前立腺癌のさまざまなあり様…臨床癌から偶発癌まで

前立腺癌は，その発見の動機により，**表8**のごとく4つに分類される。

表8　前立腺癌の発見動機による分類

前立腺癌の分類	その意味
臨床癌 clinical carcinoma	臨床的に前立腺癌と診断され，病理組織診断で前立腺癌が確認されている場合
オカルト癌 occult carcinoma	さまざまな臓器に転移がみられたので原発巣の検索を行うも特定できなかったのだが，その後，前立腺癌が発見された場合
偶発癌 incidental carcinoma	前立腺肥大症として経尿道的前立腺切除術(TUR-P)か前立腺全摘出術を行ったのだが，その材料の病理学的検索で偶然に前立腺癌がみつかった場合
ラテント癌 latent carcinoma	生前，臨床的に前立腺癌の症状や徴候がみられなかったが，死後の病理解剖で前立腺癌が確認された場合

オカルト occult は 秘密の・隠れた・眼に見えないといった意味であるし，**ラテント** latent も隠れた・潜在しているの意味で両者はよく似ており，潜在癌・潜伏癌・不顕性癌などと翻訳されるのだが，各々がかってに日本語訳で表現すると混乱を招く可能性が高い。したがって，オカルト，ラテントとそのまま用いるのが一般的である。ラテント癌は必ずしも小さな癌とは限らないが，**偶発癌**はリンパ節転移や他臓器転移のない小さな癌（微小癌）であることが普通である。当然のことながら，**臨床癌**がわれわれの日常臨床現場における主要な癌である。

このような癌の分類は何も前立腺に限って用いられるわけではないが，とりわけ，前立腺癌はこの4つの存在様式を経験できる癌腫 carcinoma である。

PSAは前立腺癌の診断と経過観察に最も有用な腫瘍マーカーである

事例の黒川さんが，前立腺の左右あわせて12回もの**針生検**を受ける契機となった**血清 PSA**（prostate specific antigen 前立腺特異抗原）は，後述する前立腺の上皮細胞が分泌するキニン-カリクレインファミリーに属するセリンプロテアーゼ活性を持つ糖タンパクである。この物質は前立腺分泌物の1つとして尿道に排泄され，精子運動を活発にする作用を持つが，その一部は血液中に逸脱し血清 PSA として測定可能となる。実に，この逸脱してくれた PSA のおかげで前立腺癌の早期発見が可能となるわけだ。

黒川さんの場合，**前立腺肥大症**の結節と異なる腫瘍性病変が疑われる超音

波所見が確認された。しかし，画像診断で腫瘍が疑われなくても，血清PSAの上昇は，年齢を考慮すれば前立腺癌の存在を示唆する検査データとして，今日，確固たるものがある。その臨床的評価を**表9**に示す。

表9 血清PSAの臨床的評価

評価	血清PSA値（ng/mL）
基準値以内	＜4.0
軽度上昇（グレーゾーン）	4.1〜10.0
中等度上昇	10.1〜20.0
高度上昇	＞20.1

　実は血液中PSAと言っても，遊離型PSA，$α_1$-アンチキモトリプシンと結合したPSA，$α_2$-マクログロブリン結合PSAなどさまざまなものがある。日常診療で採血して得られる血清PSAは，遊離型と$α_1$-アンチキモトリプシンを合わせたtotal PSAを意味している。ちなみに，従来から前立腺腫瘍マーカーとして用いられているγセミノプロテイン（γSM）は遊離型PSAを測定していると考えられている。そして，この血清PSAは，直腸診，尿閉，経直腸エコー，導尿，経尿道的操作，射精等によって影響を受ける（上昇する）ので，このような臨床的因子を念頭に置いて評価する必要がある。さらに，前立腺肥大症や前立腺炎でPSAが異常高値を示すことがあり，血清PSAの値だけで癌だと決めつけてはならない。事例の黒川さんは，前立腺肥大症が存在していたが，上記の臨床因子のない状態で20.56 ng/mLであったわけで，PSA高度上昇という臨床的評価を受けたことになる。

尿道を抱きかかえて存在する前立腺…その解剖を理解する

　尿道の内径は6 mm，その長さは女性で4 cmだ。一方，男性は15〜20 cmというものの，ペニスが勃起すれば当然のことながら長くなる。この変動する長さ1つとっても，男性尿道は何かとややこしいが，ここに前立腺という女性には存在しない大きな**外分泌腺**が位置する。膀胱から発する男性尿道は前前立腺部尿道・前立腺部尿道・膜様部尿道そしてペニスを貫通する**前部尿道**と4つの領域を区別する。前者3つを合わせ**後部尿道**という。この後部尿道こそが女性尿道に対応する部分で長さ4〜5 cmである。前立腺が抱きかかえる尿道は名前の通り後部尿道の主役たる前立腺部尿道である（**図10, 11**）。したがって，前立腺が尿道と密接な位置関係にあることが，後述する前立腺肥大症ともども臨床症状を理解するうえで重要な解剖学的事項となる。

　前立腺は，4 cm（左右）×3 cm（上下）×2 cm（前後）のまさに"栗の実"に似た充実性臓器である。尿道を取り巻き，人体の正中線上に位置するので，日常診療では甲状腺のように左葉，右葉と表現することが普通だが，解

Prostatic Cancer　前立腺癌

前立腺癌とは…

剖学的には均一な構造ではなく，3つのゾーン zone（帯）に分けられる。全体の5％を占める**移行帯** transitional zone（TZ），25％を占める**中心帯** central zone（CZ），70％を占める**辺縁帯** peripheral zone（PZ）である（図12）。

> 従来から，外腺，内腺という表現がある。尿道に近い領域を内腺，遠い領域を外腺と表現しており，おおむね，外腺は辺縁帯，内腺は移行帯に対応する。

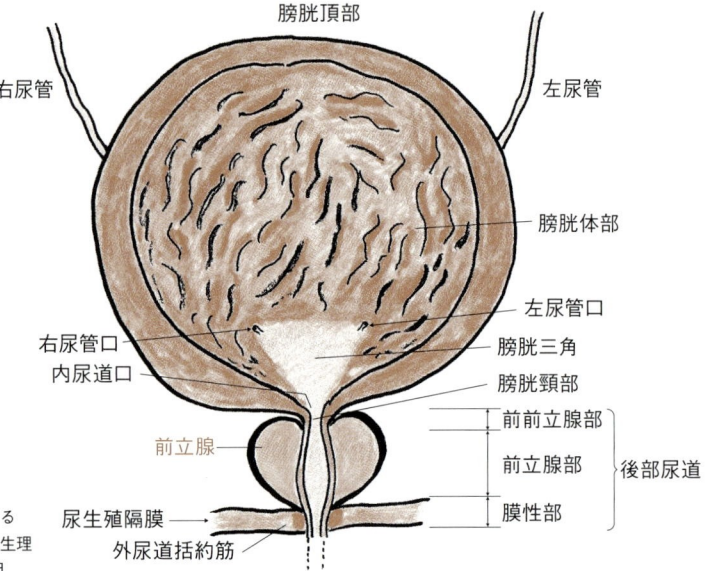

図10　男性の膀胱と後部尿道（前額断面）
前立腺は尿道を抱きかかえるように存在する
井上　泰：なぜ？がなるほど！絵解き病態生理ゼミナール，メディカ出版，2008より引用

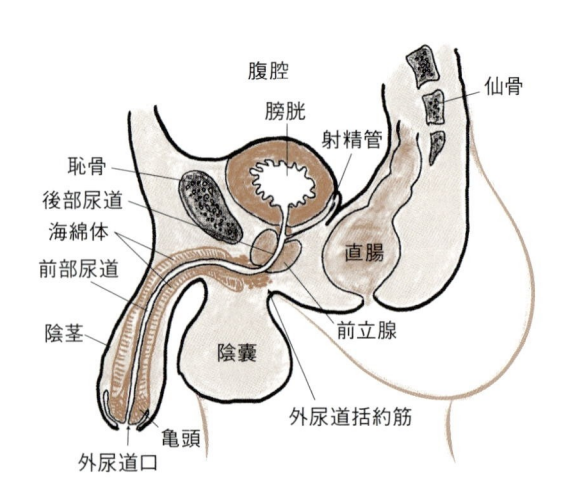

図11　男性の膀胱と尿道（正中矢状断面）
（井上　泰：なぜ？がなるほど！絵解き　病態生理ゼミナール．メディカ出版，2008より引用）

前立腺癌

図12 前立腺の構造（断面図）
（井上 泰：なぜ？がなるほど！絵解き病態生理ゼミナール．メディカ出版，2008より引用）

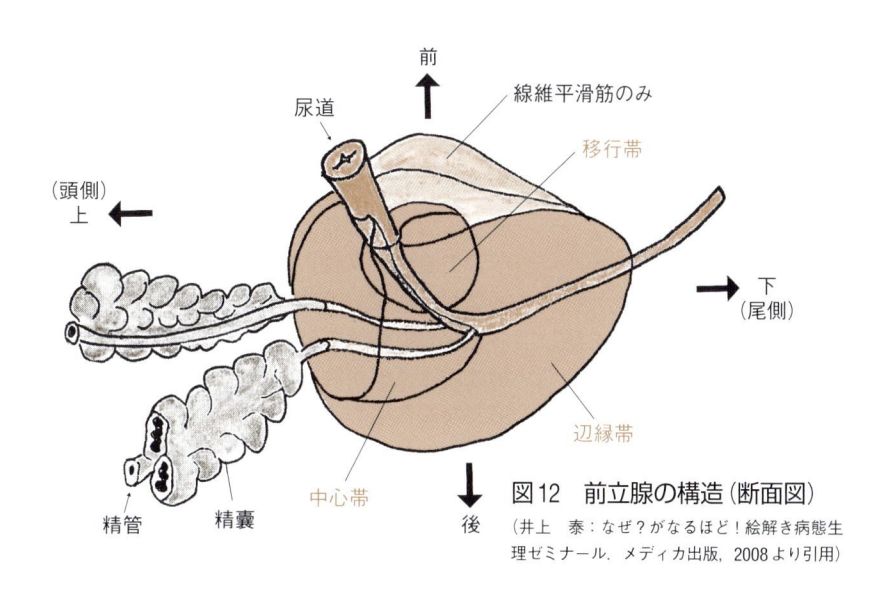

ゾーンにより前立腺に発生する病気が異なる

前立腺癌は最も広い範囲を占める辺縁帯（PZ）に好発するが，前立腺の疾患とその好発ゾーンの関係を表10に示そう。

表10 前立腺疾患とその好発ゾーン

ゾーン	前立腺に占める割合（%）	好発する疾患
移行帯（TZ）	5	前立腺肥大症
中心帯（CZ）	25	ここには病気がおこりにくい
辺縁帯（PZ）	70	前立腺癌

最も少ない領域を占める**移行帯**に前立腺肥大症が，最も多い領域を占める辺縁帯に前立腺癌が好発することがわかる。しかも，**図12**を見れば尿道を抱き込んでいる領域が移行帯であり，ここに好発する前立腺肥大症が，尿道の狭窄や閉塞による排尿障害や尿閉の原因になることがわかり，尿道から離れた**辺縁帯**に好発する前立腺癌は排尿障害をおこしにくいことが知れる。おもしろいことに，**中心帯**は尿道を取り囲むというより精管を取り囲んでいるわけで，尿より精液の移動を庇護している無菌環境の整った領域とみなすことができ，そのような事情が感染症や腫瘍をはじめとするさまざまな疾患から中心帯が免れている理由かもしれない。

前立腺は外分泌腺（複合管状腺）である…その組織構造を知る

前立腺は身体の正中に位置する大きな外分泌腺である。**外分泌** exocrine とは，その腺が分泌する特定の物質（粘液や漿液や酵素）を特定の場所にのみ運び，その物質はその局所でしか作用しない分泌様式と定義できる。ホルモン分泌に代表される**内分泌** endocrine が，産生物質（ホルモン）を毛細血管

Prostatic Cancer　前立腺癌

前立腺癌とは…

　の血液中に分泌し，血液循環で運ばれ全身の組織細胞に作用することと対照をなす。

　前立腺の外分泌腺組織構造は，物質を作り出す工場である**腺房**（acinus）と，作り出された物質を運び移動させる輸送系である**導管**（duct）から構成される複合管状腺である。放射線状を描いて尿道に向かう20～30本の導管が，前立腺部尿道中心部後面に隆起する**精丘**〔ここに前立腺小室（ミュラー管の遺残で女性の子宮に相当する）を挟んで左右射精管が開口〕を横目にみながら尿道に直接開口する（図13）。腺房と導管が機能的に1つのユニットをなして機能するわけで，このような組織を**外分泌腺組織**という。この事情は，唾液・涙液・鼻汁・汗・胃液・膵液・腸液・胆汁・乳液などの産生分泌となんら変わるものではない。

> 前立腺の外分泌腺組織は円柱上皮細胞（分泌能をもつ分泌細胞）が一列で並んでいるが，その外側を立方上皮（基底細胞）が取り巻いている。したがって，腺組織の腺腔は二層の細胞で構成されていることになる（図14）。

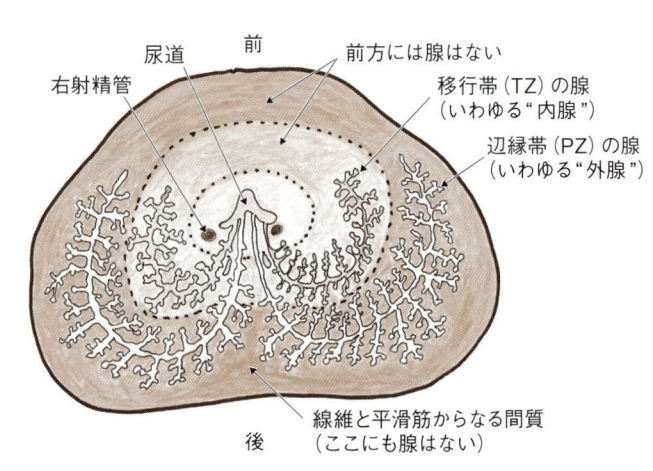

図13　前立腺の外分泌組織構造
（前立腺水平断面）

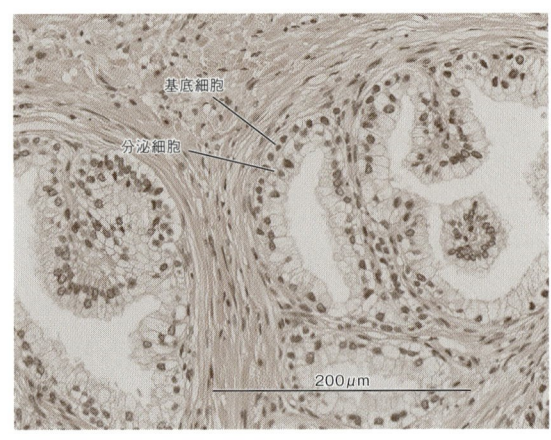

図14　前立腺組織の腺腔の二層構造
腺房組織に見られる内面の円柱上皮細胞（分泌細胞）と，その外側の立方上皮細胞（基底細胞）からなる上皮細胞の二重構造（東京厚生年金病院病理診断科標本）。

前立腺癌

前立腺の分泌する前立腺液は尿道に分泌される

前立腺の上皮細胞が作り出す弱酸性（pH6.5）で透明な前立腺液は，前立腺部尿道に開口する導管を下り尿道に分泌される。通常，**射精**に同期して分泌される。前立腺は平滑筋に富んでいるから射精とともに強い**平滑筋収縮**が起こり，前立腺液が絞り出されるように尿道へ流れ出る。同時に精嚢腺の分泌物も交り合うことになる。したがって，純粋の前立腺液を採取するには，肛門から指を挿入し前立腺をマッサージする必要がある（こうして得られた液を**前立腺圧出液**という）。

前立腺液は精液の約20％を占める。つまり，射精される精液は精子・精嚢腺液・前立腺液からなるわけだ。純粋の前立腺液の組成を**表11**に示しておこう。

表11 前立腺液の組成

酸性フォスファターゼ・亜鉛・アミラーゼ・前立腺特異抗原（PSA）・フィブリノリジン・コレステロール・リン脂質，クエン酸，スペルミン，マグネシウムなど

しっかりとPSAが含まれている。亜鉛は殺菌作用を持ち感染防御としての意味を持つ。

> ところで，精液中にはプロスタグランジンという重要かつ有名な脂肪酸誘導体が含まれている。前立腺のことをプロステート（prostate）というのだから，よく似たプロスタグランジン（prostaglandin）は前立腺の分泌物のように考えがちだが，プロスタグランジンは精嚢腺の分泌物である。

前立腺癌は前立腺の悪性腫瘍（悪性新生物）である

身体のどこであれ，新たに発生した細胞が増殖し球状の固まりを作るとき，それを**腫瘍** tumor という。この腫瘍は同じ顔をした細胞の増殖集団からなるため単クローン性（モノクローナル）monoclonal 腫瘍と表現される。この**単クローン性腫瘍**こそが新生物 neoplasia である。新生物は悪性新生物 malignant neoplasia と良性新生物 benign neoplasia に分類されるが，一般に広く用いられる"癌（がん・ガン）cancer"という表現は悪性新生物と同義である。したがって，前立腺癌という場合，前立腺に発生した**悪性新生物**ということになる。食道癌，胃癌，大腸癌，肺癌，乳癌，卵巣癌，膵臓癌，子宮癌など，それぞれの発生場所の語尾に"癌"を付けさえすれば，その臓器に発生した悪性新生物（悪性腫瘍）を意味する。

前立腺癌は腺癌である…悪性腫瘍の組織型を理解する

単に悪性腫瘍といっても，具体的にはどうなのだろう。この具体的な内容を判断する情報が，腫瘍の組織型 histological type であり，純粋に病理学的な事項である。

臓器はどのようなものであれ，その臓器に特有な仕事を受け持っている。前立腺は前立腺液を，胃は胃液（粘液・ペプシノーゲン・胃酸）を，大腸は腸液を，乳腺は乳汁を，膵臓は膵液を産生するといった具合に。だから，臓

Prostatic Cancer 前立腺癌

前立腺癌とは…

器はその産生する物質を作り出す細胞とその細胞の仕事を助ける細胞から構成されていることになる。いわば，主役と脇役から成り立っているわけだ。この主役細胞集団を**実質細胞**といい，脇役細胞集団を**間質細胞**という。

そして，細胞形態の特徴から，実質細胞を**上皮系細胞**，間質細胞を**非上皮系細胞**という。上皮系細胞は細胞と細胞の接着性が強くしっかりと手をつないで集団をなして存在している。一方，非上皮系細胞は細胞と細胞の接着性に乏しい。**表12**にその具体的な細胞をまとめておこう。

表12 臓器を構成する上皮系細胞（主役）と非上皮系細胞（脇役）

臓器	上皮系細胞（実質細胞）	非上皮系細胞（間質細胞）
前立腺	立方〜円柱上皮細胞	平滑筋細胞，線維芽細胞，脂肪細胞，血管，リンパ管，リンパ球，好中球，好酸球，組織球，肥満細胞，末梢神経など
乳腺	立方〜円柱上皮細胞	同上
胃	円柱上皮細胞	同上
大腸	円柱上皮細胞	同上
食道	扁平上皮細胞	同上
皮膚	扁平上皮細胞	同上
膀胱	移行（尿路）上皮細胞	同上

　この表を見れば，主役の実質をなす上皮細胞には，臓器により円柱上皮，扁平上皮，移行上皮とさまざまな種類があるが，脇役の間質をなす非上皮系細胞は臓器が変わっても構成する細胞の種類に変わりないことがわかるだろう。新生物（腫瘍）はこれらすべての細胞から発生する。

上皮系悪性腫瘍を癌腫という

上皮系細胞から発生する悪性腫瘍を**癌腫** carcinoma といい，非上皮系細胞から発生する悪性腫瘍を**肉腫** sarcoma という。癌腫は発生する細胞の形態によって4つの組織型に分類される（**表13**）。

表13 癌腫（上皮系悪性腫瘍）の組織型分類

癌腫の種類	発生する細胞	発生する臓器
腺癌	立方から円柱上皮細胞	胃・大腸・十二指腸・膵臓・前立腺・乳腺・子宮内膜・卵巣・肺・胆管・胆嚢・肝臓・腎臓・甲状腺
扁平上皮癌	扁平上皮細胞	皮膚・口腔・咽頭・喉頭・食道・肛門管・子宮頸部・膣
移行（尿路）上皮癌	移行（尿路）上皮細胞	腎盂・尿管・膀胱・尿道
未分化癌	どのような上皮細胞からでも発生する	どのような臓器にも発生しうる。ただし，きわめて少ない。

この表をみれば、前立腺癌の組織型は**腺癌**であることがわかる。より具体的には前立腺の腺房を構成する腺房細胞 acinar cell（円柱細胞である）から発生する腺癌である。そして、内臓にできる上皮系悪性腫瘍（癌腫）の組織型のほとんどが腺癌 adenocarcinoma（Ac）であることもわかるだろう。また、物理的な刺激が加わる領域に**扁平上皮癌** squamous cell carcinoma（SCC）が発生するという事実は理解しやすい。移行上皮細胞 transitional cell は尿が排泄されていく尿路の内面を覆う特別仕様の上皮細胞である。元来一層に配列している上皮細胞なのだが、内圧によって、多列に見えたり一層の扁平上皮に姿を変えることから、移行上皮と名づけられたものだ。しかし、最近では、**尿路上皮** urothelial cell という無味乾燥な表現が用いられるようになっている。一方、**未分化癌**はきわめて頻度の少ない癌腫である。癌腫であることは病理組織的に判断できるのだが、腺癌・扁平上皮癌・移行上皮癌のようにハッキリと断定できない癌腫をいう。肺癌の小細胞癌や大細胞癌が有名である。
　このような癌腫の組織型を確認することは、治療の選択や生命予後の推定に重要な情報を与える。

> 　ところで、非上皮系悪性腫瘍である肉腫も、発生組織細胞の語尾に"肉腫"を付けさえすれば、その臓器に発生した悪性腫瘍を意味する。平滑筋肉腫、線維肉腫、脂肪肉腫、血管肉腫という具合だ。しかし、リンパ球が腫瘍化した場合は"悪性リンパ腫"と表現し、組織球の場合は"悪性組織球腫"と表現するのだが、リンパ球肉腫、組織球肉腫と表現しても間違いではない。
> 　前立腺に発生する悪性腫瘍は癌腫である腺癌が最も多いが、**表13**を見れば、非上皮系細胞も前立腺の構成要素なわけで、肉腫が発生してもよいことになる。事実、平滑筋肉腫や悪性リンパ腫が発生することはあるが、それはきわめてまれである。

前立腺癌の悪性度の判断…分化度とグリーソン分類

　事例の黒川さんの前立腺針生検の病理組織診断は、中等度分化の腺癌で、**グリーソンスコア** Gleason score は 3 + 4 = 7（点）であった。実は、ここでいう分化度 differentiation grade とグリーソンスコアが前立腺癌（腺癌）の悪性度を示す指標として日常臨床で頻用されているものである。
　分化度とは、その癌腫の細胞と構造が発生母地となった外分泌腺組織とどれくらい類似しているかで判断する（**表14**）。

表14　癌腫の分化度

癌腫の分化度	その意味	生物学的態度（予後）
高（度）分化	発生母地の組織構造ときわめて似ている	比較的よい
中（等度）分化	中間	中間
低（度）分化	発生母地の組織構造とほとんど似ていない	比較的悪い

Prostatic Cancer　前立腺癌

前立腺癌とは…

　一般に**高分化** well differentiate の癌腫は**低分化** poorly differentiated のものに比べ生命予後はよいと判断する。しかし例外も多く，より生物学的な癌腫の態度を想定する感度の高い指標の研究が展開されてきた。

　グリーソン分類は，アメリカの Donald F. Gleason が1966年に提唱した前立腺の腺癌の病理組織を階層化 grading し悪性度を表現しようとした方法である。すでに40年以上も前に発表され，注目されることもなく置き去りにされたシステムであったが，この方法のほうが高・中・低分化腺癌という分類方法に比べ，**生物学的態度**（予後や治療に対する感受性など）をより正確に示していることが判明し，今日ではこのグリーソン分類 Gleason grading system が前立腺癌の病理組織情報として不可欠なものとなっている。

> 　グリーソン分類は癌腫の分化度分類と違い，癌細胞の細胞異型度は無視して，浸潤のパターンと癌組織の構造異型度から5段階（1〜5）に分類する。そして，腺癌組織のうち最も量的に優位な組織構築パターンとより少ない組織構築パターンを足し算しグリーソンスコアとして表現する。例えば，Gleason score＝4＋3＝7というように表記する。その意味は，Gleason 4 の領域が最も多く，次いで Gleason3 の領域がみられるということ。グリーソンスコアと分化度のおおまかな対比を**表15**に示しておこう。

表15　Gleason score と分化度のおおまかな対応

Gleason score	癌腫の分化度
2〜4	高分化腺癌に相当
5〜7	中分化腺癌に相当
8〜10	低分化腺癌に相当

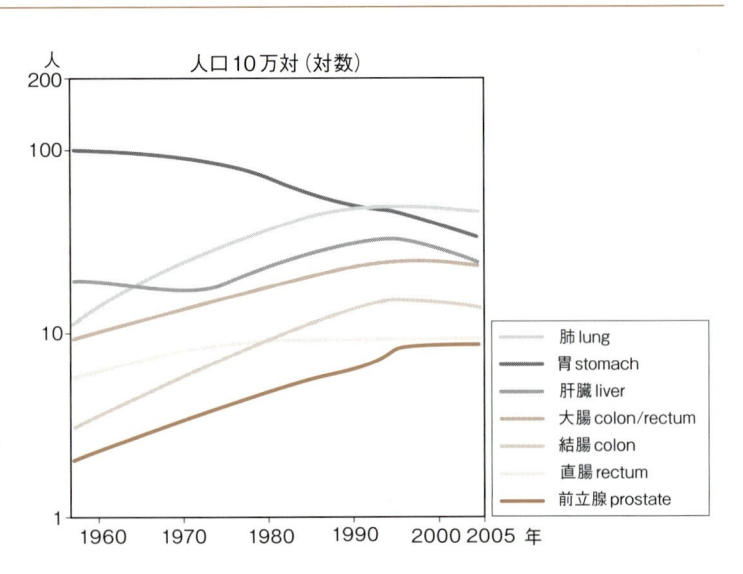

図15　臓器別癌年齢調整死亡率年次推移（1958〜2005）（がんの統計．2007による）

前立腺癌

前立腺癌は骨に転移しやすい
…男性骨転移の原発巣第1位は前立腺癌

　前立腺癌の遠隔転移として重要なのは**骨転移**である。いとも簡単に骨が折れる**病的骨折**や脊椎骨への転移では脊髄の圧迫症状（**運動知覚麻痺**）をおこし，緊急手術を必要とすることもある。

　そして，骨転移を最もおこしやすい男性の癌腫が前立腺癌であることは記憶しておかねばならない。次いで，肺癌・腎細胞癌・消化管癌・甲状腺癌の順である。ちなみに，女性では乳癌が最も多く，2番目はやはり肺癌である。つまり，**ホルモン感受性癌腫**である前立腺癌と乳癌が最も骨転移をおこしやすいのだ。

前立腺癌は急速に増えている
…悪性腫瘍の疫学

　前立腺癌は急速に増えているといわれる。しかし，日本の悪性腫瘍でいつも語られる，胃癌・肺癌・大腸癌と比べてどうなのか。また，世界的にみるとどのようなトレンドがあるのか。前立腺癌増加の実態を具体的に眺めてみよう。

　1998年の日本国内の調査によれば，男性の**年齢調整罹患率**（基準人口は昭和60年のモデル人口で）は，10万人あたり前立腺癌では19.9と，胃癌，肺癌，結腸癌，肝臓癌，直腸癌に次いで6番目に高く，男性癌全体の5.3％を占める。また，2000年の癌による**年齢調整死亡率**でみると，10万人あたり，肺（46.3）＞胃（39.1）＞肝胆（28.2）＞大腸（直腸を含む：23.7）＞膵臓（12.4）＞食道（10.4）＞前立腺（8.6）と7番目に位置する。2020年にはこの2.8倍になるとの予測もある。経年的な動向をグラフでみると前立腺癌の罹患率と死亡率の増加は肺癌と大腸癌を越えて尋常ではないことがわかる（**図15，16**）。

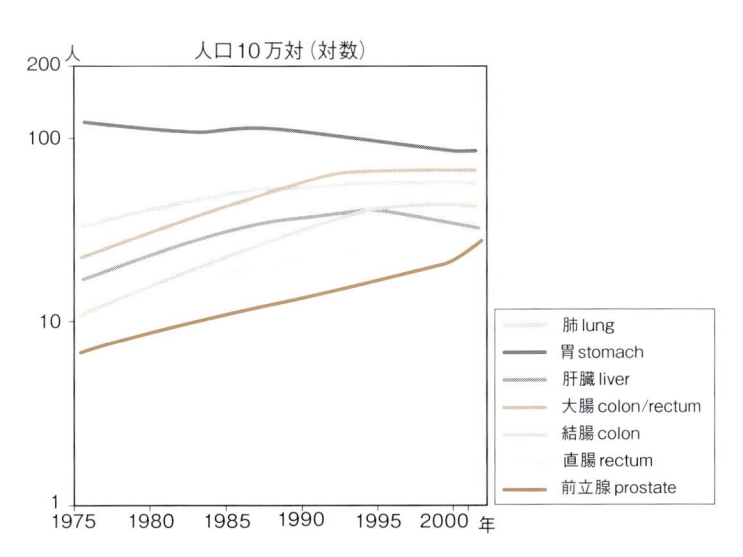

図16　臓器別癌年齢調整罹患率年次推移（1975～2001）（がんの統計．2007による）

Prostatic Cancer　前立腺癌

前立腺癌とは…

前立腺癌は高齢者の癌である…80％は65歳以上

高齢になるほど癌の発生頻度が増すことは一般だが，前立腺癌ほどその傾向が著しいものはない。同じ**ホルモン感受性癌**である乳癌は30代でも発生するが，前立腺癌が30代で発生することはない。1998年の年齢階層別罹患率を見てみよう（**表16**）。

表16　前立腺癌の年齢階層別罹患率（1998年）

年齢	40～44	45～49	50～54	55～59	60～64	65～69	70～74	75～79	80～84	85＜
罹患率	0.1	0.7	3.0	12.4	35.1	85.5	151.5	193.8	294.2	359.1

60歳を超えると急速に罹患率が増加している。さらに，年齢階層別死亡率をグラフでも見ておこう（**図17**）。

1965年（昭和40年）と1985年（昭和61年）と2005年（平成17年）の20年ごとの推移だが，高齢化の波に乗った急速な増加の実態がみてとれる。

> 40年間で60代は2倍，80代は5倍に増加している。
> 前立腺癌罹患数の将来予測では，2020年には78,468人と計算され，肺癌に次いで男性癌の2番目になると予測されている。

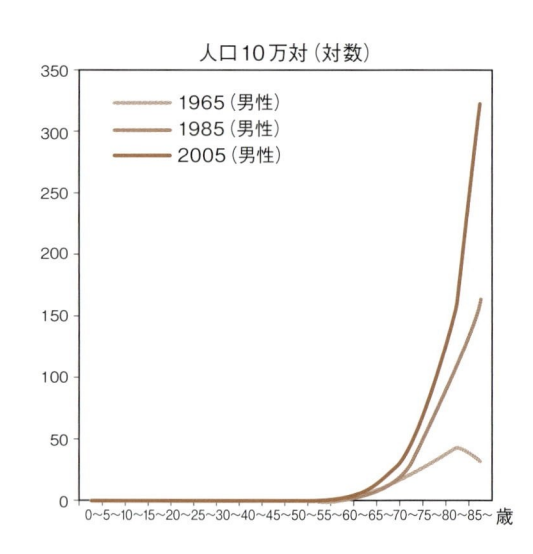

図17　前立腺癌の年齢階層別死亡率の年次推移
（がんの統計，2007年による）

世界の前立腺癌の状況…アメリカ黒人に圧倒的に多い

日本の前立腺癌が高齢化に伴い急速に増加している現況をみたわけだが，世界的にはどうなのだろう。全世界での前立腺癌罹患数は，年間約40万人。世界人口で年齢調整した前立腺癌の罹患率（年齢調整罹患率：/10万人/年）は19.8であり，肺癌（37.5），胃癌（24.5）に次いで3番目の高さになる。**前立腺癌罹患率**を世界でみると地域差が大きく，一般的に先進国の罹患率は発展途上国に比べ3倍以上高い。年齢調整死亡率の年次推移（**図18**）をみれば，アメリカの黒人が圧倒的に多いということ，日本は増加しているとはいえ世

前立腺癌

界的に見れば，上昇率の高さは急速だが，その年齢調整罹患率（**図19**）は欧米と比較すれば日本を含むアジア諸国は極端に低いことがわかる。

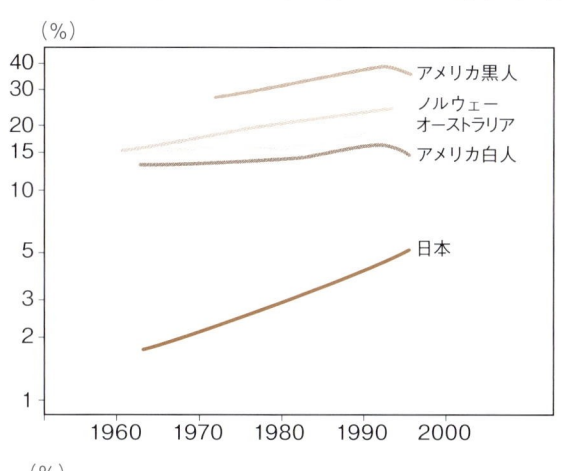

図18 前立腺癌の年齢調整死亡率の年次推移（WHO）

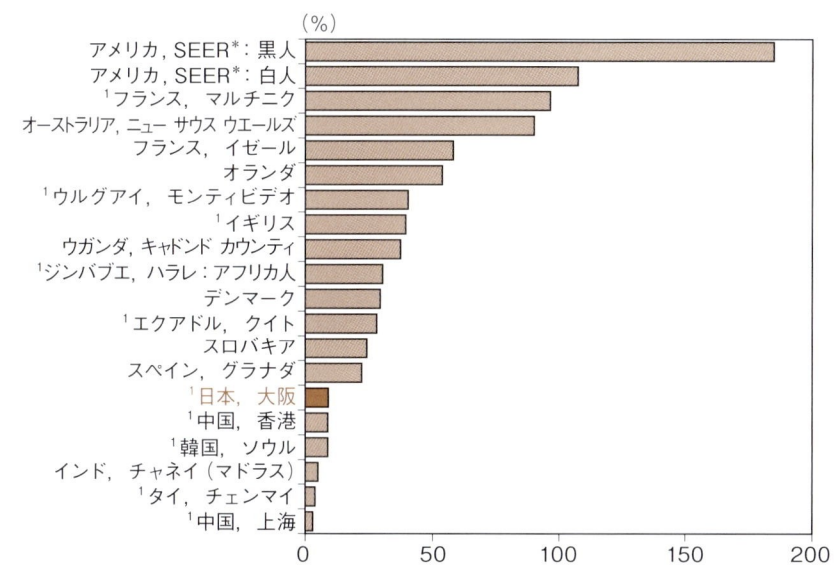

図19 前立腺癌の年齢調整罹患率の世界的傾向（1993-1997のデータによる，WHO）

＊SEER：Surveillance Epidemiology and End Results Program

治療選択肢が最も広い前立腺癌…その個人による綿密な治療計画が必要

　前立腺癌の治療は，①外科療法（前立腺全摘出術），②放射線療法，③薬物（内分泌ホルモン）療法，そして，④待機療法がある。

　これほど治療の選択肢が広い癌腫は，前立腺以外にないだろう。その理由はすでに述べた前立腺癌のあり様の多様性，および，Gleason scoreとPSAの値によって，前立腺癌の悪性度が個人により大きく異なるからだ。また，ホルモン感受性の癌腫であることも治療の選択肢が広い理由である。癌を決定的に取り除く**外科療法**といっても，尿失禁・性機能不全・鼠径部ヘルニアに代表される術後合併症の出現は息の長い前立腺癌の経過を考えれば，患者のQOLに対する考察と配慮抜きに単純に適応できるものではない。現在，

Prostatic Cancer　前立腺癌

前立腺癌とは…

　前立腺全摘出術の理想的な適応基準は，期待余命が10年以上でPSA＜10 ng/mL，グリーソンスコア7以下とされている。

　ホルモン感受性をもつ前立腺癌に対する**薬物療法**は，当然のことながら，化学療法は内分泌療法に及ばない。最も一般的な内分泌治療としては，luteinizing hormone-releasing hormone（LH-RH）アゴニストおよび抗アンドロゲン剤の併用あるいは単独療法が行われる。しかし，内分泌療法とて万能ではない。効果が長期間持続しないこと，勃起障害 erectile dysfunction（ED）や性欲減退を招くといった，これまた，外科療法同様，患者のQOLにかかわってくるのである。ちなみに，古典的な去勢術や女性ホルモン投与があるが，心血管系の副作用のリスクを高めることが判明し，その適応は制限されている。

　癌と診断されていながら，治療を待機するという"**待機療法**"は前立腺癌ならではの治療法といえるだろう。やみくもに待機するわけではない，PSAをモニターしながら監視する（PSA監視療法）。グリーソンスコアが6以下でPSAが20 ng/mL以下の状態で監視され，このレベルを超えると，根治療法（手術・放射線・内分泌）が即刻行われることになる。

> 　このように，前立腺癌の治療は，その癌腫の悪性度と存在様式の診断に基づき，さまざまな治療計画が必要となる。一般論で語ることができない治療を必要とする癌の典型が前立腺癌と言えるだろう。

前立腺肥大症は腫瘍ではなく反応性病変である

　排尿障害ほど性差が著しいものはないだろう。女性が尿閉になることはきわめて少ない。女性の排尿障害といえば，尿道が短いことに加えて骨盤内および会陰部の筋力低下による尿失禁ということになる。男性は尿道がはるかに長いわけで，そこに前立腺肥大症が加われば，尿閉のリスクが高まることになる。年齢とともに，男性は**尿閉**，女性は**失禁**に向かうといえるだろう。

　前立腺肥大症は腫瘍ではなく反応性病変（過形成 hyperplasia という）である。前立腺の腺組織と間質がともに量的に増加することにより，多数の結節を形成し前立腺が大きくなる。**結節性過形成** nodular hyperplasia という。良性疾患なので**良性前立腺肥大症** benign prostate hyperplasia (hypertrophy)（BPH）と臨床現場で表現されることが多い。

　頻度の高い女性の反応性疾患である乳腺の乳腺症や子宮筋腫と同じようにホルモン環境の関与した"腫瘍と紛らわしい疾患"と考えればいい。

> 　前立腺肥大症も前立腺癌同様，加齢とともに急増する。しかし，事例の黒川さんもそうだったが，前立腺肥大症と前立腺癌が併存することはあっても，前立腺肥大症が前立腺癌になることはない。

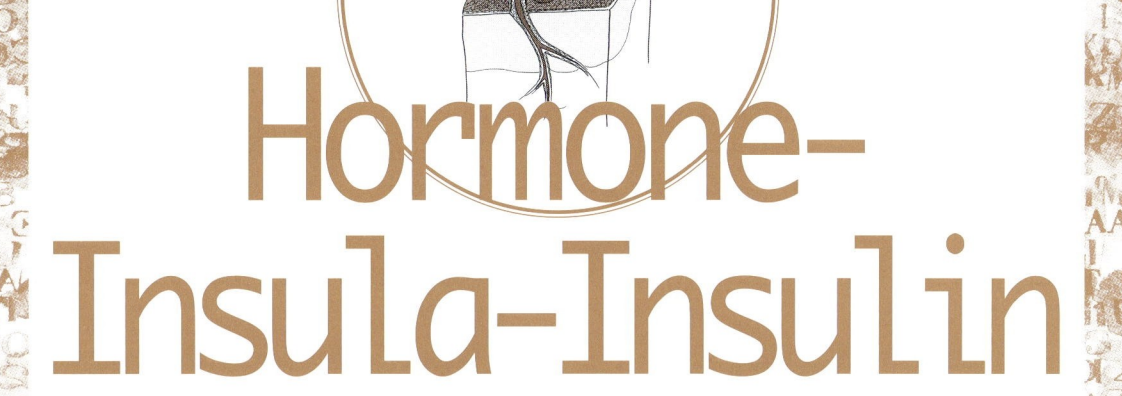

Hormone-Insula-Insulin

内分泌・代謝疾患

私は，私であって私でない。
なにしろ，私はすべての細胞に均等に分配されるのだから。

226
甲状腺機能亢進症（バセドウ病）

233
クッシング症候群（副腎皮質機能亢進症）

238
糖尿病

253
痛風（高尿酸血症）

256
乳癌と乳腺症

Hyperthyroidism 甲状腺機能亢進症

甲状腺機能亢進症（バセドウ病）

いらいら・どきどき・汗っかき

　池田さんは30歳，未婚。美容師である。5年前，病院の事務職を希望退職して，美容師専門学校に入った。卒業後，銀座の有名な美容室で将来の開業をめざしている。

　最近，疲れやすく，汗が多い。ちょっとしたことでも，なぜかいらいらしやすい。元来，陽気で些細なことにこだわらない性格なので，いらいらしやすい自分をもて余している。

　先日，同僚と昼食を取っているとき，

　「池ちゃん，食欲あるねー。最近すごく食べるじゃない！」

といわれた。食欲が亢進していることには，自分でも気づいていた。しかし体重はむしろ減少している。

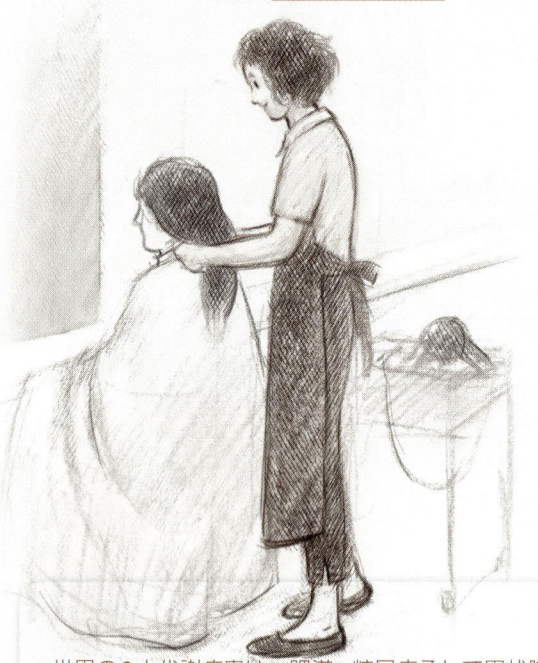

　今日は，朝から予約客が多く，精神を集中してハサミを手際よく動かしていたのだが…。突然，指先のふるえ（振戦）が出てきた。と同時に，動悸と息苦しさがおこった。思わず手が止まった。客は，怪訝そうに彼女をみた。

　隣接するビルにあるクリニックの医師は，彼女の診察を終え，

　「池田さん，甲状腺が少し腫れています（甲状腺腫）。脈も速く，1分間に100回で頻脈です。それに，眼球突出といわれる状態もあります。甲状腺の機能が亢進した状態です。血液検査で甲状腺ホルモンを調べましょう。でも大丈夫，薬でコントロールすれば症状はとれますからね」

　血液検査は，T_4（サイロキシン），T_3（トリヨードサイロニン），遊離 T_4, T_3 すべて上昇。TSH（甲状腺刺激ホルモン）は 0.1μU/mL以下に低下。TBG（サイロキシン結合グロブリン）は正常であった。バセドウ病の診断が下った。

　現在，抗甲状腺薬を服用し，陽気でおおらかな彼女に戻っている。医師には，

　「バセドウ病はね，池田さん，薬物コントロールはできるんですが，完全に治りきることのむずかしい病気なんです。気長に病気とつき合う気持ちが大切です。1か月に1度の外来は続けてください」

と説明されている。

世界の3大代謝疾患は，肥満・糖尿病そして甲状腺疾患である。それほど甲状腺の病気は多い。バセドウ病は甲状腺機能亢進症の1つで，自己免疫疾患と考えられている。甲状腺機能亢進症の中で最も頻度の高いものである。逆に，甲状腺機能低下症には成人で発症する粘液水腫と，生まれながらのクレチン症がある。臨床像は甲状腺ホルモン量に依存する。

甲状腺機能亢進症(バセドウ病)とは…

甲状腺は,気管の前面にある

甲状腺は内分泌器官の多くがそうであるように,左葉と右葉の対をなす器官である。

左葉と右葉は正中線上で峡部と名づけられた部分で連結している。その姿は気管を前面から抱きしめるように位置する(図1 (a))。重さ20g。きわめて血液に富んだ臓器である。バセドウ病では,この甲状腺はやわらかく全体が腫大する(びまん性の**甲状腺腫**という)(図1 (b))。

バセドウ病では,甲状腺は左右対称性にやわらかく腫大する

甲状腺が大きくなれば本人も自覚することが多い。もともと血流に富んだ臓器なので,腫大すればより血流が増加する。腫大した甲状腺に聴診器を当てれば,**血管雑音**(bruit)が聞こえる。

(a) 正常甲状腺

(b) バセドウ病の甲状腺

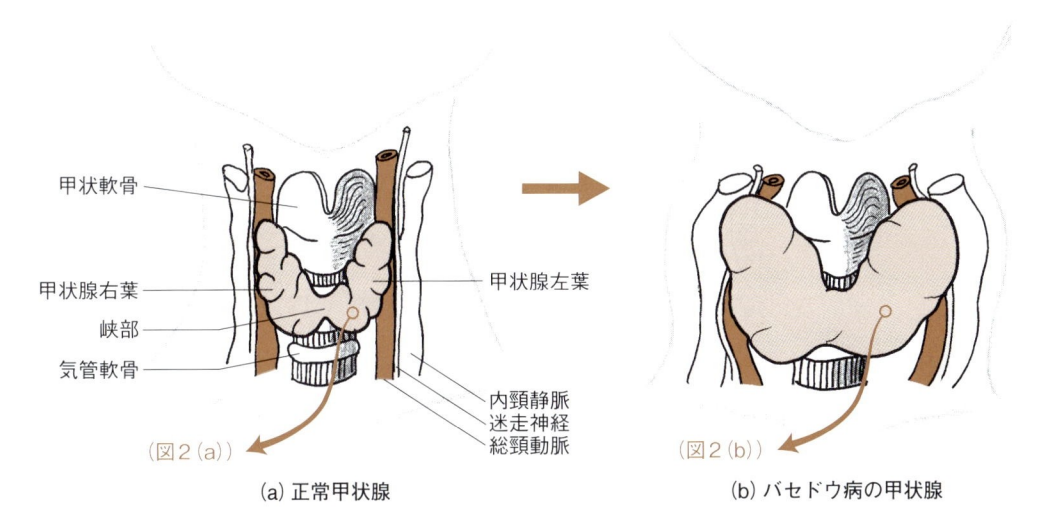

図1 左右対称に腫大するバセドウ病の甲状腺腫
甲状腺の腫大に対応して頸部も腫れていることに注目!

甲状腺は,コロイドというタンパク質に富んでいる

甲状腺を観察してみると,淡い褐色調で少しギラツキ感をもつ組織である。**コロイド**とよばれるタンパク質に富んでいるからである。

光学顕微鏡で観察すると,円柱上皮に囲まれた池のような構造がびっしりと並んでいる。これが**甲状腺濾胞**で,この濾胞を満たしているのがコロイドである(図2 (a))。**甲状腺ホルモン**は,このコロイドの中で生まれる。甲状腺ホルモンを生み出す母なる海がコロイドなのである(参照:甲状腺機能亢進症の病態生理 p.230)。

甲状腺機能亢進症では,甲状腺濾胞の上皮細胞の核は大きくなり,背丈も通常よりはるかに高くなる。さらにコロイドは盛んに吸収されるため,濾胞内のコロイドの量は減少する。これらの変化は甲状腺ホルモンの合成が高まっていることを示している(図2 (b))。

Hyperthyroidism 甲状腺機能亢進症

甲状腺機能亢進症（バセドウ病）とは…

甲状腺機能亢進症とは，甲状腺ホルモン（T₃, T₄）が持続して過剰に産生される状態である

甲状腺機能亢進症とは，甲状腺ホルモン（T_3, T_4）が持続して過剰に産生される状態である。"持続して"が重要である。やせるために甲状腺ホルモンを多量に服用したり，甲状腺が炎症で破壊され甲状腺ホルモンが一挙に血液中に流出するような"一時的な"甲状腺ホルモンの過剰状態は甲状腺機能亢進症といわない。一方，**甲状腺中毒症**（thyrotoxicosis）という表現は，甲状腺ホルモンの分泌過剰による症状を表しており，甲状腺機能亢進が持続的か一時的かを問わない。

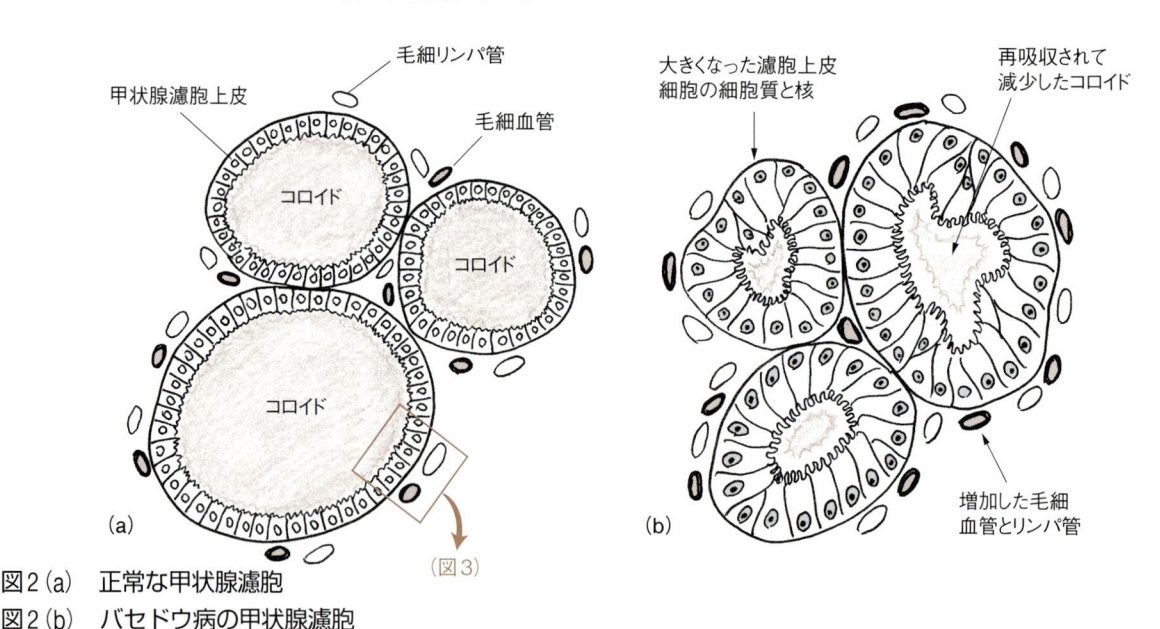

図2（a） 正常な甲状腺濾胞
図2（b） バセドウ病の甲状腺濾胞
甲状腺ホルモン（T_3, T_4）の合成が高まっている。

バセドウ病は甲状腺機能亢進症の代表的な疾患である

バセドウ病は1840年にドイツのK.A. von Basedowが報告した疾患である。しかし，すでに1835年にアイルランドのR.J. Gravesが報告しており，英語圏ではGraves（グレーヴス）**病**とよばれる。同じ疾患に2つの名があることは好ましくないが，日本では明治期にドイツ医学を取り入れた影響で，バセドウ病とよばれることが多い。

甲状腺機能亢進症の80％がバセドウ病である

甲状腺機能亢進症が持続的で，甲状腺が全体に腫大しているとき，バセドウ病が原因と考えて大きな間違いはない。

バセドウ病は若い女性に多い

バセドウ病は女性が男性より4倍多い。しかも，20～40歳代の女性に多い。

バセドウ病は家族歴をもつことが比較的多い

しかし，一卵性双生児の一方がバセドウ病の場合，他方がバセドウ病になる確率は20％である。また1個の**遺伝子異常**で発症することはない。つまり，遺伝的な要因の関与はあるが，**環境因子**が重ならないと発症しないのである。

甲状腺機能亢進症

バセドウ病は自己免疫疾患である……甲状腺刺激抗体（TSA）をもつ

なぜ，甲状腺ホルモン（T_3, T_4）の産生が亢進するのだろうか。バセドウ病の患者の血液中には，甲状腺の濾胞上皮細胞の表面に存在する**甲状腺刺激ホルモン（TSH）受容体**に対する自己抗体が存在する。このTSH受容体抗体がTSH受容体に結合し，あたかもTSHであるかのごとく受容体を刺激し続けるために，コロイド濾胞での甲状腺ホルモンの産生が亢進していると考えられている。この自己抗体を，**甲状腺刺激抗体（TSA：thyroid stimulating antibody）**とよぶ。この抗体は免疫グロブリンからなるため，甲状腺刺激免疫グロブリン（TSI：thyroid stimulating immunoglobulin）ともよばれている（図4（b）参照）。TSAが出現する機序は，まだ解明されていない（参照：病気と免疫②"Ⅱ型過敏症反応" p.339）。

バセドウ病の臨床症状は2つの要素からなる

① **甲状腺ホルモンの過剰に基づく症状**：酸素消費の増大と代謝亢進
- 頻脈・動悸・高血圧・振戦・発汗・体温上昇・やせ・神経過敏・下痢・月経不順

② **バセドウ病に特有な症状**：甲状腺ホルモンと無関係な眼と皮膚の症状
- 眼球突出と前脛骨粘液水腫（下肢前面の浮腫）が有名で，甲状腺刺激抗体が高値のケースに多い。眼球突出は眼球に付着している眼筋や周囲脂肪組織に物質が溜まるためである。脛骨前面の浮腫も同様の機序による。

臨床症状はバセドウ病の程度によりさまざまだが，眼球突出・甲状腺腫・頻脈を**メルゼブルグの三徴**といい，バセドウ病に特有な徴候である。重症の場合，意識障害（昏睡），高熱，120/分以上の頻脈がみられ，甲状腺クリーゼといわれる危険な状態が出現する。

甲状腺クリーゼを見落としてはならない

甲状腺クリーゼは感染症などが誘因となって甲状腺機能亢進症が急速に増悪した状態で，**内科的救急疾患**である。

バセドウ病の臨床像
① 頻度の高い内分泌疾患
② いらいら・どきどき・多汗
③ 甲状腺はびまん性に腫大する

甲状腺機能亢進症の病態生理

コロイドの中で生まれる甲状腺ホルモン

コロイドの本体は，サイログロブリンとよばれるタンパク質である

甲状腺濾胞のコロイドの本体は，サイログロブリンとよばれるタンパク質である。サイログロブリンにアミノ酸のチロシンとヨウ素（ヨード）が結合して**甲状腺ホルモン**となる。

T_3とT_4

ヨードが3つ結合した場合は**トリヨードサイロニン**（T_3），4つでは**サイロキシン**（T_4）である。T_3はT_4よりはるかに分泌量は少ない。T_3は主に分泌されたT_4がヨウ素を1個捨てることによって生まれる。T_3のほうがT_4よりホルモン作用は強い（図3）。

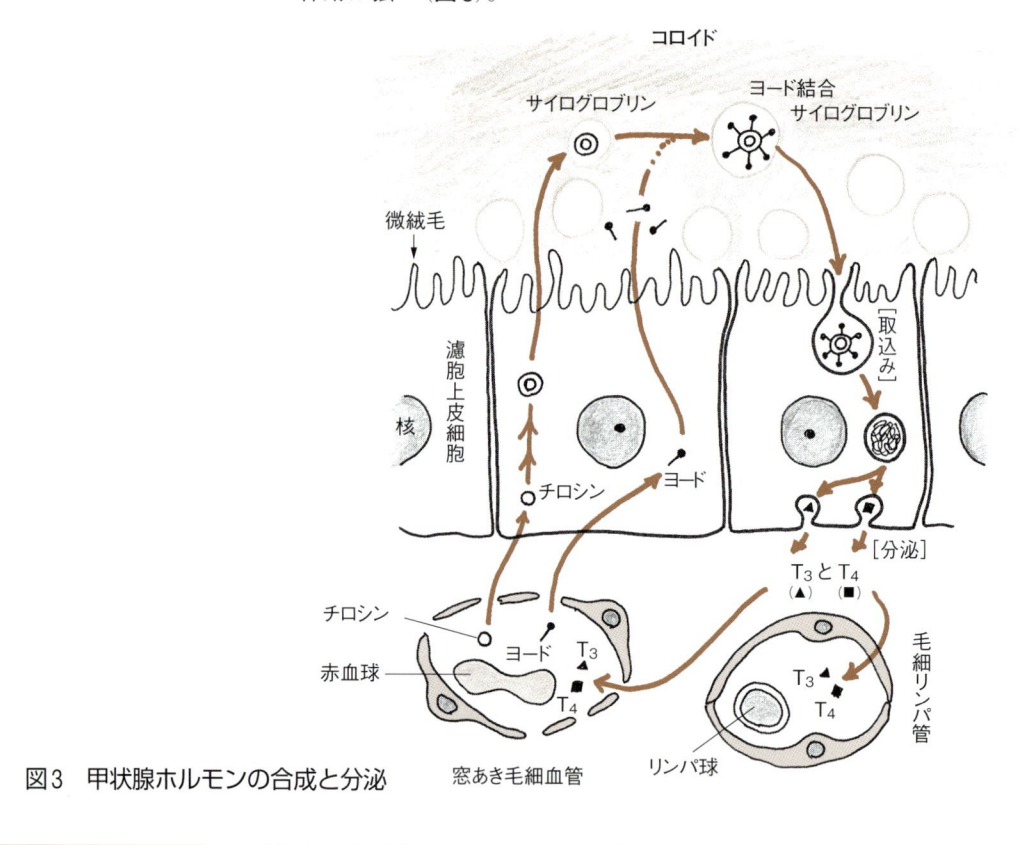

図3　甲状腺ホルモンの合成と分泌

血液中のアルブミンとサイロキシン結合グロブリンが甲状腺ホルモンを運搬する

分泌された甲状腺ホルモンは，血液中の**アルブミンとサイロキシン結合グロブリン**（TBG：thyroid binding globulin）に結合し，体のすみずみまで運ばれる。**甲状腺ホルモン**は，これらのタンパク質に結合している限りホルモン活性を表わさない。遊離した状態（遊離T_3，遊離T_4とよぶ）で初めてホルモン活性が発揮される。

甲状腺ホルモンは視床下部と下垂体前葉の調節を受ける

甲状腺ホルモンが必要になった（血液中T_3, T_4濃度が低下）とき，大脳の視床下部から**甲状腺刺激ホルモン放出ホルモン**（TRH：TSH releasing hormone）が，下垂体前葉から**甲状腺刺激ホルモン**（TSH：thyroid

甲状腺機能亢進症の病態生理

stimulating hormone）が分泌され，**甲状腺濾胞**のコロイドの中で甲状腺ホルモンの産生が高まり，血液中 T_3, T_4 濃度が正常になるまでどんどん血液中に分泌されていく。

ホルモン調節は中枢神経の働きと連動しているのである。

|甲状腺ホルモンが低下するとTSHは刺激され，上昇すると抑制される|

このようにホルモンは，血液中の濃度により視床下部と下垂体に連動して調節されている。これを**フィードバック機構**という（図4(a)）。

甲状腺機能亢進症のときは，TSHは強く抑制されている（図4(b)）。

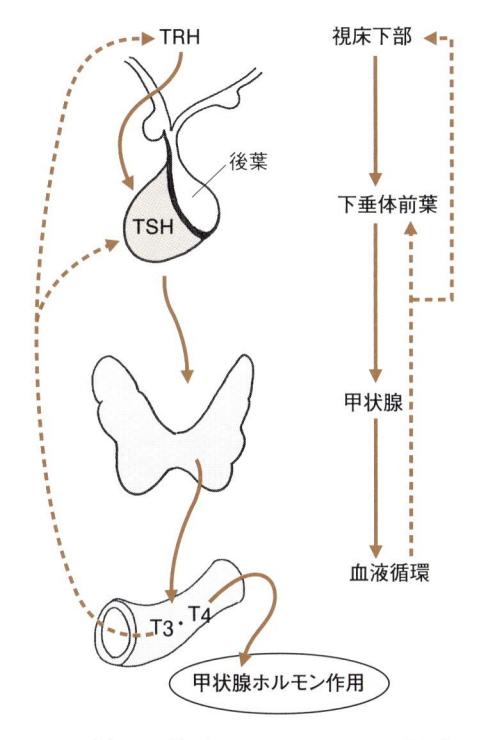

図4(a) 甲状腺ホルモンのフィードバック調節
→：刺激　--→：抑制

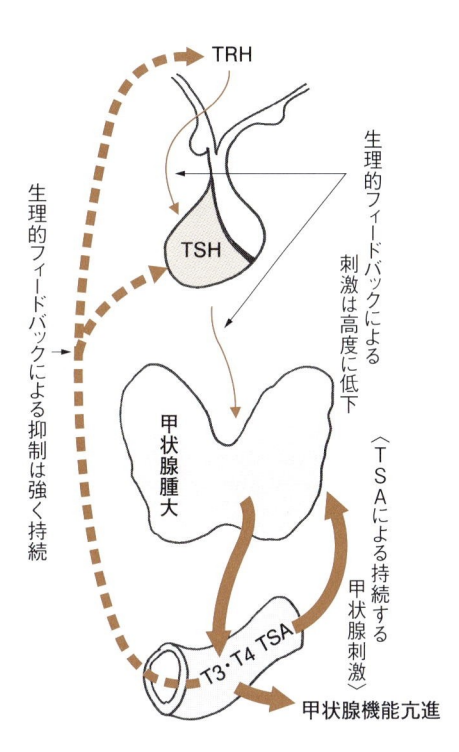

図4(b) バセドウ病のホルモン状態
矢印の太さは作用の強さを表わす。
TSA：甲状腺刺激抗体

|甲状腺ホルモンは体のすべての細胞の正常代謝を維持している|

甲状腺ホルモンは体を構成する60兆個の細胞の酸素消費を増し，脂質・糖質代謝の効率のよい維持，つまり生き生きとした細胞活動の維持に不可欠なホルモンである。とりわけ新生児の成長には重要で，筋肉・骨格そして中枢神経の健全な発育に必須である。例えば，**大脳皮質**の発育は正常な知能の獲得に必要であるし，正常な聴力や体のバランスの保持にも不可欠である。大脳皮質や蝸牛神経が甲状腺ホルモンの影響をより多く受けるからである。

甲状腺機能亢進症の病態生理

甲状腺機能亢進症の病態生理

甲状腺ホルモンは心臓や皮膚にも影響する

　心臓に対する作用は甲状腺ホルモン自体の作用というより，交感神経の**カテコールアミン**（アドレナリンやノルアドレナリン）の作用を増強する結果である。バセドウ病では，心拍出量は増加し，血圧は上昇し頻脈となる。
　カロチンが肝臓でビタミンAへ変換されるためには甲状腺ホルモンが必要である。甲状腺機能低下症（粘液水腫）で皮膚が黄色くなるのは，変換されないカロチンの皮膚沈着による。

甲状腺機能亢進症と低下症の臨床症状は対極をなす

　バセドウ病（亢進症）と**粘液水腫**（低下症）の臨床症状は全くの対極をなしており，甲状腺ホルモンの作用をうかがい知ることができる。どきどき・いらいら・暑がり・皮膚の湿潤は亢進症（バセドウ病），無表情・しわがれ声・寒がり・乾燥黄色肌は低下症（粘液水腫）である。

甲状腺機能低下症は，認知症の原因となる

　バセドウ病では神経は過敏で神経症様となることがあるが，甲状腺機能低下症では神経は鈍麻し**認知症様**となる。しかし，この認知症は治療で改善する。治療可能な認知症として甲状腺機能低下症は重要である。

Cushing Syndrome クッシング症候群

クッシング症候群（副腎皮質機能亢進症）
高血圧と糖尿病を発症する

　34歳の山口さんは，都市銀行で受付を担当している。3か月前に，会社の定期健康診断で高血圧（168/96 mmHg）と耐糖能異常を指摘されている。母と二人暮らしの彼女はそのことを母に告げていない。

　一方，母は最近，彼女が太って顔貌が丸みを帯びてきたことに気づいていた。しかも，表情は何か物憂げで，気分が滅入っているようなので心配もしている。
　「会社で何かあったのか…」
　あえて口に出さずせっせと夕食の支度をしている。ちょうど入浴をすませて浴室から出てきた姿を垣間見た母は，
　「アッ…」
　と口をおさえた。肥満した腹部の縦の赤い線条（皮膚線条）が眼に飛び込んできたからだ。
　夕食後，差し向かいでお茶を飲みながら，
　「おまえ，体の調子が悪いんじゃないのかい…」
と静かに問いかけた。
　診察した大学病院の内科の医師は，
　「副腎という内分泌臓器から出ているホルモンが増えている可能性があります。生理がなく，気分が滅入るのもそのせいです。原因を調べるためにいろいろな検査が必要です。入院してください」
　検査の結果，尿中17OHCS，尿中17KS，血中ACTHのすべてにかなりな上昇がみられた。下垂体と副腎のCTおよびMRI検査で，副腎は両側とも高度な腫大がみられ，下垂体には10 mmの腫瘍が確認された。

　下垂体腫瘍の摘出を受けて10か月，すっきりとした顔つき，むしろスリムになった彼女は，銀行の受付でにこやかに応対している。いまはもう高血圧も耐糖能異常もない。

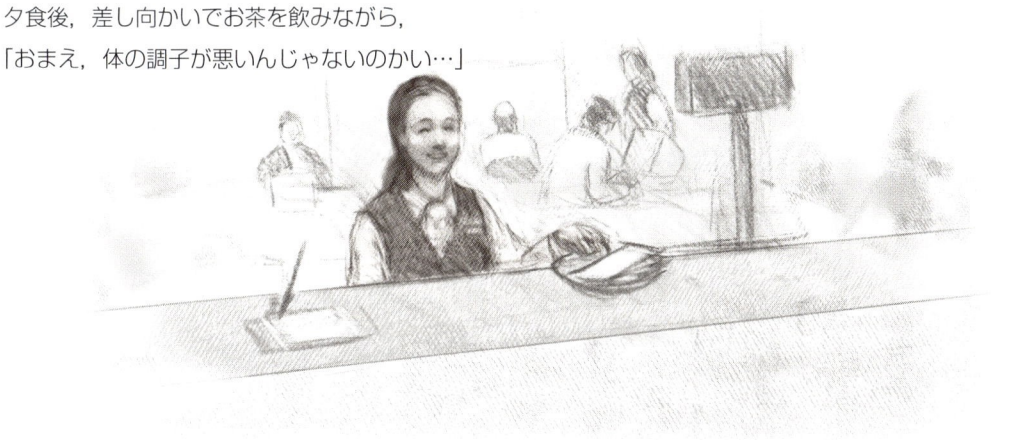

　クッシング症候群は，慢性的な副腎皮質ホルモン分泌過剰によるさまざまな症状からなる病態である。この事例は，下垂体前葉から分泌されるACTH（副腎皮質刺激ホルモン）が，腫瘍（ACTH産生下垂体腺腫）により過剰分泌をきたした結果生じたものである。つまり，**下垂体性ACTH過剰分泌によるクッシング症候群**である。
　逆に，副腎皮質ホルモン分泌低下では，アジソン病が有名である。

疾病論・内分泌・代謝疾患

Cushing Syndrome　　クッシング症候群

クッシング症候群とは…

副腎は親指ぐらいの大きさで左右に1つずつある

副腎は左右の腎臓の上に帽子のように乗っている（図5）。左右2つ合わせて10gである。この副腎は皮質と髄質をもち，重要なホルモンを合成し分泌している。

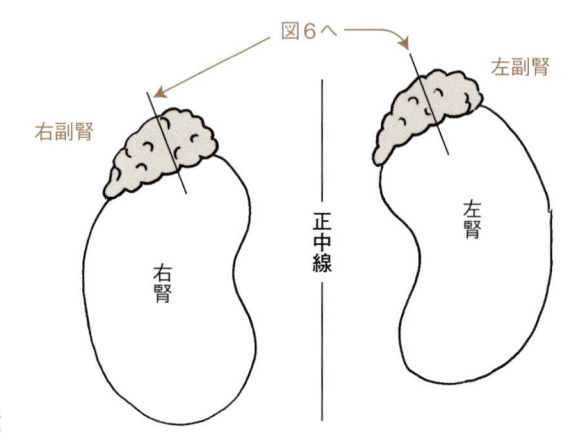

図5　副腎の位置

皮質は3層の構造をもち，外側から球状層→束状層→網状層を区別する（図6）。束状層が50％以上を占め，網状層が最も弱々しい。皮質は脂肪（コレステロール）を含むため黄色い。束状層が最も黄色い。

各層から以下のようなステロイドホルモンが分泌される。
① **球状層**→アルドステロン（鉱質コルチコイド）
② **束状層**→コルチゾール（糖質コルチコイド）
③ **網状層**→アンドロゲン（性ホルモン）

これらのステロイドホルモンはコレステロールから合成される。

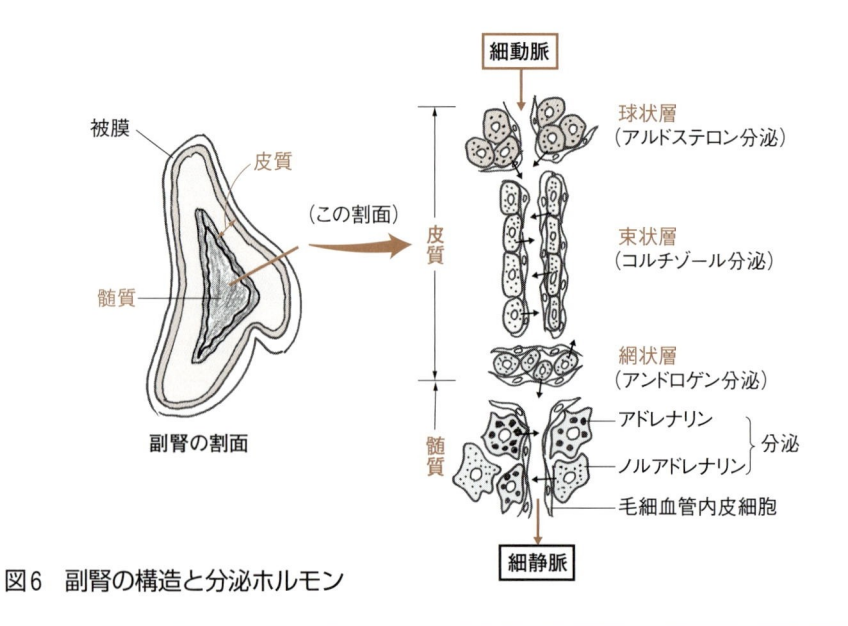

図6　副腎の構造と分泌ホルモン

クッシング症候群

副腎皮質はコレステロールからステロイドホルモンを合成し分泌する

副腎皮質はコレステロールからステロイドホルモンを合成し分泌する。一方，**副腎髄質**は副腎の中心部にあり，神経細胞の集団である。アミン型ホルモン（アドレナリン・ノルアドレナリン・ドパミンなどのカテコールアミン）が分泌される。山口さんの場合，異常をきたしたのは副腎皮質であり，髄質は正常である。

副腎皮質ホルモンの分泌は視床下部と下垂体前葉の支配を受けている

視床下部が分泌する**副腎皮質刺激ホルモン放出ホルモン**（CRH：corticotropin-releasing hormone）と下垂体前葉から分泌される**副腎皮質刺激ホルモン**（ACTH：adrenocortical-stimulating hormone）により，副腎皮質ホルモンは調節されている。この調節は甲状腺ホルモンと同様に，血液中の副腎皮質ホルモン濃度との間に**フィードバック機構**を形成している（図7）。

図7　副腎皮質ホルモン（コルチゾール）のフィードバック調節
　→：刺激　--→：抑制

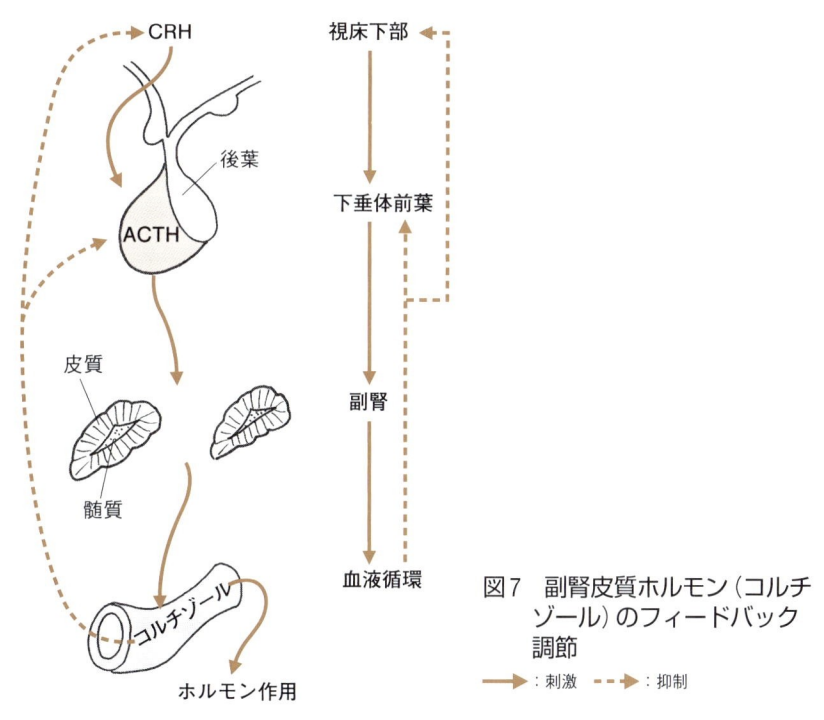

クッシング症候群はコルチゾールが持続して過剰に産生される状態である

副腎皮質ホルモンの3つのステロイドホルモンのうち，**コルチゾール**（糖質コルチコイド）が過剰産生される病態がクッシング症候群である。
クッシング症候群の原因は腫瘍である。
コルチゾールが過剰に産生される主要な原因（腫瘍）は，以下の3つである（頻度）：
　①下垂体前葉からのACTH分泌過剰（下垂体の腺腫）…（40%）
　②副腎からのコルチゾール分泌過剰（副腎の腺腫）…（50%）
　③下垂体以外からのACTH分泌過剰（異所性ACTH産生腫瘍：特に肺癌）…（10%）

Cushing Syndrome　クッシング症候群

クッシング症候群とは…

クッシング症候群は腫瘍によっておこる内分泌疾患の代表である

　事例の山口さんは下垂体の腺腫によるACTH分泌過剰であった。この場合，副腎皮質は両側性に腫大（過形成）する。**下垂体腺腫**によるクッシング症候群を特に**クッシング病**とよぶ（図8(a)）。副腎腺腫の場合は腫瘍のある副腎のみが腫大し，反対側の副腎は逆に萎縮する（図8(b)）。異所性ACTH産生腫瘍の場合は，下垂体腺腫同様に副腎は両側とも腫大する。

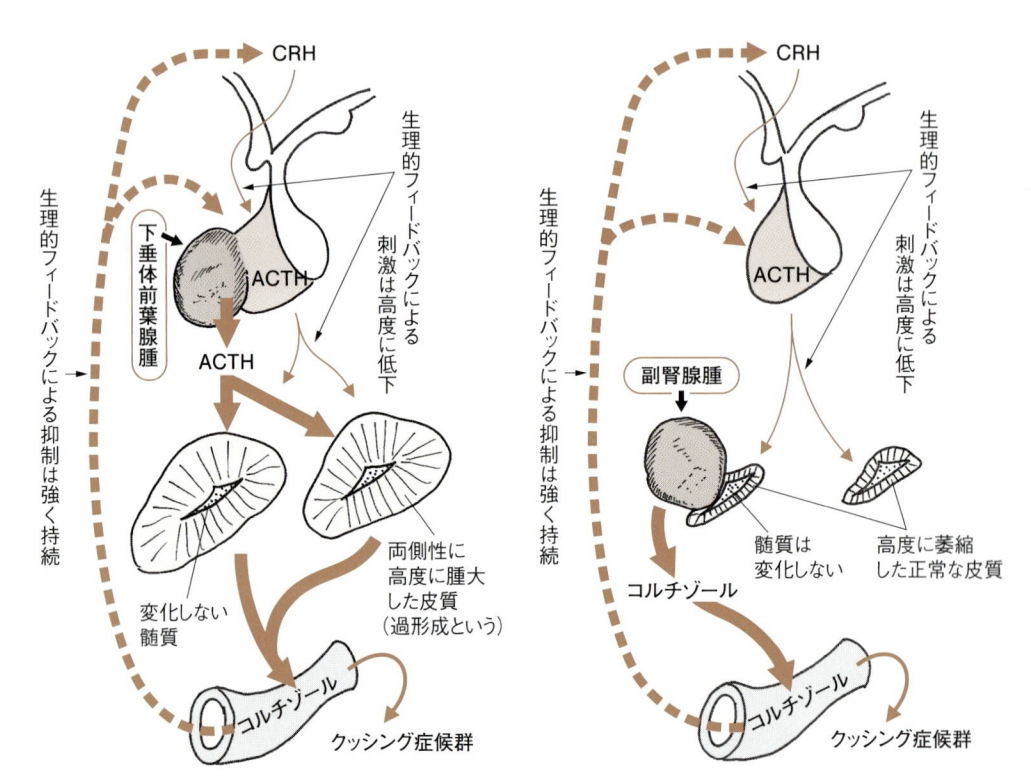

図8(a)　下垂体腺腫によるクッシング症候群
（クッシング病とよぶ：山口さんの場合）
矢印の太さは強さを表わす。

図8(b)　副腎腺腫によるクッシング症候群
矢印の太さは強さを表わす

クッシング症候群は若い女性に多い

　クッシング症候群は20〜40歳代女性に多く，男性の4倍である。こうした点はバセドウ病とよく似ている。しかし，その病態は**バセドウ病**が自己免疫疾患で，クッシング症候群は腫瘍であり，決定的に異なる。

コルチゾールは人間の生存に不可欠である

　コルチゾールは糖質・脂質・タンパク質代謝を調節しているが，最も重要なことは人間が危険状態に曝されたとき，その危険を回避する反応を保証することである。例えば，コルチゾールの分泌が低下すると，血圧が下がっても**ノルアドレナリン**が血管を収縮させて血圧を上げることができない。つま

クッシング症候群

り，微量のコルチゾールが血中に存在しないとノルアドレナリンが働けないのである。これを**コルチゾール**(糖質コルチコイド)の**許容作用**という。

クッシング症候群の3大症状は，中心性肥満・高血圧・月経異常である。四肢は細いのに肥満した体幹(中心性肥満)，満月様顔貌，皮膚線条や多毛症などの外見的な異常のほかに，骨が弱く(骨粗鬆症)，疲れやすくなる。これらの多くは**コルチゾール**のタンパク質分解作用の亢進に基づいている。さらに，コルチゾールには**リンパ球抑制作用**があるため，免疫力が低下し，感染症にかかりやすくなる。また，インスリン作用に抵抗するため，糖尿病状態をつくりやすい(表1)。

> クッシング症候群の3大症状は，中心性肥満・高血圧・月経異常である

表1 クッシング症候群の症状(586例：日本, 1974)

中心性肥満	93%
高血圧	82%
月経異常	79%
皮膚線条	75%
多毛症	58%
出血性素因	53%
筋力低下	52%
精神障害	28%

コルチゾールは脳波の基礎リズムを速めるため，不眠や食欲の亢進がみられ，些細なことでいらいらする。ときに人格が変化し，神経症様となる。自殺企図がみられることもある。

> 感情が不安定で，うつ的となる

クッシング症候群の臨床像(副腎皮質機能亢進症)
①問題は副腎皮質か下垂体前葉にある
②高血圧と糖尿病がおこる
③治療(手術)すれば治る

Diabetes 糖尿病

糖尿病
姿の見えない怖いやつ（その2）

　京都北野天満宮の裏手の細い路地を入っていくと，木造2階建ての集合住宅がある。西陣織の織機の絶え間ない単調な音を，あたかももてあそぶかのように，粋な音がその住宅の1階の部屋から聞こえてくる。伊達さんがお弟子さんを前に，三味線を弾いているのである。

　今年62歳になる彼の過去は全くわからない。頭はきれいに禿げあがり，大きな体躯を糊のきいた和服でゆったりと包んでいる。歩く姿は威風堂々としている。視力障害があり，左足を少し引きずって歩いていることに気づく人はいない。彼は美食家である。若い頃から，量は少ないが毎朝魚市場で自ら仕入れたネタを器用に料理する。それを肴にじっくりと酒を飲む。昔は1升は飲んでいたのだが，5年前から1日3合と決めている。

　背中に大きな腫れ物ができ，近くの診療所を受診したのは20年前のことである。

　「こりゃすごい，伊達さん，普通はこんなに大きくならないんですよ。これは毛穴に黄色ブドウ球菌という細菌が入って，膿瘍をつくってるんです。切開して膿を出しましょう。それからね，糖尿病があるかもしれませんから，血液の検査をしておきましょう」

　大学を出たての若い医師が，一生懸命説明してくれるその姿に好感をもち，コックリとうなずいてしまった。切開排膿で痛みはとれた。抗生物質が効いて間もなく治癒した。ガーゼ交換に数回通った。たしかそのとき，あの気持ちのいい若い医師は，

　「伊達さん，やはり糖尿病がありましたよ，しかもかなり重症です。食事指導も必要ですから，当面1週間に1度外来に来てください」

　10年前，急に視力の衰えを感じ，久しぶりにあの診療所を訪れた。眼科はないのだが，あの感じのいい若い医師がまだいるような気がして…。

　待合室は，患者はまばらで閑散としている。年増の看護師は，診察室を気にしながらささやくように「三上先生ですか，2年前お辞めになりました」

　と言った。帰ろうかなと思ったが，せっかくなので診察を受けた。初老の医師は横柄に，

　「ここは，眼科はないんだ。エッ，10年前に受診したことがある？」

　初診の患者だと思っていたその医師は事務員にもってこさせた昔のカルテを見ながら

　「糖尿病があるじゃない！ちゃんと外来に来ないといかんな。目が見えなくなってもいいのかね」

　穏やかな視線を神経質にまくし立てる医師に注ぎながら，（これは医師じゃないようだ…）

　15年ぶりに，糖尿病性壊疽で三上先生が勤める小さいが活気のある病院を訪ねていった。

　「伊達さん，お久しぶりです。三味線は続いているんでしょうね」

と言いながら，テキパキと処置をし，ていねいな説明をしてくれた。髪の毛は白髪混じりで少し薄くなったが，あの気持ちのいい若い医師のままだった。
　糖尿病性網膜症の進行で，視力障害も悪化しているが，同じ病院の眼科で光凝固療法を受けている。
　腎臓の機能低下もあり，人工透析が必要になるとの説明を受けている。彼は，急性心不全をおこして緊急な透析導入になる前に，透析を導入してもらうつもりでいる。
　彼が糖尿病性壊疽で左下肢を切断したのは，今年の晩秋のことである。

　糖尿病をすでに20年前に指摘されていたにもかかわらず，継続的な治療と生活指導の導入が失敗し，病識が芽生え本気になったときには，下肢切断・失明・人工透析の3大合併症が一挙に出現した事例である。いつもニコニコとした好々爺が，突然，般若の顔に豹変する怖さが慢性疾患の代表"糖尿病"にある。この手強い糖尿病をコントロールできれば，その医療スタッフは一流だろう。患者に病識をもってもらうためには，まず何よりも信頼関係の確立が前提である。

Diabetes 糖尿病

糖尿病とは…

> 糖尿病は有名だが，糖尿病が"膵臓の病気"であることは意外に知られていない。膵臓はその昔，"神秘な臓器"と称された。理由は，膵臓は後腹膜という体の深いところに位置するからである（実は，胃の真後ろにある）。長さ15cm，厚み1〜2cmで頭部・体部・尾部を区別し，細長い"オタマジャクシ"のような形をした黄色みを帯びた臓器である（図9（a））。

膵臓は外分泌機能と内分泌機能の両方をもつ

この膵臓はユニークな臓器で，外分泌と内分泌の2つの機能を併せもつ。**外分泌機能**はアミラーゼ・リパーゼ・トリプシンなどの消化酵素と電解質を分泌する外分泌腺が，**内分泌機能**はインスリン・グルカゴンなどのホルモンを分泌するランゲルハンス島がその機能を担っている。この2つは，明瞭に区別された領域として存在する（図9（b），巻頭の"実物を見る" p. viii参照）。

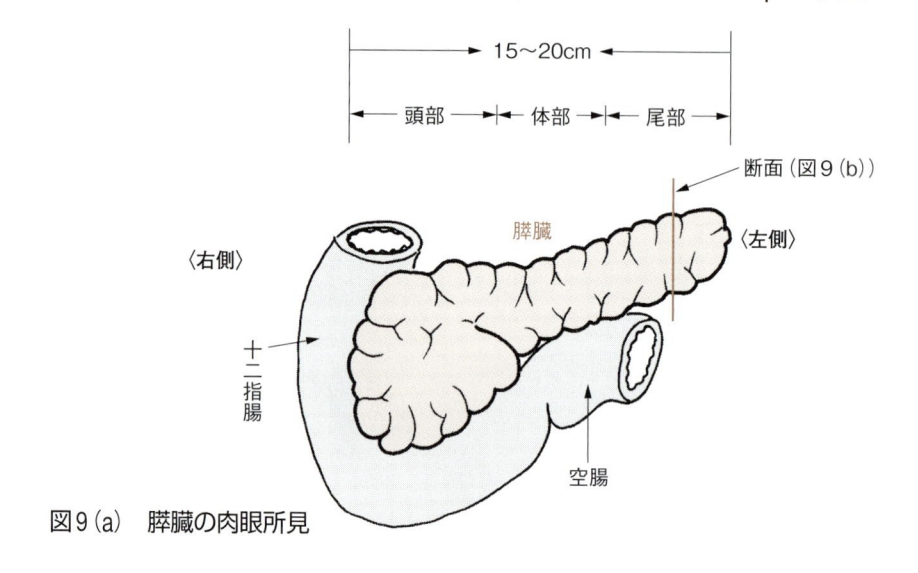

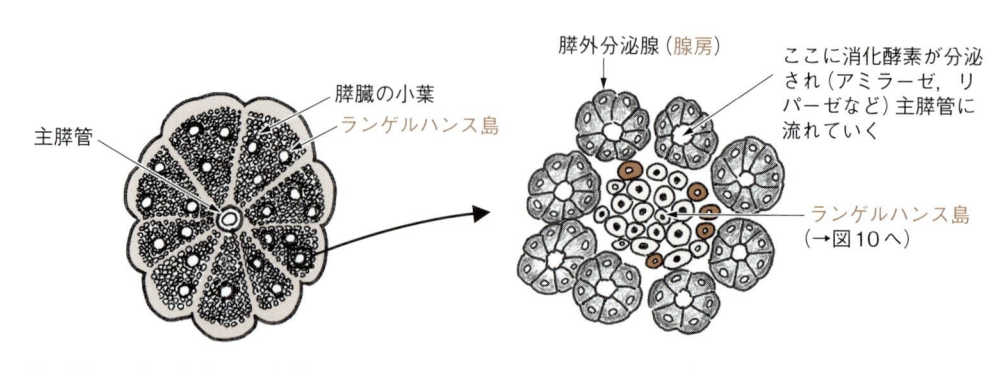

図9（a）　膵臓の肉眼所見

図9（b）　膵尾部の断面とランゲルハンス島（内分泌）・腺房（外分泌）の拡大像
（ランゲルハンス島は尾部に最も多い）

糖尿病

内分泌系の主要疾患が糖尿病である

　急性膵炎，あるいは**慢性膵臓炎**および**膵臓癌**は，外分泌系の主要な疾患であり，内分泌系の主要疾患が**糖尿病**である。

　内分泌機能を担うランゲルハンス島は約200万個存在し，膵臓重量の約2％を占める。この島から以下の4種類のホルモンが分泌される（**表2**）。

　4種類のホルモンのうち，**インスリン**と**グルカゴン**が主要なものである。とりわけインスリンは血糖を下げる能力をもつたった1つのホルモンである。

表2　ランゲルハンス島（図10）が分泌するホルモン

ホルモン	分泌細胞（％）	機能
グルカゴン	A（α）細胞（25％）	血糖上昇，すべてインスリンと逆の作用を示す
インスリン	B（β）細胞（70％）	血糖低下，糖質・タンパク質・脂質の同化作用
ソマトスタチン	D（δ）細胞（＜5％）	グルカゴンとインスリン抑制，消化管機能抑制
膵臓ポリペプチド	F細胞（わずか）	不明

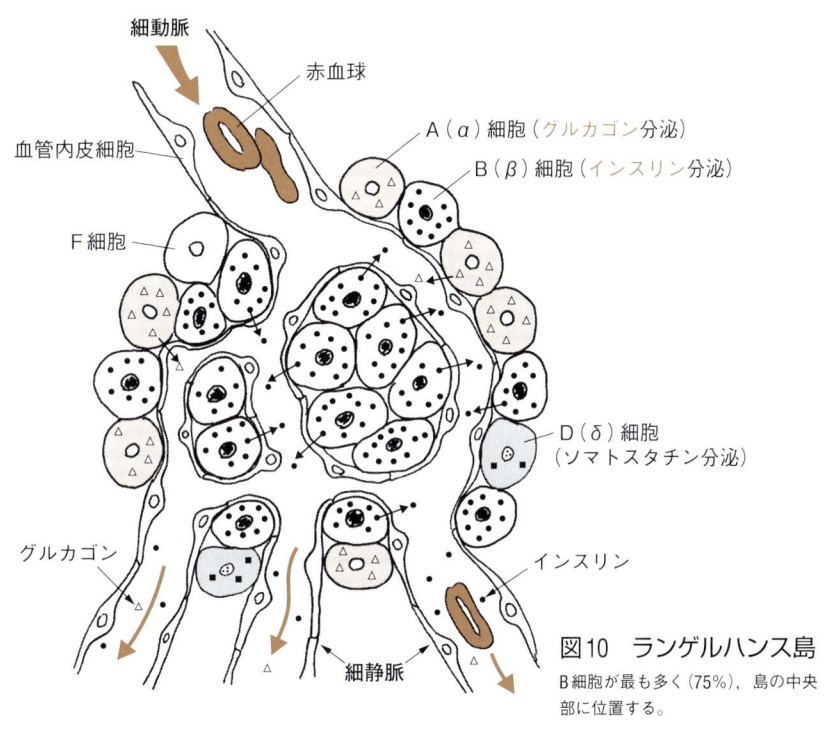

図10　ランゲルハンス島
B細胞が最も多く（75％），島の中央部に位置する。

1日40～50単位のインスリンが分泌されている

　40～50単位という量は，β細胞が保有している量の約20％に相当する。つまり，かなり多くのインスリンが必要となっても十分対応できることを示している。このインスリンは肝臓・筋肉・脂肪細胞を主要な標的として作用し，糖質・タンパク質・脂質の代謝に深くかかわっている（参照：インスリン作用と糖尿病の病態生理 p.247）。

Diabetes 糖尿病

糖尿病とは…

インスリンは唯一の血糖を下げるホルモンである

　生命が誕生して40億年たつ。この間，生命体が十分な栄養を確保することは奇跡に近かったはずだ。多くは空腹と飢餓との戦いに敗れ，若くして死んでいったに違いない。一生涯を通じて低血糖の状態だったと想像される。したがって，血糖を上昇させるホルモンは常に分泌が刺激されていただろうが，血糖を下げるホルモンはほとんど分泌を刺激されることはなかっただろう。この歴史は，インスリン以外のホルモン，例えば甲状腺ホルモン，成長ホルモン，アドレナリン，コルチゾール，グルカゴンなどの主要なホルモンはすべて血糖上昇作用をもっているという事実が物語っている。

糖尿病は，インスリン不足により血糖値が上昇する病気である

　膵臓ランゲルハンス島からのインスリン分泌が低下したり(**インスリン分泌不全**)，分泌されてもしっかりとインスリンが作用しなかったり(**インスリン抵抗性**という)する結果，"インスリン不足"がおこり，血糖値が上昇する。

糖尿病では，尿量が異常に増え，のどが渇き，やたらに水分をとる

　糖尿病では"**インスリン不足→高血糖→尿糖→多尿**(浸透圧利尿による)**→口渇→多飲**"の経過をとる。つまり，尿がたくさん出る(多尿)から，体が脱水し，激しい口渇(のどの渇き)を感じ，やたらと水分をとる(多飲)のである。水分を多くとって多尿になるのではない。

糖尿病には2つの型がある

　自己免疫が発症に関与するものを**1型糖尿病**，関与しないものを**2型糖尿病**と分類する。従来から，糖尿病には，やせた若年者に急に発症し，インスリン注射が必要なインスリン依存性糖尿病(**IDDM**：insulin dependent diabetes mellitus)と，肥満があり，ゆるやかに中年以降に発症し，インスリン注射を必要としないインスリン非依存性糖尿病(**NIDDM**：non-insulin dependent diabetes mellitus)の2種類があることがわかっていた。厳密にではないが，従来のIDDMが1型糖尿病に，NIDDMが2型糖尿病に相当すると考えてよい。両者には，その臨床像に明らかな違いがある(表3)。

表3　1型糖尿病と2型糖尿病の臨床

	1型糖尿病	2型糖尿病
発症年齢	通常40歳以下＊	＞40
体格	正常かやせ型	肥満
症状の発現	急激なことが多い	ゆるやか
血中インスリン濃度	低下または消失(インスリン分泌不全)	正常または上昇(インスリン抵抗性)
急性合併症	ケトアシドーシス	高浸透圧性昏睡
経口糖尿病薬	無効	有効
インスリン注射	不可欠	ときに必要なことがある
遺伝の関与	あり(＜50％)	高い(＜80％)
同義語	IDDM，若年発症型DM	NIDDM，成人発症型DM

＊とりわけ20歳以下の発症が多い。

糖尿病

1型はインスリン分泌不全が，2型はインスリン抵抗性が主な原因である

　表3で2型糖尿病の**血中インスリン濃度**の項をみると，"正常または上昇"とある。しかし2型糖尿病ではインスリンが通常よりむしろ多く分泌されていることに注目してほしい。これは**インスリン分泌能**は保たれているにもかかわらず，インスリンが作用する細胞のインスリン感受性が低下していることを意味する。このインスリン感受性の低下を"**インスリン抵抗性** insulin resistance"とよぶ。肥満と血中の遊離脂肪酸が代表的なインスリン抵抗性因子である。インスリン受容体抗体が発見されており，この抗体が関与するインスリン抵抗性糖尿病はⅡ型過敏症反応に分類される（参照：病気と免疫②"Ⅱ型過敏症反応"p.339）。

糖尿病は遺伝因子と環境因子が重なって発症する

　糖尿病は**遺伝因子**と**環境因子**が重なって発症する。一卵性双生児の一方が糖尿病であっても，他方が糖尿病になるとは限らない。**1型糖尿病**の場合，その一致率は50％以下である。**2型糖尿病**では，さらに遺伝の関与が高く，一致率は最高で80％にまで達する。2型糖尿病の患者に糖尿病の家族歴が多い事実と一致する数値である。1型糖尿病の場合，母親より父親が糖尿病である場合，約5倍発症のリスクが高いことも知られている。

1型糖尿病より2型糖尿病のほうが遺伝の関与が高い

　しかし，遺伝様式は特定されていない。また，特殊な例を除き1つの遺伝子異常だけで糖尿病が発症することはない（単一遺伝子疾患ではない）。糖尿病は遺伝だけでは発症しないが，遺伝の影響はかなり強いといえる。

環境因子には，肥満・ストレス・ウイルス感染などがある

　2型糖尿病も遺伝と環境因子が組み合わされて発症するが，**環境因子**（特に肥満や運動不足）の関与がより強い。**1型糖尿病**は遺伝因子にウイルス感染などの環境因子が加わり，膵臓ランゲルハンス島の細胞が破壊されることにより発症する。

　最近，このランゲルハンス島の破壊が自己免疫疾患によると考えられるようになり，糖尿病を**自己免疫**と関連するもの（**1型糖尿病**）としないもの（**2型糖尿病**）に分類するようになってきたわけである（参照：病気と免疫"Ⅲ型過敏症反応"p.340）。

糖尿病は急速に増加している

　現在，糖尿病患者がどれぐらいいるのかを正確に知ることはきわめてむずかしい。推論によるしかないが，2007年の国民健康・栄養調査によれば，糖尿病が強く疑われる人は推計約890万人で，10年前の1997年の調査と比べ約1.3倍に増えている。また**耐糖能**の低下した糖尿病の可能性が否定できない人（予備軍）は約1,320万人で，これは2002年調査時の880万人に比べて1.5倍と急速に増加している。満員電車に乗り，背中合わせの人が糖尿病である可能性は高いのである。

Diabetes 糖尿病

糖尿病とは…

この糖尿病の増加は2型糖尿病の増加による

カロリー過多と運動不足（つまり肥満）に代表される環境因子の蔓延により**2型糖尿病**が増加している．遺伝因子が強くなったわけではない．

糖尿病は，血糖値（空腹時血糖，75gOGTT 2時間値，随時血糖）とHbA1c値で迅速に診断すべし

多尿，口渇，多飲，体重減少がみられたり，意識障害をきたし**糖尿病性ケトアシドーシス**で救急搬入されたり，眼底検査で明らかな**糖尿病性網膜症**の所見が確認されたのなら，糖尿病の診断は容易である．しかし，症状がない場合，糖尿病を疑っても糖尿病の診断を確定することは意外にむずかしい．その最大の原因は，症状がないからで，確定診断の目的で繰り返される検査が不完全なものに終わってしまうという事情による．

従来，症状のない場合のわが国の**糖尿病診断基準**は，①**空腹時血糖** fasting plasma glucose (FPG) 126 mg/dL，②**75g経口糖負荷試験** oral glucose tolerance test (OGTT) 2時間値 200 mg/dL以上，③**随時血糖値 200 mg/dL以上**のいずれかが再現性をもって認められる場合とされてきた．しかし，これでは糖尿病の診断が遅れてしまう状況は変わらないとの認識から，2010年7月より新しい糖尿病診断基準が改定された．11年ぶりのことである．そのポイントは2つある．

①慢性高血糖状態を反映するHbA1cを診断基準に加えたこと
②血糖値とHbA1cの同日測定を推奨し，両者が糖尿病型であれば，即，糖尿病の診断が下ること（1日で診断可能）

である．まず，新しい糖尿病診断基準における"**糖尿病型**"とは表4に示すものである．

表4 糖尿病診断基準（2010年, JDS）

血糖値：①空腹時血糖 126 mg/dL，②75g OGTT 2時間値 200 mg/dL以上，③随時血糖値 200 mg/dL以上のいずれか（これは従来と変わらない）
HbA1c：6.1%以上（現在使用している JDS値）[新たに使用する国際基準値 NGSPに換算する場合 0.4を加え 6.5%以上]

HbA1c：グリコヘモグロビン，JDS：Japan Diabetes Society（日本糖尿病学会），NGSP：National Glycohemoglobin Standardization Program（欧米で使用される値）

この2つの"糖尿病型"の3つ組み合わせ（血糖値とHbA1cともに糖尿病型，血糖値のみ糖尿病型，HbA1cのみ糖尿病型）により糖尿病の診断を下すわけである．その診断のフローチャートが図11である．注意すべきは，HbA1cだけの反復検査では糖尿病の診断はできないことである．つまり，必ず，血糖値の糖尿病型の項目あるいは糖尿病の典型的な臨床症状が必要なのである．

糖尿病の治療目標は合併症の予防である

症状のない糖尿病をなぜ治療しなければならないのか．それは，持続する**高血糖**に基づく代謝異常が引きおこす合併症を予防する必要があるからである．この合併症は患者の日常生活を大きく障害する．そして，厳格な**血糖の**

糖尿病

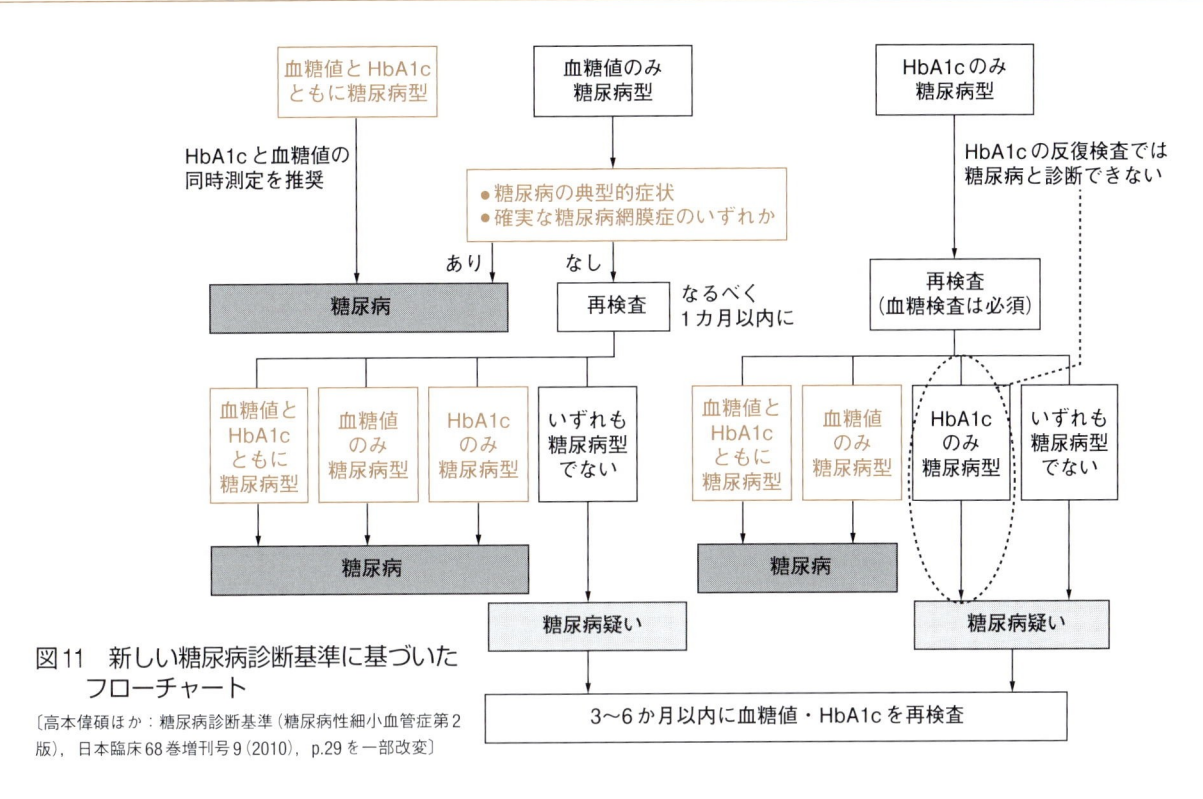

図11 新しい糖尿病診断基準に基づいたフローチャート
〔高本偉碩ほか：糖尿病診断基準（糖尿病性細小血管症第2版），日本臨床68巻増刊号9（2010），p.29を一部改変〕

コントロールにより（つまり，空腹時血糖を126mg/dL以下にすること），この合併症は回避することができるからである。

無症状の高血圧が，持続する高血圧による合併症の予防を治療目標とすることと全く同じである。

糖尿病には，急性と慢性の合併症がある

- **急性合併症**：体液と電解質異常による意識障害（昏睡）
  ① 糖尿病性ケトアシドーシス；1型糖尿病でおこる。
  ② 非ケトン性高浸透圧性昏睡；2型糖尿病でおこる。
- **慢性合併症**：長期にわたる血管障害に基づく
  ① 腎症（nephropathy）
  ② 網膜症（retinopathy）
  ③ 末梢神経症（peripheral neuropathy）
  ④ 下腿・足潰瘍

急性合併症は糖尿病状態の悪化（血糖値の異常な上昇）による細胞ホメオスタシスの破綻であり，高度**脱水**と**代謝性アシドーシス**がおこり昏睡に陥る。迅速な対処がないと死亡する。

慢性合併症は血管障害（**細小血管症** microangiopathyと**大血管症** macroangiopathy）が主要な原因となる。高血糖が長期間（15年以上）続くと発症してくる。血糖値の厳格なコントロールにより予防できる。①から③は細小血管

Diabetes 糖尿病

糖尿病とは…

症が，④は大血管症による。大血管症は糖尿病による動脈硬化症の進行に基づいている（糖尿病性動脈硬化症）。

末梢神経障害は知覚障害が中心だが，自律神経障害が多彩な自覚症状（例えば，発汗異常・便通異常・インポテンスなど）をつくり出している。

事例の伊達さんは急性合併症の経験はないが，慢性合併症はすべて経験したことになる。

インスリンは注射で投与する

ホルモンは，ポリペプチド型（インスリンなど）・ステロイド型（副腎皮質ホルモンなど）・アミン型（アドレナリンや甲状腺ホルモンなど）に分けられるが，インスリンは**ポリペプチド**なので，経口投与されるとタンパク質分解酵素で失活してしまう。しかし，インスリンの経口投与は長年の夢である。経口薬，点鼻薬，座薬など多くが開発されてきたが，血中濃度を正確に維持することにはまだ成功していない。インスリン注射の痛みからの解放には，もう少し時間がかかりそうである。

血糖値を下げるだけなら経口薬でも可能である

インスリンそのものは注射でしか投与できないが，血糖値を下げることは**経口糖尿病薬**の服用によっても可能である。すなわち以下の**表5**に示すように，①インスリン分泌を促進させる，あるいは②糖の消化を抑制し吸収を遅らせる，③インスリン抵抗性を改善するなどにより，血糖値を下げる方法である。

これらの経口糖尿病薬は，インスリン同様，低血糖をはじめとする副作用に十分注意する必要がある。

表5　経口血糖降下薬の作用と副作用

経口薬の種類	一般名（商品名®）	作用	副作用
スルホニル尿素薬	トルブタミド（ブタマイド®） アセトヘキサミド（ジメリン®） グリベンクラミド（オイグルコン®，ダオニール®） グリクラジド（グリミクロン®）	インスリン基礎分泌の亢進	①低血糖，②再生不良性貧血，溶血性貧血，無顆粒球症，③過敏症，④肝機能障害
速効型インスリン分泌促進薬	ナテグリニド（スターシス®，ファステック®） ミチグリニドカルシウム水和物（グルファスト®）	インスリン分泌の促進（速効性）→食後高血糖の是正	①低血糖，②肝機能障害，③心筋梗塞
ビグアナイド薬	塩酸ブホルミン（ジベスト®） メトホルミン塩酸塩（グリコラン®，メルビン®）	肝臓での糖新生の抑制→インスリン抵抗性の改善	①低血糖，②乳酸アシドーシス，③血球減少症，④過敏症
α-グルコシダーゼ阻害薬（食後過血糖改善薬）	アカルボース（グルコバイ®） ボグリボース（ベイスン®） ミグリトール（セイブル®）	糖の消化を抑制し吸収を遅らせる	①低血糖（特に他経口糖尿病薬剤との併用時），②腸閉塞様症状（腹部膨満，放屁），③肝機能障害，④脱毛
インスリン抵抗改善薬	ピオグリタゾン塩酸塩（アクトス®）	インスリン抵抗性の改善	①心不全，②浮腫，③肝機能異常，④横紋筋融解症

糖尿病の臨床像
①代表的な内分泌疾患。急速に増加中
②多尿・口渇・多飲，そして異常な空腹感
③傷がなかなか治らない（免疫力低下）
④勃起障害（自律神経障害）が高頻度にみられる
⑤眼（網膜）・腎臓・末梢神経・血管が傷害される

インスリン作用と糖尿病の病態生理

インスリン今昔物語

　1960年，数え切れない糖尿病患者の診察・治療にあたってきた糖尿病学の長老，**エリオット-ジョスリン**（図12）は90歳の誕生日を迎えた。そのお祝いの席で，インスリン発見者の一人ベストが問いかけた。「ジョスリン先生，インスリン発見以前の糖尿病治療はどのような状態だったのでしょう？」。ジョスリンは長い沈黙の後「インスリン……インスリンを手にした40年。インスリンのなかった4,000年。人類にとって，それはどのような意味をもっていたことだろう…」。少し間をおき，彼は言葉を継いだ「アメリカには300万人の糖尿病患者がいると考えられる。インスリンはこれらの人々の平均寿命を少なくとも10年は延ばしている。」

　開業したばかりであまりはやらない整形外科医**バンチング**と，生化学をめざしていた医学生**ベスト**がカナダのトロント大学生理学教室でインスリンを発見したのは1921年夏である。図13はインスリンを投与し，元気になった膵臓全摘出した糖尿病犬を囲むバンチング（右）とベスト（左）である。

　彼らは血糖を下げ糖尿病を治すこの物質に，ラテン語で"島"を意味するinsulaからインスリンinsulinと名づけた。

　糖尿病と診断されて，ガリガリにやせこけ，ただ死を待つだけだった糖尿病患者（その大部分が1型糖尿病の子供たちであっただろう）を，インスリンは奇跡のように次々と回復させていった。この衝撃の強さは上記ジョスリ

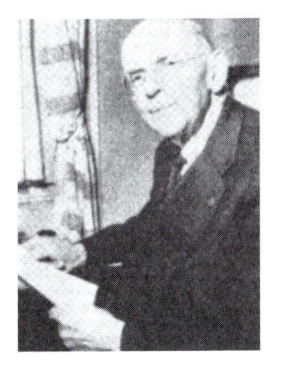

図12　ジョスリン（アメリカ）

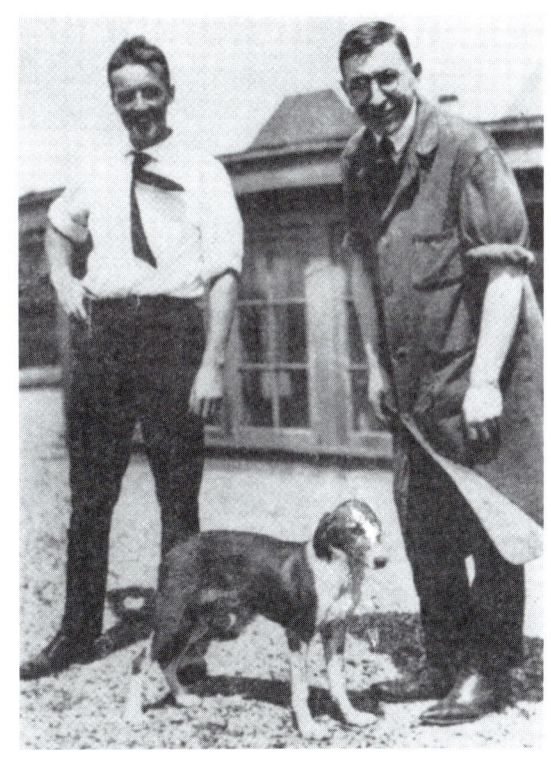

図13　ベスト（左）とバンチング（右）。イヌはインスリンで生き伸びた初期の膵別犬

インスリン作用と糖尿病の病態生理

インスリン今昔物語

ンの述懐を聞き，**図14**をみれば納得できるだろう。1922年に撮影されたこの写真は，死に瀕していた糖尿病の女児と男児のインスリン投与前後の状態である。わずか4か月の投与で子供らしい後姿に戻っている。糖尿病は治療可能な疾患となったのである。

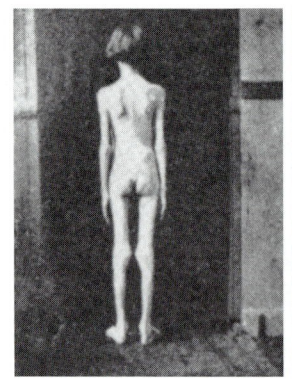

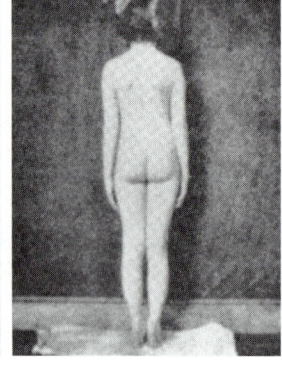

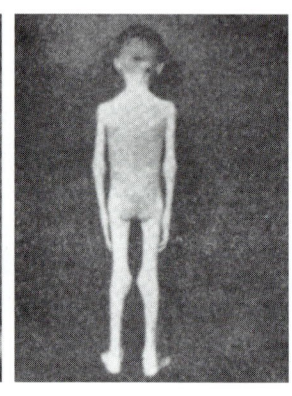

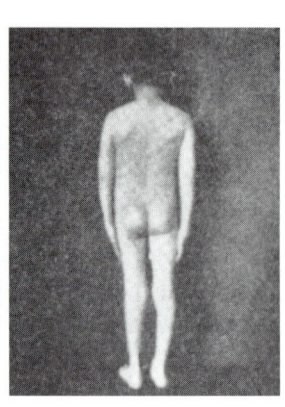

(a) 女児　　　　4か月後　　　　(b) 男児　　　　4か月後

図14　インスリン注射開始前後の子供の変化（1922年）

　インスリン発見から80年が経過した。わずかなアミノ酸配列の違いをもつものの，十分な効果が得られるブタやウシのインスリンが長らく使用されてきたが，インスリン分子構造と第11染色体上のインスリン遺伝子が解明され，今日では遺伝子組み替え技術によりブタやウシのインスリンのような抗原性をもたない純粋ヒトインスリンの供給が可能となっている。
　確かに**1型糖尿病**の治療は確立した。しかし，インスリンを手にして90年，時代は変わり，多様なストレス・肥満・栄養過多・"朝抜き，昼ソバ，夜ドカ食い"に代表される不規則な食生活・運動不足など**生活習慣病** life-style related disease（メタボリック症候群と今日では表現される）として糖尿病（特に，2型糖尿病）は急速に増加している。

糖尿病の症状をみれば，インスリンの作用がみえてくる

【糖尿病では血液中のブドウ糖が上昇し（**高血糖**），尿中に多量のブドウ糖が失われ（**尿糖**），尿量が増す（**多尿**）。そして，やたらと口が渇き，水を飲む（**口渇多飲**）。同時に，周囲が目をみはるほど食べるようになる（**大食症**）。それなのに体重は減少していく（やせ：タンパク質と脂質の減少）。皮膚は乾燥し（**脱水**），感染症にかかりやすくなる（**易感染性**）。家族は『きっと，癌にちがいない』と考えるが，食欲が旺盛なのでとまどい始める。ある日，意識状態がおかしくなり（**昏睡**），深くて早い呼吸（クスマール呼吸；**代謝性ケトアシドーシス**）が始まる。あわてて救急車を呼ぶ。】
　これが全く放置された場合の糖尿病の全過程であり，インスリン欠乏によって，このすべての症状が説明できるのである。

インスリン作用と糖尿病の病態生理

ブドウ糖は最も効率のよいエネルギー源である

"効率がよい"というのは、速やかに（数分以内に）エネルギーに変換されるという意味である。脂肪酸やアミノ酸ではそうはいかない。
　三大栄養素には明瞭な役割分担がある：
① **炭水化物**（ブドウ糖）──→日常生活の身体的・精神的活動のエネルギー源
② **脂質**（脂肪酸）─────→エネルギー源の貯蔵
③ **タンパク質**（アミノ酸）→体の基本構造の維持
　この効率のよいブドウ糖が細胞で利用できない状態が糖尿病である。正常な栄養摂取状態であれば、脂質やタンパク質がエネルギー源として使われることはない。しかし、糖尿病ではブドウ糖が利用できない異常事態のため、備蓄されていた脂肪や体の構造維持にたずさわっていたタンパク質がどんどん脂肪酸、アミノ酸に変換されてブドウ糖に形を変えようとする。変えたところで、結局利用できないまま尿中に排泄されていくのだが……。糖尿病でやせて栄養不良状態に陥る原因である。

インスリンはブドウ糖だけでなく、脂質やタンパク質代謝にも関与している

インスリンが血糖を下げる唯一のホルモンであることは有名だが、インスリンはブドウ糖調節以外にも重要な作用をもっている。**インスリンの作用**をまとめると：
① 血糖を下げる…細胞内へのブドウ糖の取り込みを促進する。
② 脂質・タンパク質・グリコーゲンの合成促進（同化作用の促進）
③ 細胞の成長促進。
　①の作用はインスリンに感受性をもった細胞でみられる作用。②は脂肪組織、骨格筋、肝臓が対象。③は一般的組織に対する作用である。

肝臓・脂肪組織・骨格筋がインスリンの作用を最も受ける

インスリンは体を構成するすべての細胞に作用するが、その作用の度合いにはかなりの差がある。例えば、脳や赤血球はインスリンがなくても、ブドウ糖は細胞の中に取り込まれる。糖尿病になっても、知能や酸素の運搬能は影響を受けないのである。腸管のブドウ糖吸収や腎臓尿細管でのブドウ糖再吸収もインスリン作用を受けない。
　一方、肝臓、脂肪組織、骨格筋はグリコーゲンや脂質の貯蔵場所であり、**インスリンの同化作用** anabolism（ブドウ糖→グリコーゲン、脂肪酸→脂質、アミノ酸→タンパク質の合成）によりその**異化作用** catabolism（グリコーゲン→ブドウ糖、脂質→脂肪酸、タンパク質→アミノ酸への分解）は厳しく制限されている。糖尿病ではインスリン不足により同化作用が低下し、異化作用が亢進することになる。インスリンの肝臓・脂質・筋肉への作用を知れば糖尿病の病態生理は理解できるといってよい。この異化作用の結果、血液の性状は著しく変化する。**図15**は糖尿病性ケトアシドーシスにより昏睡状態に陥った患者の血液の性状である。

インスリン作用と糖尿病の病態生理

インスリン今昔物語

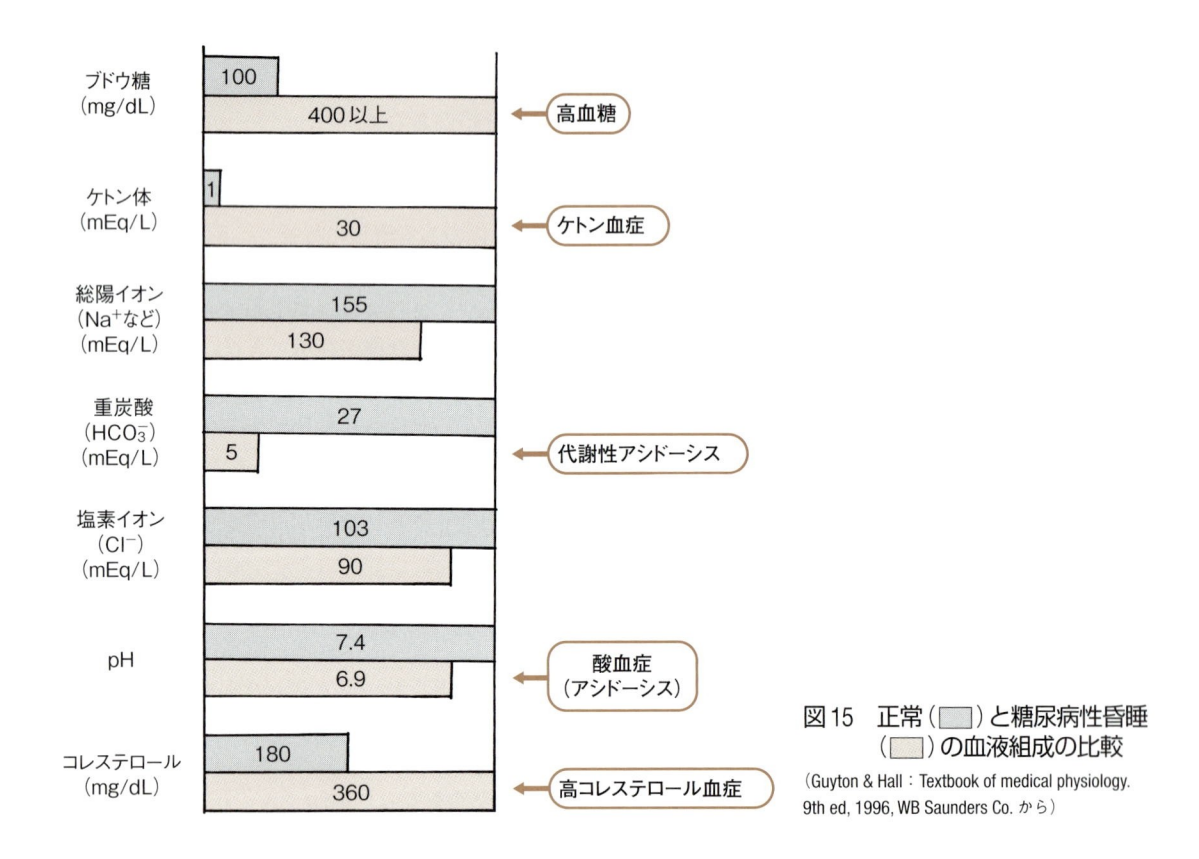

項目	正常	糖尿病性昏睡	
ブドウ糖 (mg/dL)	100	400以上	← 高血糖
ケトン体 (mEq/L)	1	30	← ケトン血症
総陽イオン (Na$^+$など)(mEq/L)	155	130	
重炭酸 (HCO$_3^-$)(mEq/L)	27	5	← 代謝性アシドーシス
塩素イオン (Cl$^-$)(mEq/L)	103	90	
pH	7.4	6.9	← 酸血症 (アシドーシス)
コレステロール (mg/dL)	180	360	← 高コレステロール血症

図15 正常（□）と糖尿病性昏睡（▨）の血液組成の比較
（Guyton & Hall：Textbook of medical physiology. 9th ed, 1996, WB Saunders Co. から）

糖尿病ではグリコーゲンと脂質とタンパク質の分解（異化作用）が亢進する

- **グリコーゲン分解**（糖新生 glyconeogenesis という）→血液中のブドウ糖の上昇
- **脂質分解**→血液中の脂肪酸・中性脂肪・コレステロールの上昇
- **タンパク質分解**→血液中のアミノ酸の上昇

高血糖はさらに増悪する。高脂血症は動脈硬化を促進させる（慢性合併症の大血管症 macroangiopathy の原因）。脂肪酸の上昇が高度になると処理しきれずにケトン体（アセト酢酸・β-ヒドロキシ酪酸・アセトン）を生成し，ケトン血症と代謝性アシドーシスの状態となる。アミノ酸は尿中に排泄され，窒素平衡は負となる。

高血糖となると尿量が増す

血液中のブドウ糖の上昇は血液の浸透圧を増す。老廃物とともにブドウ糖が腎臓の糸球体で濾過されると，浸透圧の増した尿は多量の水分を引き寄せて排泄される。これを**浸透圧利尿**という。糖尿病で多尿となる原因である。

インスリン作用と糖尿病の病態生理

血糖値は速やかに厳しくコントロールされている（空腹時血糖100mg/dL以下）

インスリンのランゲルハンス島B細胞からの分泌は，血液中の**ブドウ糖濃度**により直接刺激される。これは，甲状腺ホルモンや副腎皮質ホルモンのように，下垂体の刺激ホルモンの支配を受けないという点で決定的に異なっている。その理由はブドウ糖調節が迅速に行われる（分のレベルで）必要があるためだ。甲状腺ホルモンなどのように**下垂体刺激ホルモン**の分泌を待つ時間がないのである。

インスリンの高血糖抑制反応は迅速である

血糖値は100mg/dLを超えると**インスリン分泌刺激**が始まり，400mg/dLで最大の分泌刺激となりそれ以上の反応はおこらなくなる（図16）。つまり，400mg/dL以上の高血糖には対処できないことになっている。逆に考えれば，人間がどんなに多量に食べても，400mg/dL以上の血糖値になることはないということでもある。ところが糖尿病では，血糖値400mg/dL以上の値を示すことはまれではない。

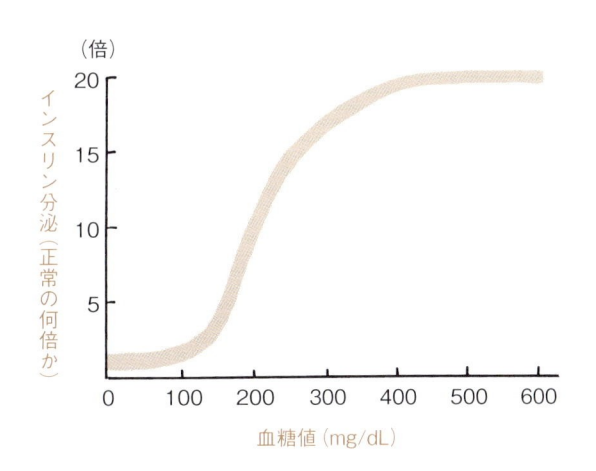

図16　血糖値とインスリン分泌の関係
（Guyton & Hall：Textbook of medical physiology. 9th ed, 1996, WB Saunders Co. から）

では，正常の状態で血糖値とインスリンの値はどのような変動を示すのだろう。

図17は糖尿病のない人に60gのタンパク質と100gの炭水化物を食事（640kcalの軽い食事）として与えた場合の変化を示したグラフである。空腹時血糖値が80mg/dLであったものが，食後30分で120mg/dLに上昇している。しかし，速やかに100mg/dL以下に戻っている。一方，インスリンはといえば，食事摂取直後から急速に分泌が上昇し，血糖値の急激な上昇を抑制していることがわかるだろう。

糖尿病ではこの迅速なインスリンの血糖上昇を抑制する作用は失われ，だらだらと高血糖が続くのである。

インスリン作用と糖尿病の病態生理

インスリン今昔物語

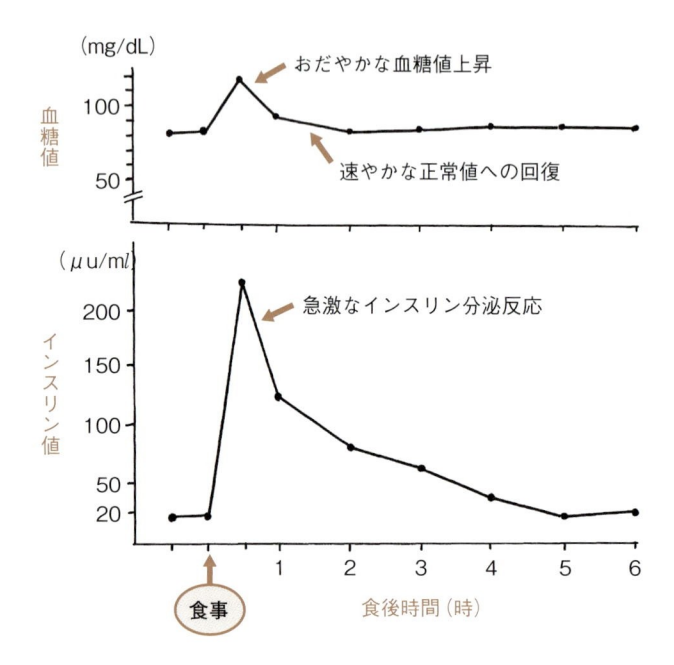

図17 正常人の食事摂取による血糖値とインスリン値の変化（60gタンパク質，100g炭水化物摂取時）

(Ellenberg & Rifkin：Diabetes Mellitus-Therory and practice, 3rd ed, 1983, MEPCから)

血糖値が180mg/dL以上になると尿糖が出現する

正常でブドウ糖が尿中に排泄されることはない。ブドウ糖は糸球体で濾過されるが，近位曲尿細管で100％再吸収されるからである。しかし，血糖値が180mg/dL以上となると，再吸収されず尿中に出現し始める。この値をブドウ糖の**腎閾値**という。したがって，尿糖が陰性ということは血糖値が180mg/dL以上に上昇していないことを示している。

（図12〜14の写真は，すべて二宮陸雄訳，G.レンシャル，G.ヘテニー，W.フィーズビー著：インシュリン物語．岩波書店，1965年による）

Gout 痛風

痛風（高尿酸血症）
これは，「贅沢病」です

　50歳の小原さんは自転車屋を営んでいる。国道と県道の交差する一角にその小さな店がある。親の代からの【小原よろず自転車修理・販売】と書かれた大看板は，いささか疲れた観がある。

　彼はビールが大好きだ。毎晩大瓶4本は欠かせない。体重は35歳頃から増加し始め，現在は85kgである。顔がやたらに大きいので，一見して肥満に気づかないが，身長は160cmで，まさに肥満体である。町内の飲み友達は「やつの顔は看板と同じだ」などと言っている。

　今日は町内の地蔵祭りで，たらふくビールを飲み，いい気分で午後11時頃帰宅した。
　ひと風呂浴びて，
　「かあさん，ビールあったよな」
と小さな声で催促した。妻に無視された彼は1人で飲み始めた。コップ3杯飲んだところで，右足の親指に変な感覚が走った。
　「ウム…」
　飲み終わって床に入り，さて寝ようとした途端，右足親指に激痛がおこった。何だこれは，とたかをくくっていたが，何とも痛い，これまで経験したことのない痛みである。起き上がりさかんになでるが一向におさまらない。あまりの痛さにシクシクと泣き出した。
　「どうしたんだい。エッ，ちょっとよしておくれよ。あんた，泣いてんの！」
と妻はあわてて電灯をつけた。彼の右足の親指は赤く腫れ上がっている。

　往診に来た医師は，
　「小原さん，これはね，痛風発作といってね，うまいものの食べ過ぎ，酒の飲みすぎ，つまり贅沢病だよ。この痛み止めの座薬を使ってみなさい。明日は必ず診療所に来ること。血液の検査をして今後の治療を考えるから」
　血液検査の結果，血液中の尿酸値は異常高値を示し，中性脂肪・コレステロールも上昇していた。さらに耐糖能異常と高血圧もあることがわかった。
　彼は急に襲った足の痛みを恨めしく思っている。なんか，いろいろと言われたが，とにもかくにも痛みさえ取ってもらえればいい。高尿酸血症・高脂血症・高血圧…。
　「高なんとか，高なんとかなんて言われても，サッパリわからん」

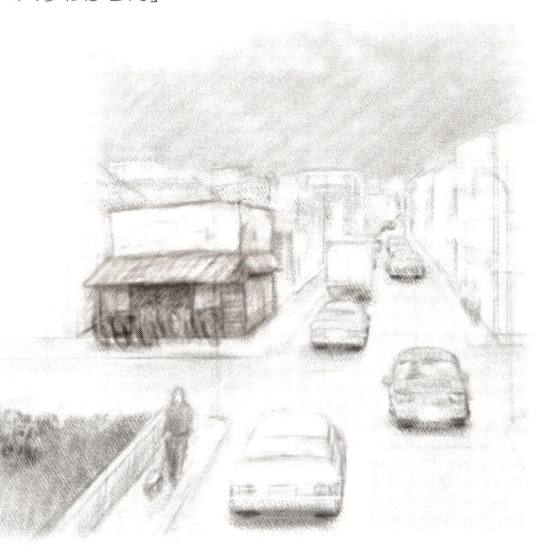

高尿酸血症による典型的な**痛風発作**の事例である。高尿酸血症・高脂血症・高血圧・高血糖…。とにかく"高"がつくものは日頃症状がなく，生活指導と病識の獲得が難しい"生活習慣病"の特徴だが，痛風だけはその激烈な疼痛発作のゆえ動機づけがしやすい"生活習慣病"だろう。

Gout 痛風

痛風とは…

> 痛風は，急性関節炎の発作がおこる状態を表現したものである。痛風があれば，**高尿酸血症**（血清尿酸値＞7.0mg/dL）がある。しかし，高尿酸血症があるからといって，痛風をおこすとは限らない（高尿酸血症の10〜20％におこる）。明らかに男性に多い。男女比20：1以上。

痛風発作は，母趾の基関節におこる

痛風の初回発作は，左右どちらかの母趾関節におこることが多い（70％）。関節腔に析出した尿酸塩結晶を好中球が貪食することから発作が始まる。腫脹・発赤・熱感を伴う。**急性痛風性関節炎**という。事例の小原さんのように，局所の違和感が前兆として現われることが多い。コルヒチンは好中球の尿酸塩結晶の貪食を抑制するので，発作予防に有効である。

関節液中に尿酸ナトリウム結晶を確認すれば診断される

関節液をスライドガラスに薄くひきのばして，偏光顕微鏡で観察すると，**尿酸ナトリウム**は，黄色または青色の偏光を示す**針状結晶**としてみられる。針状結晶の長軸と偏光面が平行なら黄色，垂直なら青色に変化するためである。

過剰な尿酸は，関節以外に皮下や腎臓に沈着し，腎結石もつくる

尿酸塩の沈着が，皮下だと"**痛風結節**"となり，腎臓の髄質だと"**痛風腎**"とよばれ腎機能障害の原因となる。さらに，尿酸は腎臓から排泄されるため，多量に排泄されると腎盂・腎杯に**腎結石**（尿酸結石）をつくりやすい。尿が酸性であるとそのリスクが高まる。尿をアルカリ性に保つことは，結石予防として有効である。

血清尿酸値は，子供や閉経前女性で低く男性と閉経後女性で高い

血清尿酸値は，子供や閉経前女性で低く男性と閉経後女性で高い。子供では3.0〜4.0mg/dL，成人男性と閉経前女性の平均値は，それぞれ6.8mg/dLと6.0mg/dLである。閉経後の女性は男性の値に近づく。

尿酸は，**核酸**の代謝産物である。細胞の核が分解されると最終的に尿酸ができる。この尿酸が過剰に産生されたり，腎臓からの排泄が低下したりすると**高尿酸血症**がおこる。

高尿酸血症の原因はさまざまである

高尿酸血症は，①尿酸産生の増加　②尿酸排泄の低下　③その両者の組み合わせによる。食物で尿酸値を上昇させるのは核酸（プリン体を含む）に富んだ食材で，肝臓・子羊の胸腺や膵臓・アンチョビ（ペーストに用いる魚（特に，地中海産イワシ））が代表的である。アルコール飲料は，ビールはプリン体の多い飲料であるが，一般に，**アルコール**は**尿酸**の産生を増加させ排泄を減少させる性質があり高尿酸血症のリスク因子となる。また，**利尿剤**に代表される薬物は尿酸排泄の低下による高尿酸血症の副作用がみられる。細胞が壊死に陥れば，その核は崩壊し尿酸値の上昇につながる。したがって，白血病クライシス，悪性腫瘍に対する化学療法，横紋筋融解症（薬剤性や外傷

痛風

性)，過度な運動，痙攣重責発作などで細胞の壊死が急激におこり，高尿酸血症が出現する。このような高尿酸血症は**2次性**（原因がはっきりしている）**高尿酸血症**である。しかし，痛風と関連するような慢性的な高尿酸血症は**特発性**（1次性，原因がよくわからない）**高尿酸血症**と位置付けられ，尿酸のトランスポーターの遺伝子的な異常が指摘されているが，まだ，その原因は解明されていない。表6に高尿酸血症の病態生理に基づく分類を示す。

表6 高尿酸血症の分類

①尿酸の過剰産生 urate overproduction

1次性（特発性），溶血，リンパ造血性悪性腫瘍，真性多血症，パジェット病，横紋筋融解症，過度な運動，アルコール，プリン体に富む食材

②尿酸排泄の減少 decreased uric acid excretion

1次性（特発性），慢性腎不全，尿崩症，アシドーシス（乳酸アシドーシス，糖尿病ケトアシドーシス），鉛中毒，副甲状腺機能亢進症，甲状腺機能低下症，妊娠中毒症，薬剤（1日2g以上のサリチル酸・利尿剤・シクロスポリン・レボドパ・エタンブトール・ニコチン酸など），アルコール

③両者が関連 combined mechanism

グルコース6フォスファターゼ欠乏症，アルコール，ショック

イロ文字の1次性（特発性）が，通常，臨床で診断される慢性的な高尿酸血症（痛風のこともある）である。

高尿酸血症の治療剤…尿酸合成抑制剤と尿酸排出促進剤

　痛風・高尿酸血症治療薬は，尿酸合成を抑制するアロプリノール（ザイロリック®）と尿酸の排泄を促進するプロベネシド（ベネシッド®）がある。アロプリノールは抗凝固剤のワーファリン作用を増強し，気管支喘息治療薬のキサンチン系薬剤（テオフィリンなど）の血中濃度を上昇させるので，これらの薬剤との併用には注意が必要である。**プロベネシド**は尿細管での尿酸の再吸収を抑制し尿中への排泄は促進される。ペニシリンやパラアミノサリチル酸と併用するとこれらの薬剤の尿中排泄は逆に抑制され高い血中濃度が持続するので，これまた注意が必要である。

痛風（高尿酸血症）の臨床像
①発作性の関節炎（主に足や趾）による耐えがたい痛み
②高尿酸血症があっても痛風発作が出現しないこともある
③腎臓の障害（痛風腎）や皮下結節が出現する

Breast Cancer and Mastopathy

乳癌と乳腺症
乳房に腫瘤を触れたとき

　その日，小田急特急ロマンスカーの終点，箱根湯本駅は霧雨の中にあった。晩秋の水曜日。休日を楽しむ人々にもまれる週末の同じ駅とは思えない静寂なたたずまいがある。駅前の土産物通りも静かで，"温泉饅頭"の老舗の店頭から勢いよく吹き出す水蒸気だけがやけにはしゃいで見える。
　「水曜日にしてよかったわ。」山名真利子は独りごちた。「近くてごめんなさいね。塔ノ沢の環翠楼へいってくださる。」タクシーは右に左にと早川を見ながら，急な箱根路を登っていく。1台の路線バスとすれ違っただけで，瞬く間に環翠楼の車寄せに吸い込まれた。宿の女将と仲居たちの出迎えに無言でうなずき，3階の個室へ。いつもの部屋だ。眼に染み入る紅葉の中，水嵩を増した早川が眼下に見える。年に4回，決まって使用するこの温泉旅館は，375年前の慶長19年に開かれた元湯に始まり，幕末の公武合体論のヒロイン皇女和宮様が湯治したことでも有名だが，その環翠楼という名は，伊藤博文が登楼の際残した七言絶句の漢詩に由来する。関東大震災にも耐えた，大黒柱を用いない"総もたせ"造りによる独特の建造物には，江戸末期から明治の動乱の歴史を化石のように刻印した時間だけが流れており，外資系証券会社の課長である彼女の殺伐とした心を和ませるのだった。

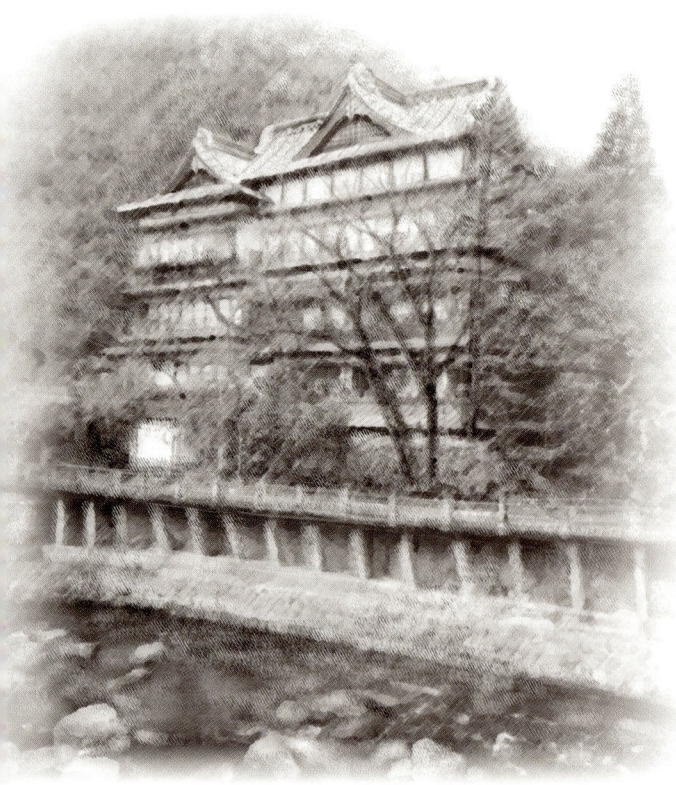

　10年前，右の乳房のシコリに気づき，K病院の乳腺外科を受診した。担当のM医師は「確かにシコリがありますね。しかし，触診では癌の可能性は低いですね。確認しましょう。マンモグラフィーと超音波検査の予約，そして，これからシコリを針で穿刺して細胞診という検査を受けていただきましょう。すべての結果を2週間後に説明します。」必要なことだけをしゃべり，てきぱきと指示するM医師にプロ意識を感じ，すっかり信頼したのだった。「超音波検査で小さな囊胞が3つ腫瘍の中にあります。これは水の溜まった小さな袋と考えてください。穿刺吸引細胞診もクラスIIで良性でした。これは乳腺症といって腫瘍ではない良性の腫瘍性病変です。」心配は，わずか2週間で消えた。

　50歳になった今年の夏，同じ右の乳腺にあのシコリとは離れた場所に小さなシコリを触れたのだった。前のシコリより硬い。「今度は，多分，癌だわ」
　診察を終えたM医師は頭髪に白いものが目立ってはいるが，以前と全く変わらない対応だった。「山名さん，確かに，今回は触診でも癌の可能性がありますね。確認作業をしましょう。」マンモグラフィー，超音波検査ともに"癌を疑う"の結果である。吸引細胞診の結果はクラスIVで強く癌を疑うという結果であった。「細胞診でクラスIVなので断定はできませんでしたが，まず，癌でしょう。したがって，手術の適応があります。もちろん，手術のときに一部その組織を採り，迅速組織診断という病理検査で癌かどうか確認し

ます。腫瘍は10mm前後ですから，温存手術が十分可能で，乳首は残せますし乳房をすべてとる必要はありません。」放射線治療はどうだろうかと受診前には考えていたのだが，M医師の説明と対応は十分であり，すべてこの先生にお任せしようと了解したのだった。その後，CT検査とガリウムシンチで遠隔転移のないことが確認された。

「失礼いたします。あの，お食事は何時にいたしましょう。」仲居の声が，彼女の回想を中断させた。「そうね，お湯をいただいてからがいいわね。7時にしてちょうだい。」浴衣に着替え，霧雨に濡れる石碑の建つ中庭に出た。

"月影のかかるはしとも　しらすして
　よをいとやすく　ゆく人やたれ"

楼主中田暢平（ちょうへい）が，静養中の和宮様（静寛院宮（せいかんいんのみや））から「行人過橋」のお題をいただき詠んだ歌が，勝海舟の書で刻まれている。細い小径を露天風呂に向かった。改装して新しい露天風呂は，滾々（こんこん）と湧き出る湯に満ち，溢れ出た湯が岩盤の上をコロコロと転がり落ちていく。森林の気を吸い込み，深々と身体を沈めた。

「山名さん，乳癌という病気は，息の長いものです。あまり喧嘩せず。気長に付き合ってください。」M医師の言葉が蘇る。明日は，皇女和宮様の位牌と本尊が安置されている阿弥陀寺（あみだじ）にお参りしようと決めている。手術は，3日後だ。

乳癌は前立腺と同様にホルモン感受性の癌だが，その発生ははるかに若年で発症してくる。乳腺症は明瞭なシコリとしてみられることも多く，常に癌との鑑別が必要な疾患である。山名さんもそうであった。彼女の癌は，右乳腺のC領域（上外側域）に発生した径9mmの浸潤性乳管癌で，脂肪浸潤はあったがリンパ管および静脈浸潤はなかった。術中のセンチネルリンパ節迅速組織診断では転移は確認されなかったので，腋窩リンパ節廓清は見送られた。術後，免疫組織検査で，エストロゲン受容体，プロゲステロン受容体は陽性であった。しかし，HER2/neuタンパク質（ハーツーと読む。がん遺伝子産物）の発現は認めなかった。M医師は「手術的に原発巣は完全に切除されました。ところが，再発が全くないという保証ができないのが乳癌です。しかし，再発しても，あなたの癌の場合，ホルモン感受性がありますから，化学療法の選択肢が広いことはありがたいことです」と説明したのだった。そして，3年後，腋窩リンパ節に再発したのである。

Breast Cancer and Mastopathy　乳癌と乳腺症

乳癌とは…

自ら発見できる癌，それが乳癌だ

　乳癌は自ら乳腺内に**シコリ**を触れて発見することのできる癌である。このことは重要だ。"このシコリは癌ではなかろうか"という不安の中で，そのことを確認しようと，主体的に病院を受診することになるからだ。したがって，患者の要求と患者に対応する医師がなさねばならないことはきわめて明確な線で結ばれる。

乳癌は上外側（C領域）に多い

　乳腺は，臨床的に，おおまかには4つ，詳細には7つの領域に分ける。内上部（A領域），内下部（B領域），**外上部（C領域）**，外下部（D領域），腋窩部（C'領域），乳輪部（E領域），乳頭部（E'領域）である（図18）。
　乳癌はわずかに左乳腺に多い（左対右：1.07：1.）のだが，最も乳癌の好発するのは，左にしろ右にしろ，上部外側のC領域が圧倒的に多く50%におよぶ。そして，乳頭乳輪部を含む中心領域（18%），A（15%），D（11%），B領域（6%）とその頻度は低下する。

シコリ以外の乳癌の症状…痛みと乳頭異常と乳癌の家族歴

　乳癌の主症状は乳腺の**シコリ** breast lumpであるが，その頻度は60-70%で100%ではない。この意味は，手で触れることのできないくらい小さな場合（1cm以下では触れるのはむずかしく，5mm以下ではまず触れることはない）があるからだと断定したいところだが，実は，大きく広がっていてもシコリを示さない乳癌があるということをも示している（後述する**非浸潤性乳管癌**）。また，乳癌の症状はシコリだけではない。**表7**に乳癌症状を頻度順に並べてみよう。この頻度は欧米のデータ（WHO）だが，日本ではシコリが80%と多く疼痛は7%と少ない。しかし，その傾向は同じである。

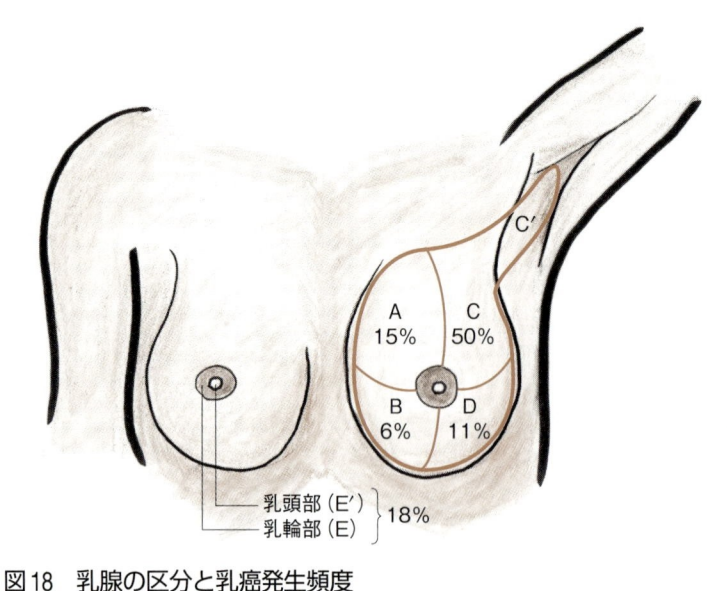

図18　乳腺の区分と乳癌発生頻度

表7　乳癌の臨床症状と頻度（WHO 2003年）

症状	頻度（%）
シコリ lump	60〜70
疼痛 pain	14〜18
乳頭異常 nipple problems	7〜9
乳癌の家族歴	3〜14
乳房の変形 deformity	1
炎症 inflammation	1

乳癌と乳腺症

乳癌は痛みを伴うことがある

　新生物（腫瘍）は，人知れず静かに発生して，炎症のように痛みを伴わないのが一般である。しかし，乳癌は痛み（**乳腺痛 breast pain**）を伴うことが意外に多い。通常，シコリを触れる場合にみられ，閉経前の患者では月経前症状として出現する。

乳頭異常は乳癌に特異的な臨床像である

　乳頭異常は乳癌に特異的な臨床像である。①乳汁分泌 nipple discharge，②陥没乳頭，③湿疹 eczema の3つである。

乳汁分泌は，性状によって大まかな判断を下すことができる

　ミルク様の分泌物なら，生理的あるいは反応性でまず問題ない。問題は，分泌物が血性 bloody の場合と透明 watery な場合である。両者とも腫瘍の存在が疑われる。**血性分泌物**は癌を疑う重要な所見だが，良性腫瘍である乳管内乳頭腫でも高頻度にみられる所見である。また，血性でなくても**透明な分泌物**がみられる場合，癌を疑う必要がある。実のところ，腫瘍が存在していれば，肉眼的に透明にみえる分泌物でも，顕微鏡で観察すれば赤血球がみられる可能性は高いからだ。この血性あるいは透明乳汁分泌は，シコリを触れない**非浸潤性乳癌**の重要な所見である。

陥没乳頭は乳癌の可能性が高い

　陥没乳頭となると，癌が周囲の組織を巻き込んで広がり，乳頭を牽引した結果，乳頭が陥没していると考えなければならない。しっかりした乳癌が存在する可能性が高い。

湿疹を伴い乳腺にシコリを触れる場合も乳癌を疑う

　乳頭部や乳輪部に湿疹がみられる場合，乳腺にシコリを触れているなら外科を受診するだろうが，シコリがなく湿疹だけなら，皮膚科を受診するだろう。湿疹を示す乳頭乳輪部皮膚の上皮内と乳腺内の太い導管の中に癌細胞が存在する場合を**乳房パジェット病 mammary Paget's disease** といい，めずらしい乳癌である。

乳癌の家族歴はある種の乳癌の危険因子である

　乳癌の家族歴は，臨床情報として重要であるが，後述する乳癌の危険因子でもある。この**乳癌家族歴**がみられても，常染色体優性遺伝形式が確認できるのは5～10%である。そして，その場合，癌抑制遺伝子 *BRCA1*（17番常染色体長腕17q21にある）と *BRCA2*（13番常染色体長腕13q12-13にある）遺伝子*の突然変異が10～40%にみられ，母親だけでなく父親経由でも子供に遺伝する（**遺伝性乳癌**という）。ただし，このような遺伝子突然変異は遺伝性乳癌でなくても少数ながら存在し，全乳癌の5%以下に見られる。

* DNA損傷を修復する癌抑制遺伝子で遺伝性乳癌の原因遺伝子。遺伝性乳癌家系の若年性乳癌と両側性乳癌と関連性が深い。また，*BRCA1* 遺伝子は卵巣癌と *BRCA2* は男性乳癌を含む乳癌家系にも関係する。

Breast Cancer and Mastopathy　乳癌と乳腺症

乳癌とは…

女性乳腺は一生の間に劇的な形態変化を示す…これは生理現象だ

小児期・思春期・青年期・成人期・老年期，そして，妊娠出産という一大事を経験する女性にとって，一生の間に起こるその生理的な形態変化の激しさを示す双璧をなす臓器は子宮と乳腺だろう。図19にその**乳腺サイクル**を示そう。乳腺の発生 formation→発育 development→休止期 resting と移行し，妊娠出産授乳期に乳腺本来の機能を発揮するための高度な分化 differentiation，その後の退縮 involution と閉経と加齢に伴う萎縮 atrophy といった多くのステージから，その生理的な乳腺サイクルは構成されている。

```
発生（formation）
（ミルク線条）
　　↓
発育（development）
（思春期）
　　↓
休止期（resting）
　　↓
退縮（involution）
　↙　　↘
萎縮（atrophy）　分化（differentiation）
加齢　　　　　　妊娠
```

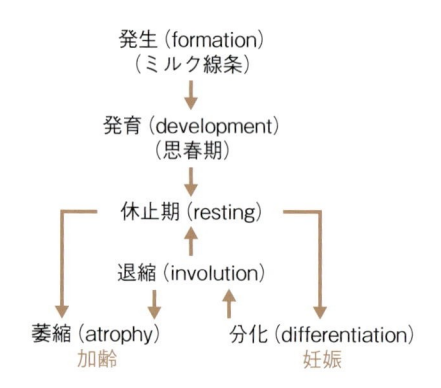

図19　生理的乳腺サイクル

乳腺組織は外分泌腺である…その組織構築を理解する

乳腺は，最も巨大な皮膚の付属腺とみなすことができる。人体の正中線をはさみ左右対称に，大胸筋の上にデンと胡坐をかいて位置する。同じように性ホルモン感受性の前立腺が，平滑筋に富む硬い膠原線維を背景に腺組織が存在していたことを思い起こせば，**乳腺組織**は膠原線維があるとはいえ，圧倒的に多い柔らかな脂肪組織の中に埋没している。だから，前立腺は固く，乳腺は柔らかい。乳腺が柔らかなことは結構なことだが，しかし，飛んだり跳ねたりしても乳房の形が変形せず，その形が崩れないのは何故だろうか？実は，豊富な脂肪の中に埋没している乳腺組織は，表面の皮膚と底面をなす胸筋の筋膜からあたかもロープのように伸びる多数のしなやかで強靭な靭帯（**クーパー靭帯**）で固定されているのだ。

乳頭には乳管が直接開口している

ここでは，授乳期でない通常成人の乳腺組織構造を説明する。乳頭には15-20本の**乳管**が直接開口している。この各々の乳管は**乳腺葉 lobes**という錐体状の区域を従えている。つまり，この錐体構造1つ1つが乳汁の生産工場地区ということになる。葉は樹枝状に分岐して多数の**小葉 lobules**をなし，終末の**導管小葉ユニット**で終わる。この小葉こそが乳汁の実際の生産工場であり，小葉の外の導管である乳管はいわば乳汁の輸送系といえるだろう。小葉内の腺組織は立方上皮細胞が，小葉外の導管組織（乳管）は円柱上皮細胞が一層で内面を覆う。そして，小葉内外を問わず，乳管上皮細胞 duct epithelium の周囲を収縮能力のある筋上皮細胞 myoepithelium が一層で取り巻いて

乳癌と乳腺症

いる。また，小葉外の導管の周囲には，さらに，豊富な弾性線維が取り巻き，乳汁を搾り出す能力を飛躍的に高める構造をなす。このような，腺組織の2種類の細胞取り巻きは，前立腺とは段違いに堅牢で明瞭である（図20, 21）。

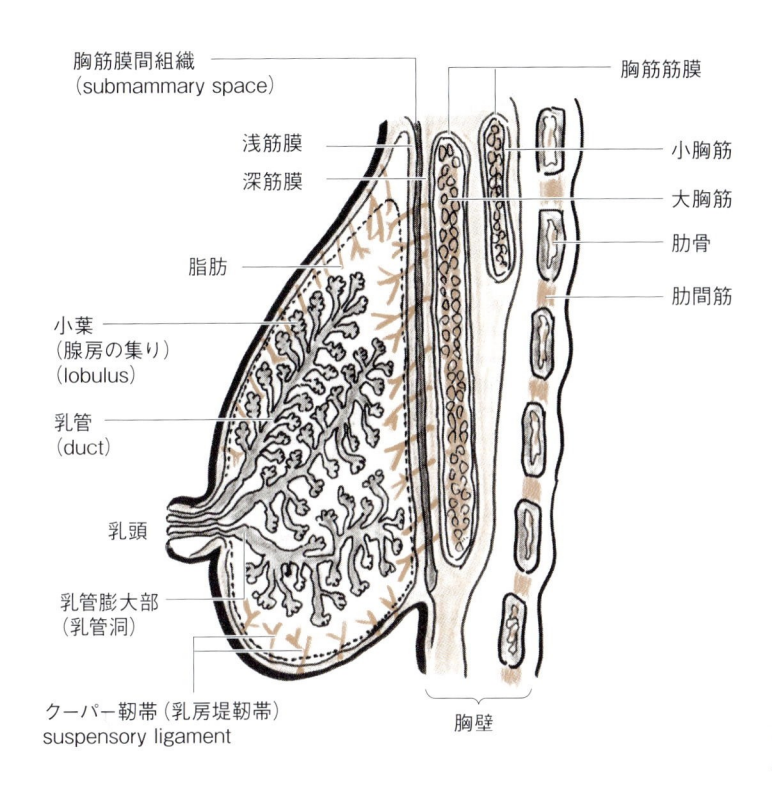

図20　乳腺の解剖
脂肪組織の中に靱帯で固定された乳腺がある。

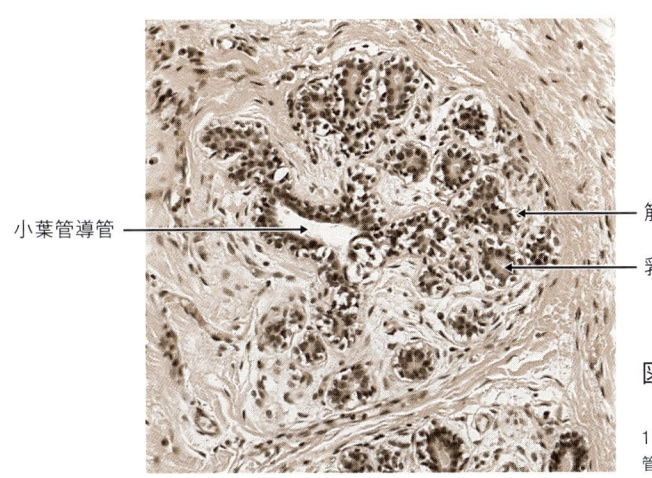

図21　小葉の組織像（1つの導管小葉ユニットの強拡大組織像）
1つの小葉の全貌ともう1つの小葉の一部が見える。内腔側の乳管上皮細胞と外側の淡明な筋上皮細胞の2細胞構造が明らかだ。

Breast Cancer and Mastopathy　乳癌と乳腺症

乳癌とは…

乳癌は腺癌である

　乳癌は乳管，導管，小葉のいずれにも発生するが，輸送系の**導管**と**乳管**に発生することが多い。しかし，小葉の組織からも発生する。前者を**乳管癌** ductal carcinoma，後者を**小葉癌** lobular carcinoma という。その組織型は前立腺癌と同じく癌腫で腺癌である（癌の総論的解説は「前立腺癌」p.217〜を参照）。

　表8に乳癌の組織型をまとめておこう。浸潤しているもの（浸潤癌）と浸潤していないもの（非浸潤癌）に大別される。その頻度は圧倒的に**浸潤癌**が多く90％以上を占める。非浸潤癌は10％以下で，その他は無視していいほど少ない。因みに，乳房パジェット病はわずか0.5％である。そして，浸潤癌も通常型の**浸潤性乳管癌**が圧倒的に多く80％以上を占める。だから，乳癌は浸潤性乳管癌とみなしてよいだろう。前立腺同様，乳腺にももちろん，肉腫（悪性葉状腫瘍が有名）や悪性リンパ腫は発生するが，その頻度はきわめて低い。

図22　主要な乳癌の発生部位

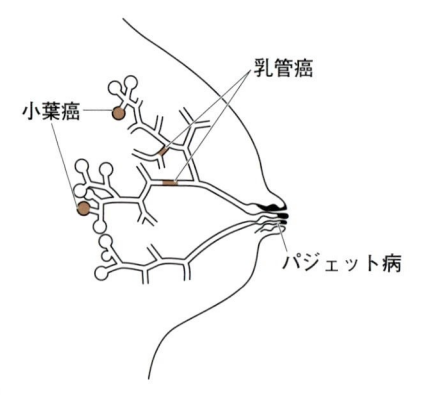

表8　乳癌の組織型

組織型 （基本的に腺癌である）	実数と （頻度％）
浸潤癌	3956（90.2）
浸潤性乳管癌（通常型）	3573（81.3）
浸潤性乳管癌（特殊型）	214（ 5.1）
浸潤性小葉癌	169（ 3.8）
Paget（パジェット）病	21（ 0.5）
非浸潤型	422（ 9.6）
非浸潤性乳管癌	416（ 9.5）
非浸潤性小葉癌	6（ 0.1）

頻度は癌研究所病理部の1991-1998年の単発乳癌4399例から割り出された数値である

　主要な乳癌組織型の発生母地の違いを**図22**に示しておこう。

乳癌の診断は触診だけでは不十分…より確実な診断過程をたどる

　乳癌診断の基本は**触診**であることは今日でも変わらない。熟練した外科医の触診が"ゴールドフィンガー"といわれてきたことは伊達ではない。径10mmあれば触診で触れることができる。熟練すれば，乳癌の存在部位（例えば，浅いところに発生したもの）や乳房の状況（例えば，豊満な乳房ではなくささやかな乳房）にもよるが，10mm以下の7mm前後の乳癌を触知することができる。そして，このシコリは本当に癌なのかという判断は，今日，**マンモグラフィー**と**超音波検査**の2つの画像診断情報を加味し，最終的には，そのシコリを直接針で穿刺し，陰圧をかけて腫瘍成分を吸引する細胞診断（**穿**

乳癌と乳腺症

刺吸引細胞診 aspiration biopsy cytology：ABC あるいは fine needle aspiration cytology：FNA という）が行われる。ここまで検索しても，癌が疑われるが断定できない，良性と思われるが悪性も否定できない，といった"擬陽性"状況になったとき，局所麻酔下で16～18Gの生検専用針で組織を採取し，病理組織診断をすることがある。これを**針生検** core needle biopsy という。

できるだけ小さな段階で癌の診断を下したいことは，患者にしろ医者にしろ同じ思いである。しかし，小さければ小さいほどその確実な診断は困難となっていく。侵襲的な検査を繰り返して5mm以下の癌が診断できたことを評価するより，低侵襲性に10mmのものを確実に診断することのほうが大事であることを知っておかねばならない。5mmで発見され治療した乳癌も，発見が10mmで治療された乳癌も，その生命予後に遜色はないからだ。

乳癌の転移…骨転移が有名

血行性転移は前立腺と同様に**骨転移**が有名である。そのほか，肺・肝・脳にも転移する。**リンパ節転移**は，乳房外側の癌では腋窩リンパ節，内側癌では腋窩リンパ節に加え胸骨傍リンパ節に転移する。そのほか鎖骨上窩リンパ節にも転移しうる。

乳癌の危険因子

乳癌発生を上昇させる危険因子（risk factor）と低下させる因子が知られている。表9に高度危険群と考えられているものを，相対リスク（関連性）の高い順にまとめてみよう。

表9 乳癌の危険因子

相対リスク（RR）	因子	高度危険群
RR＞4.0（関連性＋＋＋）	年齢 国 母と姉妹の乳癌 乳癌の既往	高齢 北米・北欧 あり あり
2.1＜RR≦4.0（関連性＋＋）	婚姻状態 初産年齢 良性乳腺疾患の既往 放射線被曝 母または姉妹の乳癌	未婚 高齢，30歳以上 あり 頻回または高線量（原爆） あり
1.1＜RR≦2.0（関連性＋）	地域 職業・社会階層 授乳 初潮年齢 閉経年齢 肥満・閉経後 ホルモン補充療法 経口避妊薬 アルコール飲用	都市部 高 なし 早い，11歳以下 遅い，55歳以上 肥満群（BMI＞30） 長期使用 若年の長期使用 あり

相対リスクで3群に分けて表示してある

Breast Cancer and Mastopathy 乳癌と乳腺症

乳癌とは…

年齢，住環境，ホルモン環境，遺伝的要因，食生活と，その危険因子は多岐にわたる．しかし，ホルモンとのかかわりが大変深いことは明らかだ．一方，乳癌のリスクを下げる因子は上記の逆になるわけだが，食生活において**食物繊維**を十分とることはリスク低減につながる．

乳癌は急速に増加している…しかし，前立腺癌とはその質が異なる

女性の主要な悪性腫瘍のうち明らかに減少傾向にあるのは胃癌だが，乳癌・肺癌・卵巣癌は増加している．とりわけ乳癌の増加は際立っている（図23）．この事情は前立腺癌でも同じなのだが，年齢階級別でみると，40歳代後半から50歳代前半の罹患率が明らかなピークをなしていることがわかる．つまり，前立腺癌は加齢に伴って単純に増加しているが，乳癌はより若年で発症してくることが明らかであり（図24），乳癌の年齢階層別死亡率の年次推移（図25）をみれば，35歳からすでにその死亡率は増加し，50歳代と80歳代に2つのピークをなしている．つまり，同じ**ホルモン感受性癌**といっても，乳癌は前立腺癌より多くの問題を孕んでいるといえる．

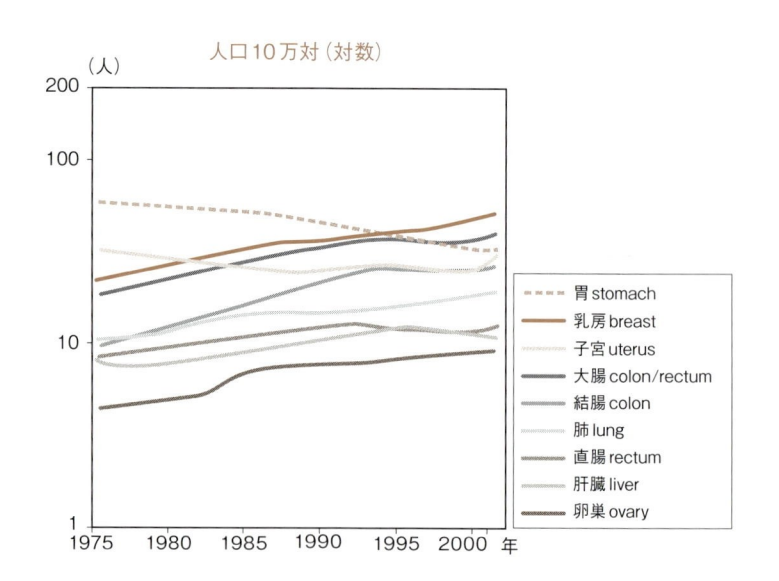

図23 女性悪性腫瘍（癌）の年齢調整罹患率年次推移
（がんの統計 2007年度版 がん研究振興財団）

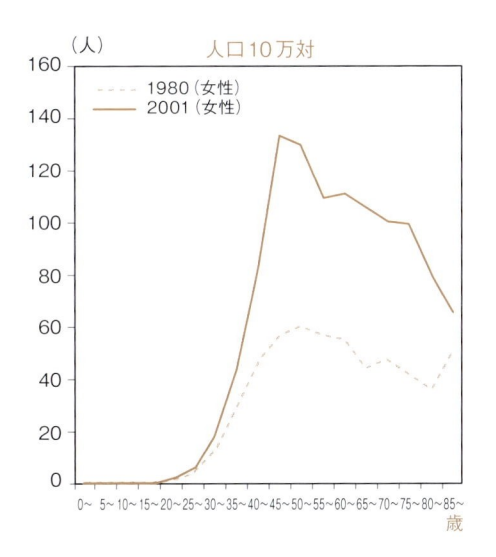

乳癌と乳腺症

図24 乳癌年齢階層別罹患率の20年の推移
(がんの統計 2007年度版. がん研究振興財団)

図25 乳癌年齢階層別死亡率の20年ごとの推移
(がんの統計 2007年度版. がん研究振興財団)

乳癌の世界的動向はどうなのか

前立腺癌は日本で最も急速に増加している癌腫だが，その頻度を世界的に見るとまだ低いレベルであった．乳癌はどうだろう．世界的に，経年的な乳癌死亡率の推移で見てみよう(図26)．

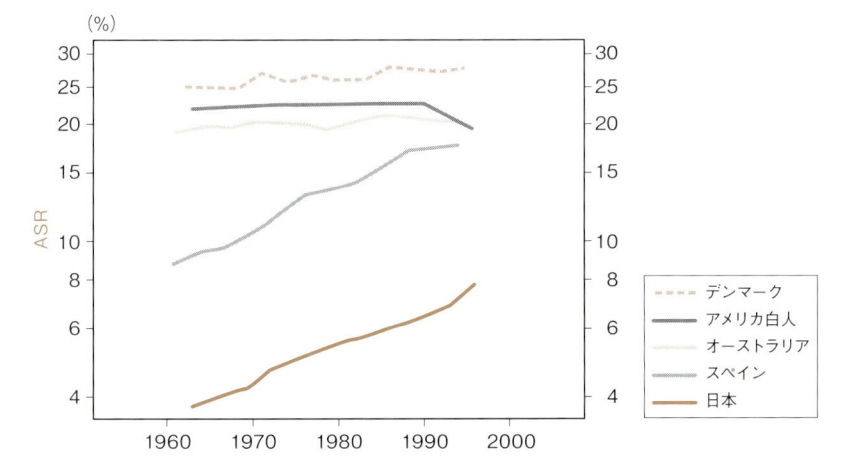

図26 乳癌死亡率の世界的な経年的動向：age-standardized rate (ASR)
(人口10万対年齢調整死亡率 Age-adjusted mortality rate WHO 2007)

図26によると，欧米やオーストラリア白人の先進国は，1960年代からすでに高い**乳癌死亡率**を示している．つまり，発生頻度もきわめて高い状況だったことがみて取れる．しかし，日本はまだまだ低いレベルにあるが急速に上昇していることがわかる．したがって，世界的トレンドは乳癌も前立腺癌と同質である．

Breast Cancer and Mastopathy　乳癌と乳腺症

乳癌とは…

乳癌の手術はいかに小さく切除するかに変わった…乳房温存術

"近代乳癌の父"ウイリアム・ハルステッドが1896年に考案した，乳腺・胸筋・腋窩リンパ節を一塊としてとりだす**定型的乳房切除術**（ハルステッド手術）が100年以上にわたり乳癌の標準的な手術であった。術後，醜い胸壁の手術瘢痕を残し，切除側上肢の運動障害（挙上困難）と知覚異常（シビレ，疼痛），さらにリンパ浮腫に悩み，生命は温存できてもその後の人生は悶々としたものに変わるという状況が，ごく最近まで続いていたのである。事実，1980年でみると**ハルステッド手術**は乳癌手術の50.2%を占めている。しかし，1990年代になり急速にその件数は低下し，2000年代の今日では，放置されて巨大な腫瘍をなすもの以外にこの術式が選択されることはない。ちなみに，2003年でみると，わずか0.5%の頻度である。この過激な手術に変わったのは，**温存術**である。温存術には胸筋を温存して乳房だけ切除する胸筋温存乳房切除術と，癌の存在する乳房の領域を部分的に切除する乳房温存術がある。**乳房温存術**は，①乳房扇状部分切除術（約1/4の乳房を切除），②乳房円状切除術（腫瘍を中心に少し広く切除），③腫瘍摘出術（腫瘍縁に沿って摘出）の3つに分類される。今日ではこの乳房温存術が標準術式である。

センチネルリンパ節生検…腋窩を温存するために

乳房温存手術の普及に伴い，腋窩を郭清せず温存する決断を下すための情報を得るため**センチネルリンパ節 sentinel lymph node（SLN）生検**が登場した。センチネルとは"前哨（敵を警戒するために配置する部隊という戦争用語）"とか"見張り番"という意味であり，癌の存在領域からリンパ流を集める最も最初のリンパ節をさす。だから，支配領域リンパ節の中で最も転移の可能性が高いリンパ節ということになる。術直前あるいは術中に色素を注入し，色素で染まったリンパ節を採取し，迅速診断で癌の転移の有無を確認する。転移があれば腋窩リンパ節は郭清され，なければ温存される。

乳癌の治療は長丁場である…さまざまな治療を組み合わせる

1994-1996年の全国乳癌患者登録によれば，発見されたときにすでに遠隔転移があるのはわずか3%にすぎない。40%以上がリンパ節転移も遠隔転移もない腫瘍径2cm以下で発見されており，系統的な診断技術の進歩により1cm以下で発見される例も増加している。**乳房温存術**後20年の追跡調査でも生存率は60%に近い数値が報告されている。したがって，乳癌と最終診断が下されたとしても，癌死がすぐそこにあると考える必要はない。

今日，手術以外の治療は，①**放射線療法**　②**内分泌（ホルモン）療法**　③**化学療法**　④**分子標的治療**の4つがあり，再発や遠隔転移に際して，その癌細胞のホルモン感受性（エストロゲン受容体・プロゲステロン受容体・アンドロゲン受容体の有無）やヒト癌遺伝子である HER2（ハーツーと読む，ヒト上皮細胞増殖因子受容体2型：Human Epidermal Growth Factor Receptor Type 2）の遺伝子産物の HER2 タンパクの癌細胞膜表面での発現の有無を調べ（ハーセプチンテストという），ホルモン療法や分子標的治療（抗 HER2 ヒト化モノクローナル抗体：商品名「トラスツズマブ®」）が適応できるか否か検討する。そして，4つの治療

乳癌と乳腺症

の組み合わせを総合的に検討し，各人各様の治療計画が構築されることになる。

良性の乳腺疾患…線維腺腫と乳腺症

乳癌と鑑別が必要な疾患は2つある。これは年齢と深くかかわる。20代の若い女性にコリコリと明瞭に触れるシコリが出現した場合，それはほとんど線維腺腫 fibroadenoma である。しかし，癌が好発する40-50代の中年女性に何らかのシコリが触れるとき，**乳癌**と**乳腺症** mastopathy を鑑別しなければならない。事例の山名さんも，初めのシコリは乳腺症であった。この3つの乳腺疾患とその発症年齢との関連を図27に示そう。

乳腺症は前立腺の良性病変の代表であった前立腺肥大症になぞらえることができる。両者とも，もともとそこにあった組織が過剰に増殖する**過形成** hyperplasia とよばれる反応性の変化で，本当の腫瘍ではない。線維腺腫も同様の変化と考えればよい。そして，これら良性の反応性病変は，ホルモンとの関連が深い。

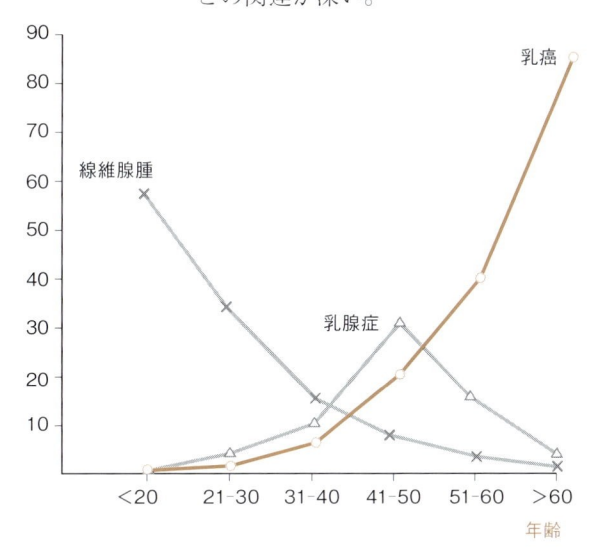

図27 乳腺疾患と年齢
線維腺腫は若年，乳腺症は中年，癌は中高年の疾患であることが明瞭である。

乳癌は男性にも発生する…女性化乳房にも注意

同じホルモン感受性癌といえども，前立腺癌が女性に発生することはないが，乳癌は男性にも発生する。**男性乳癌** male breast cancer は女性乳癌の100分の1の頻度である（全乳癌の約1%）。

男性にも乳頭と乳輪は存在しており，小葉構造を欠くがささやかな導管をもった乳腺組織がこぢんまりとあるからだ。男性乳腺の腫大は，エストロゲン代謝が低下する肝硬変，抗アンドロゲン療法を受けた前立腺癌患者でみられる女性化乳房が有名だが，スピロノラクトン（利尿降圧剤：商品名「アルダクトン®」）やシメチジン（消化性潰瘍治療薬：商品名「タガメット®」）の薬物副作用による**女性化乳房**もある。通常両側に発生するが，片側の女性化乳房もある。したがって，このような反応性の乳腺腫大だけでなく，男性にも乳癌が発生することは記憶しておいていい。

Brain

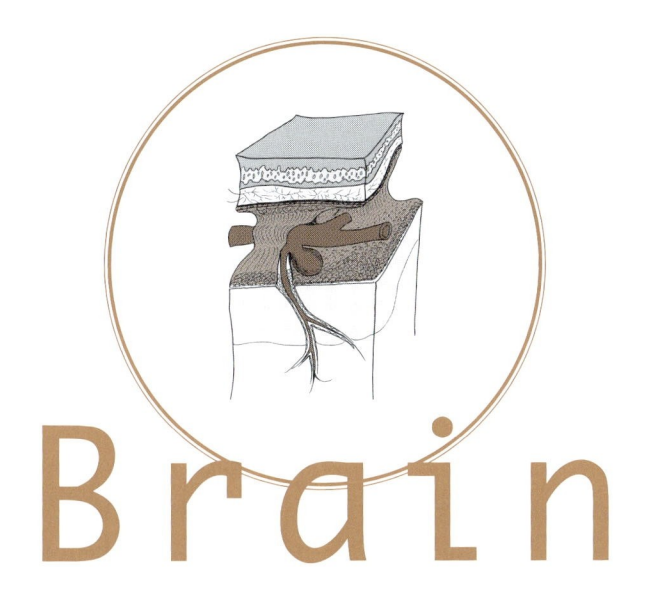

中枢神経疾患

ここには一千億が手をつなぎ，六十兆になる途方もない世界がある。

270 脳腫瘍

277 くも膜下出血

283 脳出血

293 脳血管性認知症（脳血栓と梗塞）

297 アルツハイマー病

303 パーキンソン病

309 筋萎縮性側索硬化症（ALS）

Brain Tumor 脳腫瘍

脳腫瘍
不意に襲う未知の不安

　鞄から取り出したCDのジャケットは色褪せている。備え付けの高級プレイヤーにそのCDをおもむろに挿入し、背筋を一瞬伸ばしてソファーに深々と沈みこんだ。

"He deals the card as a meditation／and those he play never suspected.／
He doesn't play for the money he wins.／He doesn't play for respect／…

瞑想に耽るがごとくカードを配る1人の男。彼に疑いをはさむ者など1人もいない。
勝って金を稼ぐためにカード遊びをするわけでもなければ
尊敬されたいがためやっているわけでもない
…

I know that the Spades are swords of a soldier.／I know that the Clubs are the weapons of war.／
I know that Diamonds mean money for the art.／But that's not the shape of my heart.

わかっているよ、スペードは兵士の剣でクラブは戦争の兵器だということを、この世界でダイヤがお金だということもね、でも、ぼくのハートの形と違うんだ

　　　　　　　　　　　　　　（中川五郎訳）

　"SHAPE OF MY HEART" が、都心の高層ホテル最上階の広い空間を占めていく。42歳の北山健吾は、空手で鍛えたその筋肉質の身体を哀愁に満ち錆びたスティングの声にゆだねている。不動産業を営み、海千山千の顧客と渡りあってきた。つかの間の時間をみつけ何度繰り返し聞いたことだろう…。

　軽い頭重感と右手の脱力感を覚えたのが2か月前だった。その後、起床時に嘔気がおこるようになった。突然、無色で音のない空間に放置されたような不気味な不安を感じた。1週間の間、症状が現実のものであるかどうかの確認作業が続いた。疲れや気のせいではないことが事実として彼の眼前に立ち現れた。

　「このCTの画像を見てください。放射線のビームで人工的に作られた刀であなたの脳を切断した画像です。この出っ張りは鼻、こちらが後頭部、これが右の耳でこちらが左です。つまり、断面像をあなたの足の

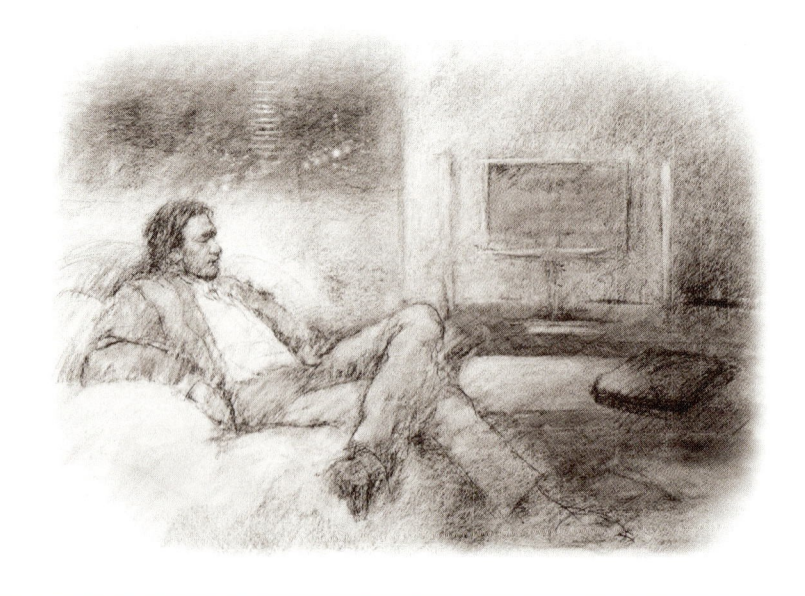

ほうから見たものです。白く見えるところは頭蓋骨，黒いところは空気で鼻腔と副鼻腔です。灰色に見えるところが脳です」説明する医師の表情は診察室の窓からふりそそぐ逆光の中に埋もれ捕らえがたい。声だけが連続波となって身体に飛び込んでくる。「はっきり申しましょう。左の大脳に腫瘍が確認されます。サイズは3cm。脳のやや深いところにあります。」ふっとつかの間の静寂が流れる。北山の真剣で一途なまなざしが医師の忌憚(きたん)のない説明を促(うなが)している。「脳腫瘍です。脳腫瘍には原発性のものと転移性のものがあります。早急にガドリニウム造影MRIを行う予定ですが，原発性脳腫瘍の可能性が高いと思います。」脳神経外科医としてのプライドがチラリと顔を出した。

「あと1年生きることはできますか」

静かなまなざしの問いかけだった。

「可能です。もちろん。まず，転移性脳腫瘍でないことの確認からはじめます。最も多いのが肺癌からの転移ですからね。しかし，重要なことはすでに嘔気が出現していることです。この症状は頭蓋骨に囲まれた閉鎖空間の内圧が上昇していることを示しています。頭蓋内圧亢進症状といいます。できるだけ早く可能な限り手術で腫瘍を摘出する必要があります。放置すれば正常な脳がヘルニアをおこし死につながります。手術は上昇した脳内圧を下げる効果があるだけではなく，その摘出した腫瘍組織を病理学的に検討することにより，転移性脳腫瘍がどうかをすぐ判断できます。また，原発性脳腫瘍であればどのような腫瘍で悪性度はどうか，さらに加える治療法はどうか，正確な情報を手に入れることができます」

長い沈黙のあとにふわりと湧(わ)き出た北山の短くも重い言葉にからみつくように医師の説明は次第に熱を帯びていく。

「手術は先生がおやりになるのですね」

北山の視線が外科医をとらえた。

「了解くださるなら，やらせていただきます」

「よろしくお願いいたします」

北山はゆるやかに深く頭をさげた。

後ろ手に閉めた診察室のドアがいつもどおりにおさまる。

俺(おれ)の心の姿はどこに行く…。But that's not the shape of my heart…。

年間，10万人に10人が脳腫瘍を発症する。日常性の中であたりまえのように話題となる胃癌・肺癌・乳癌・大腸癌と比較するとはるかに少ない。しかし，この腫瘍性疾患のえもいわれぬ深刻性は説明を抜きにして了解されるという点で疾病の中でも特異な位置にあるといえるだろう。2010年の現在，MRI，CTスキャン装置の解像度は飛躍的にあがっている。造影剤を使わない単純検査なら脳の検査は1分以内で終了する。このような現状に最も敏感に反応するのは，頭痛を体験した人々である。頭痛で外来を訪れる人は医者の言葉だけの説明を求めていない。はなから，自らの脳のCT画像を前に「脳腫瘍はありませんでしたよ」という医者の言葉を期待している。

Brain Tumor　脳腫瘍

脳腫瘍とは…

頭痛が脳腫瘍の症状とはかぎらない

　22個の骨がジグソーパズルのように組み合わされて構築されている頭蓋はきわめて堅牢な構造物である。この中に脳は存在する。しかも，絶えず循環している**脳脊髄液**の中に浮いている。

　脳に**知覚神経**は存在しないので，仮に脳の表面に触れたとしても"俺の脳に勝手にさわるな"という感覚と表現は生まれない。つまり，**頭痛 headache**は脳腫瘍が発生したからといって速やかに生じる症状ではない。では知覚あるいは痛覚を感知する神経はどこにあるのか。それは脳を覆っている線維性の**硬膜 dura**と脳表面や深部の血管（動脈・静脈・静脈洞）壁に存在している。前頭部・頭頂部・側頭部は**三叉神経**（第5脳神経）が，後頭部は**第1-3頸髄神経**（C1-C3）が痛覚を与えている。したがって，頭痛がおこるためには脳の内圧が上昇（頭蓋内圧亢進）して硬膜を刺激するか，血管がなんらかの原因で牽引されたり刺激されない限りおこらない。

脳腫瘍の症状を概括してみると…

表1　脳腫瘍の症状

症状	脳腫瘍の種類			
	低悪性神経膠腫（%）	高悪性神経膠腫（%）	髄膜腫（%）	悪性リンパ腫（%）
頭痛	40	50	36	35
痙攣	65〜95	15〜25	40	17
半身麻痺	5〜15	30〜50	22	24
精神状態異常	10	40〜60	21	61

(DeAngelis LM.：Brain Tumor. N Engl J Med 2001；344：115)

　表1は脳腫瘍の症状を概括したものである。確かに，頭痛は症状として重要だが痙攣・半身麻痺・精神状態（mental-status）の異常とその症状は多彩であることがわかる。

　脳腫瘍の種類（病理組織型）に関しては後述するが，頭痛はその種類にかかわらずみられる。しかし，頭痛発生の時期はわからない。すでに述べたように頭痛は**頭蓋内圧**が亢進するか血管が刺激されないと生じない。腫瘍がそれなりに大きくならない限り出現しないわけだ。ゆるやかに増大する悪性度の低い腫瘍だと頭痛はかなり遅い時期の症状である。増大の急速な腫瘍だと早い時期から出現するだろう。典型的な脳腫瘍の頭痛は起床時に出現する。頭全体が痛むことが多いが，脳腫瘍の存在する**大脳半球**の側の頭痛もある。おもしろいことに，この頭痛は特に治療しなくても数時間で自然におさまる。当然，頭痛以外の頭蓋内圧亢進症状も出現してくる。例えば，嘔気・嘔吐・第6脳神経（外転神経）麻痺などである。

　痙攣（seizure）が低悪性度神経膠腫や髄膜腫といったゆるやかに増殖していく腫瘍に多く，悪性神経膠腫や悪性リンパ腫のように急速に増大する腫瘍にむしろ少ない傾向がうかがえる。局所的な痙攣が多いが意識を失う全身性の痙攣の

こともある．全身性痙攣は前頭葉や側頭葉に腫瘍が発生したときにおこりやすい．さらに認知障害を含む精神状態の異常（mental-status abnormalities）も悪性度の高い脳腫瘍に多いようだ．

半身麻痺（hemiparesis）は脳出血や脳梗塞のような脳血管障害の典型的な症状だが脳腫瘍でもみられることは記憶しておかねばならない．つまり，脳腫瘍の存在場所を暗示する症状として麻痺や失語症（aphagia）や視覚障害が生じることがある．例えば，優位半球の前頭葉や頭頂葉病変で失語症がおこりやすいし，半盲（対側）は後頭葉や頭頂葉病変でみられる．

脳腫瘍にみられる精神異常に特徴はあるのか

最近，彼は人が変わったようだ，何か変だ，と家族や友人が感ずるとき，脳腫瘍を考えるより精神科的な疾患を考えるのが普通である．しかし，脳腫瘍による精神症状を十分な検査をせずに，**精神科疾患**として向精神薬の処方で対処することは極力避けねばならない．腫瘍が前頭葉に発生すれば**認知障害**や**人格の変化**がおこるかもしれない．視床や側頭葉病変でも人格の変化をきたす可能性がある．**視床下部**に腫瘍の影響が及べば，睡眠・食欲・性欲など人間の情動的な面に変調をきたすかもしれない．しかし，残念なことに，脳腫瘍に特異的な精神症状というものはない．ただ，このような精神的な症状の出現が急速な場合は，精神科的疾患よりなんらかの器質的な原因による場合が多いことは記憶しておくべきだろう．とまれ，脳内の器質的病変（脳腫瘍・脳血管障害・代謝障害など）がないことを確認した上で精神科的なアプローチに移ることが大変重要である．

脳腫瘍には原発性と転移性がある

脳腫瘍は頭蓋内に発生する腫瘍の総称で，原発性と転移性がある．頭蓋内に発生するので**頭蓋内腫瘍**（intracranial tumor）と表現するほうがより的確である．頭蓋内に転移してくる転移性脳腫瘍の正確な頻度は明らかでないが，病理解剖のデータによれば全脳腫瘍の約25％を占め頭蓋内腫瘍のうち最も頻度が高いといえる．脳転移をおこしやすい悪性腫瘍（癌）は，**肺癌，乳癌，悪性黒色腫（メラノーマ）** の順で，さらに大腸直腸癌，腎細胞癌と続く．転移というと多発性に腫瘍が生じると考えるのは妥当である．確かに，脳転移をおこしやすい乳癌や悪性黒色腫，そして肺癌のうち小細胞癌は多発性転移が一般である．しかし，小細胞癌以外の肺癌や腎癌は単発の転移をきたす傾向があり，原発性脳腫瘍との鑑別が必要となる．

脳腫瘍は脳を構成する支持細胞（脇役細胞）と脳をとりまく構造物から発生する

人体を構成する60兆個の細胞は200種類以上ある．1kgを超える脳はさぞや多くの種類の細胞からなるのだろうと想像したいところだ．しかし，その数は驚くほど少ない．脳自体に限っていえば，主役が**神経細胞**（nerve cells：ニューロン neuron と同じ意味）であることは全く正しい．ところが，この神経細胞の機能と構造を支持する細胞には　①**星状膠細胞**（アストログリア astroglia 星状細胞ともいう），②**稀突起膠細胞**（オリゴデンドログリア

Brain Tumor 脳腫瘍

脳腫瘍とは…

oligodendroglia），③**小膠細胞**（ミクログリア microglia），④**上衣細胞**（ependymal cell）のわずか4つしかない．このたった4つの脇役を従えて主役である神経細胞があの壮大な人間のドラマを演じているのだ．

　脳腫瘍はこの脇役の細胞のうち星状膠細胞と稀突起膠細胞と上衣細胞から発生する．脳腫瘍のことを**神経膠腫**（グリオーマ glioma）とよぶのはこのためである．星状膠細胞から発生するのが星状膠細胞腫，通常，**星細胞腫**（astrocytoma）といい，稀突起膠細胞から発生するものを**稀突起膠細胞腫**（oligodendroglioma），上衣細胞に由来するものを上衣細胞腫（ependymoma）という．一方，神経細胞（ニューロン）から腫瘍は発生しない．この事実は神経細胞が再生することのない細胞，つまり，分裂能のない細胞であることからすれば理解できるだろう．

　脳をとりまく構造物の代表は**髄膜**（meninges）である．髄膜は硬膜（dura）・くも膜（arachnoid）・軟膜（pia mater）からなるが，この髄膜から発生するのが髄膜腫（meningioma）．したがって，髄膜腫は脳の表面に発生する．その発育はきわめてゆるやかな場合が多く，症状が出現したときには巨大な腫瘍に成長していることさえある．

> 　脳表面に顔を出す下垂体や脳神経から発生するものも脳をとりまく構造物として考える．下垂体から発生しさまざまな内分泌異常をきたす下垂体腺腫（pituitary adenoma）や第八脳神経（内耳神経）のシュワン細胞から発生し聴覚障害を生じる聴神経腫（acoustic neuroma），この聴神経腫は脳幹の橋（pons）が小脳に接する場所（小脳橋角部 cerebellopontine angle という）に発生するので小脳橋角部腫瘍（cerebellopontine angle tumor：CPAT）の別名がある．腫瘍が大きくなれば近接する第五脳神経（三叉神経）や第七脳神経（顔面神経）が次第に侵されていく．さらに，下垂体の入っているトルコ鞍の上部から発生し近接する視床下部の食欲中枢を破壊し過食を生じる頭蓋咽頭腫（cranyopharyngioma）などが含まれる．

表2　原発性脳腫瘍の種類と年齢による頻度差

種類	全年齢（％）	成人（％）	小児（％）	高齢者（％）
神経膠腫（グリオーマ）	28.3	25.1	58.8	28.0
髄膜腫	26.3	26.4	2.2	44.4
下垂体腺腫	17.4	20.2	1.4	9.0
シュワン細胞腫	10.8	12.3	1.5	6.9
頭蓋咽頭腫	3.4	3.2	8.9	1.5
胚細胞腫	2.1	1.6	9.8	1.5
悪性リンパ腫	2.7	2.5	0.4	6.0

成人：15歳以上70歳未満，小児：15歳未満，高齢者：70歳以上　（日本脳腫瘍全国統計：総数38273例，1984-1993）

脳腫瘍

日本で頻度の高い原発性脳腫瘍は…

日本の現状をみてみよう。頻度の高い**原発性脳腫瘍**を年齢別に示すと**表2**のようになる。**グリオーマ**がどの年齢でも多いが、とりわけ小児に多いこと、**髄膜腫**と**悪性リンパ腫**は高齢者に多いことがわかる。表2に見慣れぬ"**胚細胞腫**（gernimoma）"という項がある。人体を構成する細胞は胚細胞（germ cell）と体細胞（somatic cell）に大別されるが、胚細胞は男性では精子、女性では卵子のことである。したがって、胚細胞腫とは精子か卵子（生殖器）に由来する細胞から発生した腫瘍をいう。この精巣や卵巣に発生する腫瘍と同じ組織像を示す腫瘍が中枢神経にも発生するのである。しかも、この腫瘍は身体の中心線上（midline）に発生し、小児や若年に好発する。

脳腫瘍には一般的な腫瘍の悪性・良性という考え方は通用しない

腫瘍（新生物 neoplasia）に悪性と良性が存在することはよく知られている。急速に大きくなり、周囲に浸潤し、別の場所に転移し（**遠隔転移**という）、結局、命を奪ってしまうものが悪性である。ところが、頭蓋という閉鎖空間に発生する脳腫瘍を考えるとき、確かに、急速に大きくなるものは**悪性脳腫瘍**と言っていいだろうが、ゆるやかに大きくなるものであっても頭蓋内圧は徐々に上昇し脳ヘルニアをおこし死に至る可能性をもっている。また、脳幹のように生命中枢が位置する場所に脳腫瘍が発生すればその大小を問わず命を奪うだろう。脳腫瘍に悪性・良性という形容詞をあえてつけない事情がここにある。

> 脳腫瘍では悪性度が低いか高いかと表現しグレード（程度 grade）で表す。grade Iから grade IVの4つの段階に分ける。grade I, IIを一般の腫瘍にいう良性、grade III, IVを悪性と考えればよいだろう。悪性度のgradeの高いものは、腫瘍細胞の核が大型で、核分裂像が目立ち、壊死に陥りやすく、血管に富んで出血しやすいものをいう。
> 最も頻度の高い神経膠腫（グリオーマ：glioma）には種類があり、悪性度にも差がある。

表3　神経膠腫（グリオーマ）の種類と頻度と悪性度（グレード）

種類	grade	全年齢（%）	成人（%）	小児（%）	高齢者（%）
膠芽腫	IV	31.9	34.1	6.3	58.1
星細胞腫	I～II	28.1	29.0	32.9	14.9
退形成性星細胞腫	III	17.6	19.2	9.1	20.9
稀突起膠細胞腫	II	4.4	5.3	1.8	2.2
上衣腫	II	4.0	2.8	11.0	0.3
髄芽腫	IV	4.3	1.0	20.7	0.2

成人：15歳以上70歳未満、小児：15歳未満、高齢者：70歳以上　（日本脳腫瘍全国統計：総数10824例、1984-1993）

Brain Tumor　脳腫瘍

脳腫瘍とは…

脳腫瘍は頭蓋の外の組織・臓器に転移することはない

一般の癌が脳に転移することはあっても，脳腫瘍が頭蓋の外の組織・臓器に転移することはない。どんなに悪性度の高い脳腫瘍であっても，である。これは不思議な現象である。

成人と小児では脳腫瘍の種類が異なる

表2，3を見れば，小児では**グリオーマ**が多く，グリオーマに限ってみれば，成人では**膠芽腫**（グリオブラストーマ glioblastoma）が，小児では**髄芽腫**（メドゥロブラストーマ medulloblastoma）が多い。

脳腫瘍はCTとMRI検査により診断する

脳腫瘍の診断にはCTとMRI検査が必要である。原発性脳腫瘍の場合，とりわけMRI検査は重要である。

Subarachnoid Hemorrhage くも膜下出血

くも膜下出血
突然の頭痛と意識障害，しかし麻痺はない

　私立高校の数学教師である伊藤さん(49歳)は最近，前頭部の頭痛に悩まされている。今は大学受験期で，毎晩深夜まで補習授業の準備に追われている。

　頭痛は増強することはない。時折なくなることもあるので，病院にかからず我慢して頑張っていた。

　「あと1か月で今年の受験も終わるな」

　2日後，1時間目の講義が終わり職員室に戻った途端，これまで経験したことのないような頭痛におそわれた。頭を抱え机にうつぶせたが，さらに猛烈な吐き気を覚え，嘔吐した。

　「伊藤先生どうしました！ 伊藤先生…」

　同僚の声が聞こえたような気がしたが，彼は意識を失った。

　救急収容されたとき，意識はなかったが痛覚刺激には十分な反応があり，自発呼吸もしっかりしていた。四肢の麻痺はない。しかし，首筋は突っ張っており項部硬直とケルニッヒ徴候陽性であった。タバコも酒もやらず，高血圧の既往もない。担当の医師は，

　「くも膜下出血だな，髄液検査をやるまでもないだろう」

　と判断し，緊急CT検査を施行した。脳表面に広範な出血が確認された。

　医師は家族に，

　「くも膜下出血です。いまのところまだ大脳に重篤な影響が出ていないので，出血の場所の確認をし，手術の準備をします」

　と語り，緊急の脳血管造影検査を施行した。その結果，ウィリス動脈輪の前交通動脈に動脈瘤が確認され，手術となった。

　術後，伊藤さんは意識を回復した。

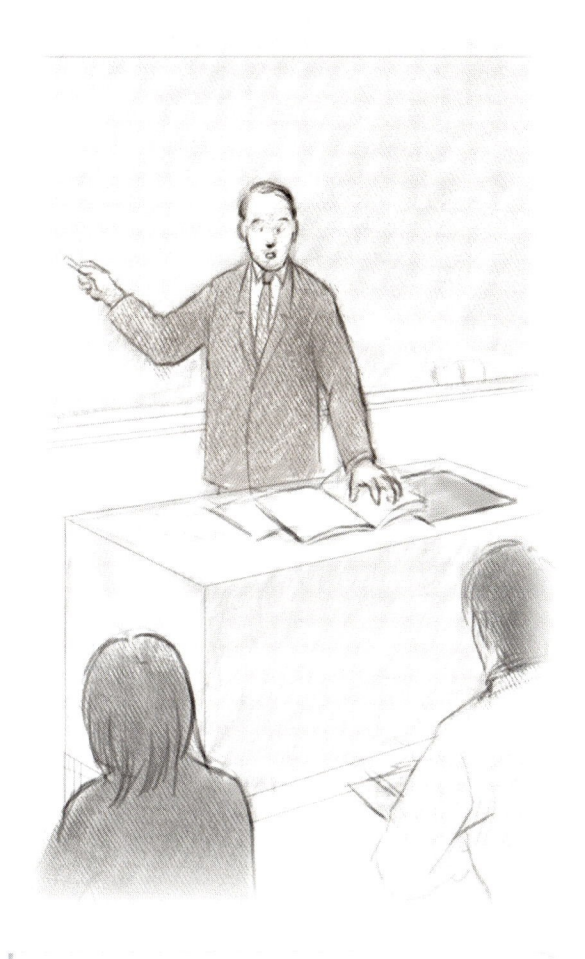

　幸いにして，脳実質に重大な損傷がなく，早期に手術ができたくも膜下出血の経過である。出血が強く大脳を広範に破壊した場合は，即死する。出血は動脈性である。くも膜下出血をおこした場合，25％はそのまま死に至る。

Subarachnoid Hemorrhage　くも膜下出血

くも膜下出血とは…

> くも膜下出血の原因は，若い場合は脳動静脈奇形（のうどうじょうみゃくきけい）が多く痙攣（けいれん）の既往をもつことが多いが，伊藤さんのように中年期となると脳動脈瘤破裂が多く，頭痛が主症状である。脳の表面にある脳動脈瘤から出血するため，髄膜を刺激し強烈な頭痛がおこる。

脳の中で急におこる重篤な病気は2つある

脳の中で急におこる重篤な病気は2種類ある。
① (脳) 出血
② 血栓と梗塞

(脳) 出血は，血管の破綻，つまり，血管が破れることであり，動脈と静脈の場合がある。しかし，問題は，圧力の高い動脈が破綻した場合である。血栓と梗塞は動脈が閉塞した場合のことをいい，**血栓**はゆっくりとした閉塞，**梗塞**は突然の閉塞である。

脳出血には，2種類ある。
① 脳の表面での出血 ── **くも膜下出血**
② 脳の深いところでの出血 ── **脳 (内) 出血**

である。"くも膜下出血"は脳表面の動脈性の出血であり，"脳 (内) 出血"は深いところでの動脈性出血である（図4）。伊藤さんは前者の"くも膜下出血"の典型的な状況であった。この"くも膜下出血"を理解するためには，脳血管の解剖を理解する必要がある。

脳 (中枢神経) は，2系統の動脈支配を受けている

脳は重要な臓器であるため，2系統の動脈によって支配されている。椎骨（ついこつ）動脈と内頸（ないけい）動脈である。**椎骨動脈**は鎖骨下動脈の枝で，頸椎の横突起の中を通っており，堅牢（けんろう）に保護されている。したがって，体表から拍動を触れることはできない。**内頸動脈**は総頸動脈の枝で頸部の筋肉の下を通っており，拍動を触れることができる。両者は左右に1本ずつあるので，合計4本の動脈が脳に血液を送っていることになる（図1）。

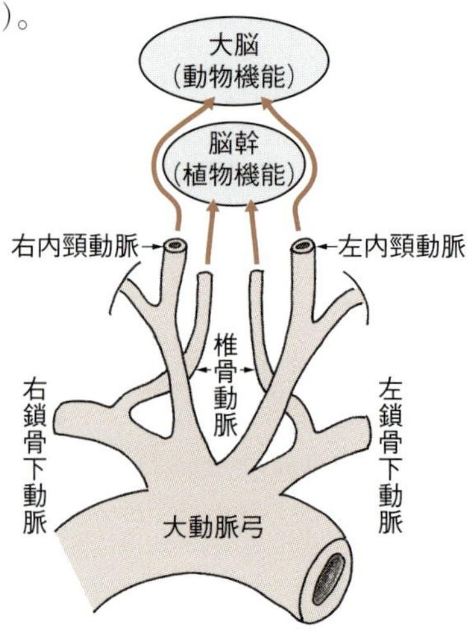

図1　脳の血管支配
中枢神経は，4本の動脈によって支配されている。左右で対をなすことに注目。

278 ▶ 疾病論・中枢神経疾患

くも膜下出血

椎骨動脈は脳幹（植物的中枢），内頸動脈は大脳（動物的中枢）を支配する

　4本の動脈は，脳底部で**ウィリス動脈輪**（図2）をなし，左右の動脈を前・後交通動脈で連結する．左内頸動脈の血液は左大脳を流れ，右内頸動脈は右大脳を流れているが，どちらかの大脳の血流が低下するような事態となれば，反対側からの血流が流れ込み，常に一定の血液が両方の大脳半球に流れることを可能にしている．一方，左右**椎骨動脈**は1本の**脳底動脈**となり，血圧などの維持，呼吸といった植物機能を司る脳幹に血液を供給する．

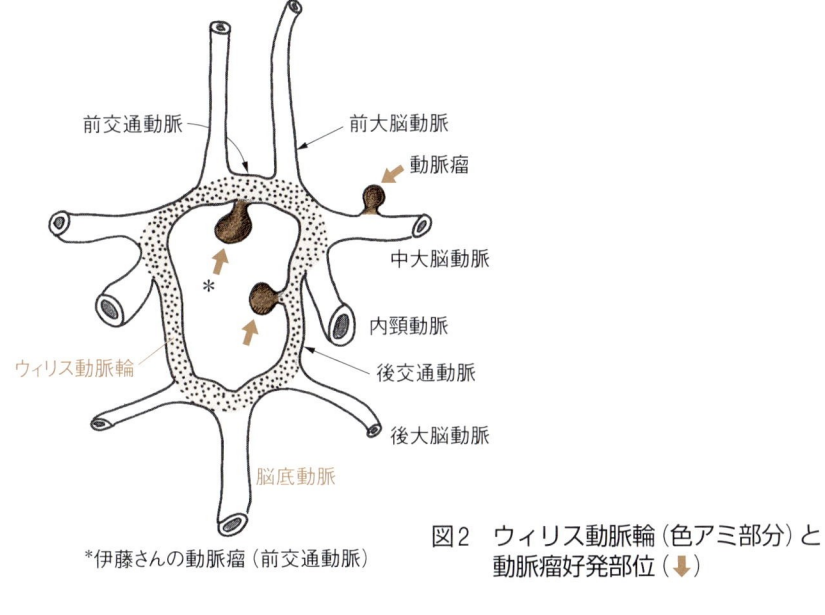

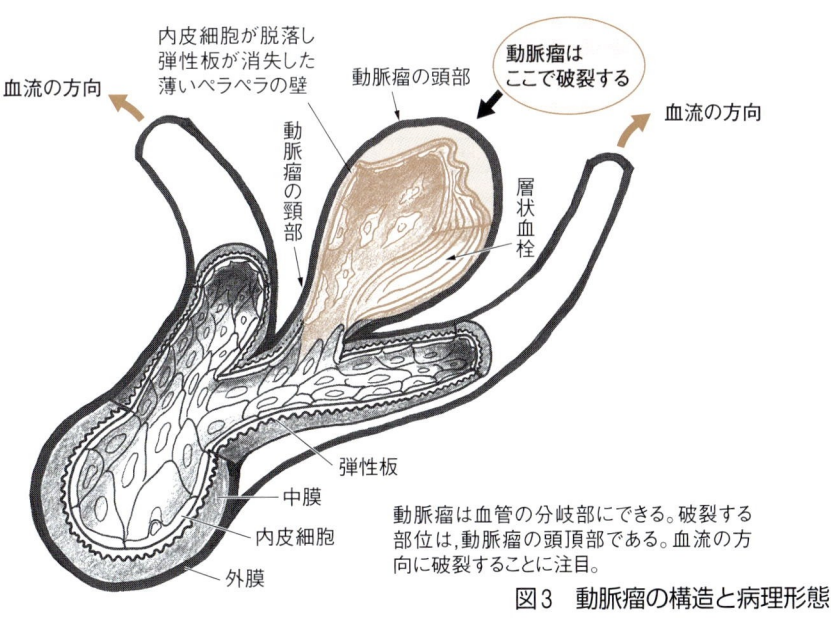

図2　ウィリス動脈輪（色アミ部分）と動脈瘤好発部位（↓）

*伊藤さんの動脈瘤（前交通動脈）

動脈瘤は血管の分岐部にできる．破裂する部位は，動脈瘤の頭頂部である．血流の方向に破裂することに注目．

図3　動脈瘤の構造と病理形態

Subarachnoid Hemorrhage　くも膜下出血

くも膜下出血とは…

脳動脈瘤は、脳表面を走るウィリス動脈輪にできる

　動脈瘤は図に示したようにおこりやすい場所（好発部位）があるが、その存在を確認するためには、**ウィリス動脈輪**をすべて点検する必要がある。したがって、くも膜下出血を疑って脳血管造影検査をする場合、4本すべての椎骨動脈・内頸動脈を造影しなければならない（4-vessel study；**4血管造影検査**）。

脳動脈瘤は、動脈の一部が弱くなり、瘤のようなふくらみができた状態である

　動脈瘤は動脈が分岐するところにできやすい。その壁は血管内皮細胞の損傷と弾性板の断裂と消失で薄くなり、血流の方向に瘤のように突出する。その中では血流が乱流をなし、血栓をつくる。破裂は突出した先端でおこる（図3）。

くも膜下出血では、髄膜刺激症状と頭蓋内圧亢進症状がおこる

　脳動脈瘤が破裂すると、脳表面の透明な脳脊髄液が流れている**くも膜下腔**とよばれるスペースに多量の血液が噴出する。その結果、脳脊髄液は血性となり、**脳脊髄膜**を刺激し激烈な頭痛がおこる（脳そのものには知覚神経はなく、髄膜には豊富な知覚神経が分布している）（図4）。さらに、血液の流出と徐々に出現してくる脳のむくみ（**脳浮腫**）により頭蓋内圧が亢進し、頭痛・嘔吐の持続、うっ血乳頭による視力障害、さらに意識障害が進行する。出血が激しく量が多いほど頭蓋内圧は急速に進行し、**脳ヘルニア**（参照：図8, p.287）をおこして死亡する。

急性期の治療と看護の目的は、頭蓋内圧亢進の治療と予防である

　正常の頭蓋内圧は5〜14mmHgで、15mmHg以上を**頭蓋内圧亢進**とよぶが、20mmHg以上で脳の障害が出現しはじめ、60mmHg以上で不可逆的な脳障害、70mmHg以上で**脳ヘルニア**がおこり死亡する。
　頭蓋内圧亢進への対処は、脳内の血腫を除去し、再出血を予防する外科手術、脳浮腫を軽減させる内科的治療、そして急性期看護からなる。

急性期看護の目的は、頭蓋内圧を亢進させる因子の排除である

頭蓋内圧亢進因子
① 腹圧上昇因子（排便時の努責など）
② 胸腔内圧上昇因子（咳嗽・くしゃみ）
③ 頭部より下肢が挙上した体位
④ 脳室ドレーンの閉塞

頭蓋内圧亢進は、くも膜下出血以外に脳出血・脳腫瘍などでおこる

くも膜下出血の臨床像
① 突然の頭痛・嘔吐・ケルニッヒ徴候・項部硬直
　　── 髄膜刺激による
② 意識障害 ── 頭蓋内圧亢進・脳血管攣縮による
③ 再出血がおこりやすく、死亡率は初回出血時より高い

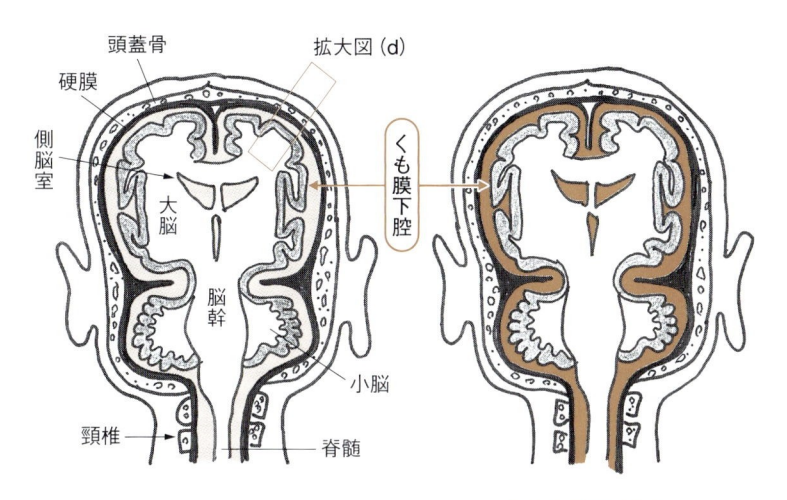

くも膜下出血

(a) 正常
くも膜下腔と脳室は透明な脳脊髄液が循環している。

(b) くも膜下出血
脳表面のくも膜下腔と脳室に血液が広がる。

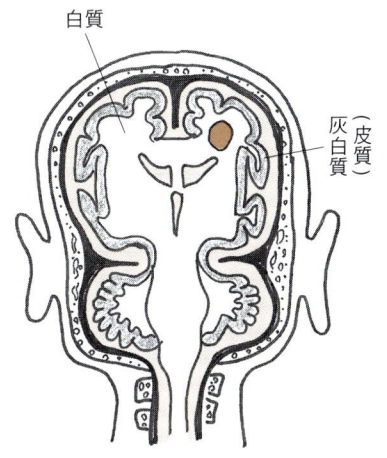

(c) 脳出血
くも膜下腔には透明な脳脊髄液が流れている。
出血は脳の深部におこる。

(d) 拡大図：脳表面の出血（図(b) くも膜下出血）と脳深部の出血（図(c) 脳出血）

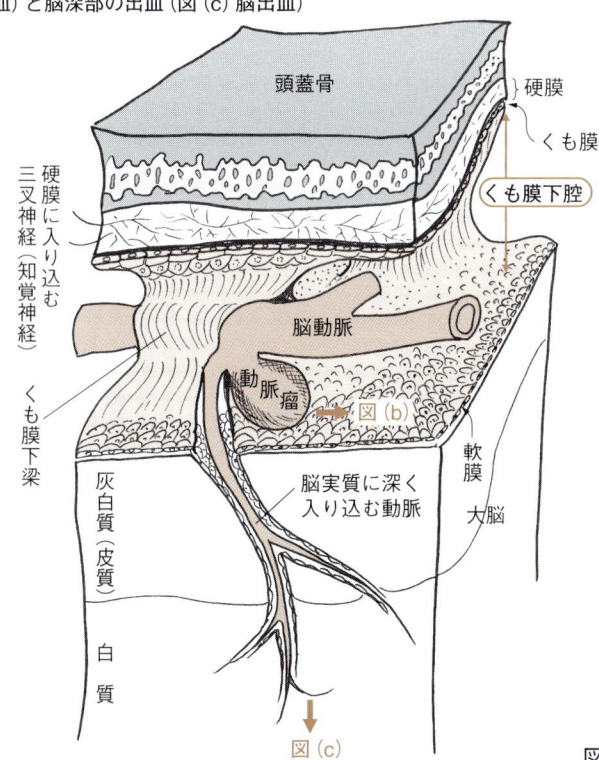

図4　くも膜下出血と脳出血のちがい

疾病論・中枢神経疾患　281

中枢神経の構造と機能 ①

背中を走る中枢神経

中枢神経系は，頭蓋骨と椎体骨に守られて身体の後ろの正中にある。あたかも，大事な荷物を背負った状態に似ている。頭蓋骨の中にその大半が収まっているが，椎体骨の中を走る脊髄も中枢神経の仲間である（図5）。

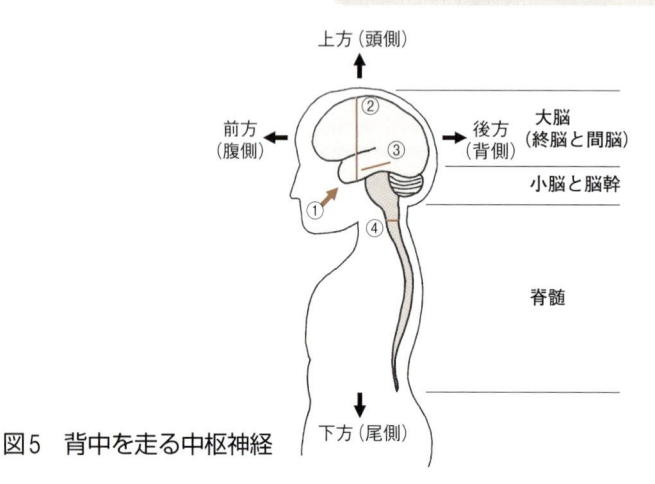

〔主要脳疾患の脳断面図の位置〕
① ウィリス動脈輪はこの方向から見ている→くも膜下出血（図4）
② 大脳基底核と視床→脳出血・血栓・アルツハイマー病（図7，11，13）
③ 中脳→パーキンソン病（図14）
④ 脊髄（頸髄）→筋萎縮性側索硬化症（図16）

図5　背中を走る中枢神経

中枢神経系は，大脳（終脳と間脳）・小脳・脳幹・脊髄からなる

中枢神経系は，大脳（終脳と間脳）・小脳・脳幹・脊髄からなる。**大脳の終脳**とは大脳半球のことであり，その他の脳を大きな屋根のように覆っている。人間で特に発達している脳である。大脳の終脳は，人間固有の運動・知覚・精神活動の中枢である。

間脳は，視床と視床下部からなる

大脳半球の下にうずくまるように存在しているのが**間脳**である。間脳は，大脳皮質へ伝達されるあらゆる感覚情報の中継基地である"**視床 thalamus**"と，生物が生きてゆくために必要なホメオスタシスの維持（体液の浸透圧・体温・食欲・性欲・睡眠など）をつかさどり，下垂体機能の調節を担う"**視床下部 hypothalamus**"からなる。

脳幹は，中脳・橋・延髄からなり，長い脊髄につながる

間脳に続く太い木の幹のような部分が**脳幹**である。脳幹は，中脳・橋・延髄からなり，長い脊髄につながる。その長さはわずか7cm。脳幹は生物が生存するために必要な生命中枢（呼吸・血圧などの）が存在し，意識を清明に維持する機能（脳幹網様体が存在するため）がある。

この脳幹から，木の根っこのように，首のつけ根から腰のレベルまで，椎体骨の穴（椎孔）の中を伸びているのが**脊髄**である。

小脳は，脳幹を背部から覆っている

小脳は，脳幹を背部から覆っている。**小脳**の表面は大脳と同じクリーム色をしている。小脳にも神経細胞が密集した皮質（灰白質）が存在するからである。この小脳は，平衡機能・姿勢反射など無意識の運動を調節している。

Cerebral Hemorrhage 脳出血

脳出血
突然の意識障害と片麻痺

　70歳の小川さんは，野菜卸市場の役員を退いて5年になる。都内の一軒家に妻と2人暮らし。猫の額ほどの庭に可能な限りの草木を育てている。庭づくりのセンスはお世辞にもよいとはいえない。この庭いじりと毎晩3合の晩酌だけが生き甲斐の毎日。

　40歳の頃，高血圧と糖尿病を指摘され，今では近くの医院で降圧剤と経口糖尿病薬の処方を受けている。しかし，特に体調も悪くないし，近所の人からは，
「小川さん元気そうですね，血色もいいし」
などと言われる。
　退職金も満額出たことだし，国民年金も2人分入るし，一人娘も結婚し，自立していることだし…。最近は外来通院も不定期で，薬も飲んでいない。

　先日，久しぶりに来院して検査を受けたら，
「尿に糖が4+出ていますよ，しかもグリコヘモグロビンは8.5％です。血糖値は300mg/dL以上になっていることが予想されます。糖尿病が悪化しています。コレステロールも240mg/dLで高脂血症もありますね。血圧は180/100mmHgです。注意が必要です。体重はあと5kgは落としたいですね。薬は確実に服用してください」

　数日後，庭のリンゴの木の世話をしていて，右手から剪定バサミが突然ポロリと落ちた。あわててハサミを拾おうとしたところ，右側の植え込みの中にドサリと倒れた。何か叫ぼうとしたが，たちまちあたりは真っ暗になった。昼食の用意をしていた妻が植え込みの中の夫を見つけたのは，少し時間が経ってからだった。夫を抱き起こし，
「お父さん！　お父さん！」とよんだが答えない。眼球は白眼をむき，左上方を凝視していた。
　救急収容されたとき，意識はなかったが，まだ，呼吸はあり心臓は動いていた。右半身は弛緩性の完全麻痺であった。CT検査の結果，
「左被殻に強い出血がみられます。脳に浮腫がおこってくるので危険な状態です」
と説明された。脳圧を下げる内科的な治療により，何とか脳浮腫を軽減して救命できたが，1か月後の今，小川さんは意識は戻ったものの，失語症（運動性失語）・嚥下障害・半身不随で全面介助の寝たきり状態である。リハビリテーションの計画はあるが，本人の意欲は全くない。

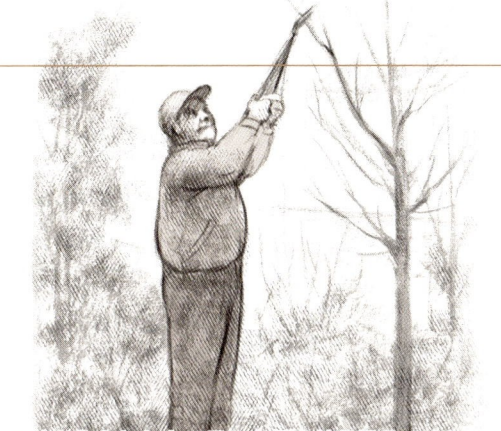

　脳出血の典型的な経過である。高血圧と糖尿病・高脂血症を基礎にもち，**脳粥状動脈硬化症**が進行していたであろうと予想される。脳出血の場合，救命できても運動・知覚・知能障害が残りやすく，日常生活動作機能の回復に困難をきわめることが多い。重篤なくも膜下出血で脳の実質に障害が及んだが，救命されたケースも含め，急性期の医学的な処置が終わった例では，生きるためのすべての場面（食事・排泄・整容，そして体の移動）に他者の援助なくしてはやれない "**寝たきり状態**" となることが多い。

Cerebral Hemorrhage　脳出血

脳出血とは…

> 脳出血・脳梗塞（血栓症と塞栓症を含める）・くも膜下出血を**3大脳血管障害**（CVA：cerebrovascular accident）という。
>
> この脳血管障害は，日本では，古来"卒中"とか"中風"とよばれ，ドイツ語では Apoplexie（アポプレキシー），英米語で stroke（ストローク）と表現する。すべて"突然，強烈な力で頭部を打たれる"という意味である。そばにいた人が突然頭部を打たれて転倒し，周囲が騒然となる様子が伝わってくる言葉である。

脳血管障害は突然おこる

　この脳血管障害の中で，脳出血と脳梗塞（血栓症と塞栓症）を比較してみる（表4）。

表4　出血と梗塞の臨床像の比較

	脳出血	脳血栓	脳塞栓
発症年齢	高齢者	高齢者	若くてもおこる
どんなときに	活動時	安静時	特になし
どのように	突然発症し，数時間で徴候完成	段階的に進行し，徴候完成に時間がかかる	突然発症，速やかに徴候完成
高血圧との関係	強い	強い	少ない
糖尿病との関係	まれ	強い	あり
心疾患との関係	まれ	あり	強い（心房細動）
TIA（一過性脳虚血発作）	−	＋	＋＋

脳出血は高血圧と関連し，活動時におこり，短時間で徴候が完成する

　この表から，脳出血は高血圧と関連し，活動時におこり，短時間で徴候が完成するという特徴がみえてくる。**TIA**（一過性脳虚血発作）とは，片麻痺・失語症・めまいなど（局所神経症状という）が出現しても24時間以内（多くは1時間以内）に完全に消失するものをいい，脳梗塞の前駆症状として有名である。このTIAは脳出血で出現することはないが，TIAが出現しない場合では出血と梗塞の鑑別は容易ではない。CTやMRIによる画像診断による確認が必要である。

高血圧性脳出血の2大出血部位は，被殻と視床である

　脳表面で出血するくも膜下出血に好発部位があるように，脳の深部で出血がおこる高血圧性脳出血にも好発部位がある（図6）。
　高血圧性脳出血の75％以上が内包周辺の大脳基底核を中心におこるが，**被殻** putamen と**視床** thalamus は大脳基底核の代表的な核（灰白質）で，最も出血のおこりやすい場所である。事例の小川さんは，この好発部位のうち，被殻に出血がおこり内包にも出血がおよんだことになる（図7）（参照：図15 大脳基底核，p.308）。破綻して出血をおこす動脈は，脳表面から深く侵入し

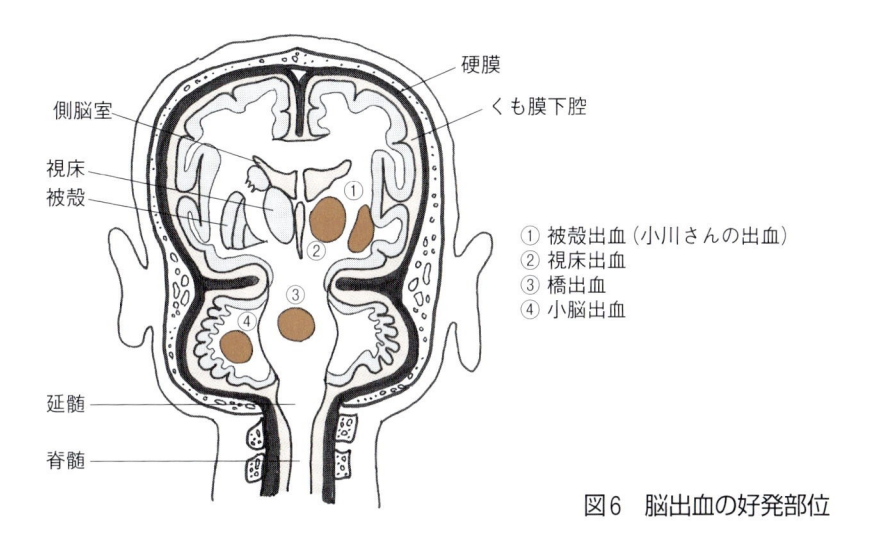

脳出血

図6 脳出血の好発部位

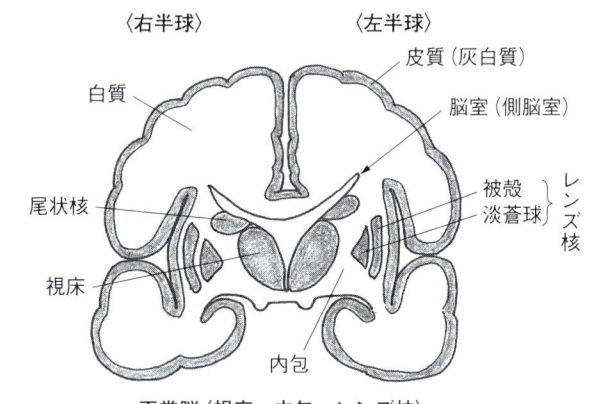

ラベル: 側脳室、視床、被殻、延髄、脊髄、硬膜、くも膜下腔
① 被殻出血（小川さんの出血）
② 視床出血
③ 橋出血
④ 小脳出血

正常脳（視床・内包・レンズ核）
〈右半球〉〈左半球〉
ラベル: 白質、尾状核、視床、皮質（灰白質）、脳室（側脳室）、被殻・淡蒼球（レンズ核）、内包

小川さんの左被殻出血
被殻の出血が内包におよび、大きな血腫をつくっている。
ラベル: 頭頂葉、側頭葉
内包は運動神経の線維（錐体路）が集中して通過する場所である。

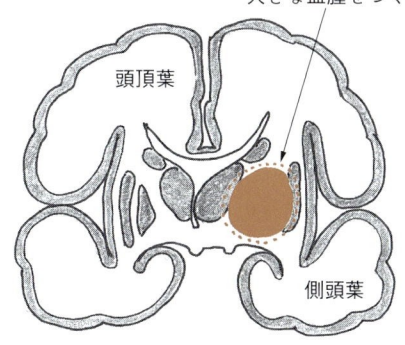

図7 脳出血をおこした脳

疾病論・中枢神経疾患 ◀ 285

Cerebral Hemorrhage　脳出血

脳出血とは…

ていく細い動脈（穿通動脈という）である。被殻に出血をおこすこの動脈は，**レンズ核線条体動脈**といい，"卒中動脈"の別名がある（参照：図4（c），（d）p.281）。

主要症状は片麻痺（運動麻痺）である

臨床症状は出血の程度（血腫の大きさ）と出血場所によりさまざまだが，**被殻出血**や**視床出血**では出血した大脳半球と反対側（病巣と反対側）の四肢の麻痺（片麻痺）がおこる。これは大脳基底核近傍の**内包**という，運動と感覚の命令を伝達する線維が密集している場所が破壊されるからである。片麻痺は四肢のみならず顔面（舌を含む）にも同様に出現する。感覚の障害を伴っていることが多い。病巣と反対側に症状が出現するのは，神経線維が延髄で交叉（**錐体交叉**）するからである（参照：中枢神経の構造と機能② p.291）。

片麻痺のおこらない脳出血もある

小脳に出血がおこると，後頭部痛・嘔吐・強い回転性のめまいにより歩行は困難となるが，片麻痺は出現しない。橋に出血がおこると，急速に意識障害が進行し，瞳孔がピンポイントに縮小（縮瞳）し，片麻痺でなく**四肢麻痺**がおこる。これら小脳出血や橋出血はそれぞれ脳出血の5％前後の頻度だが，大脳の深部におこる被殻出血や視床出血と質の異なった症状が出現する。大脳・小脳・脳幹という領域による機能の差を反映しているのである。

失語症は大脳の出血でしかおこらない

小脳出血や橋出血では失語症はおこらない。運動性言語中枢の**ブローカ野**と感覚性言語中枢の**ウェルニッケ野**が大脳皮質に存在するからである（参照：中枢神経の構造と機能② p.290）。

この言語中枢は大脳の優位半球に存在し，利き手と関連している。小川さんは，右利きであった。彼は左の脳出血により運動性失語がおこっており，優位半球は左ということになる。

■**優位半球と利き手**

●**大脳半球は，左半球と右半球がある。**

人間の言語機能は，どちらかの半球により多くを依存している。依存度の高いほうを"優位（dominant）半球"とよんでいる。依存度の低いほうを"劣位（nondominant）半球"というが，能力が劣っているという意味ではない。つまり，言語機能は優位半球だけに存在しているのではなく，劣位半球はより特別な意味で（特殊化したという）言語機能を支え補っているのである。例えば，物の形の認識（人の顔の認識を含む）や音楽のテーマの認識は劣位半球の機能である。

●**右利きの人は，左半球が優位半球のことが多い。**

全世界の人間の91％は右利きである。その96％は優位半球が左半球である。しかし，4％は右半球にある。左利きの人の15％は優位半球は右半球だが，15％は優位半球がはっきりせず，70％は同じ側の左半球が優位半球である。つまり，"利き手の反対側が優位半球"という公式は必ずしも正しいとは限らない。

脳出血

意識障害は頭蓋内圧亢進によっておこる

　血管外に出た血液は血腫を形成する。そして，脳はむくみ，脳浮腫が進行する。血腫が脳室に破れると（**脳室穿破**という）脳脊髄液の循環が障害される。これらはすべて頭蓋内圧を上昇させる原因となる。頭蓋内圧亢進の進行を止めることができないと，軽い意識障害（痛覚刺激を払いのけようとする）から重篤な昏睡（叩いても，つねってもまったく反応しない）へと進み，脳ヘルニアをおこし死に至る（図8）。

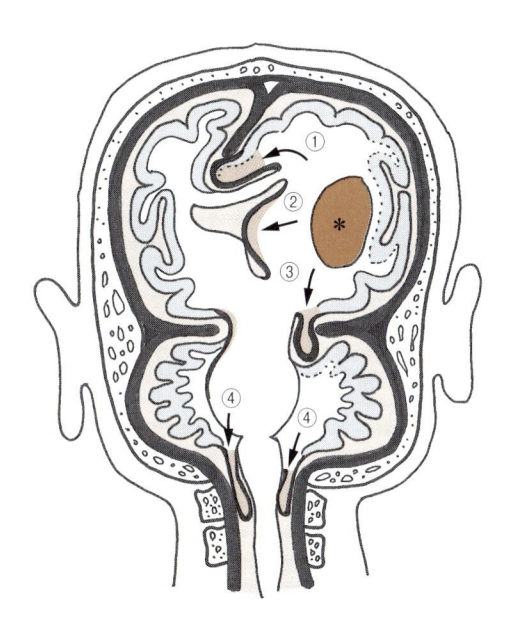

＊被殻出血
① 帯状回ヘルニア
② 脳室偏位
③ テント切痕ヘルニア（鉤ヘルニア）
④ 小脳扁桃ヘルニア

図8　脳ヘルニアの発生場所

脳出血の臨床像
①顔面を含む半身の運動・感覚麻痺
②意識障害・共同偏視（眼球が出血した大脳半球をにらむ）
③失語症・失認・失行

中枢神経の構造と機能 ②

片麻痺や失語症はなぜおこる

脳には軟らかいところと硬いところがある

　病理解剖で頭蓋骨を電動ノコギリで処理し脳を取り出すと，その"軟らかさ"に驚く。重さは1kgを超え，1,200～1,500gである（大脳・小脳・脳幹を含めて）。片手には載らない。両手にすくうように載せると脳自体の重さで少し扁平になる。"木綿"豆腐より軟らかく"絹ごし"豆腐より少し硬い。しかし，その弾力性は豆腐以上である。たとえるなら，"つきたての餅"である。この脳は，容積の変化しない頭蓋骨の中で**脳脊髄液**に浮かんでいる。走ったり，跳んだり，急に振り向いたりすると，脳は揺れている。幸い，脳実質には知覚神経はない。この軟らかい部分が**大脳**と**小脳**であり，クリーム色をしている。しかし，**脳幹**と**脊髄**は白色で，やや硬い。"灰白質"と"白質"の差である。

脳は灰白質（gray matter）と白質（white matter）からなる

　灰白質は神経細胞が密集している場所でクリーム色をしている。**白質**とは線維（実は神経細胞の軸索）が密集している場所で白色である。灰白質は大脳や小脳の表面を広く覆っている（皮質）が，大脳から脊髄まで，その深部に，あたかも"島"のように点在していることも多い。このように，脳の深いところに存在している灰白質を"核"とよんでいる。

灰白質は司令塔で，白質は情報伝達系である

　"**大脳皮質**"は中枢神経中最大の灰白質であり，大脳半球（終脳のこと）の表面を覆う3～4mm幅の層でクリーム色をしている。ここにさまざまな命令を発する**神経細胞**が6層構造をとって密集している。白質はこの神経細胞の命令を，身体のすみずみまで速やかに正確に伝達する役割を担う。心臓と血管系の関係に似ている。

大脳皮質には新皮質と古皮質がある

　大脳半球の表面を覆い外から見える部分は，動物の中で唯一人間だけが異常に発達している大脳皮質である。手先の細かい運動・二本足歩行に必要な運動・言語・思索・創造・理性など，人間固有の高次脳神経活動のすべてがここで統合制御されている。とりわけ人間に発達していることを示す，系統発生学的に新しい大脳皮質を"**新皮質 neocortex**"とよぶ。これに対し，大脳半球の表面を覆っているものの，外からは見えない内面の深いところに辺縁皮質（嗅脳・帯状回・海馬回からなる）がある。この皮質は人間以外の動物にも存在するもので，系統発生的に古いため"**古皮質 archicortex**"とよばれ，動物的で本能的な行動（食欲・性欲・恐怖・心地よさなど）と関連している。つまり，大脳皮質には，さまざまな人間活動を制御する領域が存在することになる。

運動には無意識な不随意運動と意識的な随意運動の2種類がある

　運動は中枢神経のさまざまな領域によって支配されている。運動には無意識な不随意運動と意識的な随意運動の2種類がある。

中枢神経の構造と機能②

無意識な運動は"反射"とよび，脳幹・脊髄のレベルで調節されている

　この反射運動は，人間が生存していくうえで避けられない危機的な状況に対して，即座におこる運動である。例えば，熱いものに触れたとき（疼痛刺激），その手を刺激から遠ざけ，体幹に向かって屈曲させる"**ひっこめ反射**"がある。この場合，反対側の上肢と下肢は逆に進展して体を支えるように反応している。つまり，熱傷を避けるだけでなく，驚いたあまり体が転倒しないようにも反応しているのである（図9）。この反射は脊髄レベルで調節される一例である。一方，脳幹（中脳・延髄）レベルの反射には，姿勢を無意識で維持するさまざまな反射がある。

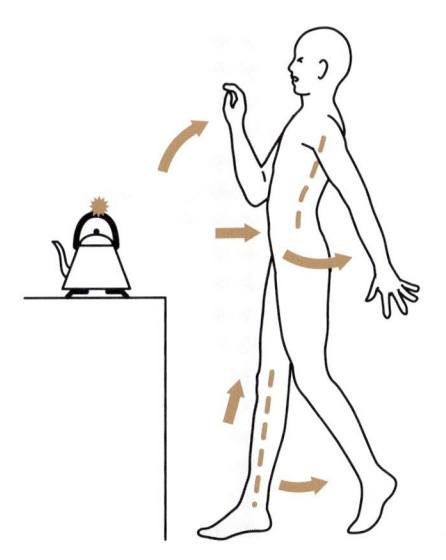

図9　ひっこめ反射

意識的な運動は大脳"皮質"からの指令でおこる

　意識的な運動（随意運動）には，精神を集中してやらなければならない細かな運動から比較的ぼんやりしていても実行可能な運動まで，たくさんのレベルがある。あらゆる意識的な運動は，**大脳皮質**からその開始の指令が発せられる。

大脳半球の分類には，機能的分類と解剖学的分類の2つがある

大脳半球は前頭葉・頭頂葉・側頭葉・後頭葉に分類される

　生理的な機能面から分類する"機能局在"と解剖学的な位置関係を重視した"○○葉"という考え方である。後者の解剖学的分類がよく知られている。

　この4つの葉は，あたかも人間が四つ這いとなってうずくまった形に似ている。つまり，頭部と体幹上半分が前頭葉・体幹下半分が頭頂葉・下肢が側頭葉・殿部が後頭葉に対応する（図10）。この分類は，解剖学的な位置関係を表現する場合，大変都合のよい分類である。実は，この解剖学的分類は，頭蓋骨を形成する**前頭骨・頭頂骨・側頭骨・後頭骨**に対応する大脳を示している。ところが，この分類では人間行動の生理的な機能，例えば，運動・知覚・視覚・聴覚・味覚・感情・言語・記憶・思考・計算・認知・創造などの機能を対応させて表現することはできない。

中枢神経の構造と機能②

片麻痺や失語症はなぜおこる

大脳皮質にはさまざまな機能を担う領域がある（機能局在）

大脳皮質にはさまざまな機能を担う領域がある。これを"機能局在"という。**随意運動**はその中の1つにすぎないが、きわめて重要なものである。その随意運動を司る大脳皮質領域を**運動野**という。この運動野は前頭葉と頭頂葉を分ける中心溝の前方の前頭葉に帯のように広がっている。この前頭葉の領域を中心前回という（図10）。

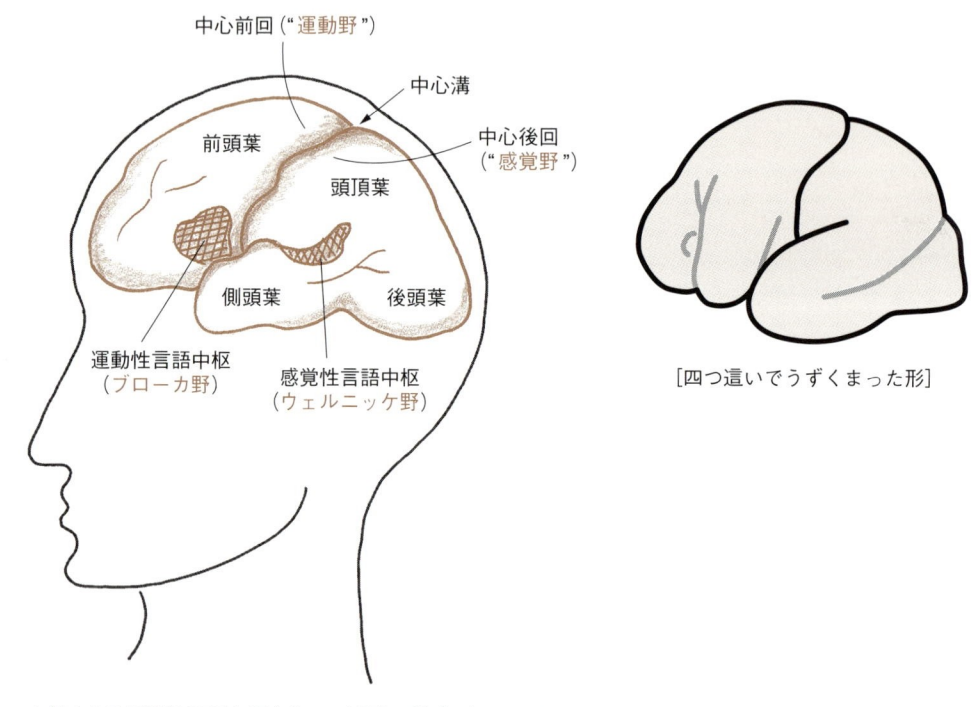

小川さんは運動性言語中枢（ブローカ野）の障害がおこった。

図10　言語と関連する脳の領域（言語中枢）

随意運動を支配する"運動野"は中心前回（前頭葉）にある

中心前回には、足の指から顔面の表情筋にいたるすべての**随意筋**（横紋筋）を支配する神経細胞の集団が連続的に配列している。強調すべきことは、手指や表情をつくる**表情筋**や言語に関係する口唇・舌といった、熟練を必要としたり、細やかな動きが必要な運動を担う領域は広く、足の小指のような比較的ヒトの生活に重要でない領域はきわめて狭いということである。

運動野の指令情報は、"皮質脊髄路"を下り脊髄から筋肉に達する

皮質脊髄路は"**錐体路**"ともよび、白質（神経細胞の軸索）からなる。この道のりは、大脳の白質（ここに**内包**とよばれる線維が密集しているところがあり、脳出血がおこりやすい場所である。小川さんもこの内包で情報が切断されたことになる）→脳幹（中脳・橋・延髄）の白質→脊髄→支配する筋肉へと伝わる。この情報伝達経路で重要なことは、延髄のレベルで左右が逆転することである。

中枢神経の構造と機能②

皮質脊髄路（錐体路）は延髄で交叉する

　これを**延髄錐体交叉**とよぶ。このために右側の大脳半球でおこった障害は，体の左側に現れるのである。小川さんが右半身麻痺になった理由は，左の大脳の障害（左側皮質脊髄路の内包での出血）が錐体交叉のために右半身に出現したことによる。

　随意運動は，人間の意思によっておこるものである。この意思の決定はさまざまな情報に基づいてなされる。情報とは知覚（感覚）情報である。感覚には，触・温冷・痛覚などの**体性感覚**と，視覚・聴覚・嗅覚・味覚・平衡覚の**特殊感覚**がある。

体性感覚は，中心後回（頭頂葉）の体性感覚野で制御される

　中心溝の後方に帯のように広がる頭頂葉の領域を中心後回という。ここに体性感覚の**感覚野**がある。中心前回には**運動野**があり，中心溝を挟んで感覚野と，運動野が並んでいることになる（図10）。視覚・聴覚・嗅覚などの特殊感覚は，それぞれ別の大脳皮質野が対応している。触覚・痛覚などの体性感覚の刺激は脊髄を上行し視床で中継され（脊髄視床路など），大脳皮質の中心後回の感覚野に達する。体性感覚野も運動野とほぼ同様に，足の指先から頭のてっぺんまで体の表面のすべての領域を網羅している。さらに，言語機能・指先のはたらきに関与する口唇や手指の領域は大変広いことも運動野と同様である。

感覚野も運動野と同様に反対側の体を支配する

　もちろん，感覚を支配する神経は運動を支配する神経（錐体路）と異なる経路をたどっているが，交叉することは同じである。延髄ではなく，脊髄のレベルで交叉している。

言語中枢には運動性（ブローカ野）と感覚性（ウェルニッケ野）がある

　運動・感覚以外の高次機能となると，急に話がむずかしくなる。その中で比較的わかっているのが言語機能である。この言語機能の大脳皮質における機能局在は，言語中枢といい，**運動性**と**感覚性**の2つがある。両者ともどちらかの大脳半球に存在する。右利きの人は左の大脳半球に存在することが多い。感覚性言語中枢（**ウェルニッケ野**）は，側頭葉の後端に位置し，聴覚と視覚情報の意味を理解することと関係し，前頭葉の運動野の下端前方にある運動性言語中枢（**ブローカ野**）に線維で連絡している。ブローカ野は，感覚情報を認識処理し，口唇・舌・喉頭の筋肉を駆使して適切な言語をつくり出すのである（図10）。

ブローカ野あるいはウェルニッケ野の障害により失語症がおこる

　失語症とは，発語にかかわる筋肉（口唇・舌・喉頭の）に麻痺がなく，視覚・聴覚の機能も正常であるのに話せない状態をいう。ブローカ野あるいはウェルニッケ野の障害により失語症がおこる。

中枢神経の構造と機能②

片麻痺や失語症はなぜおこる

失語症には，流暢にしゃべる失語症と，寡黙で言葉の少ない失語症がある

"ペラペラと流暢にしゃべる"失語症 fluent aphasia というと，どうして失語症なのかと思うかもしれない。確かに，この種の失語症は自然な語りがあるのだが，ひとたびその話している内容に注意すれば，いかに支離滅裂な内容であるかに気づくのである。人の話している内容（聴覚認識）や文章を読むこと（視覚認識）ができないためにコミュニケーションを織りなす語りができないのである。**感覚性言語中枢**（ウェルニッケ野）の障害でおこる**感覚性失語症**の形である。しかし，"寡黙でなかなか言葉が出ない"失語症 nonfluent aphasia は，周囲の人の会話を理解することができても，それに対応する言葉（単語）が出てこないのである。**運動性言語中枢**（ブローカ野）の障害でおこる**運動性失語症**の形である。しかし，実際には，簡単に分類できない失語症が多い。言語機能がきわめて複雑な制御を受けているためである。

失語症は必ずしも知能や人格の低下を伴うものではない

言葉を普通に話せないことが，必ずしも相手の言葉やふるまいを理解していないことにはならない。失語症の場合，相手の話していることが理解できるにもかかわらず，その意思表示が十分に伝達できない場合が多い。言葉だけがコミュニケーションの手段ではない。表情やまなざしが同時に意思表示をしていることを忘れてはならない。

Cerebrovascular Dementia

脳血管性認知症

脳血管性認知症（脳血栓と梗塞）

控えめな認知症

　この町で，お稲婆さんを知らないものはいない。彼女は町でたった1人の助産師だった。現在，町の30～60代の人で，お稲婆さんに取り上げてもらっていない人はまずいない。20年前，町立の大きな総合病院ができたのを機会に，キッパリと引退した。57歳の春だった。

　独り身の彼女は，何を思ったのか休む間もなく自宅を改造して託児所を開いた。自分が取り上げた人の子供や孫の世話をすることに何のためらいもなく，生き甲斐を求めて始めたのだった。開設当初，たった2人の乳児を預かっただけだったが，その後，共稼ぎの家庭が増加するにつれ預かる乳幼児の数も増え，保母さんを2人雇い10～20人を預かるまでになっていた。

　彼女が脳梗塞をおこしたのは2年前の冬だった。10年来，高血圧と高脂血症そして肥満があり，町立病院の宗像院長の外来で管理されていた。救急車で運ばれたときは，意識はあったが，左の片麻痺と構音障害が出ており，CT検査で中大脳動脈の枝であるレンズ核線条体動脈の領域に梗塞がみられた。幸い，急性期治療と積極的なリハビリテーションで軽い左上肢の運動麻痺・知覚障害と構音障害を残すだけとなった。利き腕の右手は大丈夫で歩行も可能となり，日常生活も何とか自立できるまで改善した。

　託児所は続いている。実質的な管理は2人の保母さんにまかせ，自分は乳幼児の中に入って一緒に遊ぶことを日課と決めた。

　ある日，3時のおやつの時間になるや，保母の田代さんに「ねえ，ねえ，あなた，食事はまだ？」
　と突然問いかけてきた。田代さんは"あなた"と代名詞でよばれ一瞬とまどったが，

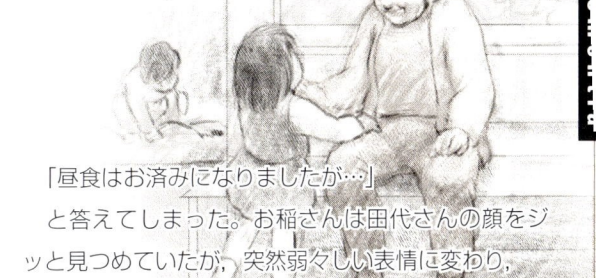

「昼食はお済みになりましたが…」
　と答えてしまった。お稲さんは田代さんの顔をジッと見つめていたが，突然弱々しい表情に変わり，
「そうだったかしら」と小さく答えた。
　その後，完璧に記憶していた通園してくる子供たちの名前をボロボロと忘れるようになり，不意に涙ぐんだりふさぎ込んだりすることが目立ち始めた。しかし，先日，八百屋"八百辰"の主人が見舞いがてら話に来たときは，
「辰ちゃん，あなたはねえ，逆子で取り上げるのは大変だったのよ！なにしろ仮死状態で生まれたんだから！」
　と当時の詳しい状況を織り交ぜながら明るく語る様をみて，2人の保母さんは顔を見合わせるばかり。

　宗像院長は，先週とったお稲さんの頭部CTスキャンのフィルムを見ながら複雑な顔をしている。3年前の脳梗塞の痕跡が右の内包（中大脳動脈領域）に残っているが，さらに，視床や海馬にも微少な梗塞が新たにおこっている。

「脳動脈硬化性病変が着実に進んでいるようだ。先日やった痴呆の評価でも，失見当識障害や短期記憶の障害が出ていたな…。お稲婆さんも今年82歳か…。さて，どのように援助してあげるのが彼女にとって最も好ましいのか…」
　院長は電話で，MSW（医療ソーシャルワーカー）の山村君をよんだ。

脳血管障害（脳血栓と梗塞）による脳血管性認知症の事例である。老年期痴呆の中で，アルツハイマー病と並び2大原因である。

Cerebrovascular Dementia　脳血管性認知症

脳血管性認知症とは…

　お稲婆さんの認知症は，脳動脈硬化症による脳血栓症と梗塞が積み重なっておこってきた脳血管性認知症（血管性認知症 vascular dementia ともいう）である。障害の部位は中大脳動脈という最も脳血管障害（出血・血栓・梗塞のどれでも）が好発する血管であった（図11）。

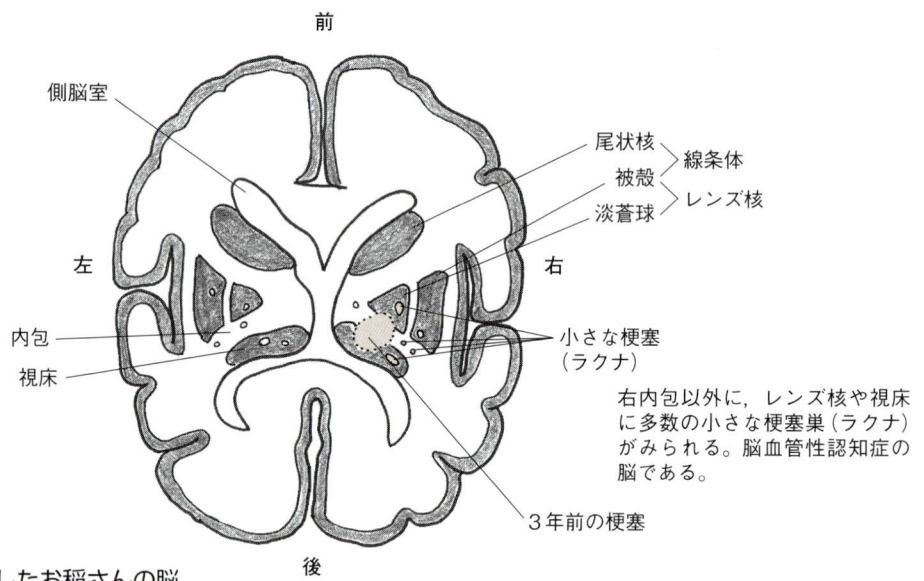

図11　脳梗塞をおこしたお稲さんの脳

（図中ラベル：前／後／左／右／側脳室／尾状核／被殻／淡蒼球／線条体／レンズ核／内包／視床／小さな梗塞（ラクナ）／3年前の梗塞）

右内包以外に，レンズ核や視床に多数の小さな梗塞巣（ラクナ）がみられる。脳血管性認知症の脳である。

脳血管性認知症とアルツハイマー病は臨床像が異なる

　脳血管性認知症とアルツハイマー病は，その病態生理がまったく異なる。**脳血管性認知症**は，脳内動脈の閉塞によりその支配領域の**脳神経細胞の脱落壊死**（酸素・栄養の供給停止による細胞死）に基づくが，**アルツハイマー病**は，βアミロイドタンパク質という異常タンパク質が神経細胞に沈着することと関連しておこるびまん性の**神経細胞脱落**（神経自体が死んでいく：神経変性疾患）によるからである。

アルツハイマー病はゆっくりとおこり徐々に，脳血管性認知症は急におこり，段階的に悪化する

　しかも，アルツハイマー病は一度悪化すると改善することはないが，脳血管性認知症は血圧の変動などにより症状がよくなったり悪くなったり動揺することが特徴である。決定的な差は，脳血管性認知症では片麻痺・言語障害・失語症など，脳の機能的局在を反映した神経症状を伴うことである。

アルツハイマー病は人格が変わることが多いが，脳血管性認知症では少ない

　神経症状のように客観的な評価をしやすい症状ならともかく，認知症では客観的評価のむずかしい臨床像がある。"人格 personality"もその1つである。人格とは，心理学的な定義だと「ある個体の認識的・感情的・意思的および身体的な諸特徴の体制化された総体」というむずかしい表現になる。こ

脳血管性認知症

れを単純に表すのは簡単でないが，あえて単純にいえば"人柄"のことである。"その人をその人たらしめているもの"である。

病識 insight into illness はアルツハイマー病ではないことが多いが，脳血管性認知症では，病識は比較的保たれることが多い。

▎脳血管性認知症では，病識は比較的保たれる

知的能力はアルツハイマー病では全体的に低下するが，脳血管性認知症では，部分的に脱落する（まだら認知症）。

▎脳血管性認知症では，知的能力は部分的に脱落する

頻度は10％以下と少ないが，脳血管性認知症とアルツハイマー病以外に認知症の原因になる疾患がある。これらの中には，治療によって改善や治癒が可能なものが含まれるため，十分な検査による診断が必要である。

▎脳血管性認知症は今日2つに分類される…多発梗塞によるものとびまん性白質病

すでに何回かの脳血管障害の既往があり，慢性の経過で認知症がおこっている場合を**多発梗塞性認知症** multi-infarct dementia という。お稲さんの場合がそうである。通常，さまざまな領域に大小の梗塞がみられ，ラクナ梗塞 lacunar infarct のように微小な梗塞の場合もあるが，通常は，ある程度の梗塞サイズなので，片麻痺・片側のバビンスキー反射・視覚障害・仮性球麻痺（軟口蓋・咽頭・喉頭・舌の運動麻痺）による構音障害や嚥下障害などがおこっている。高血圧・糖尿病・冠状動脈の弱状硬化症をもつことが多い。

もう1つの脳血管障害による認知症として，**びまん性白質病** diffuse white matter disease がある。多発梗塞性認知症に典型的な段階的に認知症の症状が増悪することもあるが，典型的には潜行性 insidious に発症し緩やかに slowly 進行する認知症である。大脳深部白質に広範な散在性のラクナ梗塞巣がみられ，大脳動脈の小貫通動脈と細動脈の閉塞による慢性の虚血が原因である。高血圧をもつ中高年（平均60歳）に発症することが多い。MRI（T2強

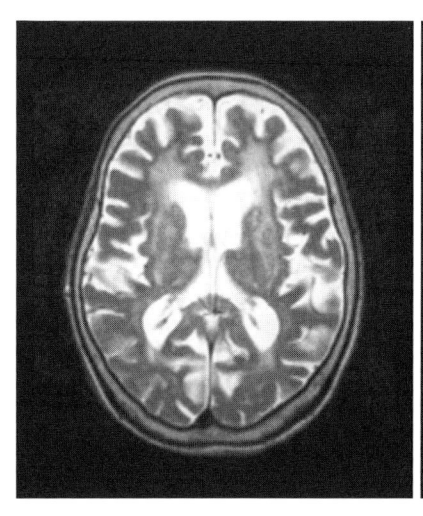

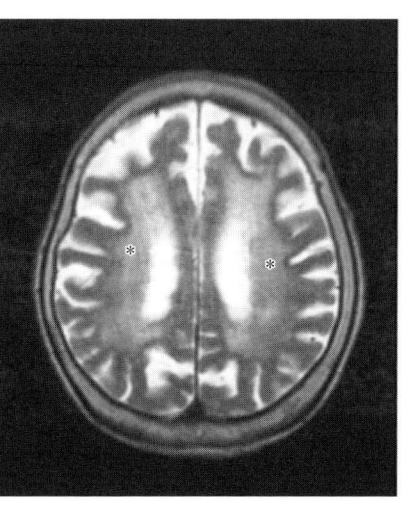

図12 びまん性白質病（ビンスワンガー病）のMRI画像 皮質直下の白質から

左右とも深部白質にかけて側脳室周囲を広く占めるT2延長病変が見られる（＊）。より白く描出されているのは大脳表面と側脳室の脳脊髄液である（東京厚生年金病院放射線科提供）。

Cerebrovascular Dementia　脳血管性認知症

脳血管性認知症とは…

調画像）でみると側脳質周囲白質に高輝度信号が明瞭に観察される（図12）。軽い錯乱 confusion，無感情 apathy，人格 personality の変化，記憶障害で始まり，片麻痺，仮性球麻痺，歩行障害，失見当識，尿失禁などが進行につれ立ち現れてくる。**ビンスワンガー Binswanger 病**，慢性進行性皮質下脳症，進行性皮質下性動脈硬化性脳症 progressive subcortical arteriosclerotic encephalopathy ともいう。

認知症には，治療可能なものがある

外科的治療の対象となるものとして，**慢性硬膜下血腫**と**正常脳圧水頭症**があり，内科的治療の対象として，**内分泌障害**（甲状腺機能低下症・アジソン病・下垂体機能低下症）がある。

これらと対照的に，**クロイツフェルト-ヤコブ病**は認知症の中で最も急速な発症と転帰（1～2年以内に死亡）をとる。プリオンとよばれる感染性タンパク様物質により，神経細胞はきわめて広範な脱落を示す。その神経細胞の死は，アルツハイマー病の比ではない。英国で報道された"狂牛病"と同じ脳の病理変化がみられる。

表5に認知症の分類を示してみよう。頻度の高いものと低いもの，治療可能なもの，不可能なものを明示する。

表5　認知症の分類

頻度の高い認知症の原因
1．アルツハイマー病　2．脳血管性認知症（多発梗塞性，びまん性白質病（ビンスワンガー病）） 3．慢性アルコール中毒　4．パーキンソン病　5．薬物中毒（薬剤副作用）

頻度の低い認知症の原因
(a) ビタミン欠乏（B₁：ウェルニッケ脳症，B₁₂：悪性貧血，ニコチン酸：ペラグラ）　(b) 内分泌代謝系（甲状腺機能低下・副腎不全・副甲状腺機能亢進/低下・腎不全・肝不全）　(c) 慢性感染症（HIV，プリオン（クロイツフェルト・ヤコブ病），結核）　(d) 脳外傷など（慢性硬膜下血腫，正常圧水頭症）　(e) 腫瘍（原発性・転移性脳腫瘍，腫瘍随伴症候群の脳症）　(f) 人工透析認知症（アルミニウム中毒）　(g) 精神病（うつ病，統合失調症）　(h) 中枢神経変性疾患（ハンチントン病，ピック病，レヴィ小体認知症，前頭葉側頭葉認知症，多発性硬化症）　(i) その他（サルコイドーシス，血管炎，急性間欠性ポーフィリア）

イロ文字は治療による改善の可能性のあるもの

脳血管性認知症の臨床像
①認知症症状が変動し，部分的に記憶が残る（まだら認知症）
②半身の顔面を含む運動・感覚麻痺など神経症状を伴う
③人格は比較的に保たれる

アルツハイマー病

Alzheimer Disease　アルツハイマー病

活発な認知症

　松浦さんは，今年75歳。中央公園の西側の通りに面した家に住んでいる。1階に増築した10畳の間が，彼女の職場である。子育てを終え，子供が大学に入ると同時に，町の嫁入り前の娘さんを対象に着付け教室を開いてもう30年になる。小気味よい身のこなしとテンポのよい説明が好評で，一時は50人以上の生徒を抱えたこともある。

　現在，教室は閉鎖中。末期癌で入院中の夫を看病するためである。夫は肺癌の告知を受け，余命3か月と説明されている。無口で手のかからない夫だった。戦時中，衛生兵をやっていたとのことで，洗濯や炊事など必要とあればサラリとこなしてしまう人だった。

　発病を知ったときの驚き，末期癌との説明を受けたときの混乱，無言で最後に投げかけられた透明なまなざし…。

　仏前に座り，夫の遺影に話しかけている。「お父さん…」胸の奥がキュッとするような激しい寂しさが彼女を襲う。

　"リーン，リーン，リーン"不意に電話が鳴った。我に返り受話器を取ると，

　「母さん，俺だよ。例の話，決心してくれたかい？」東京に住む一人息子の正夫からだった。

　「…。この年になって東京に出て行くのもねえ…。住み慣れた家を手放すのもねえ…。お父さんが好きだった中央公園の銀杏並木とさよならするのもねえ…」

　「母さん，どうしたんだ。母さん一人そこへ置いておくのは心配なんだ。かといって，俺がそっちに帰るわけにはいかないだろう。仕事もあるし，子供たちだってまだ中学生なんだから。家を売って東京で同居できる一戸建てを購入するのが最もいい方法だと思うよ」

　「…。でもねえ。この年になって東京に出て行くのもねえ…。家を手放すのもねえ…。銀杏並木もねえ…」

　正夫はアレッと思った。従来の母の言葉ではなかった。いかにも弱々しく，人に語りかけるというより，独り言ちているようだった。

　「母さん，心配しないでいいよ。急がないから，ゆっくり考えよう。近々，一度帰るよ」

――― 1か月後 ―――

　松浦さんは最近やけに物忘れが強くなったと感じている。昨日も，夫の生命保険の証書が見つからず大変だった。今日は今日で，炊飯器を空だきしてしまった。こんなことではだめだと自分に言い聞かせ，大事なことはメモに取ることにした。

　先日，中学1年生の孫娘の美代子が「夏休みには必ず行くから元気にしててね」と優しく言ってくれたことがうれしかった。

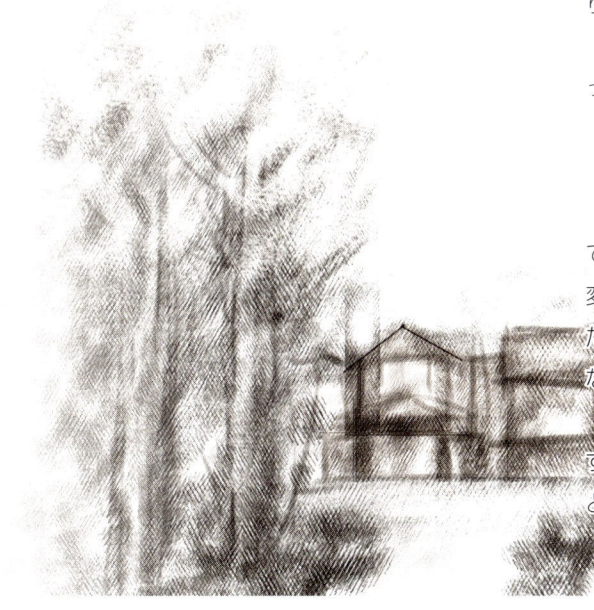

―― 2年後 ――

　元来，明るくて社交的だった彼女なのに，些細なトラブルが増えたこともあって，外出は徐々に少なくなり，家に閉じ込もりがちとなった。先週も，久しぶりに訪れてくれた着付け教室の教え子に「もうそろそろ返してくれてもいいんじゃない，あの着物」とやってしまった。教え子は「着物なんかお借りしていません」とけげんな顔をしていそいそと帰っていった。

　息子夫婦はそんな母が心配で，月曜日と金曜日の週2回必ず電話してくる。

　「いつも心配してくれてすまないねえ」と答える母の声を聞き一応は安堵するのだが…。2人の子供も高校・大学受験を控えているし，会社も不景気で大変な時期だし，母のためにライフスタイルを変更する必要性を痛感しても身動きがとれない状態だった。

―― 3年後 ――

　最近は，着物姿で背筋を伸ばし商店街を行ったり来たりする松浦さんがよく見られる。店の人たちは顔が合えば愛想笑いはするものの通り過ぎるや，表情を曇らせる。とにかく，あちらこちらの店で買い物をするのだが，勘定をする段になって話がかみ合わなくなる。どんな商品を買っても千円札しか出さないのだから…。千円以上のものを買っても釣り銭はどうしたと詰め寄る。挙げ句の果てには「昔から，ひいきにしてきたのに，あなたは私に意地悪をする」とやる。

　町内会の会長の大河原さんは，腕組みをして浮かぬ顔をしている。このところ松浦さんに関する苦情が日に日に増えているからだ。先日，松浦さんの家の両隣の浮田さんと根岸さんが「ガスや火の不始末がおこらないかと夜も眠れない」と深刻な顔つきで相談に来た。大河原さんは，"この話はある意味で人ごとでないはずだ，まず町内で話し合いをもとう"と意を決した。そのうえで，町役場の老人福祉課に相談し医療機関の協力を求めよう。東京にいる息子さんも優しい人だし，できる範囲の協力は得られるだろう…。大河原さんは，少し表情を和らげ，腰をあげた。

夫の死が1つの契機となったと考えられる，代表的な神経変性疾患"アルツハイマー病"の初期から中期にかけての描写である。

アルツハイマー病とは…

認知症は早期発見・早期治療（対処）が重要である

松浦さんの場合，初期の段階では，物忘れしやすくなった自分に気がついている。この時期に，医療機関を訪れていれば，その後の展開も対処のしやすいものになっていただろう。しかし，病識が消失してしまってから医師の診察を納得して受けることはきわめてむずかしくなる。

アルツハイマー病は，初期・中期・後期に分けられる

アルツハイマー病は，慢性・進行性の病気であり，治癒することは望めない。その病期は3段階に分けて考えることができる。

初期は記憶障害と認識障害の時期，**中期**は日常生活に介助 supervision を必要とする時期，**後期**は徘徊・幻覚・睡眠と覚醒パターンの逆転がみられる時期である。そして，最後は無言無動・失禁・硬直が出現し，寝たきり状態で肺炎などをおこし死亡する。

その発病から死まで平均8-10年である

その中期から死に至るまでの介護は，家族にとって肉体的・精神的・経済的に大変である。介護がよければ，10年以上の経過をとるケースも少なくない（最長25年のケースもある）。発症初期の段階で診断できればいいのだが，認知症 dementia の早期診断はむずかしい。

認知症 dementia の早期診断はむずかしい

その理由は，誰でも年をとれば，"度忘れ benign forgetfulness"とよぶ本人も周囲の人々も笑って容認する記憶障害を経験していくからである。"認知症"も"度忘れ"もともに記憶の障害であるが，認知症は病的な状態，度忘れは加齢に伴う生理的な状態と考えられている。その出現の初期の状況を，あえて単純化すれば，アルツハイマー病は**記銘障害**，度忘れは**想起障害**から始まる。

アルツハイマー病は記銘障害，度忘れは想起障害から始まる

"**記銘**"とは，新たなことを記憶すること，"**想起**"とは，すでに覚えていることを思い出すことである。記憶障害といってもさまざまな段階があることを知っておく必要がある。しかし，その線引きはむずかしい。具体的に数量化できるような尺度がないからである。そのむずかしさは下記の"認知症"の定義にも表れている。

認知症とは「認識能力が低下し，以前はうまくできていた日常生活が障害されること」

Deterioration in cognitive abilities that impairs the previously successful performance of activities of daily living.

アルツハイマー病の中期以降であれば，病的な認知症を診断することはそれほどむずかしいものではない。しかし，初期の状態，しかもかなり早い時期に，医療・看護が必要になると診断をすることは至難の業といえる。

アルツハイマー病の最大の危険因子は，加齢である

危険因子とは，病気を避けるためにわれわれが注意すべきもののことで，アルツハイマー病の"最大"の危険因子が"加齢"であるとは皮肉なことである。つまり，長生きすればするほどアルツハイマー病になる可能性が増す

Alzheimer Disease　アルツハイマー病

アルツハイマー病とは…

わけで，これは避けようがない（不可避的な危険因子という）。事実，60歳以上の1%（約400万人）がアルツハイマー病というアメリカのある調査では，65〜69歳の2%，70〜74歳の4%，75〜79歳の8%，80〜84歳の16%，85歳以上の30〜40%がアルツハイマー病である。つまり，60歳を過ぎて年齢が5歳増えるごとに**有病率**が倍になっており，したがってわが国を含め多くの国々で，85歳以上の人口の急速な増加がそのまま**罹患率**の急増につながっている。また，わが国においては，65歳以上の約4〜5%が認知症であり，2026年には10%となると予想されている。その40〜60%がアルツハイマー病である。

アルツハイマー病は，遺伝病ではない

加齢以外の不可避的な危険因子として，"近親者（家族）の発病"がある。家族の発病を即，遺伝すると考えてはならない。つまり，アルツハイマー病は遺伝子の異常が必ず発病に結びつく遺伝病（単一遺伝子疾患）ではない。アルツハイマー病の2.5%に家族性の発症がみられるが，明らかな遺伝性発症家族は日本で70例の報告しかない。97.5%が遺伝と関係しない孤発例である。

女性は，男性より1.5倍発病しやすい

女性は鉄欠乏をおこしやすいことや，閉経後のエストロゲン分泌低下などの**環境因子**が指摘されている。

避けることの可能な危険因子には，頭部外傷などがある

必要以上に頭部に打撲を受けるプロボクサーは，**ボクサー症 "punch drunk" syndrome** として知られている。人格変化，社会生活の不安定性，幻覚，認知症，パーキンソン症候群，振戦，失行がみられ，大脳は老人斑・神経原線維変化を示し，アルツハイマー病によく似ている。ボクサーでなくても，過去に頭部外傷があれば，危険因子となる（参照：アルツハイマー病の脳神経病理 p.301）。

前頭側頭型認知症について

アルツハイマー病と臨床症状が異なる認知症として**前頭側頭型認知症** fronto-temporal dementia（FTD）がある．記憶障害が初期症状となることはなく，無動動・無関心・無感情apathyと病識の欠如，多幸，抑制の利かない行動，摂食行動異常を示す。MRIやCTでは前頭葉と側頭葉の萎縮がみられ頭頂葉と後頭葉の萎縮はない。**嗅内皮質** entorhial cortex と**海馬** hippocampus の**萎縮**が中心になるアルツハイマー病と画像所見も異なる。発症年齢は50〜70台の男性に多く，これはアルツハイマー病と比較的近い。分子生物学的な異常はアルツハイマー病ではβアミロイドタンパク質だが，前頭側頭型認知症ではタウ tau タンパク質である。

アルツハイマー病の臨床像
① 記憶障害が徐々に出現
② 判断力の低下・病識の欠如・反復行動・人格の変化
③ 片麻痺や言語障害がない
④ うつ病や精神分裂病を否定できる

アルツハイマー病の脳神経病理

ニューロンの数よりシナプスの数が重要

ヒトの脳を構成する1,000億個の神経細胞は，一度死ねば再生することはない

ヒトの脳は，1,000億個の神経細胞（ニューロン）からなる。この**神経細胞は1日に10万個死んでいき，一度死ねば再生することはない**。

人間が80歳まで生きるとすると，$10^6 \times 365 \times 80 = 292 \times 10^8$で29億2千万個の神経細胞が死亡することになるが，それでも，まだ970億個以上の神経細胞が活動している計算になる。さらに，神経細胞と神経細胞は樹状突起によって**シナプス**を形成し，お互いが連絡している。

シナプスの数は，大脳皮質だけで60兆個に達する

シナプスの数は，大脳皮質だけで60兆個に達する。まさに，想像を絶する数の神経細胞とシナプスの相互連関の世界が**中枢神経**である。この中に，記憶・理解・判断・見当識・学習・問題解決・計算力や人格そして気分・ふるまいに至るまで，世界に1人しかいない自己を形成するすべての素材がある。神経細胞（ニューロン）はすべての人間に共通しているにもかかわらず，全く同じ人間が存在しないという現実世界の多様性には驚くばかりである。この神経細胞の障害の結果おこるのが，**認知症 dementia** である。

アルツハイマー病では，脳神経細胞が壊死し，大脳がびまん性に萎縮する

アルツハイマー病では，脳神経細胞が壊死し，大脳がびまん性に萎縮する。萎縮は記憶（特に覚え込む"**記銘過程**"）に関係が深い"海馬"に始まり，その後びまん性の大脳萎縮へと進む。その結果，脳溝や脳室が拡大し，CTやMRIでわかるようになる（図13）。

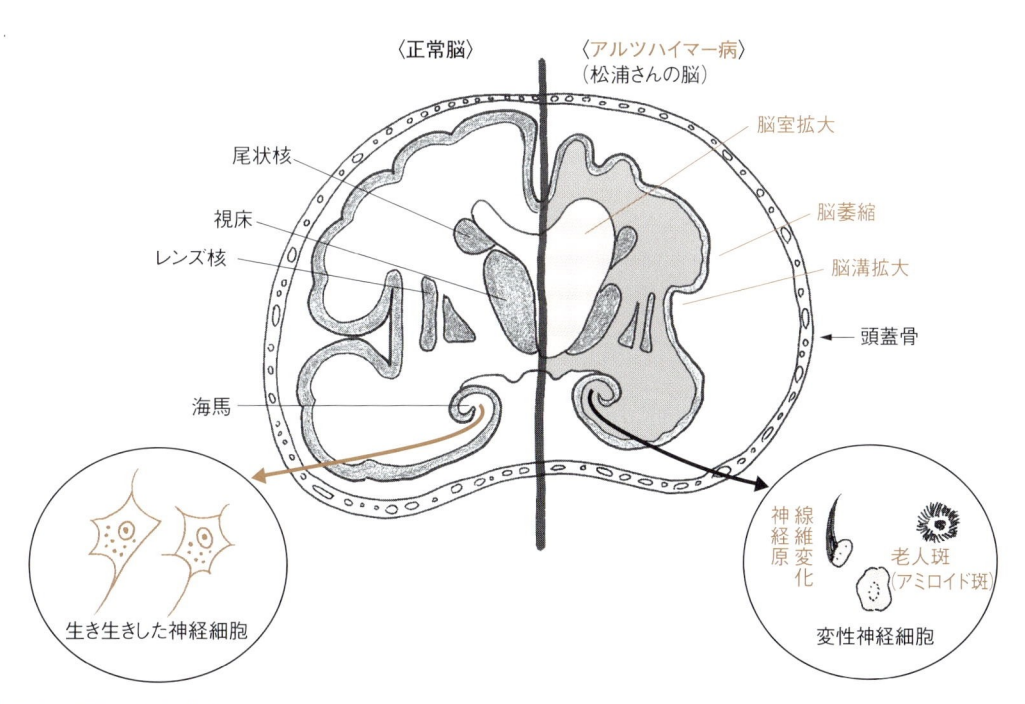

図13　アルツハイマー病の脳変化

アルツハイマー病の脳神経病理

ニューロンの数よりシナプスの数が重要

アルツハイマー病では，アセチルコリン作動性神経細胞が傷害される

　パーキンソン病では中脳黒質の**ドパミン作動性神経**細胞が傷害されるが，アルツハイマー病では脳の深部（前脳基底部）にある**アセチルコリン作動性神経**細胞が最も障害される。この神経細胞は新皮質全域に多数の線維を送り連絡している。したがって，大脳皮質のアセチルコリン作動性神経細胞も広範に脱落消失することになる。行動 behavier や気分 mood は，ノルアドレナリン，セロトニン，ドパミン経路によって調節されるが，記憶 memory と深くかかわるのはアセチルコリンなのだ。だからアルツハイマー病におけるアセチルコリン障害は記憶障害につながる。

アルツハイマー病の脳の病理変化として老人斑(ろうじんはん)と神経原線維変化(しんけいげんせんいへんか)がある

　両者とも認知症のない老人にもみられるが，**老人斑**はダウン症の脳にも多くみられ，その本体は，"**βアミロイドタンパク質**"という異常タンパク質の沈着である。**神経原線維変化**は，細胞の骨格を作る"**タウタンパク質**"の異常なリン酸化によると考えられている（図13）。これらのタンパク質の蓄積がアルツハイマー病の原因なのか，結果なのか，まだ結論は出ていない。

認知症は神経細胞の数より，シナプスの数の減少と関連している

　アルツハイマー病は，脳の萎縮・老人斑・神経原線維変化が有名であるが，莫大(ばくだい)な数を誇る神経細胞の数を定量的に調べる方法が1991年に開発された。その結果，大脳皮質前頭葉のシナプスの数と認知症の程度との間に強い相関関係が確認された。老人斑・神経原線維変化の数とは，あまり関係がなかったのである。

Parkinson Disease パーキンソン病

パーキンソン病

あせれども，身体進まず

　「明日は，参議院選挙の投票日です。あなたの1票が私たちの国，日本の将来を決めるのです。ぜひ投票しましょう。投票場は，午後8時まであなたを待っています。…待っています。」

　選挙管理委員会の白い広報車が，変わりばえのしない女性の単調な録音テープの音声で，かまびすしくよびかけていく。

　「チェッ，何を言ってやがる。言われなくたってお天道様の高いうちに，投票なんざすましている。バカ野郎め。人から勧められる選挙なんざ，選挙じゃねえ。コノヤロウ」

　73歳の大林さんは自宅の縁側でタバコをふかしながら，こわい顔をして広報車をにらんでいる。

　彼は材木の卸業を40年近くやり，羽振りのよい一時期を経験している。数年前にリタイアし，今は年金で暮らしている。

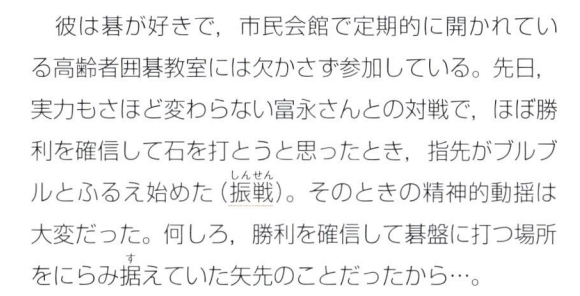

　彼は碁が好きで，市民会館で定期的に開かれている高齢者囲碁教室には欠かさず参加している。先日，実力もさほど変わらない富永さんとの対戦で，ほぼ勝利を確信して石を打とうと思ったとき，指先がブルブルとふるえ始めた（振戦）。そのときの精神的動揺は大変だった。何しろ，勝利を確信して碁盤に打つ場所をにらみ据えていた矢先のことだったから…。

　その後，指先のふるえが明らかに目立つようになってきた。自分の意思と全く関係なくおこるこの現象を彼は容認できなかった。癇癪もちで短気な彼はより短気になった。最近では，少しでも緊張するとふるえが強いようだ。

　高度な肥満と高血圧のある2歳年下の妻は，彼のこの異変にまったく気づいていない。癇癪もちがさらに悪くなったぐらいにしか思っていない。同居している娘夫婦は最近では，ほとんどしゃべらず食事が終われば孫ともどもサッと2階に上がってしまう。家庭内の孤立は彼の症状をさらに悪化させていった。

　2か月後，昼食をとっていたとき，急に彼は箸を投げ出して机を叩いた。妻はビックリして彼を見た。口をわなわなとふるわせ真っ赤な顔で仁王様のようににらんでいる夫の顔がそこにあった。

　「あんた，どうしたのよ！」

と思わずさけんだ。

　「………，バカヤロウ！俺がこんなにしんどがっているのが…………」

　滑らかに口から出たのは不完全な罵倒の一言で，その後は言葉にならない。

　「おおこわ，そんなに怖い顔しなくても…」といいながら，妻は隣の部屋に消えた。

　実は，彼は何かをしようとするとその行為が滑らかに始められない状況にあった。例えば，歩き出そう

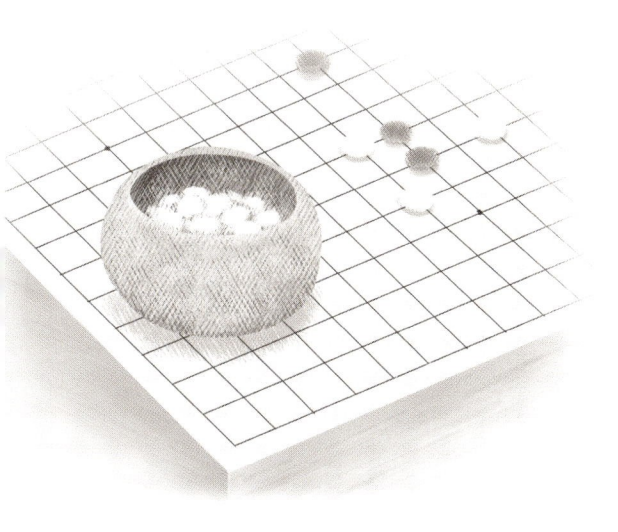

とするとき，話し出そうとするとき，箸で何かつまもうとするとき，字を書こうとするときなど，歩き出せない，話し出せない，つまめない，書き始められないのである。ところが，一度その行為ができ始めると，むしろトントン拍子にできてしまうのである。彼はとまどっている。できないわけではないんだ…と最初は思っていた。まわりの連中はむしろ調子よくやっていると思っているようだし…。しかし，そうじゃないことがはっきりしてきた。彼のいらだちは極限に達していった。

発症してあまり時間の経過していないパーキンソン病の典型的な状況である。振戦・歩行障害（歩行開始の障害）で始まり，姿勢異常（猫背で小股で歩く：小歩症）・無感動な表情（能面のような顔つき：仮面様顔貌）などが加わってくる。大声を出すことができず，ボソボソと小声で話すようになる。抑うつ的な気分・自律神経失調的なさまざまな不定愁訴（便秘や起立性低血圧）が現れ，日常生活は徐々に障害されていく。

パーキンソン病とは…

短気で癇癪もちの大林さんを悩ますパーキンソン病（別名を振戦麻痺という）は，180年前，初めてその病気を記載したジェームス-パーキンソン James Parkinson の名前に由来する。

パーキンソン病は，神経変性疾患である

神経変性疾患とは，原因がよくわからないまま神経細胞が死んでいく病気である。パーキンソン病・アルツハイマー病・運動ニューロン病（筋萎縮性側索硬化症：ALS）を3大神経変性疾患とよぶ。これらの疾患は，2040年までには高齢者の主要な死因となると予想されている。とりわけ，パーキンソン病とアルツハイマー病は加齢との関係が強い。

加齢は，パーキンソン病の重要な危険因子である

65歳から90歳まで指数関数的に増加する。65歳以下の0.3％，65歳以上では3％がパーキンソン病である。アルツハイマー病でも同様だが，**加齢**は不可避的な現象である。したがって，人間が長生きをすればするほどパーキンソン病の発症は増加することになる。

パーキンソン病は，運動の亢進と低下が混在する運動障害である

体の動きが少なく，何かを始めようとしてもその開始が困難（**運動の低下**）なのに，動きの激しい振戦 tremor や筋肉に抵抗が生じる固縮 rigidity といった**運動の亢進**症状も認められる。さらに，無意識の**連合運動**が低下する。例えば，歩いていても自然に手が振れなくなったり，愉快な話を聞いても表情が変わらないといった状態である。書く字は小さくなり micrographia，語りは聞きづらくささやくようになる soft speech (hypophonia)。そして，よだれが垂れてくる siolirrhea。これらパーキンソン病の症状をみれば，人間の"運動"は，飛んだり，跳ねたり，走ったりすることだけでなく，きわめて複雑なプロセスから成り立っていることをかいま見ることができる。

パーキンソン病は，認知症を伴うことがある

パーキンソン病は，運動機能の障害だけで知能障害はないと考えられてきたが，高齢な患者では，**認知症**は重要な症状である。高齢なパーキンソン病の認知症頻度は，パーキンソン病のない人と比較して6.6倍ともいわれる。

一体，パーキンソン病の患者の脳には，どのような変化がおこっているのだろうか。

パーキンソン病の運動以外の障害として，うつ状態・不安・認知障害・睡眠障害・疼痛・嗅覚異常など多彩な症状が出現する。おそらく，中脳を含む**脳幹**だけでなく，嗅覚野，視床，大脳皮質にも病理学的な変性過程が波及しているためと考えられている。

パーキンソン病では，中脳の黒質の神経細胞が障害される

中脳とは大脳の間脳（視床・視床下部・視床上部からなる）と脳幹の橋の間に存在する狭い領域をさすが，ここに**黒質**とよばれる黒っぽい色調の領域がある。黒質を形成する神経細胞が，"神経メラニン"とよばれる黒色の顆

Parkinson Disease　パーキンソン病

パーキンソン病とは…

粒をもっているためである。この黒質の神経細胞は45万個存在するとされるが，その分布密度の濃いところ（緻密質という）の神経細胞の60-70％が消失するとパーキンソン病が発症するとされる。また，黒質細胞は，25歳を過ぎると10年ごとに13％ずつ減少していくともいわれている。

中脳黒質の神経細胞は，ドパミンを分泌する。パーキンソン病では**ドパミンが不足する状態が生じている**（図14）。

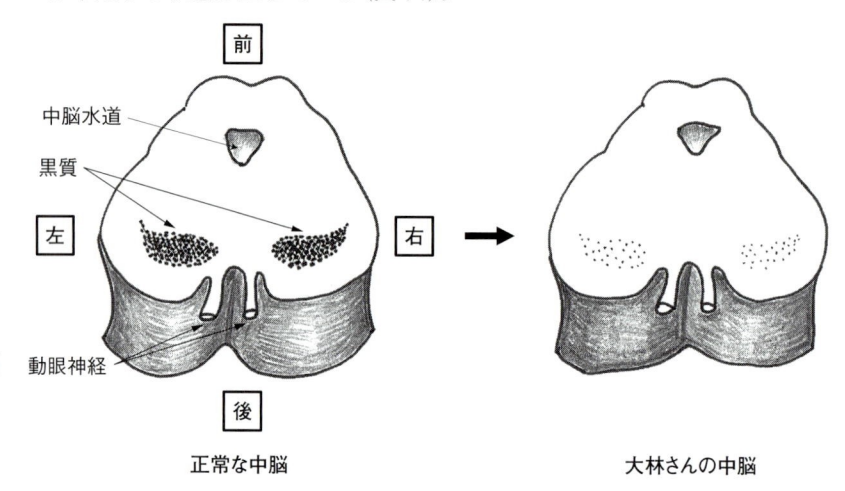

図14　パーキンソン病の中脳
中脳黒質の神経メラニンを含んだ脳神経細胞（ドパミン作動性）が減少して，白っぽくなる。中脳断面の位置を理解するためには図5（p.282）を参照

正常な中脳　　　　大林さんの中脳

パーキンソン病は，ドパミン欠乏状態である

ドパミンは，神経伝達物質の1つである。神経細胞はとてつもなく複雑な，電気的な情報伝達網を形成しているが，その伝達はシナプス部位で化学的に変換されることによって広がってゆく（参照：パーキンソン病の脳神経病理 p.308）。

パーキンソン病ではレヴィ小体が神経細胞にみられる

パーキンソン病では中脳の神経メラニンが減少・消失し軽度な前頭葉の萎縮がみられる。顕微鏡でみると中脳黒質のドパミン作動性神経細胞に**レヴィ小体**（Lewy body）がみられる。この**レヴィ小体**は神経細胞の胞体や突起の中に硝子様封入体（HE染色でピンク色に染まる）としてみられ，中脳黒質に限らず，他の脳幹の核や辺縁系や前頭葉の皮質の神経細胞にも出現する。レヴィ小体は線維化したアルファ・シヌクレイン α-synuclein を高濃度に含んでおり，パーキンソン病の病理組織学的な特徴である。

パーキンソン症状を伴う認知症

レヴィ小体を伴った認知症 dementia with Lewy bobies（DLB）という疾患単位がある。黒質と大脳皮質に**レヴィ小体**が出現する。パーキンソン認知症候群ともいえる臨床症状は，視覚的な幻覚・パーキンソン症候群・意識集中の不安定性・転倒 fall・REM睡眠障害などからなり，アルツハイマー病とその臨床像は異なる。認知症はパーキンソン症状に前駆する場合も後発する場合もある。したがって，認知症がなく長期間にわたってパーキンソン病であった患者にDLBが出

パーキンソン病

現する場合と，認知症と精神神経的症状がパーキンソン症状に先行する DLB がある。

パーキンソン病以外でもパーキンソン病の症状をみることがある

パーキンソン病の診断は特異的なマーカーがないこともあり，意外にむずかしい。24％が誤診であったという病理解剖で確認された報告もある。**向精神薬**（フェノチアジン系薬物など），**脳血管障害**（多発性小梗塞など），他の**神経変性疾患**（汎発性レビィ小体病など）でも同様な症状が出現するためである。この場合，パーキンソン症候群という。特に向精神薬の副作用として出現することに注意しなければならない。この場合，内服を中止すれば症状は消失する。

パーキンソン病の治療にはレボドパが使用される

レボドパ Levodopa という薬は，登場してすでに30年が経過している。しかし，なお今日でも第一治療薬としての地位を保っている。なにしろ，レボドパが効かないのならパーキンソン病ではないと考えられるぐらいなのだから。

ところが，この30年間の使用経験は，レボドパのさまざまな不都合な側面も明らかにしてきた。それは，

① 使用後5〜7年間は効果があるが，その後効果が失われていくことが多い
② 運動症状の変動と異常な**不随意運動**の出現

である。両者ともパーキンソン病の後期治療上の大きな問題である。特に②は，患者を苦しめる（**参照：レボドパ治療の合併症**）。レボドパ治療5年後で50％，15年後で70％の患者に出現する。

■ **レボドパ治療の合併症**

患者を苦しめる運動症状の変動には，"wearing-off" と "on-off" 現象がある。
● **"wearing-off" 現象とは，薬の効果が切れたときの症状増悪である。**
したがって，服用時間がわかっていれば予知することができる。数分（長くても1時間）かかって徐々に出現する。これにひきかえ，
● **"on-off" 現象とは，突然出現する強い症状の変動である。**
レボドパの服用時間とは関係なく突如出現する。

レボドパ治療のその他の合併症として異常不随意運動 dyskinesia と精神障害（幻覚など）がある。後者は，精神分裂病と症状が似ているため，精神分裂病がドパミン作動性神経系の異常に基づくのではないかという仮説を導いている。このようなレボドパ抵抗性および認知症の合併はパーキンソン病の包括的医療をきわめてむずかしいものにしている。

パーキンソン病の臨床像

① 安静時振戦（緊張で増強）
② 前屈姿勢で小刻み歩行や，すくみ足歩行
③ 仮面様顔貌と自動運動の低下（唾液の飲み込みの障害や歩行時の腕ふりがなくなる）
④ 認知症が10％にみられる

パーキンソン病の脳神経病理

問題はドパミンの不足なのです

脳神経細胞の情報伝達には神経伝達物質が必要である

なぜドパミンが欠乏すると，振戦，仮面様顔貌，小刻み歩行などのパーキンソン病特有の症状が現れるのだろう。その理解のためには"**大脳基底核**"とはどんなものなのかを知らなければならない。

大脳基底核とは，大脳半球の深部にある灰白質である

大脳基底核は左右にある。間脳の視床と近接しており，尾状核・被殻・淡蒼球の3つの大きな核からなるが，機能的に密接に関連している視床下核と黒質を含めて**大脳基底核**という。尾状核と被殻を合わせて線条体とよび，被殻と淡蒼球を合わせて**レンズ核**とよぶ。この大脳基底核は脳血管障害の好発場所でもある（図15）。

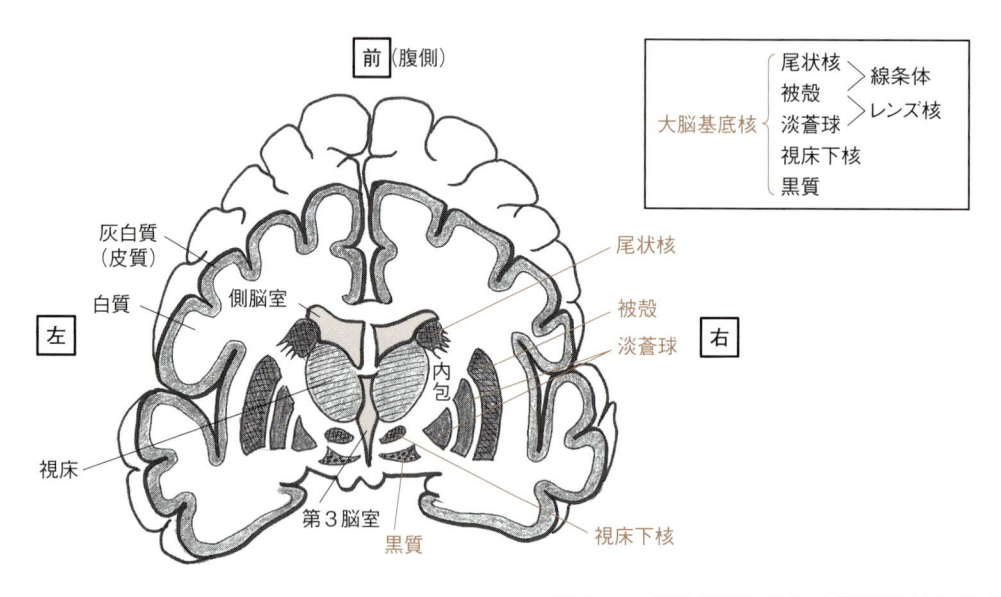

図15 大脳の割面にみる大脳基底核と視床（後からみた図）

中脳の黒質と大脳基底核線条体はドパミンで連絡し合っている

黒質の神経細胞が分泌するドパミンは，大脳基底核線条体のドパミン受容体に取り込まれる。その結果，運動の亢進と抑制がバランスよく制御され，その情報は視床下核と視床を経由して運動を企画し，発動する大脳皮質の領域（運動野など）に送り込まれる。この**ドパミン作動性調節**の低下がパーキンソン病である。

パーキンソン病では，黒質の神経細胞以外にもさまざまな神経細胞が障害される

パーキンソン病の最も特徴的な変化は，黒質の**ドパミン作動性神経細胞**の細胞死である。しかし，その他，セロトニン・ノルアドレナリン・アセチルコリン作動性神経細胞（これらの神経経路も大脳基底核・古皮質・脳幹をめぐり，大脳皮質と連絡している）の細胞死，さらに，腹部内臓の交感・副交感神経細胞の細胞死もおこっていると考えられている。このことが，認知症や便秘といった臨床症状の原因である。

Amyotrophic Lateral Sclerosis　筋萎縮性側索硬化症

筋萎縮性側索硬化症（ALS）
苛酷な進行性運動麻痺

　47歳の長谷川さんはコンピュータソフト会社を経営している。従業員は15人だがベンチャー企業として一定の評価を受け，最近ようやく銀行の融資を受けることができるようになった。

　彼は，終日コンピュータの前に座り仕事をしている。1週間前ぐらいから右手の親指と人差し指に力が入りにくいな…と思っている。キーボードの叩きすぎだろうぐらいに思っていたのだが，このところやけに気になる。実際，左に比べると力が入らないのだ。

　1か月後，左手の指も同様に力が入りにくくなってきた。指を曲げるより伸ばすことのほうがむずかしいようだ。悩んだ末，通勤途中にあるクリニックに行ってみることにした。

　診察を終えた大柄な中年の医師は，

　「長谷川さん，手の指の筋肉が弱くなって萎縮傾向が出ています。腕の反射が亢進しています。運動神経が傷害されるむずかしい病気の可能性があります」
　「先生，何という病気なんですか」
　「…筋萎縮性側索硬化症です。いや，まだ，確実に診断するにはいろいろ検査が必要です。大学の神経内科を紹介しますから明日受診してください」

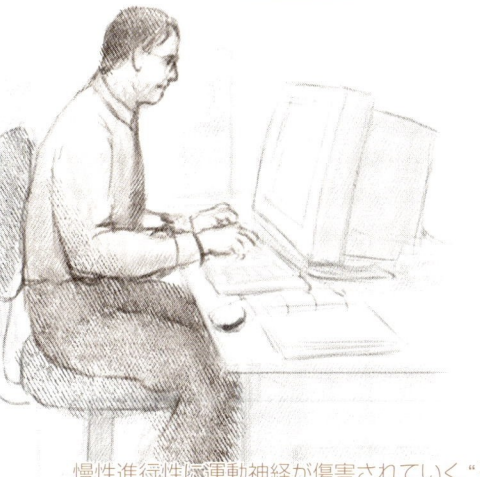

　あれから3年経つ。長谷川さんは妻の押す車いすで近くの公園に来ている。勢いよく乱れ飛ぶ桜の花びらの中で，この3年間のめまぐるしい状況の変化を思いおこしている。両腕はほとんど動かすことはできない。首の保持もかなり苦しい。大きな声を張り上げることはもう無理だ。最近は明瞭に発音することもむずかしくなっている。

　この前，開発主任の山本が，
　「社長，たとえ声が出なくなってもみんなとコミュニケーションがとれるようなソフトを開発しようと考えているんです。社長の病気は眼にはこないんでしょう？眼は上下左右自由に動かせますよね。眼球の運動でコンピュータを自由に操作するソフトなんですがね。できれば声も出せるようにしたいんです！」

　嘘のように風が止んでいる。桜の花びらはハラハラと静かに地に舞いおりている。
　「あなた，そろそろ帰りましょうか」
　背後から妻が小さな声で問いかけた。

慢性進行性に運動神経が傷害されていく"運動ニューロン病"の代表である筋萎縮性側索硬化症（amyotrophic lateral sclerosis：ALS，アミトロと省略していうことが多い）の事例である。筋肉が萎縮し，脊髄の側索と前索（運動神経の軸索が走っているところ）がやせて硬くなるという病理形態的な変化がそのまま病名になっている。

有名な野球選手ルー・ゲーリックがこの病気で死亡しており，ルー・ゲーリック病の別名がある。6年以内に90％が呼吸筋麻痺で死亡する（平均寿命：3〜5年）。

Amyotrophic Lateral Sclerosis 筋萎縮性側索硬化症

筋萎縮性側索硬化症(ALS)とは…

> 長谷川さんは，右手の親指と人差し指の運動障害から発症した筋萎縮性側索硬化症のケースである。このことは，第7番頸椎(C7)の運動神経細胞障害がおこっていることを示している。何がおこったのか？

筋萎縮性側索硬化症は神経変性疾患で，脊髄と脳幹のコリン作動性神経細胞が脱落する

パーキンソン病・アルツハイマー病・筋萎縮性側索硬化症(ALS)は**3大進行性神経変性疾患**である。パーキンソン病では中脳黒質のドパミン作動性神経細胞，アルツハイマー病では大脳皮質と大脳基底部の(アセチル)コリン作動性神経細胞が脱落していくように，筋萎縮性側索硬化症では，脊髄と脳幹のコリン作動性神経細胞が脱落する。

筋萎縮性側索硬化症では，脊髄前角と延髄の運動神経核がおかされる。

脊髄前角には運動神経細胞が集まっている。**延髄**には顔面や咽頭・喉頭を支配する運動神経の核が存在している。ここに集まっている神経細胞が選択的に脱落するため，脊髄と延髄はやせて細くなる。

脊髄と延髄はやせて細くなる

実際にみると，前後径が減少し脊髄も延髄も"扁平"になっている(図16)。このような形態変化の結果，運動機能だけが進行性に障害されていく。

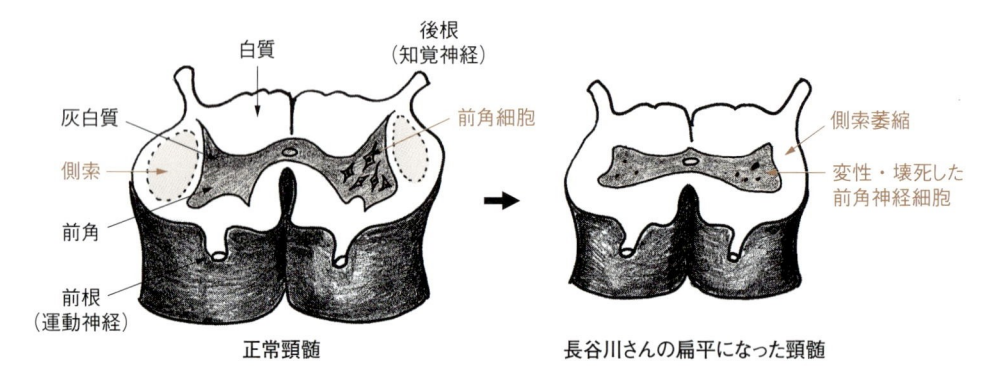

図16 頸髄にみる筋萎縮性側索硬化症の病理

運動機能だけが進行性に障害されていく

顔面神経(Ⅶ)の障害は顔面筋の麻痺を，舌咽(Ⅸ)・迷走(Ⅹ)・舌下(Ⅻ)神経の障害は嚥下・咀嚼・構音の障害を引きおこす。頸髄前角細胞の脱落は，上肢の麻痺と重要な呼吸筋である横隔膜の麻痺を引きおこし死因に直結する。腰髄前角細胞の脱落は下肢の麻痺の原因になる。

筋萎縮性側索硬化症

感覚神経・自律神経細胞は障害されない

したがって，脳出血や脳梗塞で出現する運動麻痺（片麻痺など）や脊髄損傷による対麻痺・四肢麻痺と全く異なる症状が出現することになる。つまり，**運動麻痺**があるにもかかわらず，感覚障害・眼筋麻痺・膀胱直腸障害・褥瘡がない。

感覚障害・眼筋麻痺・膀胱直腸障害・褥瘡がない

これを**四大陰性徴候**という。眼球運動が障害されないのは，動眼・滑車・外転神経核が延髄より高位にあり，神経細胞の脱落を免れるからである。直腸膀胱障害がないのは，仙骨髄から出る副交感神経が傷害されないからである。感覚障害がないのは，感覚神経細胞は脊髄の後角に存在し，神経細胞の脱落壊死がおこらないからである。さらに，小脳症状や高位中枢神経障害（知能障害など）を欠いている。

男性のほうが多く比較的若年で発症する

アルツハイマー病は女性にやや多く，パーキンソン病は男性にやや多い。筋萎縮性側索硬化症は，男性のほうが多く，比較的若年で発症する。

男性のほうが女性より約2倍多い。発症年齢はパーキンソン病，アルツハイマー病と比べ若年で発症してくる。平均発症年齢は60歳前後である。

筋萎縮性側索硬化症の発生率は1-3/10万（人），有病率は3-5/10万（人）である

3大進行性神経変性疾患（アルツハイマー病・パーキンソン病・筋萎縮性側索硬化症）の中で最も病気の進行が早く，その症状の質が最も深刻なのは，筋萎縮性側索硬化症である。この過酷で致死的な病気の原因は，いまだわずかしか解明されていない。その発生率は1～3/10万（人），有病率は3～5/10万（人）である。

家族性 familial ALS と孤発性 sporadic ALS

運動神経病 motor neuron disease の中で最も頻度の高い筋萎縮性側索硬化症 ALS だが，最近，常染色体優性遺伝が関与する成人発症の**家族性 ALS**の存在が明らかとなり，しかも，この家族性 ALS の臨床像が，通常の**孤発性 ALS**の臨床像と変わらないことから，ALS の病理発生の解明に家族性 ALS から得られる情報は重要である。神経系の酸化傷害に関与するであろう細胞質内に局在する銅亜鉛型スーパーオキシド・ジスムターゼ cytosolic copper-zinc superoxide dismutase（SOD1）の突然変異と正常な細胞骨格の運動に不可欠なグアニン・ヌクレオチド変換因子であるアルシン alsin（遺伝子 ALS2 としても知られている）の突然変異の情報はそのような例である。このような分子生物学的な知見が，有効な治療法につながることを願わずにはいられない。

筋萎縮性側索硬化症（ALS）の臨床像
①進行性運動麻痺（ただし，眼球運動は障害されない）
②感覚障害・膀胱直腸障害（尿便失禁）・褥瘡がない
③知能障害はない

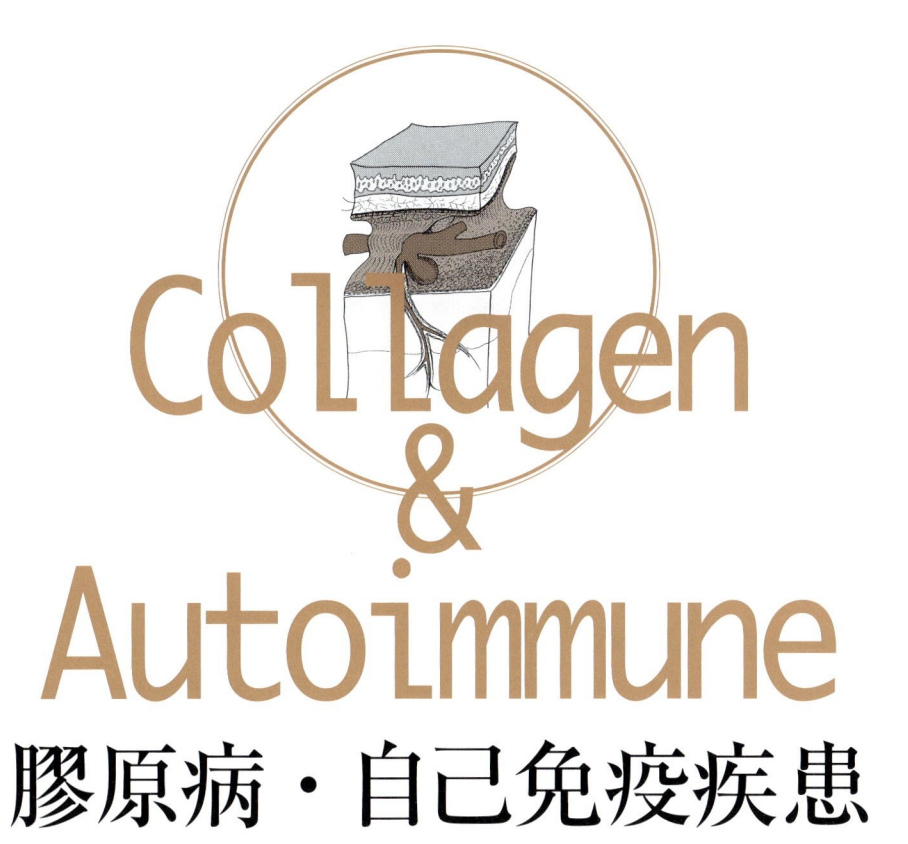

Collagen & Autoimmune
膠原病・自己免疫疾患

君を身内だと思ってきたのに…。そう思った私が悪いのか，
それとも，君の巧妙さに跪くべきなのか。
しかし，悩む時間はすでにない。私は君を撃つ。

314
全身性エリテマトーデス(SLE)

319
関節リウマチ(RA)

323
川崎病(MCLS)

Systemic Lupus Erythematosus　全身性エリテマトーデス

全身性エリテマトーデス（SLE）
若い女性の代表的な膠原病

　1か月後に出産をひかえた山城さんは，大きなおなかをかばいながら都営住宅の階段をゆっくりゆっくりと上っている。今年29歳になる彼女は，区立中学の国語教師をしている。同じ中学校の美術教師と職場結婚をしたのは1年前である。初めての妊娠だが経過は良好で，一過性に軽いタンパク尿がみられただけだった。

　出産は順調だった。出産直後は緊張していたが，田舎から母が手伝いに来てくれた途端に気が抜けて，一挙に疲れが出てしまった。

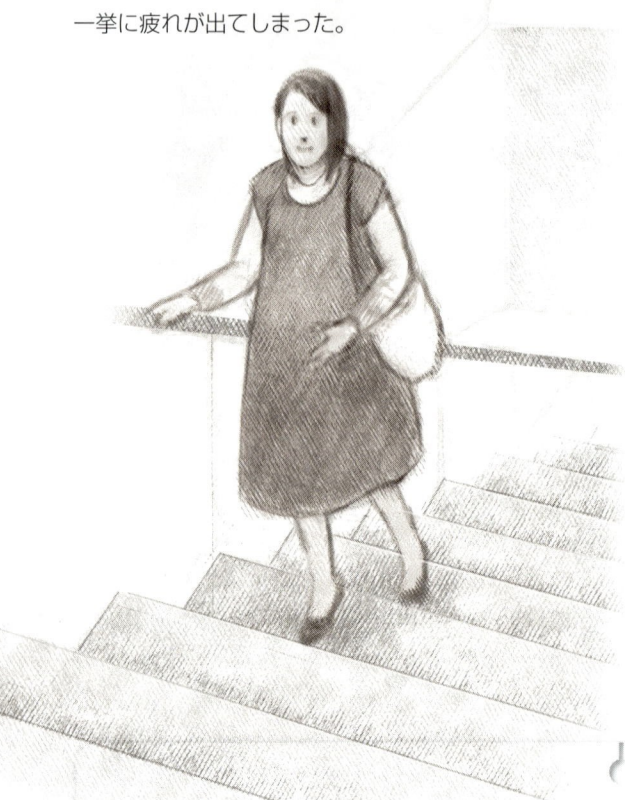

　初めは出産の疲れだと思っていたのだが，産後3週間頃から全身倦怠感が強く，食欲もなくなってきた。微熱もあったので，近くの内科医院を受診した。
　「口の中にアフタができていますね。まあ，夏風邪でしょう」
　といわれ，風邪薬とビタミン剤を処方してくれた。

　一時的に改善したかに思えたが，右手人差し指の先端が痛むのでよく見ると，紅斑である（有痛性紅斑）。さらに，顔の頬骨のあたりが赤くなってきた（顔面蝶形紅斑）。

　母は心配し，大きい病院で診てもらった方がいいよ，と言うので大学病院の皮膚科を受診した。診察を終えた若い女医は，
　「山城さん，これまでの症状の経過と顔と指の紅斑からみて膠原病の可能性があります。尿検査と血液検査，そして皮膚を一部とって組織を調べる検査（皮膚生検）が必要です」と説明した。

　検査結果は，赤沈は亢進し，貧血があり，白血球（リンパ球）は3,500/μL，血小板は10万/μLと減少していた。血清の補体価は低下しており，LE細胞・抗核抗体・抗2本鎖DNA抗体すべて陽性であった。
　「山城さん，膠原病の1つで全身性エリテマトーデスといわれる病気と思われます。尿中にタンパクが出ていますし，全身の詳しい検査が必要です。膠原病内科を紹介します。おそらく入院が必要と思います」

　出産を契機に発症した全身性エリテマトーデスの事例である。人体を構成する細胞の核に対する自己抗体（抗核抗体）が出現し，抗原抗体結合物（免疫複合体）が形成され，体中の主に血管の基底膜に沈着しておこる炎症性疾患である。皮膚，腎，関節，心，肺，中枢神経など全身の臓器が免疫複合体の傷害対象になる。罹患率は，10万人に8人。患者数は，およそ3万人と推定されている。

全身性エリテマトーデス(SLE)とは…

"膠原病"とか，"自己免疫疾患"は聞き慣れない病名である。現在では，"膠原病"は"自己免疫疾患"と表現されることが多い。膠原病のほとんどが免疫の異常と関係しているためである。

膠原とは膠原線維（コラーゲン）のことで"ニカワ"のことである

膠原線維すなわち"ニカワ"は魚や肉の煮汁に高濃度で含まれる"ウマミ"の成分で，まさに，良質のタンパク質である。このタンパク質は体を構成する組織の**間質**（さまざまな細胞が活躍するための土台）の最も重要な物質である。**膠原線維**（ドイツ語でコラーゲンという）は，本来，弾力性に富んだ線維なのだが，"膠原病"になると，そのしなやかさを失った硬い線維に変質してしまう。この硬直化が免疫反応の異常によっておこることが解明されるにつれ，"自己免疫疾患"という病因を指向する表現が用いられるようになっている。

自己免疫疾患は，自己（味方）を非自己（敵）と間違える免疫系の異常である

免疫は「自己を守る」という大前提がある。自分の体を構成する細胞を"自己（味方）"と認識し，外から侵入してきた細菌やウイルスを"非自己（敵）"と認識することが**免疫反応**の基本である。この基本が崩れるとき，"自己免疫疾患"が発生する。

全身性エリテマトーデスでは，自己の細胞の核に対する抗体（抗核抗体）が出現する

全身性エリテマトーデス（SLE：systemic lupus erythematosus）は古くから有名な**自己免疫疾患**である。出現する自己抗体は**抗核抗体**（その出現率98％）が中心だが，それ以外にも多くの**自己抗体**（例えば，赤血球・リンパ球・リン脂質に対する抗体など）が出現する。これらの自己抗体は全身性エリテマトーデスに特異的に出現するわけではない。その他の，自己免疫疾患・ウイルス感染症・薬物（プロカインアミド・イソニアジド・メチルドーパ・インターフェロン α・経口避妊薬など）でも出現する。したがって，抗核抗体が陽性であるだけで全身性エリテマトーデスと診断するわけにはいかない。全身性エリテマトーデスを支持する臨床症状が必要である。

ヘマトキシリン体とは，抗核抗体に攻撃され殺された核であり，LE細胞とは，ヘマトキシリン体を貪食した好中球である

免疫現象を実際に見ることはきわめて困難なのだが，LE細胞とヘマトキシリン体は顕微鏡で確認できる数少ない**自己免疫現象**の正体である。**ヘマトキシリン体**とは傷害を受けた細胞の核が抗核抗体によって攻撃され，その結果生じた核の変性物である。これは異物と認識され，好中球が貪食する。この好中球を**LE細胞**という（図1）。

全身性エリテマトーデスは，圧倒的に出産可能年齢の女性に多い

SLEは出産可能年齢の女性の発症率が圧倒的に高く，男性の10倍，それ以外の場合でも男性の3倍ほど女性に多い。

Systemic Lupus Erythematosus　全身性エリテマトーデス

全身性エリテマトーデス（SLE）とは…

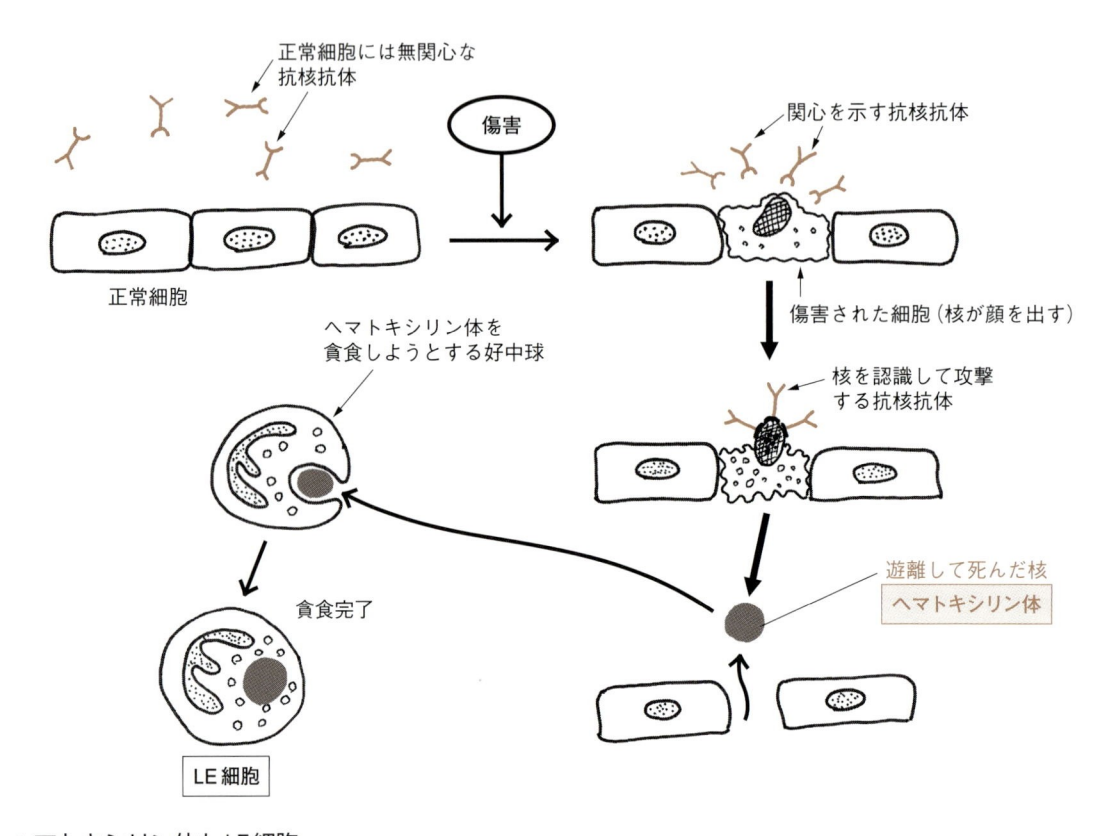

図1　ヘマトキシリン体とLE細胞
抗核抗体は，細胞が傷害され，その核が露出しない限り核を攻撃できない。

全身性エリテマトーデスは，環境因子と遺伝因子の両者が関連して発症する

　一卵性双生児の一方が全身性エリテマトーデスの場合，他方が全身性エリテマトーデスになる確率は，24〜58％である。つまり，遺伝因子は関連しているが，それだけでは発症しない。全身性エリテマトーデスでは**光線過敏症**が多いことから，紫外線が環境因子としてよく知られている。しかし，自己抗体が出現する免疫異常のメカニズムはまだ解明されていない。

寛解と増悪を繰り返す全身性炎症性疾患である

　全身性疾患 systemic disease を示す，全身倦怠感・易疲労性・発熱・体重減少などの症状の発現率は高い（95％）。

全身性エリテマトーデス

比較的傷害されやすいところがある

全身性炎症性疾患とはいえ，より傷害が出現しやすい臓器がある。出現頻度順に示すと，

①筋肉関節系（関節痛や筋肉痛：95％）
②血液系（貧血や汎血球減少症：85％）
③皮膚（光線過敏症や丘疹：80％）
④心肺系（胸水：60％），神経系（認識障害・頭痛・痙攣：60％）
⑤腎臓（タンパク尿：50％）

全身性エリテマトーデスで有名な腎臓障害は意外に低いことがわかるだろう。

全身性自己免疫疾患としてのSLEには多彩な自己抗体が出現する

全身性自己免疫疾患としてのSLEの性格は，その多彩な**自己抗体**の出現による。表1にSLEで出現する自己抗体とそのSLEの病態との関連を示そう。なお，SLEの病態生理の理解のために「病気と免疫②」の"Ⅲ型過敏症反応"（p.340）と"自己免疫疾患"（p.347）を参照されたい。

表1　SLE自己抗体とその臨床的意義

自己抗体	頻度（％）	病態との関連
抗核抗体	98	SLEで高頻度に出現
抗DNA抗体（抗dsDNA抗体・抗ssDNA抗体）	70	SLEで高頻度に出現，抗dsDNA抗体はSLEに特異的である。
抗ヒストン抗体	70	薬剤によるループスに高頻度
抗赤血球抗体	60	明らかな溶血がおこることは少ない
抗リン脂質抗体（抗カルジオリピン抗体など）	50	動静脈血栓症。習慣流産。胎児死亡
抗RNP抗体	40	レイノー現象，肺高血圧に関連
抗血小板抗体	30	血小板減少症
抗Sm抗体	25	SLEに特異的。疾患活動性に相関し，腎傷害に関連
抗Ro（SS-A）抗体	35	乾燥症状。高γグロブリン血症。腎炎リスク減少。胎児の刺激伝導障害をきたすことあり
抗La（SS-B）抗体	10	通常抗SS-Aと関連する。腎炎リスク減少
抗PCNA抗体		SLEに特異的
抗リボソームP抗体	20	SLE-中枢神経ループスに高率に出現
抗ヌクレオソーム抗体		SLE腎症に関連

dsDNA：double-stranded DNA，ssDNA：single-stranded DNA，抗Sm抗体はSLEに特異的な自己抗体だが，SmはSLEのSmithさんの血清から同定されたことに由来する。

Systemic Lupus Erythematosus　全身性エリテマトーデス

全身性エリテマトーデス（SLE）とは…

SLEの診断基準をみる

アメリカリウマチ協会（1997年改訂版）のSLE診断基準を**表2**に示す。

表2　SLE診断基準（アメリカリウマチ協会　1997年改訂版）

1. 頰部紅斑：頰骨隆起部上の紅斑
2. 円板状紅斑
3. 光線過敏症：患者病歴または医師の観察による
4. 口腔内潰瘍：医師の観察によるもので通常無痛性
5. 関節炎：2つ以上の末梢関節の非糜爛性関節炎
6. 漿膜炎
    a) 胸膜炎：疼痛・摩擦音・胸水
    b) 心膜炎：心電図・摩擦音・心囊水
7. 腎障害：
    a) 0.5g/日以上または3＋以上の持続的蛋白尿
    b) 細胞性円柱：赤血球，顆粒，尿細管円柱
8. 神経障害
    a) 痙攣　b) 精神障害
9. 血液学的異常
    a) 溶血性貧血
    b) 白血球減少症：4,000/mm^{3}未満が2回以上
    c) リンパ球減少症：1,500/mm^{3}未満が2回以上
    d) 血小板減少症：100,000/mm^{3}未満
10. 免疫学的異常
    a) 抗DNA抗体：native DNAに対する抗体の異常高値
    b) 抗Sm抗体の存在
    c) 抗リン脂質抗体：抗カルジオリピン抗体，ループスアンチコアグラント陽性，梅毒血清反応陽性
11. 抗核抗体の検出

＊観察期間中，経時的あるいは同時に11項目中4項目以上存在すればSLEと診断する。

全身性エリテマトーデスの予後は改善している

以前は，腎不全や感染症で死亡することが多く，予後不良な疾患であった。しかし，最近は，治療法の進歩とケアの改善で，予後は著しく改善した。5年生存率は90〜95％，10年生存率は90％以上，20年生存率は65〜75％で，症状がなく治療が不要となった完全寛解例もみられるようになった。

全身性エリテマトーデスの死因は，感染症・腎不全・血栓塞栓症である

全身性エリテマトーデスの予後は，初めて診断されるときの状態に依存する。すでに最初の診断時に高血圧・ネフローゼ症候群・貧血などがみられる場合，予後は不良である（10年生存率が50％）。診断後10年の主要死因は，感染症と腎不全で，それに続く10年は血栓症や塞栓症が死因となる。

全身性エリテマトーデスの臨床像
① 若い女性の代表的な膠原病（自己免疫疾患）
② 全身を侵す慢性炎症疾患で，再燃と寛解を繰り返す
③ 発熱・関節痛・紅斑（蝶形紅斑が特異的）と赤沈亢進・補体価低下・自己抗体出現

関節リウマチ(RA)

左右対称におこる関節痛

マッサージ師の松本さんは46歳である。中肉中背だが筋肉質の肉体は，20年間続けてきた空手修行の結果である。

5か月前から身体がなぜかしんどい（全身倦怠感）。少し熱もあるようだ。さらに，起床時，手指の関節がこわばる（朝のこわばり）ようになった。

その後，両手指の関節が腫れ，指圧をする際かなりな痛みが生じるようになってきた。最近は空手の練習も避けている。冷やしたりマッサージしても，一向に痛みがとれない。昨日の夜，入浴して体を洗っていると，左の肘にコリコリする結節を触れた（皮下結節）。

彼の心は憂うつである。母方の祖母が手足の関節が高度に変形し，冬になるとその痛みで苦しんでいたことが，鮮やかに蘇ってくるからだ。

マッサージの常連客からも，
「松本さん，医者に診てもらったほうがいいよ，僕も肝臓でかかっているんだけど，いい医者がいるよ，行ってみたら」と勧められている。

教えられた診療所の医師は，空手で鍛えたがっちりとした両手を丹念に診察し，
「家族歴もありますし，症状の経過からみてもおそらく関節リウマチでしょう。関節リウマチは，通常，女性に多い病気なんですが…。血液検査と手の関節のX線写真を撮りましょう。それから肘の皮下結節はたぶんリウマトイド結節といわれるものと思いますが，皮下結節を取り出して病理組織検査で確認しましょう」と説明した。

検査の結果，赤沈は亢進し，軽い貧血と血漿グロブリンの上昇があり，リウマトイド因子は陽性で，抗核抗体は陰性，補体価は正常であった。皮下結節は典型的なリウマトイド結節の病理組織所見だった。

幸い，手指関節のレントゲン検査では骨の脱灰像は出現していなかった。

非ステロイド系抗炎症薬の投与で現在，関節痛と腫脹はとれている。
「残念ながら，関節リウマチは完全に治してしまうことがむずかしい病気です。重要なことは痛みが出たとき，その関節を休ませてあげることです。その痛みを我慢して関節を酷使すると，炎症をおこしている関節の滑膜がさらに傷害されて，関節の軟骨や骨の傷害が進行してしまいます」
と説明されている。

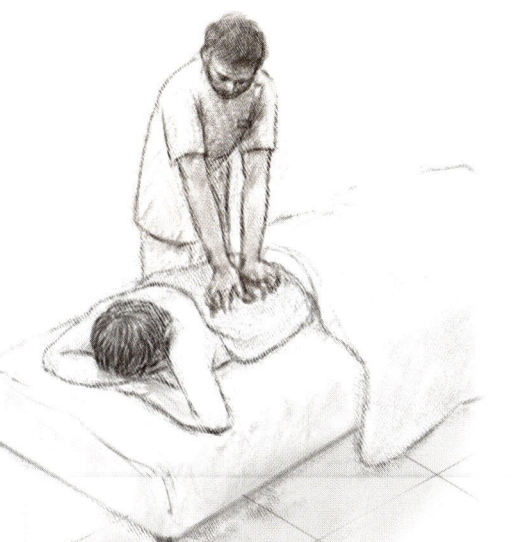

関節リウマチ(RA；rheumatoid arthritis)の典型的な発症時の状態である。現在，50万人の患者がいる。膠原病の中で最も頻度が高い疾患である。事例の松本さんは男性であるが，女性のほうが4倍多い。20〜40歳代に好発する。

Rheumatoid Arthritis　関節リウマチ

関節リウマチ(RA)とは…

関節リウマチは，遺伝因子と環境因子が関連し合って発症する

　全身性エリテマトーデスでもそうであったように，関節リウマチも**遺伝因子**と**環境因子**の両者が関連し合って発症する。

　松本さんのように，家族歴があれば約4倍発症しやすい。また，一卵性双生児の一方が関節リウマチだと，他方に出現する確率は34％である。しかし，この遺伝因子だけで発症はしない。

関節リウマチは，関節の滑膜の炎症に始まる

　関節腔の内面には，滑膜細胞に覆われた膜(**滑膜**)がある。この滑膜に炎症がおこり(**滑膜炎**)，関節痛と関節の腫脹が出現する。

関節リウマチの関節痛は，多発性におこり，対称性である

　関節痛は**手指関節**に初発することが多いが，足首・膝・股関節などの大きい関節にもおこってくる。また，首(頸椎)や咽頭喉頭の関節が傷害されることもあり，全身のあらゆる関節が傷害対象になりうる。

リウマトイド因子(RA因子)により関節傷害がおこる

　自己免疫疾患である関節リウマチは，その血液中にさまざまな自己抗体が出現するが，その中で最も重要なのは，**リウマトイド因子(RA因子)**である。これは変性した**免疫グロブリンG(IgG)**のFc部分に対する自己抗体(大部分はIgMクラス)で，自己のIgGと結合して免疫複合体をつくる。この免疫複合体が，関節の滑膜を傷害して炎症をおこし，特徴的な関節損傷をつくり出す。

　体液性免疫におけるB細胞の活性化で産生される自己抗体であるリウマトイド因子の臨床的意義，および関節リウマチがヘルパーT細胞を中心とした細胞性免疫も関与している複雑な病態であることについては，「病気と免疫②」の"Ⅳ型過敏症反応"(p.345)と"自己免疫疾患"(p.347)を参照されたい。

滑膜炎が持続し，関節が徐々に破壊されていく

　初期は，関節の腫脹に過ぎないが，炎症が抑えられないと滑膜は増殖していき，**パンヌスpannus**という滑膜増殖巣が出現してくる。その後，このパンヌスが関節軟骨を破壊し，さらに，関節軟骨の下にある骨(**軟骨下骨**)の破壊へと進行する。最終的には，関節の変形と運動障害にいたる(**図2**)。

関節痛は，関節が安静を要求する信号である

　痛みはその局所の安静を要求する体が発する信号である。痛みが生じない範囲内の関節運動しか許容されない。

関節リウマチでは，関節以外の症状も出現する

　関節リウマチが，関節を中心とした疾患であることは間違いない。しかし，全身倦怠感や微熱といった全身症状があらわれることからもわかるように，関節以外にも傷害が現れる。松本さんにもみられた皮下結節(**リウマトイド結節**)や肺病変(**間質性肺炎**)などがおこってくることがある。全身の血管が傷害される(血管炎)と，予後はきわめて不良となり，**悪性関節リウマチ**とよばれる。悪性関節リウマチと診断されると，1年以内に急性心筋梗塞などで，30％以上が死亡する。

関節リウマチ

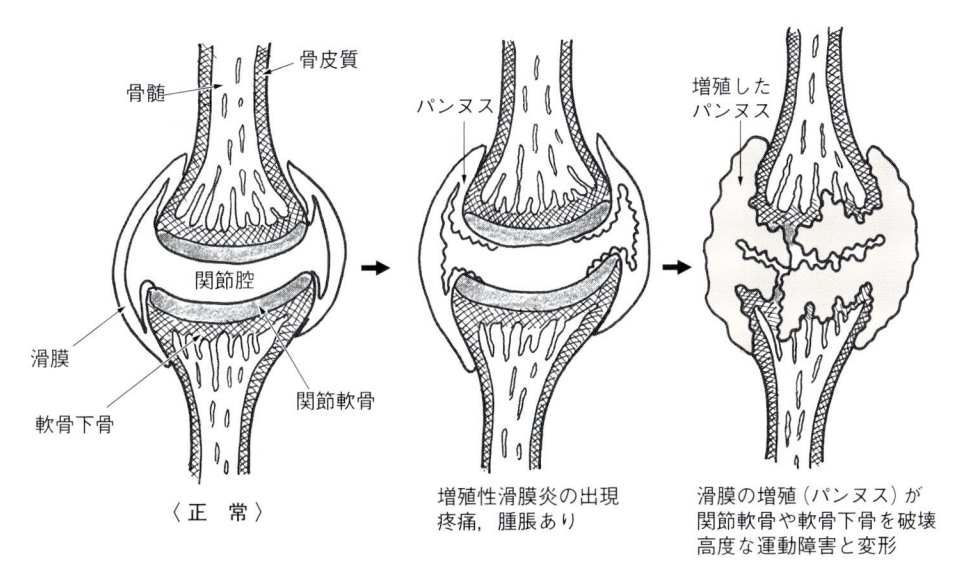

図2 慢性関節リウマチの関節の変化

（正常／増殖性滑膜炎の出現 疼痛，腫脹あり／滑膜の増殖（パンヌス）が関節軟骨や軟骨下骨を破壊 高度な運動障害と変形）

関節リウマチに関連する自己抗体と血清学的指標

関節リウマチではさまざまな自己抗体の出現をみるが，診断に有用な自己抗体と血清学的な指標となるものを表3にまとめる。

表3 RA関連自己抗体と有効な血清学的指標

自己抗体または血清学的指標	病態との関連
抗CCP抗体	環状シトルリン化ペプタイドと反応。RAに特異的で高感度。リウマトイド因子陽性患者にみられることが多い。病態が進行性で骨糜爛を生じる傾向が強い。ただし，健常人でも1.5％陽性である
リウマトイド因子	IgGに対する自己抗体。RAに対する特異性は低い
IgG型リウマトイド因子	RA特異的だが陽性率は低い
マトリックスメタロプロテイナーゼ-3（MMP-3）	RA特異的ではないが，骨破壊の指標として有効

Rheumatoid Arthritis　関節リウマチ

関節リウマチ（RA）とは…

関節リウマチ診断基準と早期関節リウマチ診断基準案

アメリカリウマチ協会による関節リウマチ診断基準（1987年改訂）と厚生労働省研究班の江口らによる早期関節リウマチ診断基準案（2005）を表4，表5に示す。

表4　関節リウマチ診断基準（アメリカリウマチ協会　1987年改訂）

1. 少なくとも1時間以上持続する朝のこわばり
2. 3個以上の関節の腫脹
3. 手（wrist），中手指節関節（MCP），近位指節関節（PIP）の腫脹
4. 対称性関節腫脹
5. 手・指のX線の変化
6. 皮下結節（リウマトイド結節）
7. リウマトイド因子陽性

＊1～4は6週間以上持続，以上7項目中4項目を満たすものをRAと診断

表5　早期関節リウマチ診断基準案（厚生労働省研究班　2005年）

1. 抗CCP抗体またはリウマトイド因子　2点
2. 対称性手・指滑膜炎（MRI）　1点
3. 骨糜爛（MRI）　2点

＊3点以上を早期関節リウマチと診断する

関節リウマチの臨床像
①女性に多い関節の慢性炎症性疾患
②多発性・左右対称性におこる関節痛
③肺（間質性肺炎）や血管（血管炎）がおかされることがある

Mucocutaneous Lymphnode Syndrome

川崎病

川崎病(MCLS)
心筋梗塞は，小児でもおこります

　ヨチヨチ歩きができるようになって得意げな健ちゃんは，今月満1歳の誕生日を迎える。4人兄弟の末っ子である。6歳のお兄ちゃん，5歳と3歳のお姉ちゃんが大好きである。

　お母さんは，すこし熱っぽいかなと思ってはいたが，いつもと変わらず元気に動き回っているので，あまり心配していなかった。しかし，今日は食欲もなく，何かグッタリしているようだ。しかも，口唇と目が赤いことと，手足が硬く腫れている（硬性浮腫）のに気づいた。

　「あした，一番で小川先生に診てもらおう」

　町の交番の向かいにある小川小児科医院は，昔も今も，地域では評判の小児科医院である。もう一軒の大川小児科医院は，繁華街の信用金庫の向かいにあり，これもまた評判の医院だが，地域の人たちはこの2つの小児科医院を使い分けている。"むずかしそうな病気は小川さん，風邪や虫さされは大川さん"というそうな。

　診察を終えた小川先生はいささか厳しい顔で，
　「ウム，ちと，むずかしい病気のようじゃ。まず首のリンパ節が腫れている。そして，口の中が真っ赤で舌も苺のように腫れている。背中とおなかに発疹が出ている（紅斑）。さらに，心臓に雑音が聞こえる…。つまり，からだのあちこちに不都合がおこっており，普通の風邪とは違うということじゃ」
　「先生，何という病気ですか，はっきり言ってください」

　「ウム…，川崎病に間違いないと思う」
　「カワサキビョウ？　先生！　助かるんですか？」
　「ウム…。まず，普通は1か月で98％は完全に治る」
　「2％はどうなんです！」
　「ウム…。心臓に栄養を送っている動脈が腫れた場合がいささかやっかいなのじゃ。ウム」
　「ウム，ウムはいいんです，どうしたらいいんです！」
　ワーッと母親は泣き崩れた。
　「ウム…。早まるんじゃない。まだ，だめだとは言ってはおらん。ウム」

　その日のうちに，小川先生の紹介状を持って大学病院に入院となった。検査の結果，赤沈の亢進があり，胸部Ｘ線写真で心臓陰影はやや拡大し，心臓エコー検査では冠状動脈瘤の存在が疑われた。ただちに冠状動脈造影検査が施行された。冠状動脈瘤は確認されなかったが，冠状動脈の壁の不整があり，血栓が形成されるリスクが高いと判断された。

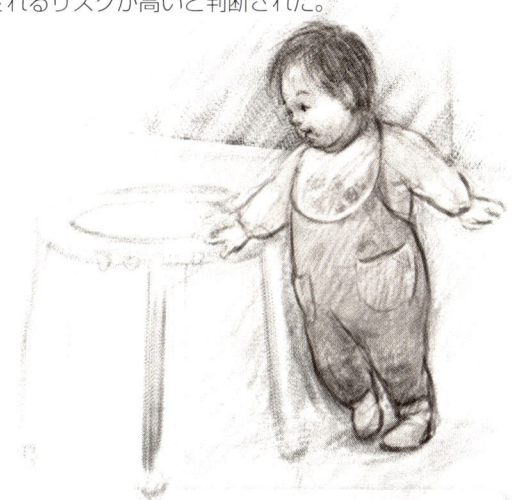

小児でも心筋梗塞をおこすことがある川崎病の事例である。健ちゃんは動脈瘤の形成予防のため，大量の免疫グロブリンの投与と，心筋梗塞の危険因子である血栓形成の抑制を期待してアスピリンの投与を受けている。

疾病論・膠原病・自己免疫疾患

Mucocutaneous Lymphnode Syndrome　川崎病

川崎病とは…

川崎病は，日本人が発見した小児急性熱性疾患である

　1967（昭和42）年，小児科医の川崎富作が発見した川崎病は，6歳以下の小児（4歳以下が全体の80％，6か月～1歳が最も多い）に発症する急性の熱性疾患で，発熱（5日以上続く）・皮疹・口腔粘膜発赤・リンパ節腫脹を伴う**粘膜皮膚リンパ節症候群**（MCLS：mucocutaneous lymph node syndrome）である。抗生物質は無効である。2000年には8,000人近くの新規患者がみられ，その発症数は年々増加の傾向にあり，2008年には1万人1,756人となっている。図3に過去10年間の推移を示す。

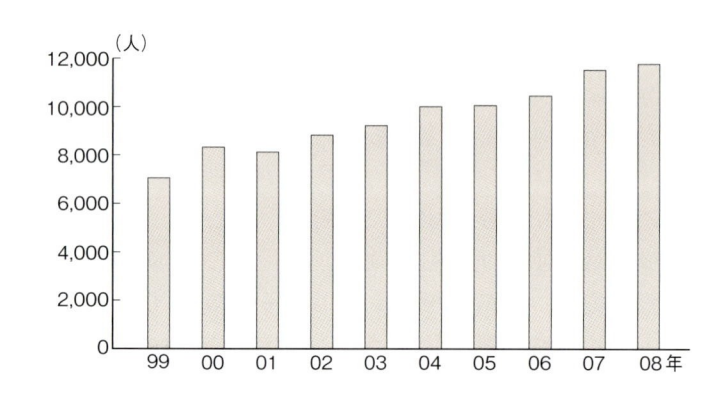

図3　10年間の川崎病年間患者発症数の推移（朝日新聞2008年2月10日朝刊より）

川崎病は，遺伝性疾患ではない

　発熱や集団発生があること，その98％が約1か月で治癒することなどから，**感染症**が疑われているが，いまだにその原因微生物は特定されていない。病原微生物（例えば，新型黄色ブドウ球菌），あるいはその産生毒素に対する抗体の作用など免疫的な機序が考えられているが，今なお原因不明疾患である。自己抗体は証明されていない。遺伝性疾患ではない。表6に川崎病の診断基準を示す。

表6　川崎病の診断基準（厚生労働省研究班による）

主要6症状	
1.	5日以上続く発熱
2.	両側結膜の充血
3.	唇や舌が真っ赤に腫れる
4.	全身のさまざまな発疹
5.	手足が赤く腫れる
6.	頸部リンパ節腫脹

このうち5項目以上で川崎病と診断する。4項目以下でも川崎病を否定できない。

川崎病

小児なのに心臓の冠状動脈が傷害される

　この疾患が注目されるのは，全身の比較的太い動脈に血管炎がおこり，とりわけ心臓の**冠状動脈**がおかされることにある。冠状動脈の壁に炎症がおこり，弾性板が破壊されて**動脈瘤**を形成する（図4）。そして，動脈瘤が破裂したり，血栓で閉塞し，小児であるにもかかわらず急性心筋梗塞をおこして突然死することがある。その頻度は1％で発症後約1か月でおこる。

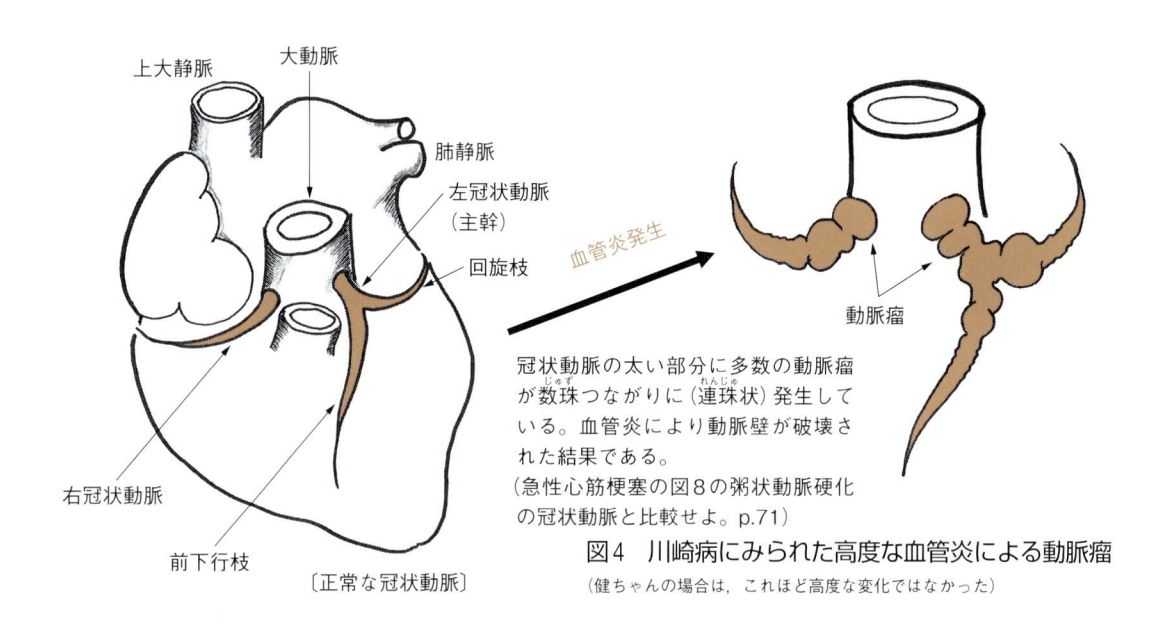

冠状動脈の太い部分に多数の動脈瘤が数珠つながりに（連珠状）発生している。血管炎により動脈壁が破壊された結果である。
（急性心筋梗塞の図8の粥状動脈硬化の冠状動脈と比較せよ。p.71）

図4　川崎病にみられた高度な血管炎による動脈瘤
（健ちゃんの場合は，これほど高度な変化ではなかった）

川崎病でおこる急性心筋梗塞の原因は，冠状動脈の血管炎である

　成人の急性心筋梗塞の原因は冠状動脈の**粥状動脈硬化**であったが，小児では動脈硬化と関係なく冠状動脈の炎症（**血管炎**）が原因である。

冠状動脈に障害を残した場合，定期的な経過観察が必要である

　経験的に免疫グロブリンの大量療法が冠状動脈瘤の発生を軽減することがある。動脈瘤など冠状動脈に何らかの後遺症を残して治癒した症例では，**若年発症の心筋梗塞**の原因となるので，小児期の川崎病の既往歴の確認は重要である。心筋梗塞は成人病だと思い込んではならない。

川崎病の臨床像
① 原因不明の重症感のある小児急性熱性疾患
② 抗菌薬が無効の発熱・結膜充血・頸部リンパ節腫脹
③ 冠状動脈に血管炎がおこり，心筋梗塞をおこすことがある

病気と免疫①

免疫を理解する…リンパ球とその機能を知る

リンパ球とは何者か…その数を見よう

　免疫を理解するためにはリンパ組織のシステムを理解しなければならない。リンパ組織を理解するためには，その構成員であり，まさに主役を演じるリンパ球のことを知らなければならない。まず，人体という閉鎖環境におけるその数はいかほどのものか。結論からさっさと言おう。われわれの身体の中に存在するリンパ球の数は，2兆個である。この数は尋常ではない。

　しかし，血液中の細胞成分の主役である核のない身軽な**赤血球**はといえば，その数の正常値を400万/μLとするなら，体重60kgのヒトの血液量は，60kg×8％＝4.8kg＝4.8Lだから，400万×10^6×4.8＝4×10^6×10^6×4.8＝19.2×10^{12}≒2×10^{13}である。つまり，20兆個というとんでもない数となる。一方，同じく血液の細胞成分で核のない**血小板**は30万/μLだから，約1兆5,000億個となる。したがって，**リンパ球**の数は赤血球に遠く及ばないが，ほぼ血小板の数に匹敵する。

　ところが，血液中の細胞成分である**白血球**は，4,000/μLぐらいだから200億個。しかも，白血球分画でみると顆粒性白血球の代表である好中球が約60％，無顆粒性白血球の代表である**リンパ球**が約30％を占めるから，流血中のリンパ球の数は60億個と計算される。つまり，流血中に流れているリンパ球以外の，2兆－60億＝1兆9,940億個ものリンパ球は血管外に生息していることになる。

> 　同じ血液の細胞成分とはいえ，決して，血管外に出ることのない赤血球や血小板とは異なり，リンパ球の居場所は血管外を中心とすることがその数の考察からでも明らかとなり，先述したリンパ組織とこのリンパ組織間を，透明で見えないリンパ管でネットワークするリンパ循環系こそがリンパ球の本来の住家であり，血液循環系は迅速な移動に都合がいいので，とりあえず利用させていただいている通路ということにでもなろうか…。

リンパ球とは何者か…その機能を考察する

　リンパ組織の役割は，"**免疫** immunity"である。この地球上に生息する生命体はヒトだけではない。人間の目に見えないものを加えるなら，夥しい生命体がヒトとともにある。この目に見えない生命体たちにとって，恒温で恒常的に栄養に富む血液が循環する人体という構造物は，寄生する場所としてはまさに楽園であり，何とかこの人体の中に侵入し安楽な寄生生活をしたいものだと，ウズウズしながらその機会を伺っている。この寄生生物（ウイルス・細菌・真菌・原虫・寄生虫を広く含む病原微生物）の侵入からわれわれ人間を守るシステムが免疫である。

免疫システムには，先天性免疫と後天性免疫の2つがある

　免疫システムは大きく2つに分かれる。①**先天性**（自然）**免疫** innate (natural) immunityと②**後天性**（獲得）**免疫** acquired (adaptive) immunityである。涙・汗・鼻汁・尿のように，いってみれば液体で単純に洗い流す物理的防御や，皮脂腺・膣分泌物のようにその表面を酸性環境に維持する化学的防

病気と免疫①

御も第一線防御を担う免疫の1つの重要な側面だが，ここにいう2つの免疫システムは，高度に組織化された細胞集団による堅牢(けんろう)な防御システムである．

この集団をなす細胞こそが，自ら移動することのできる細胞，**白血球**である．そして，この白血球が2つの免疫システムの構成細胞としていとも鮮やかに割り付けられているのだ．表7に免疫システムを担う細胞たちをまとめておこう．

表7　免疫を担う白血球の分類

	白血球大分類	白血球の具体的名称	担当する免疫の種類
白血球	①顆粒性白血球	好中球（ミクロファージ）	先天性（自然）免疫
		好酸球	先天性（自然）免疫
	②無顆粒性白血球	単球（マクロファージ）	先天性（自然）免疫
		NK細胞	先天性（自然）免疫
		Bリンパ球	後天性（獲得）免疫
		Tリンパ球	後天性（獲得）免疫

イロ文字で示している白血球がリンパ球である．貪食作用をもつ顆粒性白血球が先天性免疫の主たるメンバーだが，無顆粒性白血球も先天性免疫に関与している．しかし，後天性免疫は無顆粒性白血球のリンパ球だけが担っていることがわかる．

先天性（自然）免疫とリンパ球…手練(てだれ)の殺し屋NK細胞

先天性免疫とは生まれながらに備わっている免疫をいう．具体的には侵入してきた病原微生物や異物をパクリと飲み込む（**貪食**(どんしょく) phagocytosis）という極めて単純な方法で処理する細胞群である．**好中球**は細菌と真菌を，**好酸球**は寄生虫を処理し，**マクロファージ**は体内で発生した異物（細胞の死骸や異物抗原など）を処理する．ではウイルスの侵入を察知し処理する細胞はいないのか．実は，この侵入ウイルス担当の先天性免疫を担う細胞が，リンパ球の仲間，**NK細胞**（ナチュラル・キラー細胞 natural killer cell：NKCと略す．筆者は勝手に"自然殺し屋細胞"と訳している）である．リンパ球の中で唯一この細胞だけが先天性免疫を担っているのだが，他の先天性免疫を担う好中球や好酸球と比べ，その殺しのテクニックは一味違う．

> ウイルスは細菌などと比べものにならないほど小さいわけだが，ウイルス感染が成立すると人体の細胞の中（細胞質であれ核内であれ）に潜み，外から見ても正常細胞と見分けがつかない，というのがウイルス感染特有の寄生様式なのだ．細菌や真菌なら細胞の外で，それこそ，おおっぴらに増殖を始めるから，好中球は簡単にその細胞を認識できる．しかし，ウイルスは違う．実に，NK細胞はこのウイルス感染細胞を見事に認識し感染細胞もろとも寄生しているウイルスを殺傷する．

NK細胞がウイルスを殺す手口はこうだ

人体を構成する60兆個の細胞膜表面には，いわば，その個体を成り立たせている細胞の一員であることを証明する特有の"しるし"が付いている．このしるしがあればその個体を構成する細胞である（つまり，**自己** selfであ

病気と免疫①

免疫を理解する…リンパ球とその機能を知る

る）という認証暗号であり，このしるしがある限り，**非自己** not-self と認識されることはない。このしるしを**主要組織適合複合体** major histocompatibility complex（**MHC**）という。MHCにはクラスⅠとクラスⅡがあるが，すべての細胞に表出しているのはクラスⅠであり，クラスⅡは特別な細胞（樹状細胞，マクロファージ，活性化されたB細胞）にしか発現しない。骨髄移植の臨床現場で耳にする**HLA**（ヒト白血球抗原 human leukocyte antigen）**タイピング**のHLAがMHCを意味する。HLA-A, B, CはMHCクラスⅠの分類であり，MHCクラスⅡはHLA-D, R, Qと分類される。

NK細胞はこのMHCクラスⅠの受容体をもっており，365日絶え間なく全身をパトロールしながらその受容体で60兆個の細胞表面のMHCクラスⅠを確認し，不法に侵入した非自己細胞を摘発する任務を忠実に遂行している細胞なのだ。ウイルス感染細胞ではこのMHCクラスⅠに構造の変化がおこっており，NK細胞の受容体と"カシャッ"と音をたててはまらないことになる。そうすると，"殺せ"信号がピッと流れ，抜く手も見せず，細胞に風穴を開けるパーフォリンやグランザイムをそのウイルス感染細胞に振りかけ，ウイルスもろとも感染細胞の殺傷は完了，となるわけだ。まさに，手練な殺し屋。表情も変えず次の獲物を求めその場を立ち去る。すると，どこからともなくその場にマクロファージが姿を現し，殺傷されたウイルス感染細胞の断片をパクリパクリと飲み込み，瞬く間にみごと掃除して去る，というわけだ。

> ちなみに，NK細胞はウイルス感染細胞だけではなく，癌細胞に対しても同じ手法で戦っている。NK細胞のMHC Ⅰ受容体は KIR（killer inhibitory receptor "殺すな!"信号受容体）と名づけられている。図5にその概要を示しておこう。

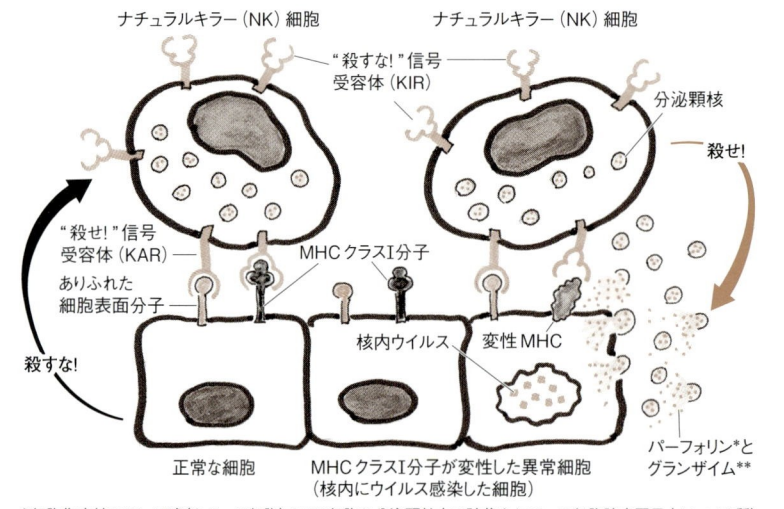

図5 NK細胞のウイルス感染細胞の摘発と殺傷のテクニック

細胞膜表面のMHCクラスⅠの構造が健全であれば，NK細胞表面のMHCクラスⅠ受容体と"カシャッ"とはまる。しかし，MHCの構造に少しでも変化があれば，受容体とかみ合わず，ありふれた細胞表面分子に結合したKAR（killer activating receptor "殺せ!"信号受容体）からの"殺せ"信号が瞬時に流れる。

*細胞傷害性Tリンパ球（キラーT細胞）やNK細胞の分泌顆粒中に貯蔵されている細胞障害因子（タンパク質）。
**細胞傷害性T細胞（CTL）の分泌顆粒中にも含まれるセリン酵素で，CTLによる標的細胞の傷害に関与する。

病気と免疫①

後天性（獲得）免疫とリンパ球

　表6のイロ文字で示したリンパ球は，NK細胞以外に2種類存在している。この2つ，**B細胞**と**T細胞**が後天性（獲得）免疫を担っている。NK細胞は別格としても，顆粒性白血球（好中球と好酸球）による**先天性免疫**は侵入者の能力や細かな性格など全く考慮せず，ただひたすら"**貪食**"という単純な戦術で相手に立ち向かう。言ってみれば戦場での"歩兵部隊"のような壮絶感の漂う戦闘を展開する。だから，自ら死ぬことは端から承知している戦いといえる。無能で精神主義のみを鼓舞するような戦争指導者の下であれば，その戦の勝敗は火を見るより明らかだろう。人間社会における戦争ではこのような愚かな戦いを続けるかもしれない。しかし，人体の免疫系はこのような愚を犯すことはない。先天性免疫による防御ラインが危険になる前から，**後天性（獲得）免疫**系は行動を開始している。つまり，侵入者の性質・能力を詳細に分析し，最も効果的な戦術を備えた特殊部隊による防御ラインの構築である。この両者の差を，免疫学的に，免疫記憶を持たない先天性（自然）免疫，免疫記憶を持った後天性（獲得）免疫と表現する。

> 同じ敵が何度侵入してきても，全く同じ方法で戦いを繰り返すのが先天性免疫であり，一度侵入してきた敵が，再度侵入してきたときには，より高度なテクニックを使って戦うのが後天性免疫ということになる。

後天性（獲得）免疫を担うB細胞とT細胞

　では，この獲得免疫を担うリンパ球を概括してみよう。B細胞とT細胞はともに骨髄で生まれる。しかし，その育ちは大きく異なる。**B細胞**は生まれも育ちも骨髄，しかし，**T細胞**は生まれは骨髄だが，育ちは胸腺である。『わたくし，生まれも育ちも葛飾柴又で』と"男はつらいよ"の"フーテンのトラ"こと車寅次郎の名調子が，『わたし，生まれも育ちも骨髄です』というB細胞の科白として，『わたしは，生まれは伊丹ですが，育ちは十三です』と語る故人となった映画監督伊丹十三の早口な標準語が，『わたしは，生まれは地方の骨髄ですが，育ちは東京の胸腺大学です』とインテリぶったT細胞の科白として聞こえてくるようだ。この両者の育ちの差が，獲得免疫系における両者の戦術の差となる。

体液性免疫と細胞性免疫

　B細胞は**形質細胞** plasma cell に自ら分化することにより，侵入した病原微生物の抗原性に対応した免疫グロブリン蛋白質である**抗体** antibody を生み出す。具体的には，1個の形質細胞は1秒間に2,000分子もの抗体を放出し，特異性を持つ**体液性免疫** humoral immunity（液性免疫ともいう）として侵入者を効率よく処理する。一方，T細胞は**抗原提示細胞** antigen presentating cell（APC，マクロファージと樹状細胞をいう）の助けを借りて侵入細胞を特定し殺傷する。すでに述べたことだが，樹状細胞とマクロファージの細胞膜表面にはMHCクラスⅡがあたかも"皿"のように発現しており，この皿の上に加工された異物抗原の重要部分（**エピトープ**という）を載せて，T細胞に

病気と免疫①

免疫を理解する…リンパ球とその機能を知る

提示する。するとT細胞は自分の細胞膜表面にある**T細胞受容体** T-cell receptor（TCR）で提示されたその抗原をしっかりと保持し，その抗原情報を瞬時に読み取る（活性化されるという）というわけだ。すると活性化されて攻撃性をもったT細胞は，その異物抗原が表出している細胞を探し当て，捕捉し，インターフェロンというサイトカインやパーフォリンやグランザイムをその細胞にふりかけ，殺傷する。この手口はNK細胞と似ており，ウイルスだけでなく細菌である結核菌のようにマクロファージの細胞質内に潜む病原微生物を掃討する方法論でもある。だから，抗原提示細胞の助けなしにはT細胞の担う**細胞性免疫**（cellular immunity）は成り立たないということになる。**表8**に獲得免疫をまとめておこう。

> このB細胞とT細胞の戦術の差は，B細胞が細胞外に存在する病原微生物を抗体というタンパク質で補足殺傷するのに対し，T細胞は抗原提示細胞の助けを借りて，細胞内に寄生する病原微生物を特定し殺傷するという差となって現れる。侵入した病原微生物は細胞外にいても細胞の中に逃げ込んでも，この獲得免疫のシステムを逃れることはできないのだ。

表8 獲得免疫の総括

獲得免疫の種類	主役細胞	脇役細胞	殺傷手法	攻撃対象
体液性免疫	B細胞	ヘルパーT細胞*	抗体と補体**	細胞外の病原微生物
細胞性免疫	T細胞	抗原提示細胞による抗原提示（MHCⅡが関与）	パーフォリン，グランザイム，サイトカイン（インターフェロンなど）	細胞内の病原微生物

* ヘルパーT細胞の分泌するサイトカインにより，B細胞は形質細胞に姿を変え抗体を産生する。
** 体液性免疫は抗体が病原微生物の表面に結合するのだが，この抗体に補体 complement が更に結合し病原微生物の細胞膜表面に穴を穿つことにより殺傷する。

ヘルパーT細胞とキラーT細胞

もう1つ重要なことがある。それは，活性化されて形質細胞に分化することのできるB細胞はどのようなステージにあってもB細胞という1つの集団なのだが，T細胞は違う。大きく2つのクラスに分かれる。**ヘルパーT細胞**（細胞表面にCD4*という抗原を持っている）と**キラーT細胞**（細胞表面にCD8*を発現している）である（**表9**）。

病気と免疫①

> * CD とは cluster of differentiation の略。1982 年以来，モノクローナル抗体で認識した血液細胞の細胞膜抗原を分類し続ける国際分類。CD4，CD8 タンパク質は免疫染色で染めることができるわけで，この 2 つは T 細胞のサブクラスを区別する指標となる。

CD3, CD45R などは一般的な T 細胞の表面マーカー，一方，B 細胞のマーカーとしては CD20，CD79 などがある。ちなみに，NK 細胞は CD16，CD56 を発現している。

表9　T 細胞の分類とその抗原認識法と役割

T 細胞の種類	細胞膜表面	抗原認識方法	役割
ヘルパー T 細胞 （TH 細胞と略す）	T 細胞受容体と CD4 が発現	抗原提示細胞の MHC Ⅱ と結合	B 細胞の抗体産生の補助，炎症時，サイトカインを分泌して細胞性免疫を賦活
キラー T 細胞 （細胞傷害性 T 細胞 Tc 細胞と略す）	T 細胞受容体と CD8 が発現	すべての細胞に発現している MHC Ⅰ と結合	感染細胞や異常細胞を捕捉しパーフォリンやグランザイムをふりかけて細胞を殺す

ヘルパー T 細胞が体液性免疫の B 細胞にリンクしており，さらに，獲得免疫を担うリンパ球の一員キラー T 細胞が，なにやら，先天性免疫を担うリンパ球の一員ナチュラルキラー細胞と抗原認識と標的細胞の殺傷の仕方が似ているのは象徴的である。

図6　T 細胞・B 細胞・形質細胞の透過電子顕微鏡（A–C）および光学顕微鏡（D）写真

(A) 抗原でいまだ刺激されていない休止期の B 細胞と T 細胞：形態だけでは T 細胞か B 細胞かは鑑別できない。
(B) B 細胞が抗原刺激を受け形質細胞に分化した姿（形質細胞をエフェクター B 細胞という），夥しい粗面小胞体が細胞質に見られる。ここで大量の抗体が産生される。
(C) 活性化された T 細胞（エフェクター T 細胞という），細胞表面の突起が減少している。
(D) リンパ節の濾胞間にみるリンパ球と形質細胞と赤血球（×400 HE 染色）。リンパ球は円形の核のみで細胞質はほとんど見えない。しかし，形質細胞は特徴的な細胞形態（偏在する車軸状核と核の傍らに寄り添うようにみえる細胞質内の明るい領域：核周囲明庭）をとるので光学顕微鏡でも同定できる（東京厚生年金病院病理診断科標本）。

電子顕微鏡写真は Molecular Biology of the Cell. 4th ed. Garland Science 2002 より

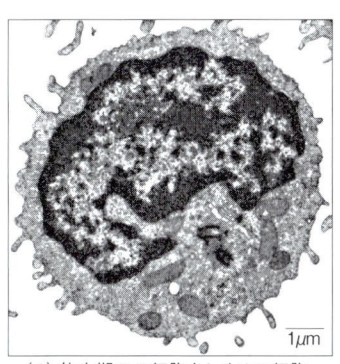

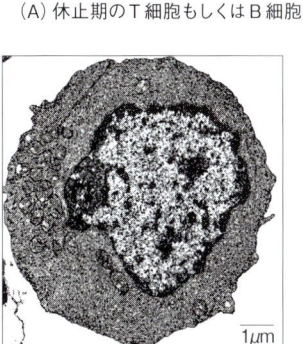

(A) 休止期の T 細胞もしくは B 細胞
(B) エフェクター B 細胞（プラズマ細胞）
(C) エフェクター T 細胞
(D) 血管内皮細胞／リンパ球／赤血球／形質細胞／リンパ球

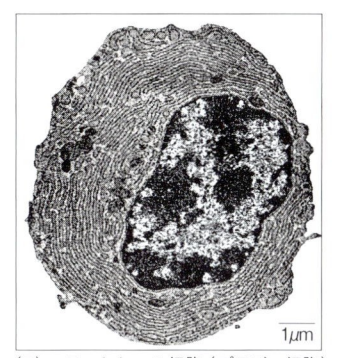

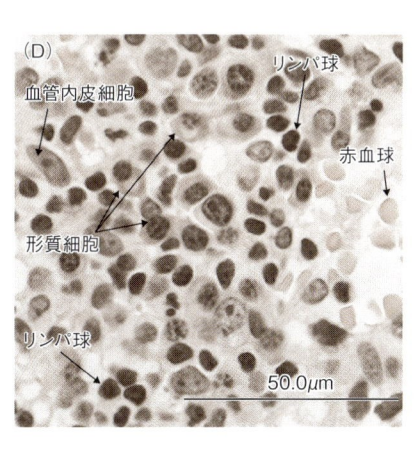

病気と免疫①

免疫を理解する…リンパ球とその機能を知る

　このように，先天性免疫と後天性免疫の巧妙な連携により，われわれの身体は病原微生物や異物抗原の侵入から堅牢に守られているのである。この免疫システムの破綻した状況を**免疫不全状態**といい，HIV（ヒト免疫不全ウイルス）**感染症**（エイズ）はその現実の姿である。実は，HIVはCD4＋ヘルパーT細胞に感染する。だから，HIV感染症は細胞性免疫のみならず体液性免疫をも完膚なきまでに駆逐する恐るべき感染症といえるだろう。

　一応，リンパ球の実物を見ておこう（**図6**）。

リンパ節の構造

　リンパ球の機能と種類を見てきたわけだが，ここでリンパ節の構造を見ておこう。T細胞とB細胞が見事に配置されたその構造を示そう（**図7**）。

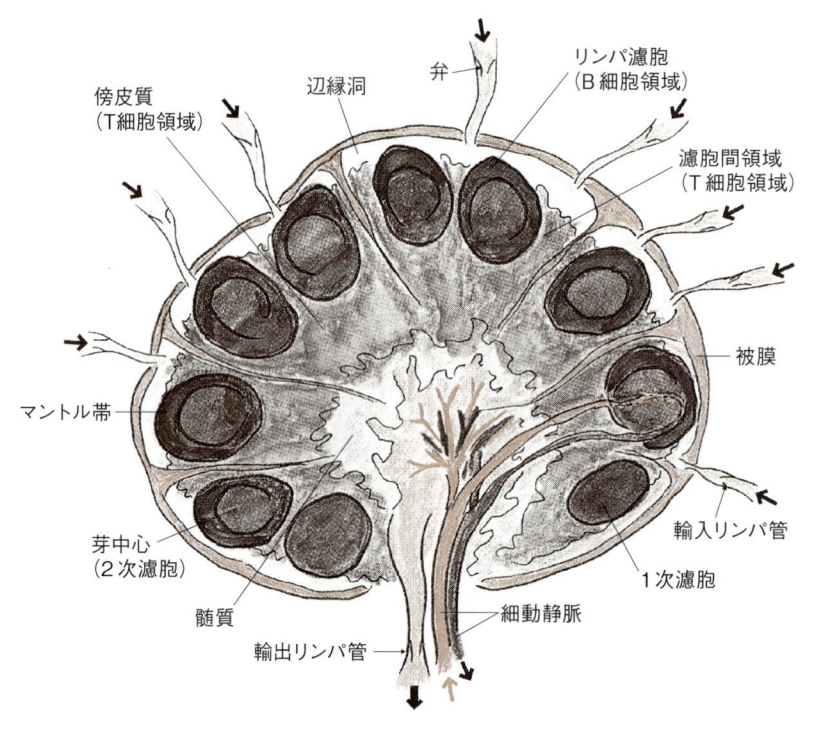

図7　リンパ節の構造

皮質の濾胞構造部分はB細胞の居住区，傍皮質と濾胞間がT細胞の居住区である。全身をめぐるリンパ流がリンパ節を灌流し，病原微生物や異物抗原がリンパ節の皮質と髄質を巡り，その間にそれら侵入物の性質が解析され，体液性免疫と細胞性免疫による特異的な防御体制が速やかに企画され，高度なテクニックをもつリンパ球の特殊部隊がこのリンパ節から放たれるのだ。
（井上 泰：なぜ？ がなるほど！ 病態生理 絵解きゼミナール．メディカ出版，2008を一部改変）

病気と免疫②

アレルギー，過敏症，そしで自己免疫疾患

　免疫反応 immune reaction は，本来，環境に存在する病原微生物や異物抗原から自ら固有の身体を守ることを目的とした防御システムの基本的な反応である．したがって，免疫反応が自らの身体を傷害することはあってはならないのだが，如何に人体という巧妙な構造物の中に完備しているとはいえ完全無欠な免疫反応というわけにはいかないのが実情である．つまり，免疫反応が**防御システム**として作用するためには必要かつ十分な免疫反応でなければならないはずなのだが，惹起された免疫反応が必要以上 excess におこるか，頓珍漢な inappropriate ものになって自らの肉体を傷つけることがある．この過剰あるいは不適当な免疫反応を**アレルギー** allergy とか**過敏症** hypersensitivity と表現する．この病理的免疫反応の原因は，すべからく**自己寛容機構の不全状態** failure of self-tolerance，言ってみれば，自己 self を非自己 not-self と認識してしまう免疫反応の儚さに求めることができる．

アレルギー，過敏症，アトピー，アナフィラキシーに違いはあるのか

　これは専門的な言葉の定義ということになるが，アレルギーとは"IgEが仲介する即時型の過敏症"で，**アレルゲン** allergen（アレルギーを引き起こす抗原）と反応するや短時間（数分以内）に症状が出現する喘息・蕁麻疹・花粉症（アレルギー性鼻炎）・食物アレルギーなどに対して用いられる．一方，過敏症という場合，"組織や器官によからぬ傷害を引きおこす**過剰免疫反応**を総称"する．過敏症のこの定義は高等にみえるが，より曖昧で具体性に欠ける広い定義である．また別に，アトピー atopy という表現がある．これは"アレルギー反応をおこしやすい遺伝的な素因"をさす．ギリシャ語の atopos (out of place) に由来し，"奇妙な strange"あるいは"普通ではない unusual"という意味である．したがって，**アトピー性アレルギー** atopic allergy と表現すれば，もうそれはアレルギーとほとんど同義である．だから，過敏症が最も広い（曖昧な）免疫過剰反応を現す表現で，アレルギーはこの中に含まれることになる．さらにアナフィラキシー anaphylaxis は，アナフィラキシーショック anaphylactic shock に象徴されるように，急速に，しかも，劇的に発症し，死の匂いのする**全身性** systemic **過敏反応**（その本体は全身の血管拡張による組織の浮腫と急激な血圧低下，さらに上気道の狭窄が加わる）をさす．つまり，全身性過剰免疫反応としての**アナフィラキシー**と局所的（気道・皮膚・消化管など）過剰反応としての気管支喘息・蕁麻疹・食物アレルギーなどの一切を含む表現が過敏症であり，**局所的過敏反応**（局所的なアナフィラキシー反応といってもいい）をアレルギーあるいはアトピー性アレルギーといっているわけだ．

病気と免疫②

アレルギー，過敏症，そして自己免疫疾患

過敏症反応の分類

人体を構成する細胞（免疫学の世界では効果器細胞 effector cells という）あるいは組織や器官（効果器組織，器官 effector tissue/organs という）に対する免疫系の機能 effector mechanisms が過剰となり出現する**過敏症反応** hypersensitivity reaction あるいは**過敏症病** hypersensitivity diseases の分類は，ジェル（Gell）とクームス（Coombs）がアレルギー性組織障害を I〜IV 型の4つに分類した（1963）ことに始まるが，今日ではさらに V 型を加え5つの型に分類されている（表10）。

表10 過敏症反応の分類

過敏症反応タイプ	病理的免疫機構	組織傷害機構	具体的な疾患例
I 型：即時型反応 immediate hypersensitivity あるいは アナフィラキシー型反応 anaphylactic hypersensitivity	IgE 抗体，抗原は通常外因性 exogenous 2型 CD4＋ヘルパーT細胞（T$_H$2）の活性化 ●反応は速やか（数分以内）に出現し30分でピークに達する（急性期相）。引き続き2〜4時間後に炎症反応がおこる（晩期相）。	IgE 抗体に特異的に結合する Fc 受容体（FcεRI）をもつ肥満細胞とそのメディエーター（ヒスタミンなどの血管作動性アミン・プロスタグランジンやロイコトリエンなどの脂質メディエーター・TNF,IL などのサイトカイン）	アナフィラキシー・気管支喘息・花粉症（アレルギー性鼻炎）・食物アレルギー・蕁麻疹や湿疹（アトピー性皮膚炎） ●全身血管（アナフィラキシー）・気道・消化管・皮膚が標的
II 型：抗体依存細胞障害性反応 antibody-dependent cell mediated cytotoxic (ADCC) hypersensitivity	細胞表面や細胞外基質に存在する抗原に対する IgM, IgG 抗体 ●反応は3〜8時間でピークに達するから I 型ほどではないが出現が速い反応といえる。	①オプソニン作用と細胞貪食 ②補体と Fc 受容体が仲介する白血球とマクロファージの参集と活性化による局所の炎症 ③細胞機能異常（ホルモン受容体信号の異常など）	自己免疫性溶血性貧血・自己免疫性血小板減少性紫斑・輸血後の溶血・尋常性天疱瘡・グッドパスチャー症候群・急性リウマチ熱・重症筋無力症・悪性貧血・ANCA 関連血管炎・インスリン抵抗性糖尿病（インスリン受容体抗体陽性例）
III 型：免疫複合体仲介反応 immune complex mediated hypersensitivity	流血中の免疫複合体と IgM あるいは IgG 抗体	補体と Fc 受容体が仲介する白血球の参集と活性化	SLE・溶連菌感染後糸球体腎炎・多発性結節性動脈炎・血清病
IV 型：遅延反応および T 細胞（細胞性免疫）仲介反応 delayed, T cell mediated hypersensitivity	①1型 CD4＋T細胞（T$_H$1）（遅延型） ②CD8＋細胞障害性T細胞（T細胞仲介細胞溶解 cytolysis 反応。 ●マクロファージや標的細胞の MHC と関連 ●反応は24〜48時間でピークに達する。	①マクロファージ活性化，サイトカイン仲介炎症反応 ②直接的な標的細胞の殺傷，サイトカイン仲介炎症反応	①ツベルクリン反応，肉芽腫性炎症（結核・真菌など），接触性皮膚炎 ②関節リウマチ・多発性硬化症・ギランバレー症候群（末梢神経炎）・インスリン依存性糖尿病（1型），移植片対宿主反応
V 型：刺激反応 stimulatory hypersensitivity ●従来，抗体の関与ということで II 型に分類されていたものだが，自己抗体が刺激的に作用するというめずらしい機序から V 型として別に分類してある	甲状腺刺激抗体（TSH 受容体に対する自己抗体）。抗原は甲状腺濾胞上皮細胞表面にある TSH 受容体	持続的な TSH 様作用。補体や細胞性免疫の関与はない。	グレーヴス Graves 病（バセドウ病）

TNF：tumor necrotic factor 腫瘍壊死因子, IL：Interleukin インターロイキン, ANCA：anti-neutrophilic cytoplasma antibody 抗好中球細胞質抗体, MHC：major histocompatibility complex 主要組織適合遺伝子複合体, TSH：thyroid-stimulating hormone 甲状腺刺激ホルモン

病気と免疫②

このように表にまとめてみると，"**過敏症**"は分類されるだけのことはあって，その機序に明らかな差があることがわかる。Ⅰ型に代表される即時型はあっという間に反応が成立することを，Ⅳ型の遅延型は2日近く反応の完結に時間がかかるということだし，免疫反応の中でT細胞による細胞性免疫が主役をなす（抗原に特異的に反応するT細胞 antigen-specific effector T cellsという）のはⅣ型反応のみであり，そのほかはB細胞が担う体液性免疫の主役である抗体が関与していること，抗体と双璧をなすオプソニンの補体complementが関与しているのはⅡとⅢ型だけだということもわかるのだ。

Ⅰ型過敏症反応（即時型あるいはアナフィラキシー型反応）…その実態

急速に血圧が低下し，速やかに意識が失われるアナフィラキシーショックの現場，例えば，ペニシリンショックやヨード剤を用いた造影検査によるショックの現場，を経験すれば，その反応の急激な進行の醸し出す恐怖と人間はかくも脆いものだという驚愕と哀しみを実感することになろう。

筆者は，もう，30年以上も昔のことだが2回**アナフィラキシーショック**を経験したことがある。一例は交通事故の頭部外傷で救急収容された17歳少年。意識はあり問題は特にないと判断したのだが一応確認のため，当時，ようやく一般病院に普及し始めた脳CT検査でヨード剤による造影検査を自ら施行したのだった。右肘関節部から皮静脈を穿刺し，**ヨード剤**を注入し始めたのだが，彼は「なんか気分悪いんですけど」と言った。脈はしっかりしているがあまりにも唐突なこの言葉に，不気味な不安が筆者の胸に兆した。と同時に，気管支の収縮による喘鳴が起こり，あっという間に，意識を失った。心臓は動いているが脈はほとんど触れない。呼吸は今にもとまりそうだ。速やかに，造影剤注入を停止し，**ノルアドレナリン**（ノルエピネフリン）を筋肉注射し，**ステロイドホルモン**入りの点滴に変え急速に輸液しながら，気管内挿管し入院管理とした。幸い，ショックを脱却して無事退院したのだが，頭部外傷はあるものの意識障害のない17歳の少年を検査の副作用で死に至らしめることに対するえもいえぬ不安が襲ってきたことの生々しい記憶として今も消えない。医師の宿命とはいえ辛い記憶の刻印である。

もう一例は78歳男性で，肺癌が疑われ自ら気管支鏡検査を施行した例である。術前の気道の**キシロカイン**による吸入局所麻酔をしていたときのことだ。繰り返す「大丈夫ですか」との問いかけにしっかりと頷いていた彼が突然反応しなくなった。幸い救命できたのだが，これもキシロカインによるアナフィラキシーショックの辛い思い出である。

しかし，このような劇的なアナフィラキシーが気管支喘息や蕁麻疹や食物アレルギーと同じ機序によるものだとはなかなか承服しにくいのではなかろうか。

病気と免疫②

アレルギー，過敏症，そして自己免疫疾患

Ⅰ型過敏症反応の反応様式

　異物抗原（アレルゲン allergen，通常，環境に存在するタンパク質や化学物質）に人体が反応することでⅠ型過敏症反応は始まる。それはまず，抗原を受容体（B細胞受容体 B cell receptor：BCR）で受け止めたB細胞はその抗原を細胞質内で加工し抗原ペプチド（**エピトープ**）を抽出する。そして，同時に合成される MHC class Ⅱ にこの抗原ペプチドを乗せ CD4陽性の2型ヘルパーT細胞（T$_H$2）の受容体（**T細胞受容体** T cell receptor：TCR）に抗原提示する。すると T$_H$2 の活性化がおこり，この T$_H$2 はインターロイキン4（IL-4）を分泌し B細胞は刺激され，**IgE抗体**産生（IgE抗体へのクラススイッチという。ここで産生される IgE は ε 重鎖をもつ IgE である）能をもつ形質細胞 plasma cell に分化する。そして，この形質細胞により産生された IgE 抗体は全身をめぐり，皮膚の真皮や消化管や気道の粘膜上皮下などの結合組織に存在する（血管周囲や末梢神経周囲に位置することが多い）**肥満細胞** mast cell の細胞表面にある **Fc受容体*** に結合する。これが言わば"Ⅰ型過敏症反応"の準備状態であり，IgE 抗体の結合した肥満細胞を"感作 sensitization された"肥満細胞という。

> * Fc受容体：正確には，エフシーイプシロン受容体Ⅰ型：Fc ε R Ⅰ という。実は，この受容体は肥満細胞だけではなく好塩球 basophils，好酸球 eosinophils にも発現しており IgE にきわめて高い親和性を示す。いわば，IgE 御用達の特製受容体といってよいだろう。

　この準備状態に同じアレルゲンの2回目の刺激（被曝）re-exposure がおこると，すでに感作されている肥満細胞は，細胞質内顆粒としてあらかじめ存在していた血管作動性アミンの代表であるヒスタミンや，感作によって活性化された肥満細胞が新たに産生する**脂質メディエーター**であるプロスタグランジン・ロイコトリエン・血小板活性化因子などの伝達物質 mediators を放出し，数分以内に惹起される血管と平滑筋の反応からなる**即時型反応** immediate reaction が姿を現す。そして，引き続き，2-4時間後に，肥満細胞が新たに産生分泌する**サイトカイン**（腫瘍壊死因子・インターロイキンなど）と先述した脂質メディエーター（プロスタグランジン・ロイコトリエン・血小板活性化因子など）および細胞質内顆粒に蓄えられていた**タンパク質分解酵素**（トリプターゼなど）による炎症反応 inflammation と組織傷害が中心となる晩期反応 late reaction 相を作り出すのだ。この**晩期炎症反応**に動員される炎症細胞は，好酸球・好塩球・T$_H$2細胞だけではなく好中球が出現する。即時型過敏反応の顛末を図8に示す。

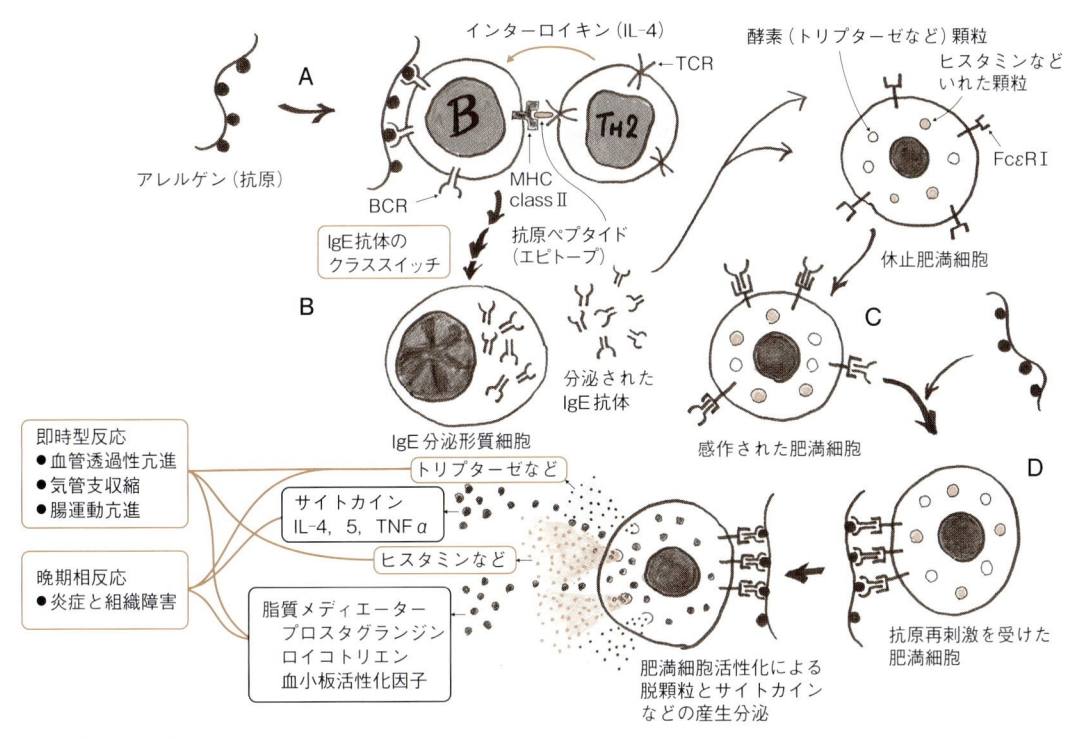

図8 I型過敏症反応

アレルゲン（抗原）がB細胞の受容体（B cell receptor：BCR）に結合すると，B細胞は活性化されその細胞質内に抗原を取り込み加工して抗原のペプタイド（エピトープ）をMHC classIIに乗せてII型ヘルパーT細胞（T$_H$2）に提示する。と，T$_H$2細胞膜表面にあるT細胞受容体（T cell receptor：TCR）がこの提示された抗原ペプチドの情報を読み取り活性化される。するとこの活性化T$_H$2はインターロイキン4（IL-4）を分泌し，B細胞を刺激する（A）。するとB細胞はIgEクラススイッチされε重鎖をもつIgEを産生する特異的な形質細胞へと分化し，せっせとIgE抗体を産生分泌する（B）。細胞外に分泌されたIgE抗体は全身の休止期にある肥満細胞のIgEのFc部分に結合する受容体（FcεRI受容体）に結合する。このIgE抗体が結合した肥満細胞を感作された肥満細胞という（C）。このいわばアレルギー反応の準備状態にある肥満細胞に二度目のアレルゲンの被曝が起こると，肥満細胞は激しく反応し，細胞質内顆粒中のヒスタミンやタンパク分解酵素のトリプターゼを放出し，さらに，刺激により新たに産生されるサイトカインや脂質メディエーターを放出し，即時反応と炎症と組織障害を引きおこす晩期相反応を作り出すのだ。

アトピー素因の意味

アトピー素因をもつ場合，環境に存在するおびただしい**アレルゲン**に反応し血液中に高濃度のIgEをすでに持っている。一方，アトピー素因がない場合は，血液中のこのようなIgEはきわめて少なく，むしろ，IgMやIgGが中心の免疫グロブリン状況をもつ。さらに，肥満細胞表面に存在するFcεRIの数はアトピー素因をもつほうがはるかに多い。このことは何を意味するのかというと，そもそもIgE合成の制御は，すでに述べたことだが，**2型ヘルパーT細胞（T$_H$2）**に依存している。それはT$_H$2が分泌するIL-4が誘導するIgE抗体のクラススイッチによる形質細胞のε重鎖をもつIgE合成がその本体である。言い方を変えれば，アトピー素因の人間の血液中にはアレルゲン特異性をもつIL-4分泌T$_H$2が大量に存在していることを意味する。だから，**アトピー素因**はアレルゲンに対するT$_H$2の反応性が高い傾向をもつ人間で

病気と免疫②

アレルギー，過敏症，そして自己免疫疾患

あるということになる。この反応性の高さは，遺伝的要因（遺伝子）・抗原の性質・抗原被曝歴などが関与していると考えられている。

好酸球はもちろんⅠ型過敏症反応に関与している

これまで，あたかも**肥満細胞**だけがⅠ型過敏症反応に関与しているかのように語ってきたのだが，そうではない。すでに述べたことだが，Fc受容体（FcεRⅠ）は肥満細胞だけではなく好酸球や好塩球の細胞膜表面にも発現している。だから，当然，IgE抗体が好酸球や好塩球にも結合しているわけでその事情は同じである。ただ，**好塩球**は肥満細胞とほとんど同じ反応をするが，**好酸球**はいささか異なる。即時型（Ⅰ型）過敏症反応における晩期相の炎症反応に関与しているのだ。そして，ここでも**2型ヘルパーT細胞**（T$_H$2）が顔を出す。好酸球を活性化させ晩期炎症反応に参画させるのはT$_H$2が分泌するもう1つのサイトカインである**インターロイキン-5**（IL-5）なのだ。好酸球も肥満細胞同様，細胞質内顆粒をもつ。したがって，活性化されるとこの顆粒は脱顆粒しその内容物を局所環境に放出する。主なものは2つ。**陽イオン顆粒タンパク質** cationic granule proteins（主要塩基性タンパク質 major basic proteins，好酸球陽イオンタンパク質 eosinophil cationic proteinなど）と**好酸球ペルオキシダーゼ**に代表される酵素である。**表11**に活性化された好酸球が脱顆粒で放つ物質とその反応を肥満細胞と比較して示そう。

表11 好酸球と肥満細胞の活性化によるメディエーターの放出とその反応の比較

活性化細胞	脱顆粒により放出されるメディエーター	その反応
肥満細胞	●血管作動性アミン（ヒスタミン・好中球および好酸球走化因子・カリクレインなど） ●脂質メディエーター（血小板活性化因子・プロスタグランジン・ロイコトリエン・トロンボキサンA2など）	血管透過性亢進 気管支収縮 消化管の過剰運動 血管拡張 粘液分泌亢進
	●サイトカイン（腫瘍壊死因子，インターロイキンなど） ●脂質メディエーター（血小板活性化因子・プロスタグランジン・ロイコトリエン）	晩期炎症反応 T$_H$2分化誘導刺激 好酸球産生と活性化刺激
	●酵素（トリプターゼやキマーゼのような中性プロテアーゼなど）	組織障害，細菌や寄生虫の殺傷
好酸球	●陽イオン顆粒タンパク質（主要塩基性タンパク質，好酸球陽イオンタンパク質） ●酵素（好酸球ペルオキシダーゼ，ライソゾーム水解酵素）	寄生虫，細菌の殺傷と宿主細胞の傷害
	●脂質メディエーター（ロイコトリエン・血小板活性化因子）	気管支収縮の遷延，血管透過性亢進，粘液分泌の亢進
	●サイトカイン（インターロイキンなど）	好酸球産生刺激と活性化，白血球遊走刺激

2列めのイロ文字は細胞質内の顆粒にすでに蓄えられているもの，黒字は肥満細胞，好酸球が刺激され新たに産生し放出するもの。

この表をみれば，Ⅰ型過敏症反応による気管支喘息・蕁麻疹・アレルギー性鼻炎・食物アレルギー，そして，アナフィラキシーショックが，肥満細胞，好酸球，好塩球の**脱顆粒**によって，同時に，刺激により新たに産生され放出

病気と免疫②

されるメディエーターが引き起こしていることが理解できるだろう。つまり，**即時型反応**は放出されたメディエーターそのものの作用により，**晩期炎症反応**は主に新たに産生放出されるメディエーターが引き寄せた2型ヘルパーTリンパ球（TH2細胞），好中球，好酸球などが担っている炎症反応であるということが…。

抗体と補体が関与する過敏症反応…Ⅱ型反応とⅢ型反応

過敏症反応で抗体と補体が関与するメカニズムには2つある。
①細胞や細胞外組織（細胞外基質）抗原に対する抗体が引きおこす場合（Ⅱ型反応）
②流血中の抗原抗体複合体（免疫複合体 immune complex）がおこす場合（Ⅲ型反応）

①が**Ⅱ型過敏症反応**の機序である。抗体依存性細胞障害 antibody-dependent cytotoxicity と表現されるが，この傷害には補体系の活性化が関与しており2つのメカニズムがある。
 a. オプソニン作用と貪食作用
 b. 補体と Fc 受容体介在炎症反応

である。前者は抗体が結合することによりその細胞が貪食されやすくなる（オプソニン作用）か，抗体により補体が活性化されさらにオプソニン作用が増強し，抗体結合細胞は抗体の Fc 受容体と補体受容体（C3受容体）を発現している貪食細胞（マクロファージ）によって貪食処理される。自己免疫性溶血性貧血・自己免疫性血小板減少性紫斑・輸血による溶血がその具体的な例である。後者は抗体が組織に沈着し，Fc 受容体と補体受容体（C3受容体）をもつ好中球やマクロファージが動員され，その局所に炎症を引き起こすものだ。ここでいう抗体とは，自己の組織・細胞抗原に対する自己抗体 autoantibody である場合と，外来性の薬物やウイルスなどの抗原に対する抗体の場合がある。自己抗体の場合は**自己免疫疾患**ということになり，抗基底膜抗体による糸球体腎炎（抗 GBM 糸球体腎炎）やグッドパスチャー症候群，**尋常性天疱瘡**，ANCA 関連血管炎などがその代表である。

Ⅱ型過敏症反応で生理学的反応が異常になるメカニズム

ところが，このⅡ型過敏症例反応には，組織傷害を伴わないが**生理学的反応**が異常になるメカニズムが含まれている。それはホルモンや神経伝達物質に関するものだ。その1つは，甲状腺濾胞上皮にある**甲状腺刺激ホルモン受容体**（TSH receptor）にその抗体が結合することにより，その抗体がこの受容体を刺激する stimulation という反応が引きおこされる。つまり，抗体自身が**甲状腺刺激ホルモン**として働くわけだ。当然，甲状腺機能は亢進し，**グレーヴス病 Graves' disease（バセドウ病）**が発症する。一方，神経筋接合部の筋肉側にあるアセチルコリン受容体に対する抗体が生じると，神経末端から放出されるアセチルコリンが結合できなくなり**重症筋無力症 myasthenia gravis** が発症する。つまり，機能を抑制する inhibition 反応である。とりわ

病気と免疫②

アレルギー，過敏症，そして自己免疫疾患

け，グレーヴス病の反応は"刺激する"というきわめて珍しい反応であるため，Ⅱ型過敏症反応から切り離し，別に，過敏症反応の新たなⅤ型として分類する考え方もある（**表10**はそのような状況を考慮し，Ⅴ型として分類してある）。**図9**にⅡ型過敏症反応のイメージを示し，**表12**にⅡ型反応に分類される具体的な疾患とその抗原（自己抗原）に対する自己抗体 autoantibody の顛末をまとめておこう。

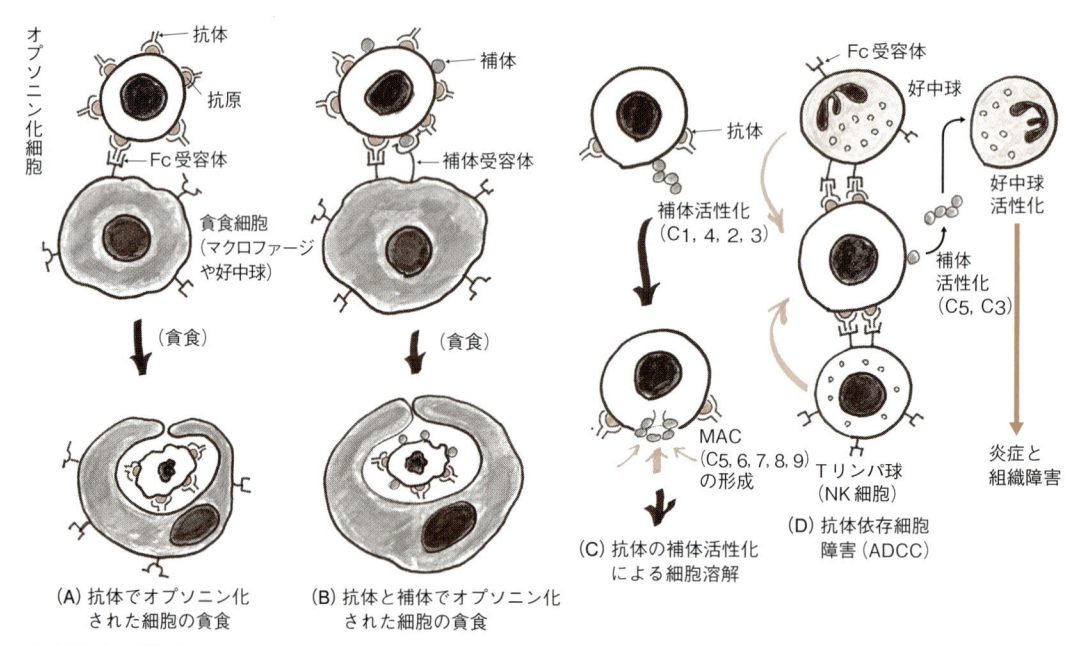

図9 Ⅱ型過敏症反応
オプソニン作用による貪食細胞による貪食処理，抗体の結合による場合 (A) と抗体と補体結合による場合 (B)。抗体結合による補体系の活性化，膜侵襲複合体 (membrane attack complex：MAC, C5,6,7,8,9 による) の形成による細胞溶解 cytolysis (C)。抗体依存性細胞介在性細胞障害 antibody-dependent cell-mediated cytotoxicity (ADCC)，好中球介在と T 細胞 (NK 細胞など) 介在による場合 (D)。補体活性化 (C3,C5) による炎症と組織障害 (D)。ここでの Fc 受容体は，Ⅰ型過敏症反応と異なり FcγR (Fcγ receptor：エフシーガンマ受容体) である。

②は**Ⅲ型過敏症反応**の機序である。ここでいう**免疫複合体** immune complex とは抗体の結合した自己抗原 self antigen あるいは異物抗原 foreign antigen をいう。そして，この反応は免疫複合体が沈着する場所を反映して成り立つもので，その抗原を提供する細胞に依存しない。だから，**免疫複合体仲介病** immune complex-mediated disease は全身病 systemic disease の形をとり，特別な組織や器官に限定されないという特徴がある。そもそも，この免疫複合体は正常な免疫反応の過程で恒常的に出現しているのだが，その量が掃除屋マクロファージの処理能力を超えて過剰に産生されるとき，組織内に沈着しさまざまな病態が顕在化する。この沈着は免疫複合体の性状と流血中を流れるという性質から血管壁の性質に依存する。皮肉なことに免疫複

表12　Ⅱ型過敏症反応が原因である疾患の要約（その自己抗原と機序と臨床）

疾患名	標的抗原（自己抗原）	機序	臨床像
自己免疫性溶血性貧血	赤血球膜タンパク（Rh血液型抗原，I抗原）	赤血球のオプソニン作用と貪食	溶血性貧血
自己免疫性血小板減少性紫斑	血小板膜タンパク（gpⅡb, Ⅲa, インテグリン）	血小板のオプソニン作用と貪食	出血
尋常性天疱瘡	皮膚表皮細胞の細胞間結合タンパク（表皮カドヘリン）	抗体によるプロテアーゼ活性化と細胞間接着の破綻	水疱
ANCA関連血管炎（ウェゲナー肉芽腫症など）	好中球細胞質内顆粒	好中球脱顆粒と炎症	血管炎
グッドパスチャー症候群	腎糸球体と肺胞基底膜のⅣ型コラーゲンα3鎖（これは非コラーゲンタンパク）	補体およびFc受容体が仲介する炎症	腎炎と肺胞出血
急性リウマチ熱	溶連菌細胞壁抗原（心筋抗原と交差反応する抗体産生）	炎症，マクロファージ活性化	心筋炎と関節炎
重症筋無力症	アセチルコリン受容体	抗体がアセチルコリンの受容体への結合を阻害	筋肉の収縮力低下，麻痺
グレーヴス病（バセドウ病）	甲状腺刺激ホルモンTSH受容体	抗体が持続的にTSH受容体を刺激する	甲状腺機能亢進症
インスリン抵抗性糖尿病	インスリン受容体	抗体が様々な細胞表面にあるインスリン受容体を阻害しインスリンの結合ができない	高血糖，ケトアシドーシス
悪性貧血	胃の壁細胞の内因子	抗体が内因子を中和しビタミンB_{12}の吸収が障害される	異常な赤血球造血，大球性貧血

　合体のサイズが小さいほど，マクロファージによる貪食をむしろ免れ血管壁に沈着しやすい。もし，**免疫複合体に陽イオン抗原**が含まれていれば，陰イオンに荷電している血管や糸球体の基底膜に親和性が高いため，沈着は高度で長期にわたるものとなろう。糸球体や関節の滑膜の毛細血管は静水圧が高く血漿成分が濾過されやすい。だから，このような血管環境は免疫複合体が沈着する格好な場所となる。

　さらに，免疫複合体は**炎症細胞**を刺激し，サイトカインや血管作動性メディエーターの分泌がおこる。となれば，白血球の血管内皮細胞接着の亢進と血管透過性の亢進がおこり，血管内膜の浮腫が生じ免疫複合体の沈着はさらにおこりやすくなる。また，補体やFc受容体を介した炎症反応により血管壁や周辺組織に傷害が広がるのだ。図10にⅢ型過敏症反応の概略を描く。そして，図11にⅡ型およびⅢ型過敏反応による**糸球体腎炎**の自己抗体あるいは免疫複合体の沈着場所による違いを，透過電子顕微鏡像として描いてみよう。また，血管壁に免疫複合体が沈着する主要疾患を表13に記す。

病気と免疫②

アレルギー，過敏症，そして自己免疫疾患

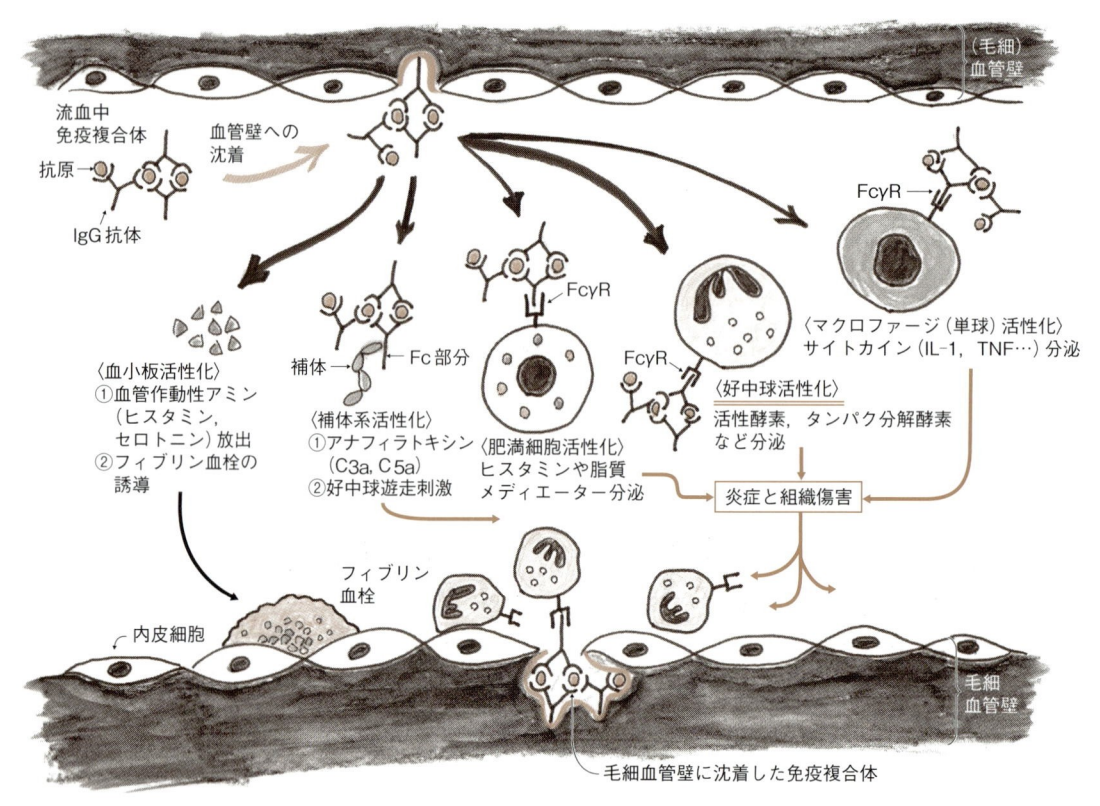

図10　Ⅲ型過敏症反応

抗原とIgG抗体の結合による免疫複合体は流血中を流れ，血管壁に沈着する．IgG抗体のFc部分に対する受容体（FcγR）を持つ好中球・単球（マクロファージ）・血小板・肥満細胞は免疫複合体のFc部分と反応し，好中球，マクロファージ・血小板・肥満細胞は活性化され，さらに，補体系の活性化が加わり，炎症と組織障害，フィブリン血栓の出現，好中球の炎症局所への遊走の促進といった多彩な反応が惹起される．

表13　代表的な免疫複合体病（Ⅲ型過敏症反応）

疾患	抗原	臨床像
SLE	DNA，核タンパクなど	糸球体腎炎・関節炎・血管炎
結節性多発動脈炎	B型肝炎ウイルス表面抗原など	血管炎
溶連菌感染後糸球体腎炎	溶連菌細胞壁抗原	糸球体腎炎
血清病	さまざまなタンパク質	関節炎・血管炎・糸球体腎炎

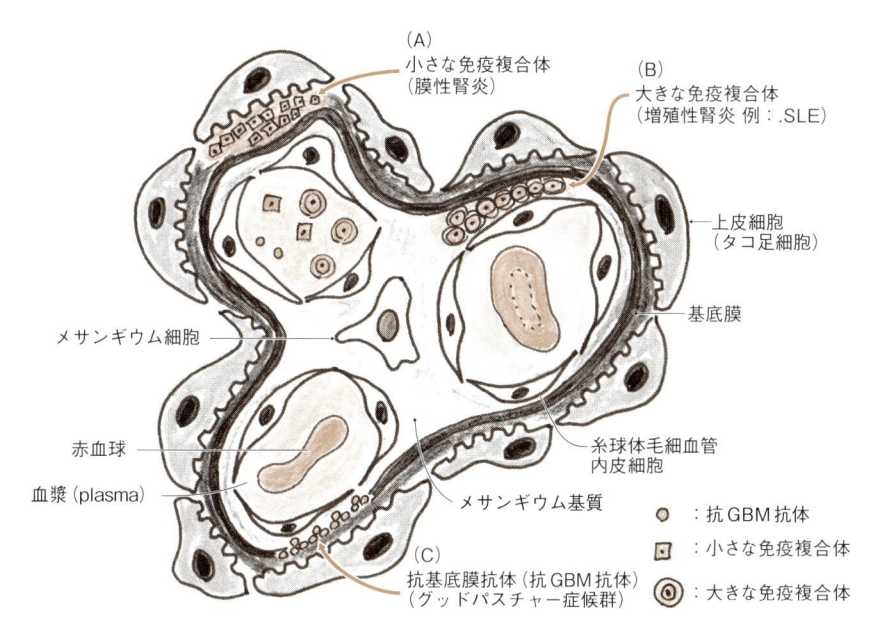

図11　Ⅲ型過敏症反応による糸球体腎炎

小さな免疫複合体やその抗原の陽性荷電が強い場合（例えば，B型肝炎ウイルスのe抗原が関連する場合）は，免疫複合体は糸球体毛細血管から離れた上皮細胞（タコ足細胞）と基底膜の間に沈着し，膜性腎炎 membranous glomerulonephritis の形をとる。この場合，毛細血管内腔から離れているので好中球の浸潤はおこりにくく，補体の活性化が組織傷害の原因となる。光学顕微鏡の世界では，蛍光抗体で染めるとIgGとC3が顆粒状に沈着し，PAM染色でみると基底膜が傷害され反応した結果，基底膜がケバ立ち，棘状になる。いわゆる，spike形成である。また，溶連菌感染後の急性糸球体腎炎の免疫複合体の沈着も上皮細胞と基底膜の間におこる(A)。比較的大きな免疫複合体の場合（例えば，SLE），内皮細胞側の基底膜からメサンギウム基質に沈着し，増殖性糸球体腎炎 proliferative glomerulonephritis（PGN）の形をとる。メサンギウム細胞と基質が反応し増殖した結果，光学顕微鏡でみると毛細血管壁は二重に見える。Double contour とか double track と表現されるもので，メサンギウムの侵入によるものである（mesangial interposition という）。免疫複合体の沈着が毛細血管内腔と近いため好中球の浸潤と補体活性化による炎症と組織傷害がおこる(B)。比較のために，Ⅱ型過敏症反応であり，自己免疫疾患のグッドパスチャー症候群における，抗基底膜抗体（anti-basement membrane antibody）の内皮細胞側の基底膜への沈着を示す。蛍光抗体法でみると，みごとな線状のIgGの沈着が見られる(C)。

補体とは何者？

これまで説明抜きで語ってきた"**補体 complement**"だが，その説明をしておかねばなるまい。すでに貪食細胞（マクロファージや好中球）によって，体内に侵入してきた病原微生物や異物抗原を貪食されやすくするタンパク質（つまり**オプソニン**）の1つであることは述べている。補体は血漿中に存在する30種類近いタンパク質群だが，その中で**補体成分**とよばれるのは9種類（C1～C9）ある。肝臓とマクロファージが補体産生の中心である。抗体を補助するという意味で補体という。この9種類の補体が次から次へと活性化されていく連鎖反応によって体内に侵入してきた**病原微生物**を殺傷する振る舞いを展開する。この過程は凝固因子の連鎖反応に似ている。補体成分の中で最も重要なのは**補体第3要素**のC3である。重要であるがゆえにC3の血清濃度は群を抜いている。この補体系によって病原微生物を補足殺傷する3つの経路がわかっている。

①古典経路 classical pathway
②第2経路 alternative pathway

病気と免疫②

> アレルギー，過敏症，そして自己免疫疾患

③**レクチン経路** lectin pathway

である。**古典経路**は病原微生物の細胞膜表面に結合した抗体（IgM, IgG）に補体第1成分（C1）が結合することから始まる。**第2経路**は補体第3成分（C3）が自発的に分解してその分解産物（C3b）が病原微生物膜表面に結合することから始まる。**レクチン経路**は流血中のレクチン（マンノース結合レクチン mannose-binding lectin（MBL）など）が病原微生物表面のポリサッカライドに結合することから始まる。そして，これら3つの経路は最終的には，C5, 6, 7, 8, 9が結合して生じる**膜侵襲複合体** membrane attack complex（MAC）で病原微生物の膜に穴を穿ち殺傷する。まことに派手な殺し方ではある。

しかし，補体系の作用は単に病原微生物に穴をあけることにとどまらない。オプソニン作用だけではなく，例えば，C5, C4, C3には血管透過性亢進・平滑筋収縮・肥満細胞からのヒスタミン放出を誘導するアナフィラトキシン anaphylatoxin 活性があるし，C3はリンパ球の活性化機能ももつ。だが，補体を悪者としてのレッテルを張るわけにはいかない。補体は**免疫複合体**の塊を解きほぐしその免疫源としての力を弱体化するという好ましい機能も持っているからだ。図12に補体の概略を示しておこう。

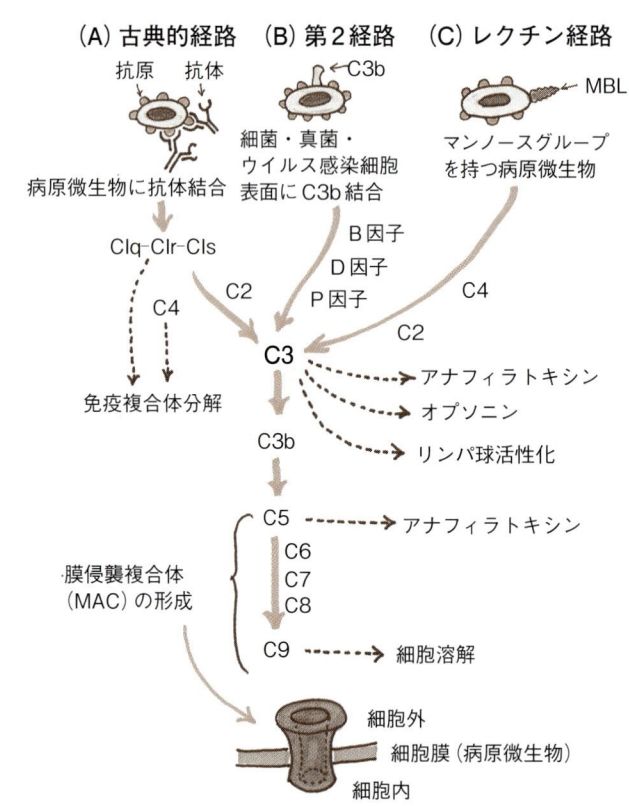

図12　補体系の3つの経路

病原微生物の抗原に抗体が結合することから古典的経路 classical pathway は始まる（A）。しかし，第2経路は病原微生物（細菌・真菌・ウイルス）感染細胞や腫瘍細胞表面に，抗体ではなく第3補体要素の分解産物C3bの結合に始まる（B）。ところが，レクチン経路は抗体ではなくマンノースを発現している病原微生物に血漿中を流れるマンノース結合レクチン mannose binding lectin（MBL）が結合することに始まる（C）。この3つの経路は第3補体要素であるC3にすべからく収斂する。そして，C5, 6, 7, 8そしてC9が連合して膜侵襲複合体 membrane attack complex（MAC）の形成に終わる。このMACが病原微生物のドテッ腹に穴を穿ち殺傷するのだ。なお，第2経路では補体と呼ばず，因子（factor）と呼ぶ。

病気と免疫②

IV型遅延型過敏症反応を理解する

　このゆるやかに進行する過敏症反応は，抗体の関与はなくT細胞が引きおこす。具体的には，3つの経路がある。①**1型ヘルパーT細胞**（1型CD4＋T細胞，T_H1）が引き金を引きマクロファージが主役を演じるものと，②**キラーT細胞**（CD8＋細胞溶解性T細胞 cytolytic T lymphocytes（CLTs））によるもの，そして，③**2型ヘルパーT細胞**（2型CD4＋T細胞，T_H2）が引き金を引き好酸球が主役を演じるものがある。

　①の反応では，抗原提示細胞であるマクロファージや樹状細胞 dendritic cellが抗原をMHC class 2（MHC-II）に乗せてT_H1に提示すると，T_H1はサイトカインを分泌しマクロファージの活性化（インターフェロンガンマ IFN-γによる）と炎症反応と組織障害を惹起（腫瘍壊死因子 tumor necrosis factor（TNF）などによる）する。その典型的な反応が**ツベルクリン反応**であり，接触性皮膚炎や多発性硬化症，そして，関節リウマチはその疾患例である。

　②の反応は，CD8＋細胞溶解性T細胞，いわゆるキラーT細胞，が抗原を主要組織適合複合体クラスI（MHC class I；MHC-I）で提示している細胞を認識して直接殺傷する。細胞内に潜む**病原微生物**（特にウイルス）**感染細胞**の殺傷が中心となる。ウイルス性肝炎はそのような例であろう。そして，このCD8＋細胞溶解性T細胞の殺傷手法はNK細胞（natural killer cell：NKC）が癌細胞やウイルス感染細胞を殺傷する方法に似ている。

　③の反応は，2型ヘルパーT細胞（T_H2）がマクロファージからMHC-IIを介して抗原提示を受け，T_H2がインターロイキン4，5とエオタキシン eotaxinを分泌し好酸球を活性化し，タンパク分解酵素・サイトカイン・ロイコトリエンおよび毒性タンパク質を分泌し炎症と組織障害を起こすものである。発作性の即時型反応（I型過敏症反応）ではなく，持続的に存在する**気管支喘息**の慢性炎症はこの例である。図13にIV型過敏症反応をまとめ，典型的なIV型反応である結核結節の病理組織像を描いてみよう。

自己免疫疾患と過敏症反応はどう違うのか？

　自己免疫 autoimmunityとは，自己の正常細胞や組織に**免疫応答**することをいう。つまり，**自己抗原** autoantigenと反応を示すことをいうのだが，自己免疫反応は健常人でも結構おこっており，とりわけ，高齢者では頻発していると考えられている（自己免疫による老廃組織の生理的な除去）。また，さまざまな感染症や外傷の後でこの自己免疫反応はおこっている（自己免疫による傷害組織の生理的な除去）。しかし，その多くは病気につながるものではなく自然に消失していくと考えられている self-limited autoimmunity。だから，**自己抗体** autoantibodyが血清中に確認されたとしても自己免疫疾患と即刻診断するわけにはいかない。しかし，その自己免疫反応が過剰となり，正常自己組織を破壊しその組織障害が持続するとき，それは病的であり自己免疫疾患 autoimmune diseaseとして姿を現す。その本体は異常な（病的な pathogenic）自己抗原による**細胞性免疫**（自己組織に特異的に反応するT細胞の出現）と**体液性免疫**（B細胞による自己抗体の産生）の特異的な過剰反

病気と免疫②

アレルギー，過敏症，そして自己免疫疾患

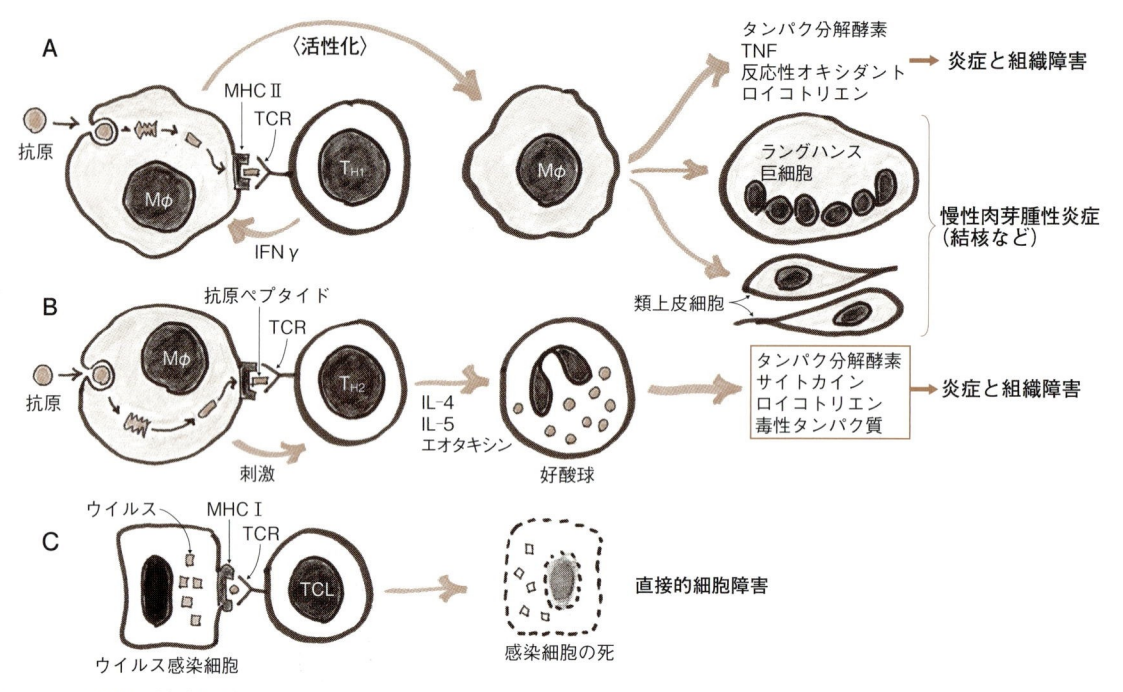

図13-A　Ⅳ型過敏症反応

A）マクロファージ（Mφ）による MHC Ⅱに乗せた抗原提示を，T細胞受容体（T cell receptor；TCR）で受けとった1型 CD4＋T細胞（TH1）は刺激されインターフェロンガンマ（INFγ）を分泌し，マクロファージにふりかける（パラクライン作用という）。すると，マクロファージは活性化され，タンパク分解酵素やサイトカイン（TNFなど）や脂質メディエーター（ロイコトリエンなど）を分泌し炎症と組織傷害を起こす（接触性皮膚炎などはその一例である）。また，活性化されたマクロファージが類上皮細胞 epithelioid cell に姿を変えたり，癒合してラングハンス巨細胞 Langhans giant cell が出現し，慢性肉芽腫性炎症が起こる。かの有名な結核結節はその代表である（図13-B）。B）マクロファージの同様の抗原提示を受けた2型 CD4＋T細胞（TH2）は刺激されインターロイキン（IL-4,5）やエオタキシンを分泌し，好酸球にふりかけ刺激する（これもパラクライン作用）。すると好酸球細胞質内顆粒の脱顆粒（タンパク分解酵素や毒性タンパク質）と新たに産生されたサイトカインや脂質メディエーター（ロイコトリエンなど）の分泌が惹起され，炎症と組織傷害を引きおこす。即時型過敏症反応による発作性の喘息にみられる持続する慢性炎症はこのⅣ型反応によると考えられている。C）ウイルス感染細胞の表出する MHC Ⅰで提示された抗原ペプタイドを CD8＋T細胞の細胞溶解性T細胞（cytolytic T cell：CLT，キラーT細胞のこと）がそのT細胞受容体（TCR）で受け取ると，直接ウイルス感染細胞を殺傷する。移植片宿主病 graft versus host disease（GVHD）や腫瘍免疫はこの反応による。

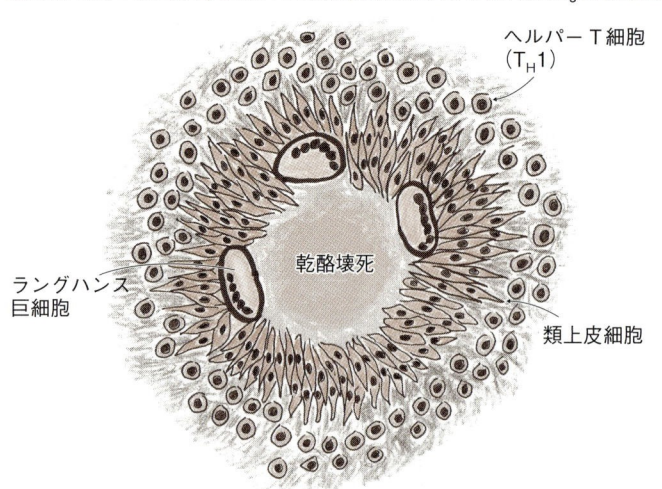

図13-B　結核結節（乾酪壊死を伴う結核性肉芽腫）の病理組織形態

中心部に細胞質内で増殖を繰り返していた結核菌をもつマクロファージの死骸の集積である乾酪壊死 caseous necrosis をもち，その周囲をラングハンス巨細胞と類上皮細胞が取り囲み，マクロファージを活性化したヘルパーT細胞（TH1）がその外周を取り囲む。Ⅳ型過敏症反応の典型的な病理形態がここにある。

病気と免疫②

応である。したがって、自己免疫疾患は**過敏症反応**と深く結びついておりオーバーラップしていることになるわけで、まさに、**自己寛容機構**の不全状態であることは共通している。

自己免疫疾患の発症にかかわる因子

自己免疫疾患の発症にかかわる因子には、**遺伝的要因**〔腫瘍壊死因子やインターロイキンなどのサイトカインの異常、主要組織適格複合体 MHC（ヒトでは HLA）の異常など〕や**環境因子**の薬物（プロカインアミドによる薬剤性 SLE はその代表的な例）、**感染症**（例えば、赤血球や血小板に対する自己抗体の産生）など多くの因子がかかわっている。このような事情も過敏症反応と同質である。ただし、自己免疫疾患はホルモン環境との関連からか女性に多いことは記憶しておいていいだろう。また、自己免疫疾患の家族内集積や二卵性双生児より一卵性双生児のほうが自己免疫疾患の一致率が高いという疫学的事実から、遺伝因子が自己免疫疾患に深くかかわっていることを示している。しかし、1型糖尿病や多発性硬化症の発生頻度は、家族の移住に伴って変化する報告や、一卵性双生児の疾患一致率は高いものの、予想されるほどではないという報告もあり、環境因子も遺伝因子に勝るとも劣らず自己免疫疾患の発現に重要な因子である。しかし、引き金となる環境因子はいまだ特定されていない。

自己免疫疾患における組織障害のメカニズム

自己免疫疾患の**組織障害機構**は大きく2つに分かれる。①抗体が関与するもの、そして、②T細胞が関与するものである。つまり体液性免疫が主役のものと細胞性免疫が主役をなすものということになる。もちろんここでいう抗体とは**自己抗体**である。また、T細胞とは**1型ヘルパーT細胞**（T_H1）が中心となる反応である。表14に代表的な自己免疫疾患をそのメカニズムを中心にまとめてみよう。

この表14と表10、12、13を比較してみれば、**過敏症反応**のⅡ、Ⅲ、Ⅳ型が自己免疫疾患に強く関連していることがわかるだろう。また、**関節リウマチ**は抗体とT細胞の両者が関与しており、一筋縄ではいかない複雑な病態を形成していることもわかる。

自己免疫疾患は局所性と全身性に分けることができる

自己免疫疾患は局所性と全身性に分けることができる。局所性の自己免疫疾患とは、特定の臓器の抗原に対して自己免疫疾患が発症する場合をいい**臓器特異的自己免疫疾患** organ specific autoimmune disease という。一方、全身性とは、普遍的な組織抗原に対する自己抗体が出現し全身の臓器が傷害される場合で**全身性自己免疫疾患** systemic autoimmune disease という。**橋本病**が前者の代表であり、SLE が後者の代表である。つまり、自己免疫疾患のスペクトラムはまことに広いのである。しかも、傷害される組織が1つで臓器特異的であっても、自己抗体が臓器特異的でない場合もある。

例えば、**原発性胆汁性肝硬変症** primary biliary cirrhosis（PBC）では、肝

病気と免疫②

アレルギー，過敏症，そして自己免疫疾患

表14　自己免疫疾患の代表的なメカニズムと標的抗原

原因抗体あるいはT細胞	組織傷害機序	標的（抗原）	疾患
自己抗体	ブロック blocking または不活化 inactivation	アセチルコリン受容体	重症筋無力症
		フォスフォリピッドβ2グリコプロテイン1複合体	抗リン脂質症候群
		インスリン受容体	インスリン抵抗性糖尿病
		内因子	悪性貧血
	刺激 stimulation	TSH受容体（LATS）	グレーヴス病（バセドウ病）
		プロテイナーゼ3（ANCA）	ウェゲナー肉芽腫症
		上皮カドヘリン（デスモグレイン3）	尋常性天疱瘡
	補体活性化	毛細血管基底膜のⅣ型コラーゲンのα3鎖	グッドパスチャー症候群
	免疫複合体	二重鎖DNA	SLE
		免疫グロブリンG（IgG）	関節リウマチ
	オプソニン作用	血小板表面のGpⅡb/Ⅲa	自己免疫性血小板減少性紫斑
		Rh抗原，I抗原	自己免疫性溶血性貧血
	抗体依存性細胞性細胞障害	甲状腺ペロキシダーゼ（ミクロゾーム），サイログロブリン	橋本甲状腺炎
T細胞	サイトカイン産生	いまだ不明	関節リウマチ・多発性硬化症・1型糖尿病
	細胞性細胞障害	いまだ不明	1型糖尿病

自己抗体が確認されている自己免疫疾患は他にも多数あるが，ここにはそのメカニズムがよく知られているものを示す．ANCA：anti-neutorophil cytoplasmic antibody（抗好中球細胞質抗体），LATS：long-acting thyroid stimulator（持続性甲状腺刺激物質），TSH：thyroid-stimulating hormone（甲状腺刺激ホルモン）

臓のグリソン鞘の中にある細い胆管が特異的に傷害されるが，PBCで確認される自己抗体はミトコンドリアに対する抗体（抗ミトコンドリア抗体）である．ミトコンドリアは肝臓の細胆管上皮細胞にだけ存在するわけでなく，人体を構成する細胞にあまねく分布している．つまり，**PBC**は普遍的な自己抗体を持ちながら，肝臓だけが障害される臓器特異的自己免疫疾患ということになる．一方，橋本病や**グレーヴス病**の場合，自己抗体は甲状腺濾胞上皮に存在する自己抗原に対する自己抗体である．当然，この抗原は甲状腺にしかなく傷害が甲状腺に限られるのだから，抗原も傷害臓器も臓器特異的な自己免疫疾患のプロトタイプ（原型）といえる．このように**自己免疫疾患は単純な分類がむずかしい**が，**表15**に両者をわけてまとめてみよう．

病気と免疫②

表15 自己免疫疾患の分類

自己免疫疾患	自己抗体
臓器特異的自己免疫疾患	
橋本甲状腺炎	抗サイログロブリン・ミクロゾーム抗体
グレーヴス病（バセドウ病）	抗TSH受容体抗体
インスリン依存性（1型）糖尿病	抗膵β細胞抗体（島細胞原形質抗体 islet cell antibody：ICA，島細胞表面抗体 islet cell surface antibody：ICSA）
インスリン抵抗性糖尿病	抗インスリン受容体抗体
重症筋無力症	抗アセチルコリン受容体抗体
自己免疫性溶血性貧血	抗赤血球膜（Rh抗原，P抗原）抗体
自己免疫性血小板減少性紫斑病	抗血小板膜GPⅡb/Ⅲa抗体
多発性硬化症	抗脳ミエリン塩基性タンパク抗体
悪性貧血	抗内因子抗体
グットパスチャー症候群	腎糸球体と肺胞毛細血管抗基底膜抗体
尋常性天疱瘡	抗表皮細胞間接着分子デスモグラニン抗体
原発性胆汁性肝硬変	抗ミトコンドリア抗体
潰瘍性大腸炎	抗結腸リポ多糖体抗体
慢性活動性ウイルス肝炎	抗細胞膜リポタンパク抗体
ギラン・バレー症候群	抗末梢神経糖脂質・ガングリオシド抗体
全身性自己免疫疾患	
全身性エリテマトーデス SLE	二重鎖DNA，Sm（U-RNA），PCNAに対する抗核抗体
シェーグレン症候群	SS-B/La（RNA-タンパク複合体），SS-A/Ro（RNA-タンパク複合体）に対する抗核抗体
全身性硬化症（PSS）	Scl-70/Og（トポイソメラーゼ1）に対する抗核抗体
多発筋炎・皮膚筋炎（PM・DM）	抗核抗体の抗Jo-1抗体
ウェゲナー肉芽腫症	抗好中球細胞質抗体（ANCA）

全身性のものは抗核抗体が自己抗体であることが多い。関節リウマチは全身性自己免疫疾患に分類されるが，固有の抗核抗体は特定されていない。
PCNA：proliferating cell nuclear antigen（増殖細胞核抗原），SLEの疾患特異的抗核抗体でDNAポリメラーゼを認識．SLEの3～5％に陽性で血小板減少症や腎症を伴う場合が多い。

　　　　　　　　　　表16に自己免疫疾患のスペクトラムを臓器特異的自己免疫疾患のプロトタイプとしての**橋本甲状腺炎**を最上に置き，全身性自己免疫疾患のプロトタイプとしての SLE を最下部に置き，その実態を垣間みてみよう。

病気と免疫②

アレルギー，過敏症，そして自己免疫疾患

表16　自己免疫疾患の多様性

臓器特異性が強い自己免疫疾患	侵される臓器
橋本甲状腺炎	甲状腺
グレーヴス病（バセドウ病）	甲状腺
悪性貧血	胃
重症筋無力症	神経骨格筋接合部
インスリン依存性糖尿病	膵臓ランゲルハンス島
グッドパスチャー症候群	腎臓糸球体と肺胞毛細血管
尋常性天疱瘡	皮膚
多発性硬化症	脳
自己免疫性溶血性貧血	血液細胞成分（赤血球）
自己免疫性血小板減少性紫斑	血液細胞成分（血小板）
原発性胆汁性肝硬変	肝臓
慢性活動性ウイルス性肝炎	肝臓
潰瘍性大腸炎	大腸と直腸
シェーグレン症候群	涙腺・唾液腺・関節・腎
関節リウマチ	関節（滑膜）・血管・肺
全身性硬化症	皮膚・食道・肺・血管・心臓
ウェゲナー肉芽腫症	全身血管（特に肺と腎臓）
多発性筋炎・皮膚筋炎	皮膚・横紋筋・肺・食道
全身性エリテマトーデス	皮膚・関節・腎・中枢神経・血管
全身性の傷害が強い自己免疫疾患	

グラデーションが濃くなればなるほど（下にいくほど）全身病としての性格が強くなる。全身疾患としてか，特別な臓器に限られるか，侵される臓器，組織をあわせまとめる。

自己抗体といっても，特別な自己免疫疾患だけに出現する（例えば，橋本慢性甲状腺炎やインスリン依存性糖尿病など）とは限らない。全身性自己免疫疾患の傾向が強くなればなるほど，出現する自己抗体はさまざまな自己免疫疾患でも出現する。例えば，関節リウマチに特別関連するように考えやすい**血清リウマトイド因子**の出現をみてみよう（**表17**）。

表17 代表的な自己免疫疾患にみる血清リウマトイド因子陽性率

自己免疫疾患	リウマトイド因子陽性率（%）
関節リウマチ（RA）	80〜90
シェーグレン症候群	70〜80
全身性エリテマトーデス（SLE）	30〜50
全身性硬化症（PSS）	30〜50
皮膚筋炎（DM）	20〜40
肝硬変	30〜40
慢性肝炎	20〜30
亜急性細菌性心内膜炎	30〜50
梅毒	10〜20
健常人	〜5

（矢田純一：医系免疫学　改訂8版．p.459，中外医学社より転載）

　彼女あるいは彼が"関節が痛い"ために病院を受診するとき，自分が**関節リウマチ**という有名な病気ではないかという不安がその理由のことが多いだろう．そんなとき，きまって血液検査で調べるのはリウマトイド因子である．この血清中の**リウマトイド因子** rheumatoid factor は IgG の Fc 部分に対する自己抗体である．この自己抗体は IgM クラスのものが証明されることが多いのだが，IgG や IgE クラスのほうが病因的意義が高いと考えられている．この IgG に対する自己抗体であるリウマトイド因子が IgG と結合して**免疫複合体**を形成し関節の滑膜に沈着し，好中球の炎症反応がおこり滑膜を傷害し，さらに，マクロファージの分泌するインターロイキン1および補体系の活性化が誘導する組織障害が複雑に加わるのが関節リウマチと考えられている．このリウマトイド因子は確かに関節リウマチで90%の出現率を示している（逆にいえばリウマトイド因子陰性の関節リウマチが10%近く存在するということ）が，SLE でも30〜50%出現し，梅毒で10〜20%，はたまた健常人でも最高5%の出現をみるとこの表は語っている．だから，1つの因子が陽性になったからといって，鬼の首を取ったかのように舞い上がってはいけない．

　表18に具体的な1つの自己免疫疾患で，どのような**自己抗体**が出現するのかを示そう．

病気と免疫②

> アレルギー，過敏症，そして自己免疫疾患

表18 代表的な自己免疫疾患におけるさまざまな自己抗体の発現頻度

疾患	甲状腺に対する自己抗体	胃に対する自己抗体	核に対する自己抗体	IgGに対する自己抗体
橋本甲状腺炎	99.9	32	8	2
悪性貧血	55	89	11	*
シェーグレン症候群	45	14	56	75
関節リウマチ	11	16	50	75
全身性エリテマトーデス	2	2	99	35
コントロール	0〜15	0〜16	0〜19	2〜5

(Ivan Roitt：Essential Immunology 9th ed. 1997, p.405 Table 19.3 Organ-specific and nonorgan-specific serological interrelationships in human disease から引用)

　この表をみれば，確かに**橋本甲状腺炎**では甲状腺に対する自己抗体の発現率はほとんど100％だ．しかし，胃に対する自己抗体も橋本甲状腺炎で32％，さらにSLEの代表的な核に対する自己抗体が8％に出現している．逆に，全身性自己免疫疾患の代表であるSLEは，確かに核に対する自己抗体発現率は100％に近いが，甲状腺に対する自己抗体も2％とはいえ出現することを示している．また，**シェーグレン症候群**は涙腺・唾液腺の分泌不良が中心となるが，関節炎や腎炎やレイノー現象がみられたり，悪性リンパ腫を合併するなど，まことに多彩な臨床像を示す**Ⅳ型**（遅延型）**過敏症反応**がその中心と考えられる自己免疫病である．しかし，その自己抗体はIgGや核に対するもののみならず，甲状腺や胃に対する自己抗体も高率に発現していることは印象深い．さらに，全く臨床症状をもたない健常人（コントロール）が0（ゼロ）でないことは，自己抗体の出現が生理的にもおこっていることを示すものだろう．

さくいん

欧文

I型過敏症反応　335, 337
I度房室ブロック　81
II型過敏症反応　339, 340
II型脂質異常症　57
II型肺胞上皮細胞　107, 109
II型反応　339
II度房室ブロック　81
III型過敏症反応　340, 342
III度房室ブロック　81
IV型過敏症反応　346, 352
1回換気量　121
1回拍出量　76
1型 CD4　345
1型糖尿病　242, 243, 248, 347
1型ヘルパー T 細胞　345, 347
1次性高尿酸血症　255
1次性自然気胸　93
1心周期　76
1秒率　121
2型 CD4　345
2型糖尿病　180, 242, 243
2型ヘルパー T 細胞　337, 338, 345
2次性 DAD　106
2次性高尿酸血症　255
2次性自然気胸　93
2大呼吸筋　95
3大神経変性疾患　305
3大進行性神経変性疾患　310
3大脳血管障害　284
4血管造影検査　280
75g 経口糖負荷試験　244
A フィラメント　73
ABC　263
ACTH　235
ALL　20
ALT　177
ANP　74
APTT　32
ARDS　106
AST　72, 177
ATLL　37
ATP　180
B 型肝炎　171
B 型慢性肝炎　173
B 細胞　36, 329
B 細胞悪性リンパ腫　35
B 細胞リンパ腫　37
BCG 接種　125
BCR-ABL タンパク質　19
Berger 病　204
BMI　176
BNP　74
C 型肝炎ウイルス抗体検査　171
C 型慢性肝炎　171, 173
Ca 拮抗剤　63
CCK　162, 166
CFP-10　125
CK　72
CML 細胞　19
CPAT　274
CRH　235
CRP 値　160
CT 検査　179
CVA　284
CVD　197
DAD　106
DLB　306
DNA 修復異常　14
EPD 製剤　199
ESAT-6　125
Fc 受容体　336
FDP　29
GFR　183, 193
HbA1c　244
HBD　72
HCV　171
HDL コレステロール値　57
HIV 感染症　332
HLA タイピング　328
HTLV-I　37
I フィラメント　73
IBD　159
IDDM　242
IDL　56
IgA 腎症　206
IgA 沈着　209
IgA 免疫複合体　206, 207, 209
IgE 合成　337
IgE 抗体　336
IgG　8, 320
IgG 型抗体　171
IgM 型抗体　171
IGRAs　125
IL-5　338
KIR　328
LDH　10, 72
LDL　56
LDL コレステロール　57
LE 細胞　315
M タンパク質　23
MAC　344
MHC　328
MRSA　102
n-3 脂肪酸　209
NAFLD　176
NK 細胞　36, 327
NO　66
NSAIDs　140
OGTT2 時間値　244
on-off 現象　307
PBC　348
PC-1　180
pica　5
PSA 監視療法　224
PT　27
PTT　27
RA 因子　320
Rad　180
S 状結腸　154
SLE　347, 349, 352
SLE 自己抗体　317
SLE 診断基準　318
ST 上昇　63
T3　229
T4　229
t-PA　28
T 細胞　36, 329
T 細胞受容体　330, 336
T 細胞リンパ腫　37
T/NK 細胞系　36
TBG　230
TC　57
TCR　336
TG　57
TGF-β　207
TH1　347
TH2　337, 338, 345
Thin 糸球体基底膜病　208
TNM 国際ステージ・システム　131
TRH　230
TSA　229
TSH　229
％VC　121
VLDL　56, 180
wash out　201
wearing-off 現象　307
α1-アンチトリプシン　119
α ヒドロキシ酪酸脱水素酵素　72
β2 ミクログロブリン　196
β アミロイドタンパク質　302
β ラクタム系　97
γ SM　213
γ-GTP　177
γ セミノプロテイン　213

あ

悪性関節リウマチ　320
悪性黒色腫　273
悪性新生物　217
悪性度　38
悪性脳腫瘍　275
悪性葉状腫瘍　262
アストログリア　273
アスパラギン酸アミノトランスフェラーゼ　72
アセチルコリン作動性神経　302
アダムス-ストークス症候群　78
アテローム血栓症　56
アテローム斑　58, 59, 68
アトピー性アレルギー　333
アトピー素因　337
アナフィラキシー型反応　335
アナフィラキシーショック　191, 335
アバスチン　20
アポトーシス　14, 19, 180
アミノ酸　185
アルカリフォスファターゼ　177
アルコール摂取歴　177
アルドステロン　198
アルブミン　7, 187
アルポート症候群　208
アレルギー　333
アレルゲン　333, 337
アンギオテンシノゲン　198
アンギオテンシン II　198
安静狭心症　55, 62
アンチトロンビン III　28
安定狭心症　55, 58, 61
アンドロゲン　13
アンモニア　185

353

い

胃角部小彎　141, 145
異化作用　249
胃型胃癌　147
易感染性　23, 248
異型狭心症　62
医原性外傷性気胸　93
移行上皮細胞　219
移行帯　214, 215
意識障害　88
意識消失発作　78
胃・十二指腸潰瘍　142
萎縮腎　195
易出血性　32
異常白血病細胞　18
異常不随意運動　307
異食症　5
胃体部　141
一次止血　26
一卵性双生児　228, 243
一過性脳虚血発作　284
溢血斑　31
一酸化窒素　66
逸脱酵素　72
遺伝因子　243, 320
遺伝子異常　38, 228
遺伝性球状赤血球症　7
遺伝性腎炎　208
遺伝性乳癌　259
易疲労感　140
異物抗原　336
異物性肺炎　85
イレウス　152
イレッサ　20
印鑑細胞癌　147
インスリン　241
インスリン依存性糖尿病　242
インスリン値　252
インスリン抵抗性　178, 180, 242, 243
インスリンの同化作用　249
インスリン非依存性糖尿病　242
インスリン分泌　251
インスリン分泌不全　242
インターフェロン分泌分析　125
インターロイキン　207, 338

う

ウィリス動脈輪　279
ウイルス関連リンパ腫　38
ウイルス性肝炎　170
ウイルス性気道感染　97
ウイルヒョウ転移　146
ウェルニッケ野　286, 291
右結腸　154
右心室　71
右心不全　78
ウレアプラズマ属　97
ウロビリノゲン　7
ウロビリン　184
運動性言語中枢　286, 292
運動性失語症　292
運動知覚麻痺　221
運動負荷試験　61
運動麻痺　286, 311
運動野　290, 291

え

エピトープ　329, 336
エリオット–ジョスリン　247
エリスロポエチン　4, 197, 199
エリスロマイシン　97
遠位尿細管　188
遠隔転移　129, 145, 275
塩化ナトリウム　184
炎症細胞　36, 341
炎症性腸疾患　159
延髄錐体交叉　291
塩素イオン　150
円柱上皮　138, 145, 154
エンテロトキシン　101

お

横隔膜　95
黄色髄　13
黄色ブドウ球菌　100, 101
黄疸　170
横紋筋　76
オートクライン　66
オカルト癌　212
オッディ括約筋　162
オプソニン作用　339
オリゴデンドログリア　273

か

外因系凝固反応　26
介在板　76
回収系　48
外傷性気胸　93
咳嗽　89, 137
咳嗽反射受容体　85
回腸盲腸重積症　152
灰白質　288
外分泌機能　165, 240
外分泌腺　213, 215, 216
開放性気胸　93
外膜　66
回盲弁　152
潰瘍性大腸炎　159
外来抗原　35, 205
外肋間筋　95
カイロミクロン　56
化学受容体　54
化学療法　38, 131
核酸　254
拡張期血圧　45
獲得免疫　67, 68, 326, 329
過形成　236, 267
下行結腸　154
過呼吸　63, 196
過剰免疫反応　333
下垂体刺激ホルモン　251
下垂体腺腫　236, 274
ガス交換　89, 112, 115
家族性ALS　311
過体重　176
褐色細胞腫　46
活性型ビタミンD　197
活性化部分トロンボプラスチン時間　32
活動性結核　124
カッパー鎖　205
滑膜炎　320

括約筋　149, 150, 201
カテコールアミン　232
過粘稠症候群　24
化膿性毛嚢炎　100
化膿性連鎖球菌　101
過敏症反応　334, 339, 347
ガフキー号数　126
過膨張　90
カリウムイオン　198
カリウム値　191
カルペリチド製剤　75
カロチン　232
肝炎ウイルス　169, 173
感覚性言語中枢　286, 292
感覚性失語症　292
感覚野　291
冠危険因子　57
眼球結膜黄染　163
環境因子　228, 243, 300, 320, 347
環境性間質性肺炎　113
杆菌　124
肝硬変　170, 172, 176, 179
幹細胞　16
肝細胞癌　170, 173
肝細胞障害　176
間質　48, 112, 315
間質液　198
間質細胞　218
間質性肺炎　112, 320
間質性肺疾患　114
癌死亡率　133
癌腫　218
緩衝イオン　198
冠状動脈　54, 55, 325
冠状動脈狭窄　71
冠状動脈疾患　58
冠状動脈疾患危険因子　57
冠状動脈内腔　59
冠状動脈バイパス術　58
肝腎コントラスト　179
乾性咳嗽　94, 114
肝生検　179
間接クームス試験　8
関節痛　320
関節内出血　32
間接ビリルビン　7
関節リウマチ　345, 347, 351
関節リウマチ診断基準　322
肝線維症　176, 177
完全房室ブロック　79, 81
肝臓癌　169
肝内胆管結石　162
間脳　282
陥没乳頭　259
癌抑制遺伝子　134
含硫アミノ酸　196

き

期外収縮　80
機械受容体　54
気管支洗浄液　119
気管支喘息重積発作　86
気胸　93
器質性狭心症　55
キシロカイン　335
寄生生物　326

喫煙指数　129
気道過敏性　87
気道狭窄　87
気道収縮　90
稀突起膠細胞腫　274
気嚢胞　93
記銘障害　299
キメラ癌遺伝子　19
逆流性食道炎　149
逆流防止機構　201
吸気筋　95
急性合併症　245
急性化膿性胆管炎　161
急性化膿性腹膜炎　141
急性肝炎　170
急性間質性肺炎　106
急性冠症候群　55, 60, 62, 68
急性腎盂腎炎　201
急性心筋梗塞　53, 55, 59, 78, 325
急性心筋梗塞の診断基準　74
急性胆嚢炎　161
急性痛風性関節炎　254
急性尿路感染症　201
急性肺炎　112
急性白血病　18
急性リンパ性白血病　20
吸息筋　95
急速進行性糸球体腎炎　204
嗅内皮質　300
嗅脳　288
胸郭　93, 95
胸筋温存乳房切除術　266
胸腔内圧　94, 95
凝固機構　26
凝固第Ⅰ因子　26
凝固第Ⅲ因子　26
凝固第Ⅷ因子　32
凝固第Ⅸ因子　32
凝固第Ⅹ因子　27
胸骨穿刺　18
狭心痛　53, 55, 61
協調的収縮　80
胸痛　53, 63, 72, 94
胸部食道　137
巨核球系　16
局所的過剰反応　333
虚血性心臓病　53, 58, 65
巨赤芽球性貧血　10
許容作用　237
キラーT細胞　330, 345
近位尿細管　188
緊張性気胸　93

く

クーパー靭帯　260
偶発癌　212
空腹時血糖　244
クームス試験　8
クオンティフェロン-ティービーゴールド　125
クッシング症候群　46, 235, 236
クッパー星細胞　181
くも膜下腔　280
くも膜下出血　278
クラミジア　97
グランザイム　328

グリーソンスコア　219
グリオーマ　275, 276
グリオブラストーマ　276
グリコーゲン　170
グリソン鞘　171
グリベック　19
クルーケンベルグ腫瘍　146
グルカゴン　241
クレアチニン　191
クレアチンキナーゼ　63, 72
グレーヴス病　228, 339, 348
クロイツフェルト-ヤコブ病　296
クロールイオン　150
クローン病　159
クロラムフェニコール　13

け

経気管支肺生検　113
経口感染　170
蛍光抗体法　206
経口糖尿病薬　246
軽鎖　23, 205
形質細胞　23, 329
形質転換増殖因子　207
頸髄神経　272
経皮感染　171
経皮経冠状動脈形成術　58
経皮経肝胆管ドレナージ　163
頸部食道　137
頸部リンパ節　35
外科的黄疸　163
劇症肝炎　170
血液ガス分析　88
血液感染　171
血液凝固因子　32
血液症候群　130
結核感染　125
結核菌　125
結核死亡率　124
血管炎　325
血管雑音　227
血管収縮剤　63
血管新生　68
血管接着因子1　67
血管内皮細胞　26, 28
血管内皮細胞機能不全　66
血行性転移　129, 155
血漿　7, 184, 193, 198
血漿凝固酵素　100
血漿膠質浸透圧　183
血漿タンパク質　170
血小板　17, 326
血小板活性化因子　336
血小板血栓　26
血小板由来増殖因子　207
血清PSA　212
血清クレアチニン　196, 208
血清トロポニンT濃度　74
血清尿酸値　254
血清フェリチン値　177
血性分泌物　259
血清リウマトイド因子　350
結節性過形成　224
血栓　45, 278
血栓形成　72
血中インスリン濃度　243

血中基準値　74
血中タンパク質　183
血中尿素窒素　191
血中ヘモグロビン濃度　4
血糖コントロール　244
血糖値　251
血友病A　32
血友病B　32
血友病性関節症　32
ゲフィチニブ　21
減黄術　163
原尿　187, 193
原発性アルドステロン症　46
原発性胆汁性肝硬変症　347
原発性脳腫瘍　275
顕微鏡的血尿　204

こ

コアグラーゼ　100
コアグラーゼ陰性ブドウ球菌　100
コアグラーゼ陽性ブドウ球菌　100
好塩球　17, 338
高解像度CT　107
抗核抗体　315
膠芽腫　276
口渇　198
口渇多飲　248
高カリウム血症　191
抗凝固系　28
抗菌化学療法　103
抗菌剤　142
抗グロブリン試験　8
高血圧　208
高血圧性頭痛　44
高血圧性脳出血　284
抗血小板系　28
抗血栓機能　66
高血糖　244, 248
膠原線維　315
抗原提示細胞　329
膠原病　315
抗原ペプチド　336
好酸球　17, 327, 338
好酸球ペロキシダーゼ　338
抗酸菌　124
抗酸性細菌　124
高色素性貧血　10
甲状腺機能亢進症　232
甲状腺機能低下症　232
甲状腺刺激抗体　229
甲状腺刺激ホルモン　230, 339
甲状腺刺激ホルモン受容体　229, 339
甲状腺刺激ホルモン放出ホルモン　230
甲状腺腫　227
甲状腺中毒症　228
甲状腺ホルモン　227, 230, 231
甲状腺濾胞　227, 231
向精神薬　307
抗生物質耐性　103
抗接着・抗遊走機能　66
光線過敏症　316
酵素活性物質　101
拘束性障害　121
酵素結合イムノスポット検査法　125
酵素結合イムノソルベント測定法　125
高タンパク食　183

好中球　17, 119, 327
後天性免疫　326, 329
後頭骨　289
後頭葉　289
抗内因子抗体　10
高尿酸血症　254, 255
高比重リポタンパク　56
後腹膜臓器　165
後部尿道　213
高分化　220
抗壁細胞抗体　10
硬膜　272, 274
肛門病変　159
抗利尿ホルモン　198
高リン血症　197
呼気　90, 95
呼吸筋　95
呼吸困難　70, 88, 94
呼吸細気管支　85
黒質　305
固形便　154
骨結核　126
骨髄移植　13, 19
骨髄機能　18
骨髄球系　16
骨髄細胞　18
骨髄腫細胞　24
骨髄腫腎　24
骨髄性白血病　19
骨髄穿刺　18
骨転移　221, 263
古典経路　343, 344
弧発性ALS　311
古皮質　288
コラーゲン　315
コリン作動性神経細胞　310
コルチゾール　235
コレシストキニン　162, 166
コレステロール　162
コレステロール輸送不全　67
コロイド　227
混合感染　201

さ

再吸収　185, 187, 196
細菌感染　142
細小血管症　245
在宅酸素療法　115, 120
サイトカイン　17, 207, 336
再燃性結核症　126
細胞外液　198
細胞間接着因子1　67
細胞小器官　8
細胞性免疫　125, 330, 345
細胞接着分子　67
細胞毒　180
細胞内液　198
細胞壁　97
細網内皮系細胞　8
細葉　118
サイロキシン　230
サイロキシン結合グロブリン　230
サイログロブリン　230
左結腸　154
左心不全　78
嗄声　137

殺菌除去　89
酸塩基平衡　196, 198
産科的合併症　26
三価鉄　3
残気量　121
三叉神経　272
酸素運搬能　5
酸素飽和度　91

し

シェーグレン症候群　352
シェーンライン-ヘノッホ紫斑病　208
痔核　149
自家消化　166
時間肺活量　121
色素結石　163
糸球体　186, 195, 205, 206
糸球体疾患　204
糸球体障害　208
糸球体腎炎　204, 341
糸球体毛細血管　186
糸球体濾過値　193
糸球体濾過率　183
シクロスポリン　13
刺激伝導系　80
自己寛容機構　333, 347
自己抗原　345
自己抗体　8, 315, 317, 345, 347, 350, 351
自己免疫　243, 345
自己免疫現象　315
自己免疫疾患　229, 236, 315, 339, 348
自己免疫性溶血性貧血　7
自殺企図　237
脂質異常症　46, 57
脂質分解　250
脂質メディエーター　336
四肢麻痺　286
視床下部　273
視床出血　286
自然気胸　93
自然免疫　67, 326
失血性ショック　191
失語症　286, 291
実質細胞　218
至適血圧　45
シナプス　301
脂肪肝　176, 179
脂肪酸　180
脂肪性肝炎　176, 177
射精　217
縦隔　136, 137
集合管　188
重鎖疾患　24
収縮期血圧　45
重症筋無力症　339
重症膵臓炎　167
重層扁平上皮　138
重炭酸イオン　165, 198
十二指腸潰瘍　140
終末腎　206
粥状動脈硬化　54, 56, 57, 62, 66, 325
粥状動脈硬化リスク因子　67
手指関節　320
樹状細胞　17
出血傾向　23, 26, 29
出血時間　26, 32

出血性胃潰瘍　140
出血性ショック　140
シュニッツラー転移　146
主要イオン　185
腫瘍壊死因子α　180
腫瘍随伴症候群　130
主要組織適合複合体　328
循環血液量　140
上衣細胞　274
消化管ホルモン　166
消化酵素　164, 165
小球性低色素性貧血　14
小球性貧血　4
上行結腸　154
小膠細胞　274
常在菌　101
小細胞癌　131, 133
硝子膜形成　107
脂溶性ビタミン　162
上大静脈症候群　129
小滴性脂肪　177
小児急性熱性疾患　324
小児結核　124
小脳橋角部腫瘍　274
上皮系細胞　218
静脈還流障害　78
消耗性疾患　103
小葉　118, 260
小葉癌　262
小葉中心性肺気腫　118
初感染結核症　126
初期粥状動脈硬化　66
初期変化群　126
除菌療法　142
職業性間質性肺炎　113
食中毒　101
食道静脈瘤　172
食道大動脈瘻　137
植物性炭水化物　156
食物繊維　156, 264
女性化乳房　267
ショック　191
腎盂腎炎　46
腎機能低下　197
心筋壊死　72, 73
心筋虚血　53, 62
心筋虚血性胸痛　53
シングルフォトン・エミッション・コンピュータ断層撮影　65
神経筋症候群　130
神経原線維変化　302
神経膠腫　274, 275
神経細胞　273, 288, 301
神経細胞脱落　294
神経性ショック　191
神経性調節　145
神経変性疾患　307
神経メラニン　305
腎結核　126
心血管病　197
腎結石　254
腎血流量　193
心原性ショック　191
進行胃癌　146
人工呼吸器管理　109
進行性呼吸困難　114

人工透析　193, 208
腎後性腎不全　191
深在性リンパ節　35
腎細胞癌　195
心室細動　82
腎実質性高血圧　201
心室粗動　82
浸出液　107
浸出期　107, 109
浸潤癌　262
浸潤性乳管癌　262
腎障害　24, 197
針状結晶　254
腎生検　204, 206
腎性高血圧　46
腎性骨異栄養症　197
腎性腎不全　191
腎性貧血　197
腎前性腎不全　191
振戦麻痺　305
心臓エコー検査　65
心臓カテーテル検査　70
心臓周期　76
心臓ホルモン　74
心電図　65, 72
浸透圧利尿　250
腎動脈　185
心拍出量　76
心拍数　76
新皮質　288
心不全　45
腎不全　45, 72, 78, 193, 197
心不全マーカー　75
心房細動　82
心房性ナトリウム利尿ペプチド　74
心房粗動　82
心膜炎　53
腎容量　195

す

随意運動　288, 290
随意筋　76, 290
膵液分泌量　165
髄芽腫　276
膵酵素　167
随時血糖値　244
水素イオン　150
膵臓癌　241
膵臓の自己消化　164
錐体交叉　286
錐体路　290
水分吸収　154
髄膜刺激症状　280
髄膜腫　275
ステロイド治療　114
ステロイドホルモン　335
ステロイド薬　13
ステロイド療法　109
ずれ応力　67

せ

生化学的指標　73
生活習慣病　45, 248
精丘　216
正球性正色素性貧血　14
星細胞腫　274

成熟細胞　36
成熟リンパ球　36
正常血圧　45
星状膠細胞　273
正常高値血圧　45
正常脳圧水頭症　296
成人T細胞白血病　37
成人急性骨髄性白血病　21
静水圧　341
精嚢腺液　217
生物学的態度　220
生理学的反応　339
生理的血流パターン　67
生理的乳腺サイクル　260
赤色髄　13
脊髄前角　310
赤沈　30, 72, 160
セクレチン　166
赤血球　17, 326
赤血球自己抗体　8
赤血球寿命　8
赤血球沈降速度　30
赤血球容積　4
接触性皮膚炎　345
絶対性不整脈　82
セフェム系　97
線維化　107, 115, 171, 172, 179
線維芽細胞　107, 109
線維素　26
線維素溶解系　28
腺癌　219
穿孔　141
前酵素　166
穿刺吸引細胞診　262
腺腫　155
染色体異常　38
全身性炎症性疾患　317
全身性過剰免疫反応　333
全身性自己免疫疾患　317, 347
全身性疾患　316
喘息　87
前置胎盤早期剝離　26
センチネルリンパ節生検　266
先天性免疫　326, 329
蠕動運動　150
前頭骨　289
前頭側頭型認知症　300
前頭葉　289
前部尿道　213
腺房　216, 219
喘鳴　88
線毛運動　89
線溶系　26, 28
前立腺圧出液　217
前立腺液　217
前立腺癌罹患率　222
前立腺特異抗原　217
前立腺肥大症　212

そ

早期胃癌　146
早期関節リウマチ診断基準案　322
想起障害　299
臓器特異的自己免疫疾患　347
造血幹細胞　16
造血機能　18

総コレステロール値　57
総胆管結石　162
即時型アレルギー　88
即時型反応　336, 339
束状層　234
側頭骨　289
側頭葉　289
側副血行路　54
粟粒結核　126
組織因子　26, 29
組織液　48
組織障害機構　347
組織トロンボプラスチン　26
組織プラスミノゲン活性化因子　28
卒中動脈　286

た

タール便　140
第XII因子　26
体液性調節　145
体液性免疫　68, 329, 345
体液量　198
体幹性肥満　176
大球性高色素性貧血　14
大球性貧血　10
待機療法　224
大血管症　245
胎児循環系　44
代謝性アシドーシス　196, 245
代謝性ケトアシドーシス　248
体循環系　44
帯状回　288
代償期　172
大食症　248
体性感覚野　291
大腸癌　145
大腸菌　201
大腸結核　126
大滴性脂肪　177
大滴性脂肪変性　178
耐糖能　243
耐糖能異常　180
第2経路　343, 344
大脳基底核　308
大脳半球　272
大脳皮質　231, 288, 289
タウタンパク質　302
多形滲出性紅斑　97
多剤耐性　103
脱核　8
脱顆粒　338
脱気療法　94
脱髄　11
脱水　245, 248
多尿　248
多発梗塞性認知症　295
多発性硬化症　345, 347
多分化幹細胞　16
単一遺伝子疾患　300
単クローン性腫瘍　217
胆汁酸塩　162
単純性脂肪肝　176, 177
炭水化物　249
弾性線維　47
男性乳癌　267
胆石　163

胆石発作　161
胆嚢内結石　162
タンパク質　185, 249
タンパク質同化ホルモン　13
タンパク質分解　250
タンパク質分解酵素　117, 119, 199, 336
タンパク尿　183, 204, 208

ち
チアノーゼ　88
遅延型アレルギー反応　125
知覚障害　11
致死的不整脈　82
緻密質　306
チャイルド分類　173
中間型肺炎　112
中間比重リポタンパク　56
中心後回　291
中心前回　290
中心帯　214, 215
中枢性リンパ組織　35
中性脂肪　180
中脳　305
中膜　66
超悪性度　38
超音波検査　179, 262
腸管毒素　101
腸型胃癌　147
長骨　18
聴神経腫　274
超低比重リポタンパク　56, 180
超濾過装置　187
直接クームス試験　8
直接ビリルビン　7
直腸癌　145
直腸指診　154
貯蔵鉄　3
チロシンキナーゼ活性　19

つ
椎骨動脈　278, 279
通常型間質性肺炎　114
痛風結節　254
痛風・高尿酸血症治療薬　255
痛風腎　254
痛風発作　254
ツベルクリン反応　125, 345

て
低悪性度　38
ティースポットティービー　125
低栄養　183
低クロール性代謝性アルカローシス　150
定型的乳房切除術　266
低酸素血症　91, 107
低色素性貧血　4
低タンパク血症　183
低タンパク食　183
低比重リポタンパク　56
低分化　220
低密度リポタンパク　67
鉄欠乏性貧血　3
テトラサイクリン　97
電解質　184
典型的狭心症　55

と
頭蓋内圧　272
頭蓋内圧亢進　280
頭蓋内腫瘍　273
導管　216, 262
導管小葉ユニット　260
糖質コルチコイド　235
糖新生　250
頭頂骨　289
頭頂葉　289, 291
糖尿病診断基準　244
糖尿病性ケトアシドーシス　244
糖尿病性腎症　183
糖尿病性網膜症　244
動物性タンパク質　156
洞房結節　80
動脈血酸素分圧　91
動脈硬化　44, 56
動脈瘤　325
トキシックショック症候群　101, 102
トキシン　101
特殊感覚　291
毒素　101
特定疾患治療研究対象疾患　160
特発性間質性肺炎　113
特発性原発性糸球体疾患　204
特発性自然気胸　93
特発性肺線維症　112, 113
吐血　140
ドパミン　306
ドパミン作動性神経　302
ドパミン作動性調節　308
トラスツズマブ　21
トランスフェリン　4
トリプシノゲン　166
トリプシン　166
トリプターゼ　336
トリヨードサイロニン　230
トル様受容体　67
トレッドミル　61
トロポニン　63, 73
トロポミオシン　73
トロンボモジュリン　28
度忘れ　299
貪食　327, 329

な
ナイアシン　124
内圧　71
内因系凝固反応　26, 27
内因子　10, 133, 145
内科の黄疸　163
内科的救急疾患　229
内頸動脈　278
内視鏡治療　144
内皮細胞　48
内皮細胞NO合成　66
内分泌機能　165, 240
内分泌障害　296
内分泌症候群　130
内分泌性高血圧　46
内包　286, 290
内膜　66
内肋間筋　95
ナチュラル・キラー細胞　327

ナッシュ　176
ナトリウムイオン　198
ナトリウム調節ホルモン　198
ナトリウム利尿ペプチド　74
軟骨下骨　320
軟膜　274

に
二価鉄　3
肉眼的血尿　204
肉腫　218
二次止血　27
二次性高血圧　45, 46
ニトログリセリン　53, 58, 59
乳癌　267, 273
乳管癌　262
乳癌年齢階層別死亡率　265
乳癌年齢階層別罹患率　265
ニューキノロン剤　97
乳酸脱水素酵素　10, 72
乳腺サイクル　260
乳腺症　267
乳腺組織　260
乳腺痛　259
乳腺葉　260
乳頭異常　259
乳房温存術　266
乳房パジェット病　259
乳幼児腸重積症　152
ニューロン　301
尿管　201
尿細管　187, 193
尿細管周囲毛細血管　186
尿酸　185, 254
尿酸結石　254
尿酸ナトリウム　254
尿素　185
尿中ウロビリノゲン　7
尿糖　248
尿道括約筋　201
尿毒症　196
尿毒症性アシドーシス　196
尿毒素　196
尿閉　224
尿路感染症　201
尿路上皮　219
認知症　299, 301, 305
認知障害　273

ね
ネフローゼ症候群　204
ネフロン　185
粘液水腫　232
粘血便　152
粘膜下組織　145
粘膜内癌　147
粘膜皮膚リンパ節症候群　324
年齢階層別罹患率　222
年齢調整死亡率　221
年齢調整罹患率　221

の
脳幹　288, 305
脳血管障害　284, 307
脳血管性認知症　294
脳室穿破　287

濃縮製剤　32
脳出血　45, 278, 280
脳神経細胞脱落壊死　294
脳性ナトリウム利尿ペプチド　74
脳脊髄液　272, 281, 288
脳脊髄膜　280
脳底動脈　279
脳動静脈奇形　278
脳動脈瘤　280
脳内出血　278
脳浮腫　280, 287
脳ヘルニア　280, 287
ノルアドレナリン　236, 335
ノルエピネフリン　335

は

バージャー病　204
ハーセプチン　20
パーセント肺活量　121
パーフォリン　328
肺うっ血　78
肺炎マイコプラズマ　97
肺外結核　126
肺活量　121
肺気腫　117, 119
肺気腫危険因子　119
肺結核症　124
敗血症　102
敗血症性ショック　161, 191
胚細胞腫　275
肺循環系　44
肺水腫　78
肺動脈血　89, 90
排尿障害　215, 224
肺非結核性抗酸菌症　125
肺胞腔　107, 115
肺胞上皮細胞　107, 109
肺胞性肺炎　112
肺胞破壊　117
肺胞壁　89
肺胞マクロファージ　124
肺胞毛細血管　109
肺門型肺癌　129
肺容量　121
ハイリスクグループ　103
白衣高血圧　45
白色血栓　26
破骨細胞　17
橋本甲状腺炎　349, 352
橋本病　347
バセドウ病　228, 232, 236, 339
バソプレシン　198
発癌遺伝子　134
白血球　72, 326, 327
白血球病　39
白血病細胞　18, 19
パラクライン　66
針生検　212, 263
ハルステッド手術　266
反回神経　137
晩期炎症反応　336, 338, 339
汎血球減少症　13, 15
バンコースト症候群　129
バンコマイシン　102
バンコマイシン耐性黄色ブドウ球菌　102
汎細葉性肺気腫　118

伴性劣性遺伝　32
バンチング　247
パンヌス　320
ハンプ　75
ハンマン・リッチ症候群　106

ひ

非アルコール性脂肪性肝炎　176
非医原性外傷性気胸　93
被殻出血　286
肥厚性幽門狭窄症　149
非自己　328
皮質脊髄路　290
非小細胞癌　133
非上皮系細胞　218
微小変化群　183
非浸潤性乳癌　259
非浸潤性乳管癌　258
ヒス束　80
非ステロイド系抗炎症鎮痛剤　140
非代償期　172
ビタミンB12　10, 11
左冠状動脈　71
左気管支　85
ひっこめ反射　289
ビデオ補助下胸部手術　113
脾摘　8
非電解質成分　184
非典型的狭心症　55
ヒトT細胞白血病ウイルスⅠ型　37
ヒト型結核菌　124
非特異性間質性肺炎　114
非毒素性酵素　101
菲薄糸球体基底膜病　208
皮膚結合織炎　101
皮膚症候群　130
非閉塞性黄疸　163
非ホジキンリンパ腫　36
飛沫感染　124
肥満　44
肥満細胞　17, 336, 338
びまん性大細胞リンパ腫　37
びまん性細胞障害　106
びまん性白質病　295
びまん性リンパ腫　35
病原微生物　326, 343
病原微生物感染細胞　345
表情筋　290
病的の骨折　23, 24, 221
表皮ブドウ球菌　100
病理学的ステージ分類　133
ビリルビン　184
貧血　23, 140
ビンスワンガー病　296

ふ

ファンコーニ貧血　14
不安定狭心症　55, 59
フィードバック機構　231, 235
フィブリノゲン　26
フィブリン血栓　26, 29, 56, 59
フィラデルフィア染色体　19
フェリチン　4
不活性型消化酵素　166
不可避尿　193

不感蒸泄　90
腹腔鏡下胆嚢摘出術　163
副睾丸結核　126
複合管状腺　215
副腎髄質　235
副腎皮質　235
副腎皮質刺激ホルモン　235
副腎皮質刺激ホルモン放出ホルモン　235
副腎皮質ホルモン　13, 209, 235
不随意運動　288, 307
不随意筋　76
腐生ブドウ球菌　100
物質交換　48
ブドウ球菌　101
ブドウ糖濃度　251
部分トロンボプラスチン時間　27
ブラ　93, 94
プラスミン　28
プリンツメタル異型狭心症　62
プルキンエ線維　80
ブレブ　93, 94
ブローカ野　286, 291
プロスタグランジン　54, 217, 336
プロトロンビン時間　27
プロベネシド　255
プロホルモン転換酵素1　102
分化度　219
分子標的治療　38, 266
分子標的治療薬　19
噴水状嘔吐　150
分泌タンパク質　101

へ

平滑筋　76, 149
平滑筋細胞調整機能　66
平滑筋収縮　217
閉鎖性気胸　93
閉塞性黄疸　163
閉塞性障害　121
ペースメーカ　79
壁細胞　145
ペグインターフェロンアルファ-2b　171
ベスト　247
ペニシリンG　102
ペニシリン系　97
ヘバーデン・アンギーナ　53
ベバシズマブ　21
ヘパリン　28
ヘマチン　140
ヘマトキシリン体　315
ヘモグロビン　7, 14
ヘリコバクター・ピロリ　140, 142
ヘルパーT細胞　330
辺縁帯　214, 215
辺縁皮質　288
偏心性アテローマ斑　68
ベンス-ジョーンズタンパク質　24
扁平上皮癌　138, 219
ヘンレ係蹄　188

ほ

傍隔壁性肺気腫　118
放散痛　53, 70
傍糸球体細胞　199
房室結節　80

房室ブロック　81
放射線療法　131
傍腫瘍症候群　130
乏尿　191
ボールマン分類　146, 155
ホジキン病　36
ホジキンリンパ腫　36
補充療法　13
補助吸気筋　95
補体成分　343
歩調取り　80
ホメオスタシス　282
ポリープ　155
ポリペプチド　246
ホルター心電図　63
ポルフィリン　7
ホルモン環境　129
ホルモン感受性癌　222, 264
本態性高血圧　45

ま

マイクロソーム　180
マイコプラズマ　97
マイコプラズマ・ゲニタリウム　97
膜侵襲複合体　344
マクロファージ　8, 119, 327
マクロファージ清掃受容体　67
まだら認知症　295
末期腎不全　197
末梢型肺癌　129
末梢血　18, 35
末梢性リンパ組織　35
慢性胃十二指腸潰瘍　140
慢性炎症　201
慢性合併症　245
慢性肝炎　169, 170, 171
慢性気管支炎　117
慢性結核症　126
慢性硬膜下血腫　296
慢性骨髄性白血病　19
慢性C型肝炎　178
慢性糸球体腎炎　46
慢性腎盂腎炎　201
慢性心不全　78
慢性腎不全　205
慢性膵臓炎　167, 241
慢性肺炎　112
慢性白血病　18
慢性びまん性間質性肺疾患　113
慢性閉塞性肺疾患　117
マントル細胞リンパ腫　35
マンモグラフィー　262

み

右冠状動脈　71
右気管支　85
ミクログリア　274
ミトコンドリア　180
未分化癌　219
脈管　47

む

無顆粒性白血球　17
無気肺　94
無効造血　10
無症候性キャリア　171
無症候性胆石症　163

め

メサンギウム領域　205, 209
メチシリン　102
メチシリン耐性黄色ブドウ球菌　102
メチル酸イマチニブ　19
メックA遺伝子　102
メドゥロブラストーマ　276
メラノーマ　273
メルゼブルグ三徴　229
免疫応答　345
免疫グロブリン　8, 23, 320
免疫組織染色法　206
免疫反応　315, 333
免疫複合体　340, 341, 344, 351
免疫複合体仲介病　340
免疫複合体病　205, 342
免疫不全状態　332
免疫抑制薬　13, 209
免疫抑制療法　13, 109

も

毛細血管　47
網状赤血球　8
網状層　234
盲腸　154
モノクローナル腫瘍　217
モノクローナルタンパク質　23

や, ゆ

薬物療法　224
優位半球　286
ユーエル　140
融合癌遺伝子　19
遊走　181
有病率　300
幽門括約筋　149
輸血後肝炎　171

よ

陽イオン　165
陽イオン顆粒タンパク質　338
陽イオン抗原　341
ヨード剤　335
溶血現象　8
溶血素　7
葉酸　10
羊水塞栓　26
腰痛　204
陽電子放射断層撮影　65
予備吸気量　121
予備呼気量　121
予備能力　195
四大陰性徴候　311

ら

ライ症候群　178
ラテント癌　212
ラムダ鎖　205
卵管結核　126
ランゲルハンス島　241

り

リード・ステルンベルク細胞　36
リウマトイド因子　320, 351
リウマトイド結節　320
罹患率　300
利尿　201
利尿剤　254
リバビリン　171
リボソームRNA　8
リポタンパク質　56
良性家族性血尿　208
良性前立腺肥大症　224
臨床癌　212
臨床ステージ　132
リンパ液　48
リンパ管　47, 48
リンパ球　16, 48, 326
リンパ球抑制作用　237
リンパ性白血病　19
リンパ節　35, 332
リンパ節結核　126
リンパ節転移　145, 263
リンパ前駆細胞　17
リンパ・造血器系　35

れ

冷膿瘍　126
レヴィ小体　306
レクチン　207
レクチン経路　344
劣位半球　286
レニン　199
レプチン　180
レボドパ治療　307
連合運動　305
連鎖球菌　101
攣縮性狭心症　55
レンズ核　308
レンズ核線条体動脈　286

ろ

ロイコトリエン　53, 336
労作狭心症　55, 61
老人斑　302
濾胞構造　35
濾胞性リンパ腫　35
濾胞辺縁帯リンパ腫　35

わ

ワルデンストロームマクログロブリン血症　24